Neurologisch-topische Diagnostik

神経局在診断
その解剖, 生理, 臨床

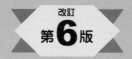
改訂第6版

Mathias Bähr
Michael Frotscher

花北順哉 訳
藤枝平成記念病院脊髄脊椎疾患治療センターセンター長

文光堂

Neurologisch-topische Diagnostik

Anatomie - Funktion - Klinik

Mathias Bähr, Michael Frotscher

10. Auflage

423 Abbildungen

Georg Thieme Verlag
Stuttgart · New York

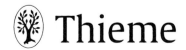

Impressum

Prof. Dr. med. Mathias **Bähr**
Universitätsmedizin Göttingen
Klinik für Neurologie
Robert-Koch-Str. 40
37075 Göttingen
Deutschland

Prof. Dr. med. Michael **Frotscher**
Falkenried 94
20251 Hamburg
Deutschland

Bibliografische Information der Deutschen Nationalbibliothek
Die Deutsche Nationalbibliothek verzeichnet diese Publikation in der Deutschen Nationalbibliografie; detaillierte bibliografische Daten sind im Internet über http://dnb.d-nb.de abrufbar.

Ihre Meinung ist uns wichtig! Bitte schreiben Sie uns unter www.thieme.de/service/feedback.html

1.-3. brasilianische (portugiesische) Auflage 1985, 1990, 2008
1.-2. chinesische Auflage 1996, 2006
1.-5. englische Auflage 1983, 1989, 2001, 2009, 2013
1. französische Auflage 1998
1. griechische Auflage 1992
1.-2. indonesische Auflage 1996, 2010
1. italienische Auflage 1987
1.-5. japanische Auflage 1982, 1984, 1988, 1999, 2010
1. koreanische Auflage 1990
1. polnische Auflage 1990
1. portugiesische Auflage 2008
1.-3. russische Auflage 1996, 2009, 2013
1. spanische Auflage 1985
1. türkische Auflage 2001

©1976, 2014 Georg Thieme Verlag KG
Rüdigerstr. 14
70469 Stuttgart
Deutschland
www.thieme.de

Printed in Italy

Zeichnungen: Prof. Gerhard Spitzer, Frankfurt/M;
Barbara Gay, Bremen
Umschlaggestaltung: Thieme Verlagsgruppe
Satz: Druckhaus Götz GmbH, Ludwigsburg
Druck: LEGO S.p.A, Vicenza

ISBN 978-3-13-535810-9   1 2 3 4 5 6

Auch erhältlich als E-Book:
eISBN (PDF) 978-3-13-176220-7
eISBN (epub) 978-3-13-176230-6

Wichtiger Hinweis: Wie jede Wissenschaft ist die Medizin ständigen Entwicklungen unterworfen. Forschung und klinische Erfahrung erweitern unsere Erkenntnisse, insbesondere was Behandlung und medikamentöse Therapie anbelangt. Soweit in diesem Werk eine Dosierung oder eine Applikation erwähnt wird, darf der Leser zwar darauf vertrauen, dass Autoren, Herausgeber und Verlag große Sorgfalt darauf verwandt haben, dass diese Angabe **dem Wissensstand bei Fertigstellung des Werkes** entspricht.

Für Angaben über Dosierungsanweisungen und Applikationsformen kann vom Verlag jedoch keine Gewähr übernommen werden. **Jeder Benutzer ist angehalten**, durch sorgfältige Prüfung der Beipackzettel der verwendeten Präparate und gegebenenfalls nach Konsultation eines Spezialisten festzustellen, ob die dort gegebene Empfehlung für Dosierungen oder die Beachtung von Kontraindikationen gegenüber der Angabe in diesem Buch abweicht. Eine solche Prüfung ist besonders wichtig bei selten verwendeten Präparaten oder solchen, die neu auf den Markt gebracht worden sind. **Jede Dosierung oder Applikation erfolgt auf eigene Gefahr des Benutzers.** Autoren und Verlag appellieren an jeden Benutzer, ihm etwa auffallende Ungenauigkeiten dem Verlag mitzuteilen.

Geschützte Warennamen (Warenzeichen®) werden nicht immer besonders kenntlich gemacht. Aus dem Fehlen eines solchen Hinweises kann also nicht geschlossen werden, dass es sich um einen freien Warennamen handelt.
Das Werk, einschließlich aller seiner Teile, ist urheberrechtlich geschützt. Jede Verwendung außerhalb der engen Grenzen des Urheberrechtsgesetzes ist ohne Zustimmung des Verlages unzulässig und strafbar. Das gilt insbesondere für Vervielfältigungen, Übersetzungen, Mikroverfilmungen oder die Einspeicherung und Verarbeitung in elektronischen Systemen.

訳者序文

　この神経局在診断「Neurologisch-topische Diagnostik　Anatomie-Funktion-Klinik」は原著者 Peter Duus 教授が亡くなられたのちに，Mathias Bähr 教授，Michael Frotscher 教授により大幅な改訂が行われていた．原著が第 10 版として新たに改訂されたことに伴い，日本語訳もこの 10 版を基に改訂版を出すこととなった．これを機会に旧版で見られていた幾つかの誤りを訂正させて頂いた．

　振り返ってみれば，本書を最初に翻訳したのは私が 33 歳頃のことであり，ほぼ 30 年近い昔のこととなる．その折に監訳の労をとって頂いた半田　肇・京都大学名誉教授も既に亡くなられた．大学院での研究生活が終わり，病棟での臨床医としての生活を再開した時期にこの原著を捜し出し，時間を見つけては行った翻訳作業であった．800 枚ほどの手書きの原稿の束を蔦の絡まる外科研究棟の中にあった教授室に持参してみたところ，教授がとても驚かれたような顔をしておられたことが今では懐かしく思い出される．

　その後の神経診断学，ことに中枢神経系における画像診断学領域での進歩は，CT scan や MRI の導入に代表される如く誠に目覚ましいものがあり，CT scan 導入以前に脳神経外科を志した私たちのような世代の者にとっては真に隔世の感がある．油性造影剤でもって脊髄疾患を診断していたことや脳室空気撮影での患者の苦痛や担当医の苦労話などは，現代の医学生や若い医師達には全く理解できないこととなってしまった．

　CT scan が本邦に導入される少し前に，イギリスから来た研究者によってこの診断機器の説明会が東京で開催されたことがあった．会場は本当に立錐の余地もないほどの超満員の医師たちであふれかえっており，驚異の目で食い入るようにスクリーンを眺めている医師たちの顔が今でも昨日のように思い出される．あれほど熱気にあふれた会はその後お目にかかったことはない．誠に診断機器の進歩には目をみはるものがある．

　だがしかし，これに比して私たち臨床家のいわゆるベッドサイドでの神経学的局在診断の力の程はどうであろうか？　残念ながら確実に低下していると思う．あまりにも画像診断が進歩したために，本来的な臨床神経診断学の能力を身に付けること，その醍醐味を味わう楽しみがなくなってきているように思えてならない．私の近辺でも，極端な場合には，CT scan や MRI 所見を先に知ってしまい，その画像所見に合わせた症状のみを取り出してプレゼンテーション

を行うスタッフが時に見られる．10年ほど前に，患者のあらゆる画像診断の資料を私の手元に集め，全く画像所見の情報を与えずに若い医師たちに患者を担当してもらう試みを行ったことがあった．それはそれは診断はとんでもなくバラツキ，ある意味ではとても興味のある事態が見られたが，日常業務がはかどらないことが判明したために，この試みは短期間で断念したことがあった．現在では電子カルテとなり，若いスタッフ達は，自分のデスクであらゆる画像所見を閲覧することが可能となっているために，この試みも不可能となっている．

私の施設のスタッフには，わざと画像所見を見ずに，とにかく病歴の聴取と神経学的診察のみから病変の局在診断を行い，自ら臨床診断を行った後に参考書の解答を見るような感じで，各種画像検査所見を読影するように努めることを勧めているが，果たしてどれほどのことを彼らが実践しているのかは分からない．しかしながら本書の中には神経局在診断に至る本当の意味での楽しさが充満している．若き後輩達には，本書を繰り返し熟読して，神経診断学の楽しさと神髄を学んでほしいと願っている．

臨床神経診断学は自らの解剖学的知識・生理学的知識・神経学的所見を総動員して，その病変の解釈を理詰めで推し進め，診断に至るという点が醍醐味であり，最も面白い点であり，臨床診断学の中で最も魅力のある分野であると思っていたが，現代においてはこのような面白さは既に時代遅れの老兵の楽しみにすぎなくなっているのかもしれない．

本書との付き合いも思いのほか長期にわたるものとなった．本書が世界中の多くの言語に翻訳されていること，本邦でも多数の人々に現在でも読み継がれていることは非常に嬉しいことである．これはひとえにDuus教授の記述の素晴らしさと，描かれた多数の美しいイラストレーションが人々の心を捉えたからであると思っている．このような名著の紹介に関わりが持てたことをとても誇りに思っている．

Duus教授により世に出され，Mathias Bähr教授，Michael Frotscher教授により引き継がれているこの名著が，さらに多くの人々に読まれ，神経局在診断の楽しさを味わってくれる人々が一人でも多く輩出することを心から望んでいる．

今回の改訂版に際しては，文光堂の嵩 恭子氏，清水俊哉氏の多大な協力を頂いた．ここに深謝する．

平成28年1月
花 北 順 哉

第 10 版へのまえがき

　本書の第 9 版が出版されてから 5 年が経過した．
　この間の神経疾患の発症機序に関する知見や，治療可能性に関しては非常な進歩が見られた．これらの蓄積された新事実や多くの客観的所見が多数得られたことから，この「神経局在診断」をもう一度根本的に見直すこととした．
　新たに図表と，症例提示を追加した以外に，この版では多数の箇所で改訂がなされている．臨床症候学の面で，神経解剖学的・神経生理学的基礎に基づいた，さらに明瞭な記載がなされることとなった．また，神経放射線学の領域からも協力を頂いたが，特に Küher 博士には感謝している．博士は多数の素晴らしい画像を本書に提供して下さった．
　この「神経局在診断」は，臨床の場において医学生たちが患者の病態を論理的に理解できるように，そして神経解剖学的根拠により，異なる臨床徴候を除外できるように，総合的な知見を身に付けてもらうことを目指している．
　多数の図，症例提示，神経系における構造と機能の結びつきに関する明確な記述，これらが有効に統合されることにより本書の目的は達成されるのであろうと考えている．
　もちろん本書では，神経疾患自体に関する記載はごく手短なものにとどまっている．疾患の詳細に関しては，臨床神経学の成書を是非とも参照して頂きたい．
　この「神経局在診断」の第 10 版も多数の読者を満足させ，好評のうちに迎えられることを願っている．

　2014 年 9 月 Göttingen と Hamburg にて

Mathias Bähr
Michael Frotscher

第1版へのまえがき

　このハンドブックは，多数の図と簡潔な説明により，学生や若い医師たちが「神経局在診断」に容易に精通できるようになることを目的としている．もちろん，神経学に興味をもっている医師にとっても得るところは多いと思う．

　中枢神経系の構造的，機能的諸関係について十分に深く理解してはじめて，中枢神経系のさまざまな病変や障害の時に出現する症状や症候群を理解することができ，また正しい鑑別診断を下しうるのである．

　このような中枢神経系についての知識や，目的意識をもった病歴聴取，局所および近接症状を得るために行う身体‐神経学的検査から得られる所見などを総合して，鑑別診断が下せるようになる．この時点ではじめてその次に，どのような補助検査を行うべきかが決定されるのである．1つあるいはその他の補助検査の結果，疑っていた診断がより確かなものとなったり，あるいは，さらに違った検査が必要となってくる場合もあるだろう．病歴もきかずに，神経学的検査もせずに実施された補助検査法というのは，たいていの場合正しい判断を下すことはできないものである．このことは特に病変の初期の場合にあてはまることである．病歴をきいたり，神経学的検査から得られた所見をもとに鑑別診断を1つ1つ行っていく過程が，神経学の分野を最も興味深い，魅力にあふれたものとしているのである．

　このようなハンドブックの中に，膨大な神経学の領域についての概観を述べるという課題は，常に困難なものであった．説明の文章をできるだけ少なくするために，多くの挿し絵はどうしても必要であった．多くの非常に重要な事項について軽く触れるだけでよいのか，あるいは全く省略してもよいのかという選択は，絶えず私を悩ませた．しかしながら，私は神経学的診断能力を発揮するのにぜひ必要な，中枢神経系に関する構造や機能についての基本的知識については，理解しやすい形で本書の中に記載できたものと考えている．

　このような挿し絵の多い本を完成するには，医学に精通した画家の協力があってはじめて可能であった．フランクフルト・アム・マインのGerhard Spitzer氏は，すすんで協力，援助をして下さったし，私と比べてはるかに強い忍耐でもってこの著作に参加して下さった．ここに氏に厚く感謝する．

　また，きわめて多忙にもかかわらず，挿し絵と本文を読んで下さったRolf Hassler教授に心

から感謝する．教授から多くの重要な示唆と価値ある刺激を与えられた．
　Günther Hauff博士および彼の同僚であるA. Menge氏，D. Bremkamp医師，K. Bogdanski氏に感謝する．またGeorg Thieme社のJ. Hänsler氏には完成まで絶えず励ましていただき，立派な装丁をしていただき感謝する．

フランクフルト・アム・マイン，1976年7月
Peter Duus

目 次

第1章 神経系の構成要素 　　　　　　　　　　　　　　　　　　　　1
- 1.1 概 説 　　2
- 1.2 神経系における情報の受け渡し 　　2
- 1.3 ニューロンとシナプス 　　3
    - 1.3.1 ニューロン（神経細胞） 　　3
    - 1.3.2 シナプス 　　5
- 1.4 神経伝達物質と受容器 　　12
- 1.5 ニューロンの機能別分類 　　13
- 1.6 グリア細胞 　　13

第2章 知覚系 　　　　　　　　　　　　　　　　　　　　　　　　　15
- 2.1 概 説 　　16
- 2.2 体性知覚系の末梢での構成要素と末梢での規制回路 　　16
    - 2.2.1 受容器 　　16
    - 2.2.2 末梢神経，後根神経節，後根 　　19
    - 2.2.3 末梢性規制回路 　　26
- 2.3 体性知覚系の中枢での構成要素 　　36
    - 2.3.1 神経根入口部と後角 　　36
    - 2.3.2 後および前脊髄小脳路 　　36
    - 2.3.3 後索 　　40
    - 2.3.4 前脊髄視床路 　　43
    - 2.3.5 外側脊髄視床路 　　44
    - 2.3.6 脊髄内のその他の求心路 　　45
- 2.4 体性知覚性情報の中枢での処理 　　45
- 2.5 体性知覚性経路の特定の領域での病変時にみられる障害 　　48

第3章 運動系 　　　　　　　　　　　　　　　　　　　　　　　　　53
- 3.1 概 説 　　54
- 3.2 運動系の中枢での構造とこれらが障害された場合の臨床症状 　　55

3.2.1	運動皮質野	55
3.2.2	皮質脊髄路（錐体路）	56
3.2.3	皮質核路（皮質延髄路）	57
3.2.4	運動系におけるその他の構成要素	59
3.2.5	運動系の障害	62
3.3	運動系の末梢側での構造とそれらが障害された場合の臨床症状	64
3.3.1	運動単位が障害されたときの臨床症状	66
3.4	神経系における特定の構造物が障害された場合に出現する複雑な臨床症状	66
3.4.1	脊髄病変での症候群	67
3.4.2	脊髄血管障害による症候群	83
3.4.3	脊髄腫瘍	85
3.4.4	神経根症候群	87
3.4.5	神経叢症候群	95
3.4.6	末梢神経障害時の症候群	98
3.4.7	神経筋接合部および筋での障害時の症候群	107

第4章　脳　幹　109

4.1	概　説	110
4.2	外部構造	111
4.2.1	延髄	111
4.2.2	橋	113
4.2.3	中脳	113
4.3	脳神経	114
4.3.1	起源（起始領域）―構成要素―機能	114
4.3.2	嗅覚系（第Ⅰ脳神経）	116
4.3.3	視覚系（第Ⅱ脳神経）	123
4.3.4	眼球運動（第Ⅲ，Ⅳ，Ⅵ脳神経）	129
4.3.5	三叉神経（第Ⅴ脳神経）	147
4.3.6	顔面神経（第Ⅶ脳神経）と中間神経	155
4.3.7	前庭蝸牛神経（第Ⅷ脳神経）―蝸牛神経と聴覚器	164

	4.3.8 前庭蝸牛神経（第Ⅷ脳神経）─前庭神経と平衡系	172
	4.3.9 迷走神経系（第Ⅸ脳神経，第Ⅹ脳神経および第Ⅺ脳神経頭蓋枝）	181
	4.3.10 舌下神経（第Ⅻ脳神経）	190
4.4	脳幹の局所解剖	192
	4.4.1 脳幹の内部構造	192
4.5	脳幹病変	206
	4.5.1 虚血性脳幹症候群	206

第5章 小　脳　227

5.1	概　説	228
5.2	外部構造	228
5.3	内部構造	230
	5.3.1 小脳皮質	231
	5.3.2 小脳核	233
	5.3.3 小脳皮質と小脳核の求心路と遠心路	233
5.4	小脳と他の神経系との連絡	234
	5.4.1 下小脳脚	234
	5.4.2 中小脳脚	236
	5.4.3 上小脳脚	236
	5.4.4 小脳性求心路の局所配列	238
5.5	小脳の機能と小脳症状	238
	5.5.1 前庭小脳	239
	5.5.2 脊髄小脳	241
	5.5.3 大脳小脳	242
5.6	小脳病変	244
	5.6.1 小脳梗塞と出血	244
	5.6.2 小脳腫瘍	244
	5.6.3 遺伝性あるいは代謝性小脳疾患	245

第6章 間脳と自律神経系　247

- 6.1 概説　248
- 6.2 間脳の解剖と構成要素　249
- 6.3 視床　251
  - 6.3.1 核　251
  - 6.3.2 求心路および遠心路における視床核の位置付け　252
  - 6.3.3 視床の機能　257
  - 6.3.4 視床病変での症候群　258
  - 6.3.5 視床の血管障害　260
- 6.4 視床上部　260
- 6.5 腹側視床　260
- 6.6 視床下部　261
  - 6.6.1 解剖と構成要素　261
  - 6.6.2 視床下部の核　263
  - 6.6.3 視床下部への求心路とここからの遠心路　263
  - 6.6.4 視床下部の機能　268
- 6.7 自律神経系　278
  - 6.7.1 基本的概念　278
  - 6.7.2 交感神経系　281
  - 6.7.3 副交感神経系　284
  - 6.7.4 個々の器官の自律神経支配とこれの障害　285
  - 6.7.5 内臓痛と連関痛　293

第7章 大脳辺縁系　297

- 7.1 概説　298
- 7.2 大脳辺縁系の解剖概観　298
  - 7.2.1 内部および外部との連絡路　300
- 7.3 大脳辺縁系の主な構造物　301
  - 7.3.1 海馬　301
  - 7.3.2 扁桃体　305

7.4	大脳辺縁系の機能	305
7.4.1	記憶のタイプと機能	306
7.4.2	記憶障害―健忘症候群とその原因	311

第8章 大脳基底核 … 317

8.1	概説	318
8.2	名称に関するあらかじめの注意	318
8.3	運動系における大脳基底核の役割：系統発生的な観点から	319
8.4	大脳基底核の構成物とその神経連絡	319
8.4.1	核	319
8.4.2	大脳基底核における神経連絡	324
8.5	大脳基底核の機能と機能障害	327
8.5.1	大脳基底核が障害された場合の症候群	328

第9章 大脳 … 337

9.1	概説	338
9.2	発達	338
9.3	大脳の肉眼的な構造と諸領域	342
9.3.1	脳回と脳溝	342
9.4	大脳皮質の組織構造	346
9.4.1	層構造	346
9.5	白質	354
9.5.1	投射線維	354
9.5.2	連合線維	355
9.5.3	交連線維	358
9.6	大脳皮質における機能局在	358
9.6.1	検査法	358
9.6.2	1次性皮質領域	360
9.6.3	連合野	372
9.6.4	前頭葉	373

| 9.6.5 | 高次大脳皮質機能と皮質障害による大脳機能障害 | 376 |

第10章　脳膜および脳脊髄液・脳室系　403

- **10.1** 概説　404
- **10.2** 脳と脊髄をおおう膜　404
  - 10.2.1 硬膜　404
  - 10.2.2 クモ膜　407
  - 10.2.3 軟膜　407
- **10.3** 脳脊髄液と脳室系　407
  - 10.3.1 脳室系の構造　407
  - 10.3.2 脳脊髄液の循環と吸収　409
  - 10.3.3 脳脊髄液循環の障害―水頭症　409

第11章　中枢神経系の血管支配と血管障害　417

- **11.1** 概説　418
- **11.2** 脳の動脈系　419
  - 11.2.1 脳を灌流する血管の頭蓋外での走行　419
  - 11.2.2 前・中頭蓋窩での血管　421
  - 11.2.3 後頭蓋窩の動脈　426
  - 11.2.4 脳における側副路　432
- **11.3** 脳の静脈系　435
  - 11.3.1 脳表および脳深部の静脈　435
  - 11.3.2 硬膜静脈洞　438
- **11.4** 脊髄の血流支配　439
  - 11.4.1 動脈系における血管吻合網　439
  - 11.4.2 脊髄の静脈還流　442
- **11.5** 脳虚血　442
  - 11.5.1 動脈性低灌流　443
  - 11.5.2 脳梗塞時にみられる固有の症候群　461
  - 11.5.3 脳からの静脈還流障害　471

11.6	頭蓋内出血	475
	11.6.1 脳内出血（非外傷性）	475
	11.6.2 クモ膜下出血	478
	11.6.3 硬膜下血腫と硬膜外血腫	484
11.7	脊髄の血管障害	486
	11.7.1 動脈灌流障害	486
	11.7.2 脊髄の静脈還流障害	487
	11.7.3 脊髄出血と血腫	488

索 引		489

Chapter 1

第1章
神経系の構成要素

- 1.1 概　説 　　2
- 1.2 神経系における情報の受け渡し 　　2
- 1.3 ニューロンとシナプス 　　3
- 1.4 神経伝達物質と受容器 　　12
- 1.5 ニューロンの機能別分類 　　13
- 1.6 グリア細胞 　　13

第1章
神経系の構成要素

1.1 概　説

　神経系は**ニューロン**と呼ばれる情報の処理と伝達のために特別に分化した細胞より成り立っている．個々のニューロンは他のニューロンと**シナプス**と呼ばれる結合装置により連絡している．この部で情報は**神経伝達物質**と呼ばれる特別な化学伝達物質により伝えられている．一般的にニューロンは2種類に分類することができる．すなわち**興奮性**のものと**抑制性**のものの2つである．ニューロンは放出する神経伝達物質の種類に応じて分類される．神経系の構成を理解するにはその発達の過程をあらまし知っておくとよい．

　神経系は構造上，**中枢神経系**と**末梢神経系**に分けられ，機能的には**植物（自律）神経系**（内臓機能の調節に関与する）と**動物神経系**（意識的な情報収集と横紋筋活動の調節に関与する）に分けられる．

1.2 神経系における情報の受け渡し

　神経系における情報の受け渡しの過程は模式的には次の3つのステップに分けることができる（**図1.1**）．すなわち，身体の表面あるいは内部において知覚を感じ取る器官が刺激されて，中枢へと伝わる神経インパルスが生じる過程（求心性インパルス afferent impulses），次に中枢神経系における情報の処理過程（information processing），最後にこの情報の処理過程の最終段階として末梢へと向かうインパルスが生じる過程（遠心性インパルス efferent impulses）であり，これにより最初に刺激を受けた器官に運動性の影響が与えられることとなる．このような過程のおかげで，例えば次のような反応がみられる：歩行者が横断歩道で青信号を見たときには，視神経と視覚系に求心性インパルスが生じる．次に神経系のより高次のレベルにおいてその情報の意味が分析され，解釈される（"青は進め"）．次に遠心性のインパルスが足に伝えられ動作が始まる（"道路を横切る"）．

　簡単な場合には，情報は求心路から遠心路へと何ら途中で複雑な処理過程を経ずに直接伝わることもある．例えば膝蓋腱反射のような筋反射の場合などである．

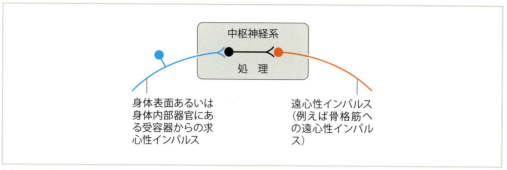

図 1.1 神経系における情報処理の基本的構造

1.3 ニューロンとシナプス

1.3.1 ニューロン（神経細胞 neurons）

　ニューロンとそれから出ている突起，さらにシナプスは神経系における情報伝達に関与している．シナプス部分において情報は 1 つのニューロンから次のニューロンへと，神経伝達物質と呼ばれる化学物質により伝えられている．

▶ **樹状突起 dendrites と軸索 axons**　ニューロンは双極性であるので，情報の伝達は一方向性に行われている．すなわち，他のニューロンからの情報を一方の突起の端で受け取り，これを他方の突起の端にて次のニューロンに伝えている．

　情報を受け取る突起部分は樹状突起 dendrite と呼ばれており細胞体につながっている．樹状突起の数と分岐のパターンはニューロンごとに異なっている．情報を次のニューロンへと伝えている突起部分は軸索 axon と呼ばれており，ヒトでは 1 m の長さになるものもある．樹状突起の数が複数であったのに対して軸索は 1 つのニューロンにただ 1 つ認めるのみである．axis cylinder という名称は古い呼び方であり，現在ではあまり使われることはない．軸索は末端では幾つかの部分に枝分かれして，いわゆる終末ボタン terminal bouton を形成しており，この部で次のニューロンと連絡している（**図 1.2**）．

　脊髄神経節内に認められる偽単極性ニューロンの長い末梢の神経突起は特別な構造物である．これらは身体表面における触覚，痛覚，温度覚に関する情報を中枢神経へと伝えている神経線維である．これらの線維は情報を受容するための構造物であるにもかかわらず軸索と同じような構造を呈しており，軸索と見なされている．

　ニューロンの栄養中枢は細胞体（soma あるいは karyon）であり，細胞核とさまざまなタイプの細胞内小器官を含んでいる．

▶ **軸索輸送 axonal transport**　神経伝達物質 neurotransmitters やこれの生合成を司る酵素類

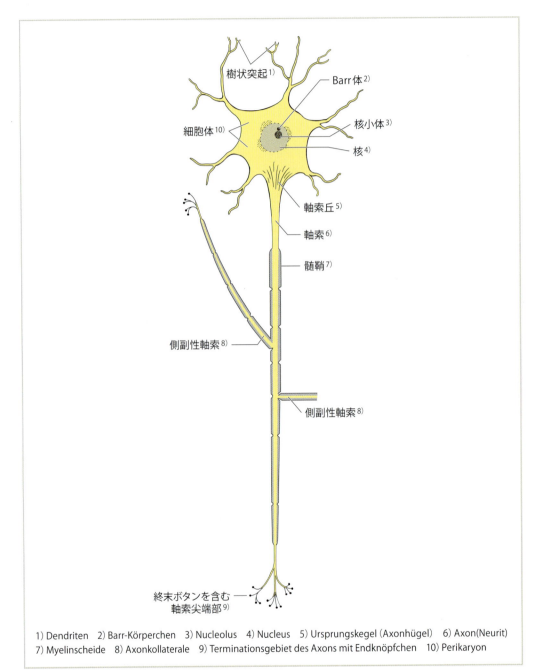

図 1.2 ニューロンの構造（模式図）

（Kahle W, Frotscher M: Taschenatlas der Anatomie, vol 3, Nervensystem und Sinnesorgane, 8th ed, Thieme, Stuttgart, 2002 より引用）

はニューロンの細胞体内で作られ，軸索輸送と呼ばれる機構により軸索内の微小管 microtubules 内を軸索の末端部分へと運ばれる．神経伝達物質は終末ボタンの中にあるシナプス小胞 synaptic vesicle の中に蓄えられる（おのおのの終末ボタンの中には多数のシナプス小胞がある）．通常は，軸索輸送は一定の方向へ向かって流れている．すなわち細胞体から軸索の末梢部へと向かう流れ（順行性輸送 anterograde transport）か，あるいは末梢から中枢へと向かう流れ（逆行性輸送 retrograde transport）である．速い速度の軸索輸送は 200〜400 mm/日の速さで行われる．遅いものでは 1〜5 mm/日のスピードの輸送もある．この軸索輸送の現象は，基礎研究においてトレーサーを順行性あるいは逆行性に投与することにより神経路の投射の状況を調べる際に利用されている（図1.3）．神経投射の機能については，今日では生きた実験動物を用いることにより明らかになっている．この実験では光刺激によりイオンチャネルが活性化されるが，これは遺伝子操作により実験的に変更することが可能となっている（光遺伝学 optogenetics）．

▶ **軸索の髄鞘**　軸索は髄鞘 myelin sheath により取り囲まれている（**図1.4**）．髄鞘は中枢神経系では乏突起膠細胞 oligodendrocyte（グリア細胞の一種）から作られ，末梢神経系では Schwann 細胞により作られている．髄鞘はこれらの細胞の細胞膜が延長したものであり，軸索を何重にも取り囲んでおり電気的に絶縁した状態を作り出している．多数の乏突起膠細胞や Schwann 細胞がたった 1 つの軸索を取り囲んでいる．隣り合った細胞によりできあがった互いの髄鞘の部分は髄鞘におおわれていない領域により互いが区別されている．この部は Ranvier の絞輪 node of Ranvier と呼ばれる．髄鞘は絶縁体の性質を有しているので，活動電位はこの Ranvier の絞輪のところでのみ脱分極を起こしている．このように神経興奮は 1 つの Ranvier の絞輪から次の絞輪へと跳躍するように伝わっていく．これが跳躍伝導 saltatory conduction と呼ばれる過程である．髄鞘が厚くおおわれたニューロンでは Ranvier の絞輪の間隔が広くなるので神経伝導は速くなる．一方，髄鞘がない軸索での神経伝導は遅くなっている．その他に髄鞘の厚さが中間程度の軸索もある．このように軸索はその髄鞘の厚さにより 3 種類に分けられる．すなわち厚く髄鞘におおわれたもの thickly myelinated axons，薄く髄鞘におおわれたもの thinly myelinated axons，無髄のもの unmyelinated axons である．これらの線維は A，B，C の記号で呼ばれることもある．Erlanger と Gasser により線維の断面積の広さと伝導速度に応じて，軸索は**表1.1**に示すようなものに分類されている．

1.3.2 シナプス synapses

▶ **一般的な構造**　1950 年代までは，ニューロンは互い同士つながり合って，1 つの神経網を形成しているのか（合胞体 syncytium）（この考えはニューロン間の素早い神経伝達を理論的には可能にする形態であった），あるいは個々のニューロンはそれぞれ個別の細胞膜に取り囲ま

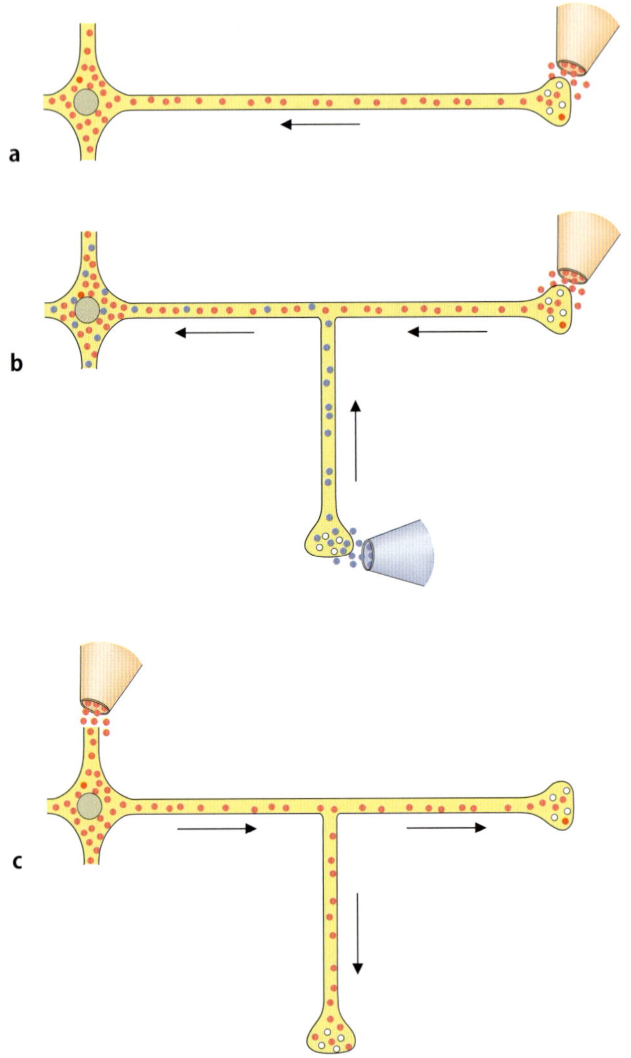

図 1.3 トレーサーを順行性あるいは逆行性に投与することによる神経路研究

a：逆行性輸送
b：多数の注入部位からの逆行性輸送
c：1 つの細胞体から多数の終末部への順行性輸送

蛍光物質などのような何らかのトレーサーを，研究しようとする神経路の始まり部分あるいは終末部分に注入する．注入されたトレーサーは軸索輸送に乗って，細胞体から軸索の終末方向へ（順行性輸送），あるいは逆の方向へ（逆行性輸送）運ばれる．このような方法により神経路を全長にわたり解明することが可能である．（Kahle W, Frotscher M: Taschenatlas der Anatomie, vol 3, Nervensystem und Sinnesorgane, 8th ed, Thieme, Stuttgart, 2002 より引用）

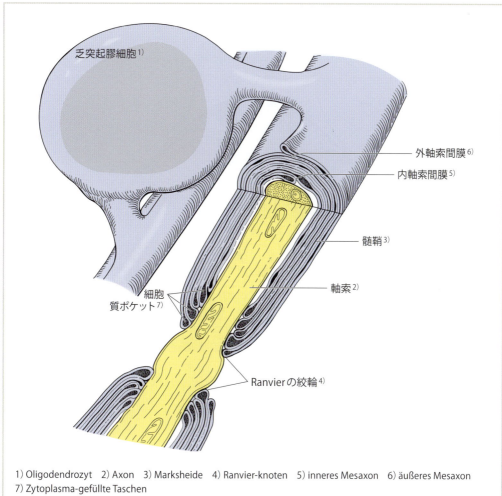

1) Oligodendrozyt 2) Axon 3) Marksheide 4) Ranvier-knoten 5) inneres Mesaxon 6) äußeres Mesaxon
7) Zytoplasma-gefüllte Taschen

図1.4 中枢神経系における神経線維　乏突起膠細胞と髄鞘を伴っている（模式図）

（Kahle W, Frotscher M: Taschenatlas der Anatomie, vol 3, Nervensystem und Sinnesorgane, 8th ed, Thieme, Stuttgart, 2002 より引用）

表1.1 神経線維の種類（ErlangerとGasserによる）

線維のタイプ	線維の横断径（μm）	伝導速度（m/s）
Aα	10-20	60-120
Aβ	7-15	40-90
Aγ	4-8	15-30
Aδ	3-5	5-25
B	1-3	3-15
C	0.3-1	0.5-2

8　第1章　神経系の構成要素

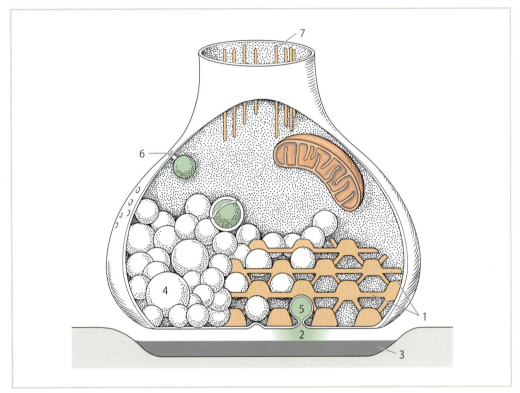

図 1.5　シナプス構造（模式図）
1. シナプス前膜で格子状に厚くなっており，六角形の空間が形成されている．
2. シナプス間隙　Synaptischer Spalt
3. シナプス後膜　Postsynaptische Membrane
4. シナプス小胞　Synaptische Vesikel
5. シナプス小胞がシナプス前膜に結合している（いわゆるオメガ形）．神経伝達物質（緑色）がシナプス間隙に放出されている．
6. 終末ボタン内へと回収された伝達物質を含んだシナプス小胞．
7. 軸索フィラメント　Axonfilamente

(Kahle W, Frotscher M: Taschenatlas der Anatomie, vol 3, Nervensystem und Sinnesorgane, 8th ed, Thieme, Stuttgart, 2002 より引用)

れているのかに関してはまだ明らかになっていなかった．電子顕微鏡によりシナプスの観察が行われるようになり，この疑問は解決された．すなわちニューロン間には直接的な連続は認められない．軸索はシナプスの一方の端で終わり，ここで神経のインパルスは特別な神経伝達物質により次のニューロンに伝えられている（図1.5）．軸索の終末ボタンはシナプスのシナプス前部分 presynaptic part に相当しており，伝達されたインパルスを受け取っている部分はシナプス後部分 postsynaptic part に相当している．シナプス前膜とシナプス後膜はシナプス間隙

synaptic cleft により分け隔てられている．終末ボタンには神経伝達物質を含むシナプス小胞 synaptic vesicle が存在している．

　電子顕微鏡でシナプスを詳しく観察してみたところ，シナプス前膜とシナプス後膜の厚さが特別なものとなっていることが判明した．すなわちいわゆる非対称性シナプス asymmetrical synapses ではシナプス後膜がより著明に厚くなっており，いわゆる対称性シナプス symmetrical synapses では両者の膜が同等の厚さであった．これらの2つのタイプのシナプスは最初の記載者にちなんで Gray type Ⅰと Gray type Ⅱと呼ばれることもある．非対称性のシナプスは興奮性であり，対称性のシナプスは抑制性であることが判明した（興奮性あるいは抑制性の概念に関しては後の記載を参照）．この仮説は後になって神経伝達物質とこれの生合成に関与する酵素に対する抗体を使った免疫組織化学的研究により正しいことが証明された．

▶ **シナプス伝達**（図1.6）は基本的には3つの異なる過程から成り立っている．
- 興奮性インパルス（活動電位）が軸索の終末部分でシナプス前膜の脱分極を引き起こす．これにより電位に依存しているカルシウムチャネルが開く．その結果カルシウムイオンが終末ボタン内に流れ込み幾つかのタンパクと作用してシナプス小胞がシナプス前膜と結合する．次いでシナプス小胞内の神経伝達物質がシナプス間隙へ放出される．
- 神経伝達物質はシナプス間隙を移動し，シナプス後膜にある特定の受容器と結合する．
- 受容器と結合した神経伝達物質はイオンチャネルを開き，シナプス後膜の脱分極か過分極を引き起こす．すなわち興奮性シナプス後電位 excitatory postsynaptic potential（EPSP）あるいは抑制性シナプス後電位 inhibitory postsynaptic potential（IPSP）が生じる．このようにして，次のニューロンには興奮あるいは抑制がもたらされることとなる．

　これらの神経伝達物質が関与する速いイオンチャネル以外に，Gタンパクと結合する受容器 G-protein-coupled receptors もあり，この場合には細胞内の信号の流れによりずっとゆっくりとした反応が生じている．

▶ **化学的シナプス chemical synapses と電気的シナプス electrical synapses**　今まで述べてきたタイプのシナプス伝達は，神経伝達物質の放出とこれの受容器での結合という過程に基づくものであり，最もよくみられるものである．これ以外に，興奮がニューロン間の間隙を電気的に直接伝わることにより伝達される，電気的シナプスと呼ばれるタイプの伝達方法もある．

▶ **シナプスの種類**　シナプスは1つのニューロンからの情報を次のニューロンへと伝えている．特定の細胞に情報を伝えているシナプスは input synapses として知られている．ほとんどの input synapses は樹状突起上にある（軸索樹状突起シナプス axodendritic synapses）．多くのニューロン（例えば皮質の錐体細胞）には棘状の突起（dendritic spines）があり，シナプスに入ってきた入力を細かく仕切るように働いている．多くの棘状突起は棘器官 spine appara-

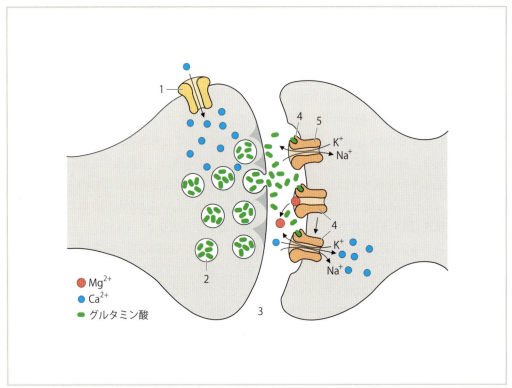

図 1.6　グルタミン酸作動性（興奮性）シナプスにおけるシナプス伝達（模式図）

到達した活動電位がカルシウムイオンの流入を引き起こす（1）．これにより，引き続いてシナプス小胞（2）がシナプス前膜に結合する．この結果神経伝達物質（この場合にはグルタミン酸）がシナプス間隙に放出される（3）．神経伝達物質はシナプス間隙を移動しシナプス後膜上にある特定の受容器と結合する（4）．この結果イオンチャネルが開き（5），この場合にはナトリウムイオンが流入する．ナトリウムイオンが流入するときに，同時にカルシウムイオンの流入も起こっている．その結果シナプス後ニューロンの興奮性脱分極が生じている（興奮性シナプス後電位 excitatory postsynaptic potential：EPSP）．この脱分極によりいわゆるマグネシウムイオンによる NMDA 受容器に対する阻害が取り除かれることとなる．(Kahle W, Frotscher M: Taschenatlas der Anatomie, vol 3, Nervensystem und Sinnesorgane, 8th ed, Thieme, Stuttgart, 2002 より引用）

tus をもっておりカルシウムイオンを内部に蓄積している．樹状突起上にあるシナプスはほとんどのものが非対称性であり，興奮性のものである．

　input synapses は樹状突起に認められるだけでなく，細胞体自体にも存在しているし（軸索細胞体シナプス axosomatic synapses），軸索上や軸索の近位部，すなわち軸索丘 axon hillock にも存在している（軸索軸索シナプス axon-axonal synapses）．

▶ **シナプス結合の集中と分散**　一般的に個々のニューロンはシナプスを介して多数の異なる

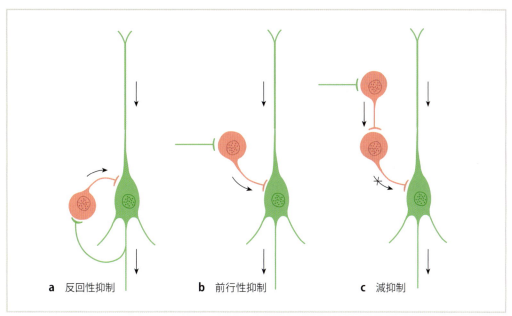

図 1.7　神経抑制の3つのパターン
（Kahle W, Frotscher M: Taschenatlas der Anatomie, vol 3, Nervensystem und Sinnesorgane, 8th ed, Thieme, Stuttgart, 2002 より引用）

ニューロンや異なるタイプのニューロンから情報を受け取っている（情報伝達の集中）．逆に，1つのニューロンは軸索から多数の側副路を出して多数のニューロンとシナプス結合を形成している（情報伝達の分散）．

▶ **興奮と抑制**　神経系では個々のニューロンは電気的に発火してシナプスを介して他のニューロンへ情報を伝えている状態にあるのか，あるいは沈静した状態にあるのかのいずれかの状態にある．ニューロンに興奮性のインパルスが到達した場合にはニューロンは発火し，抑制性のインパルスが来ると沈静化する．

　ニューロンはインパルスを伝えているニューロンに対してどんな情報を与えているかにより，興奮性であるか，あるいは抑制性であるのかの区別がなされている．興奮性ニューロンは通常は基本的なニューロンであり（例えば大脳皮質内に存在している錐体細胞など），長い距離を走行する線維，すなわち長い軸索を有していることが多い．一方，抑制性ニューロンはしばしば介在ニューロンであることが多く，軸索も短い．

▶ **神経抑制の原則（図 1.7）**　興奮性細胞から出る側副枝は介在ニューロンを活性化させることができる．この結果基本的なニューロン自体の抑制をもたらす（反回性抑制 recurrent inhibition，負のフィードバック）．前行性抑制 forward inhibition では基本的なニューロンからの側枝が抑制性の介在ニューロンを活性化させ，その結果他の基本的なニューロンを抑制するように働いている．抑制性ニューロンが他の抑制性ニューロンを抑制すると，結果的にはシナプス後の基本的な細胞の抑制が減少し，総体として活動が増加することとなる（減抑制 disinhibition）．

1.4 神経伝達物質と受容器

▶ **興奮性および抑制性神経伝達物質** 　古典的な神経解剖学では，ニューロンは突起の形状と長さにより2つの大きなグループに分けられていた．1つは軸索の長い基本的なニューロンで Golgi type I と呼ばれていた．もう1つは短い軸索を有する介在ニューロンで Golgi type II と呼ばれてきた．現在ではニューロンは通常はそれが含んでいる神経伝達物質により分類されている．この神経伝達物質が何であるのかにより，そのニューロンが興奮性か抑制性であるのかが決定される．中枢神経系で最もよくみられる興奮性神経伝達物質はグルタミン酸 glutamate である．一方，最もよくみられる抑制性神経伝達物質は GABA（γ-aminobutyric acid）である．脊髄における抑制性神経伝達物質はグリシンである．アセチルコリンとノルアドレナリンは自律神経系で最も重要な神経伝達物質であるが，中枢神経系でもみられる．その他の重要な神経伝達物質としては，ドーパミン，セロトニンやその他のいくつかの神経ペプチド neuropeptides（ソマトスタチン，コレシストキニン，神経ペプチド Y，血管作動性腸管ペプチドなど）がある．これらの神経ペプチドのうちの多くのものは同定されているか，現在研究中のものであり，主として介在ニューロンの中に存在している．

▶ **伝達物質により開閉されるイオンチャネル** 　伝達物質により開閉されるイオンチャネルは細胞膜より棘状に飛び出た多数のサブユニットから成り立っている．神経伝達物質が受容器に結合するとイオンチャネルが開き，膜の透過性が亢進し，1種類あるいは数種類のイオンが流入するようになる．

[興奮性アミノ酸受容器]　グルタミン酸受容器は3つのサブタイプにさらに分類される．すなわち AMPA と NMDA である．グルタミン酸が AMPA 受容器に結合するとナトリウムイオンが細胞内に流入し，細胞は脱分極する．NMDA 受容器が活性化されると同様にナトリウムイオンの流入が生じ，同時にカルシウムイオンの流入もみられる．しかしながら NMDA 受容器は，マグネシウムイオンによる阻害作用が取り除かれた後に初めて活性化されるものである．すなわち，これは，AMPA 受容器により導かれた膜の脱分極がみられたときに生じる反応である（図 1.6）．このように興奮性神経伝達物質であるグルタミン酸は段階的な形で作用を発揮している．すなわち，まず AMPA 受容器を活性化し，次いで膜が脱分極した後に NMDA 受容

器を活性化している．

[抑制性の GABA 受容器とグリシン受容器] これらの受容器が活性化されると負の電荷を帯びた塩化物イオンが流入し，シナプス後細胞の過分極が生じる．その他の伝達物質により開閉されるイオンチャネルとしてはニコチン性アセチルコリン受容器とセロトニン受容器がある．

▶ G タンパク結合性受容器　G タンパク結合性受容器により起こる反応は，細胞内の信号変化を活性化することから生じているので，かなり長い期間続くものである．この反応はイオンチャネルの変化や遺伝子発現における変化から成り立っている．G タンパク結合性受容器の例としては，ムスカリン性アセチルコリン受容器や代謝型グルタミン酸受容器がある．

1.5　ニューロンの機能別分類

すでに記載したように，ニューロンは現在ではそこから放出される神経伝達物質の種類により分類されている．そこで，グルタミン酸作動性 glutamatergic，GABA 作動性 GABAergic，コリン作動性 cholinergic，ドーパミン作動性 dopaminergic system などの名称が用いられている．これらの系ははっきりとした性質をもっている．グルタミン酸作動性系は標的細胞と点と点で対応するような結合を示すが，一方ドーパミン作動性系はもっと広い範囲に広がった結合を示している．すなわち 1 つのドーパミン作動性ニューロンは多数の標的ニューロンにつながっている．GABA 作動性系の結合は特に特殊化している．幾つかの GABA 作動性ニューロン（籠細胞 basket cells）が 1 つのシナプス後細胞の細胞体と多数のシナプス結合を形成しており籠のような形となっている．他の細胞は軸索樹状突起結合をしたり，軸索軸索結合をしている．軸索軸索結合は軸索丘で行われている．

特定の神経伝達物質の働きを強めたり，あるいは弱めたりする目的で神経伝達物質の類似物あるいは受容器阻害物が治療薬として用いられている．

1.6　グリア細胞 glial cells

神経系でみられる細胞の中で最も多いものはニューロンではなくて，実はグリア細胞 glial cells（またの名前をグリア glia あるいは神経グリア neuroglia ともいう）である．これらの細胞は情報の処理や伝達過程に関与しているのではなくて，ニューロンの機能がうまく行われるようにこれらを支持するような重要な働きをしている．中枢神経系には 3 種類のグリア細胞が存在している．すなわちアストログリア細胞 astroglial cells（astrocytes），乏突起膠細胞（オリゴデンドログリア oligodendroglia [oligodendrocyte]）とマイクログリア細胞 microglial cells（microglia）である．

astrocytes は 2 つの種類に分けられる．すなわち原形質性タイプ protoplasmic type と線維性タイプ fibrillary type である．正常時には astrocyte は神経系の内部環境を一定に保持するように (homeostasis)，特にイオン濃度を一定に保つように働いている．それぞれのシナプスは astrocyte の細かい突起によりびっしりとおおわれており，シナプスが周囲からシールされた状況を作り出している．このおかげで神経伝達物質はシナプス間隙から漏れ出ることはない．中枢神経系が損傷されると，astrocyte は瘢痕組織を形成する（グリオーシス gliosis）．
　oligodendrocyte は中枢神経系で髄鞘を形成している．microglia は神経系を障害するような炎症や変性疾患の場合に活性化される貪食細胞 phagocytes である．

Chapter 2

第 2 章
知覚系

- 2.1 概説 ... 16
- 2.2 体性知覚系の末梢での構成要素と末梢での規制回路 ... 16
- 2.3 体性知覚系の中枢での構成要素 ... 36
- 2.4 体性知覚性情報の中枢での処理 ... 45
- 2.5 体性知覚性経路の特定の領域での病変時にみられる障害 ... 48

第2章
知覚系

2.1 概　説

　前章において神経系の構造についての概説が行われたが，いよいよ本章から神経系の詳しい機能と構造に関する記載が始まる．まずは各種の**受容器**により伝えられる**知覚受容の過程**から記述を開始することとなる．この知覚系では情報の受容，伝達，処理，反応という一連の過程が行われている．末梢に加えられた体性知覚性インパルスは**求心路**を介して**脊髄神経節**の中にある神経細胞に伝えられる．その後，インパルスは介在するシナプスを経ることなく，この神経節細胞から伸びた軸索中を通って**中枢神経系**へと伝えられる．この軸索は脊髄あるいは脳幹の中にある **2次ニューロン**と**シナプス結合**する．この2次ニューロンから出ている軸索はさらに中枢へと向かい，対側へと交叉する．3次ニューロンは「意識への関門」と呼ばれている**視床**の中にある．視床から出た線維はさまざまな皮質領域，ことに最も重要な領域である1次性体性知覚領域へと投射している．この皮質領域は頭頂葉の**中心後回**に位置している．

2.2 体性知覚系の末梢での構成要素と末梢での規制回路

2.2.1 受容器 receptor organs

　受容器とは特殊な変化をした知覚器官であり，生体内やその周辺に生じた物理的あるいは化学的変化を記録し，これを電気的なインパルスに変換させて中枢神経系へと伝達するようになったものをいう．これは求心路の末梢端に存在している．身体の表面で生じた変化を伝えている受容器（外受容器 exteroceptor），より離れたところから生じた刺激を記録する受容器（遠受容器 telereceptor，眼や耳）がある．これら以外に固有受容器 proprioceptor と呼ばれるもの，例えば内耳の中の迷路は空間における頭の位置や動きに関する情報を伝えており，また筋紡錘と呼ばれる受容器は筋や腱の緊張や関節の位置を伝えており，特別な動作を行うのに必要な力加減を調節するのに役立っている．また，生体内のさまざまな変化に関与する受容器，すなわち内臓受容器 enteroceptor, visceroceptor（浸透圧受容器，化学受容器，圧受容器など）と呼ばれるものもある．個々の受容器にはそれに適した，特別な種類の刺激がある．

　知覚受容器は皮膚に最も多く存在しているが，身体の内部や内臓内にも存在している．

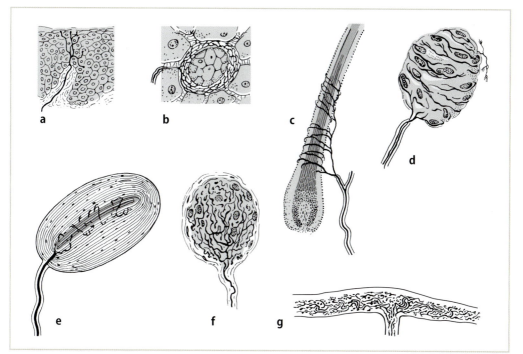

図2.1　皮膚における求心性神経線維の終末（受容器）

a：自由神経終末（痛覚，温度覚），**b**：Merkel 触覚盤，**c**：毛の自由神経終末（触覚），**d**：Meissner 触覚小体，**e**：Vater-Pacini 層板小体（圧覚，振動覚），**f**：Krause 終末棍（冷覚？），**g**：Ruffini 小体（温度覚？）．

皮膚受容器

　皮膚受容器のほとんどのものは外受容器である．これは大きく2つのグループに分類される．1つは自由神経終末 free nerve endings であり，もう1つは被包終末器官 encapsulated end organs である．

　被包終末器官はおそらくは繊細な触覚，二点識別覚，振動覚，圧覚などの知覚を主として伝達することに関与していると考えられている．一方，自由神経終末は痛覚や温度覚を伝えている．しかしながらこれらの受容器間における機能区別に関しては未だ十分には証明されていない（以下参照）．

　図2.1はいろいろな皮膚受容器を示している．これらには機械刺激受容器 mechanoreceptor（接触，圧），温度受容器 thermoreceptor（冷，温），痛覚受容器 nociceptor（疼痛）などがある．これらは大部分は皮膚に存在し，ことに表皮と結合織の間に存在している．このために，皮膚というものは身体の全面に広がったところの一種の知覚器官と見なすことができる．

▶ **特殊受容器**　毛根周囲神経終末 peritrichial nerve endings は毛の存在するところにはすべ

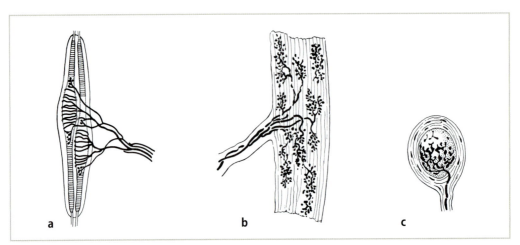

図 2.2　筋，腱，筋膜における受容器
a：筋紡錘の環ラセン終末（伸展），**b**：腱紡錘（緊張），**c**：Golgi-Mazzoni 小体（圧覚）．

て認められており触覚を伝えている．一方，Meissner 触覚小体 tactile corpuscles of Meissner (Corpuscula tactus) は毛のない部分にのみ，ことに手掌，足底部に認められる（その他，口唇，舌尖，外生殖器にも認められる）．これは特に触覚に関与している．Vater-Pacini 層板小体 (lamellated corpuscles of Vater-Pacini, Corpuscula lamellosa) は皮膚の深層にあり，ことに皮膚と皮下組織の間に認められる．これは圧覚を伝える．以前は，Krause 終末棍 end bulbs of Krause (Corpuscula bulboidea) は冷受容器，Ruffini 終末器官 end organs of Ruffini は温受容器と考えられていたが，最近ではこのような分類は疑問視されている．自由神経終末も冷刺激や温刺激を伝えることができる．例えば眼の角膜には自由神経終末しか存在していないが，これらが温度刺激を伝えている．今まで述べてきた以外に皮膚にはさまざまな受容器が存在しているが，その働きはまだ解明されていない．

▶ **自由神経終末 free nerve endings**（図 2.1）は表皮細胞の間隙に存在するが，一部分は Merkel 触覚盤 tactile discs of Merkel (Menisci tactus) のような神経由来の細胞の間にも存在している．自由神経終末は身体中どこにでも認められ，細胞が損傷されることにより生じる痛みや温度刺激を伝える．一方，Merkel 触覚盤はもっぱら指先の腹側に存在し触覚や軽い圧覚を伝えている．

身体のより深い部分に存在する受容器

受容器の第 2 のグループは身体のより深いところで，筋肉，腱，筋膜，関節内にある（図 2.2）．＜例えば筋肉には種々の受容器がある．このうち筋の伸展の程度を伝えている筋紡錘

▶ **筋紡錘 muscle spindles** は細い紡錘形の組織であり，結合織に取り囲まれており，骨格筋の横紋筋線維の間に存在している．筋紡錘は3〜10本の細い横紋筋から成り立っている．骨格筋を形成する錘外線維 extrafusal fibers に対して，錘内線維 intrafusal fibers と呼ばれる．筋紡錘の端は結合織になっており，これはそれぞれが属する筋束の結合織に固定されており，その筋の収縮と同期して収縮する．1つの核袋・筋紡錘 nuclear bag-muscle spindle の中には約50の核があり，その周りに求心性線維が分布している（環ラセン終末 annulospiral endings）．これらの求心性線維は大変厚い髄鞘をもっており，最も伝導速度が速い，いわゆるIa-線維に属している．これについては **26頁**（単シナプス性反射，多シナプス性反射）により詳しく記載してある．

▶ **Golgi 腱器官 Golgi tendon organ** は，厚く髄鞘におおわれた神経線維から由来する神経終末を含んでおり，腱のコラーゲン線維を取り囲んでいる．筋・腱移行部にみられる最も細い神経線維網であり，筋の収縮により腱が強く緊張しすぎて，千切れそうな危険な状態になった場合に，脊髄に刺激を送り，この刺激が前角細胞に抑制的に作用するような形となっている（**図2.12**）．

▶ **その他の受容器** 筋紡錘および腱紡錘以外にこの部分にはさらに異なった受容器，例えばVater-Pacini 層板小体やGolgi-Mazzoni 小体，その他の神経終末などがあり，これらは圧覚，痛覚などを伝えている．

2.2.2 末梢神経，後根神経節，後根

受容器から生じた求心性インパルスはその後，末梢神経，後根神経節，神経根を経て，脊髄へと到達している．

▶ **末梢神経** 前述した各種の受容器内に生じた活動電位は求心性線維の中を中枢へと伝えられる．この線維は，第1次体性知覚性ニューロンの末梢側の突起に相当しており，この細胞体は後根神経節 dorsal root ganglion の中にある．末梢神経内には身体のあらゆる部分からの求心性線維が一緒になって走行している．すなわちこの末梢神経の中には，浅いあるいは深い部分からの知覚（体性求心性線維 somatic afferent fibers）のみでなく，横紋筋への体性遠心性線維 somatic efferent fibers，内臓器官，汗腺，血管平滑筋を支配する線維（内臓求心性線維 visceral afferent fibers あるいは内臓遠心性線維 visceral efferent fibers）も含まれている．これらの線維（軸索 axon）は結合織の皮膜（神経内膜 endoneurium，神経周膜 perineurium，神経上膜 epineurium）により囲まれて，神経ケーブルとなっている（**図2.3**）．神経上膜には神経組織を栄養している血管も含まれている（神経脈管 vasa nervorum）．

▶ **神経叢と後根** 末梢神経は，椎間孔を通って脊柱管内に入った後には求心性線維と遠心性

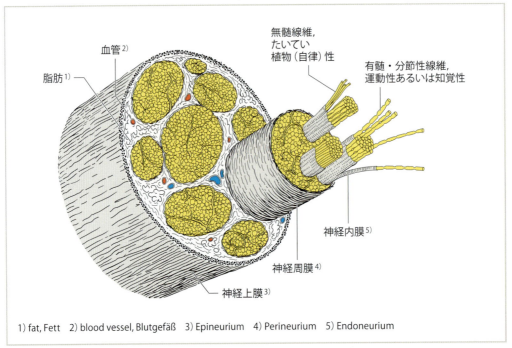

1) fat, Fett　2) blood vessel, Blutgefäß　3) Epineurium　4) Perineurium　5) Endoneurium

図 2.3　末梢性混合神経の横断面

線維に分かれて別の経路を走行し，前根と後根となる（図 2.4）．前根は脊髄から出ていく遠心性線維を含んでおり，後根は脊髄内に入る求心性線維を含んでいる．末梢神経から脊髄神経根への移行が直接行われているのは実は胸髄レベルのみである．すなわち，頸髄と腰仙髄レベルでは末梢神経と脊髄神経根の間に神経叢が形成されている（頸神経叢，腰神経叢，仙骨神経叢）．これらの神経叢は脊柱管の外に存在しているが，この神経叢において末梢神経からの求心性線維は再分布しており，個々の末梢神経からの線維は異なる髄節に属する複数の神経根の中に分かれて入っている（図 2.5）（同様に，1 つの髄節から由来する遠心性運動線維は神経叢を経ることにより複数の末梢神経の中に入っている．図 2.5）．再配列した求心性線維はその後幾つかのレベルに分かれながら脊髄内へ入り，さまざまな距離を上行した後に 2 次ニューロンにシナプス結合している．このニューロンは，あるものは求心性線維が脊髄に入ってきたレベルの脊髄内に存在しているが，他のものは脳幹部に存在している．このように一般的に末梢神経は複数の髄節から成り立っている．これは求心性線維，遠心性線維の両者に当てはまる．

[**サイドメモ：脊髄神経の解剖**]　脊髄神経は全部で 31 対ある．それぞれの神経は脊柱管内で合流する前根と後根とから成り立っている．脊髄神経の番号はその神経に対応する脊椎骨に応

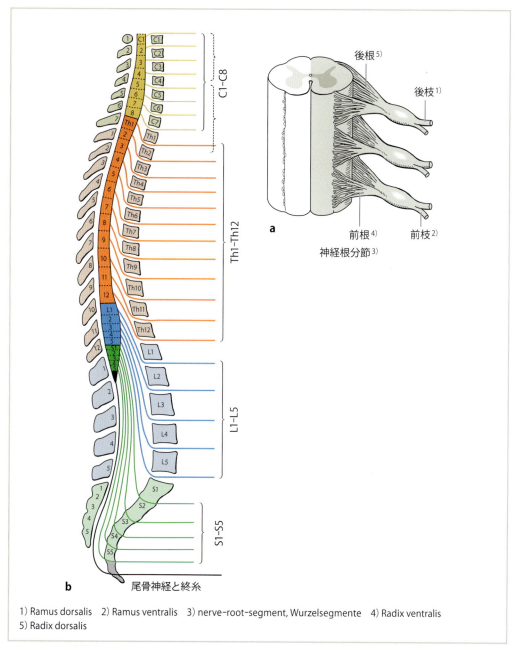

1) Ramus dorsalis 2) Ramus ventralis 3) nerve-root-segment, Wurzelsegmente 4) Radix ventralis
5) Radix dorsalis

図 2.4　脊髄神経根と脊椎椎体の関係

a：脊髄前根と後根の解剖．
b：脊髄髄節の番号と椎間孔から出る脊髄神経根．脊髄は脊椎骨ほどは伸展していない．そのために神経根は対応する椎間孔から出るために尾側に向かって長い距離を走行する必要がある．第 3 章運動系も参照．

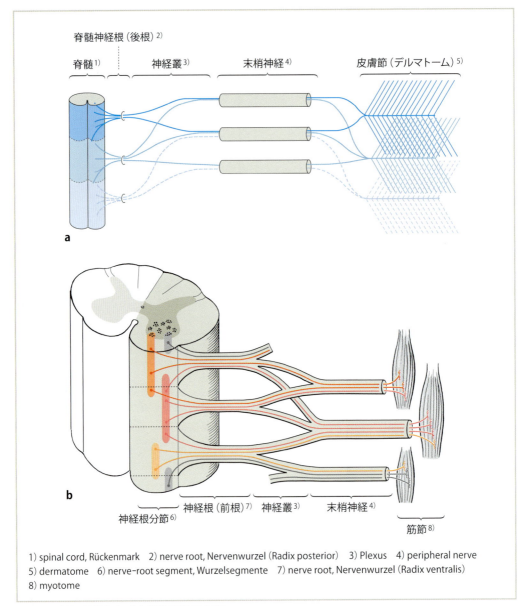

1) spinal cord, Rückenmark 2) nerve root, Nervenwurzel (Radix posterior) 3) Plexus 4) peripheral nerve
5) dermatome 6) nerve-root segment, Wurzelsegmente 7) nerve root, Nervenwurzel (Radix ventralis)
8) myotome

図 2.5　神経根性および末梢性筋神経支配

1本の末梢神経中の知覚線維は多数の脊髄神経根の中に入っている．同様に1本の神経根に属する運動線維は多数の末梢神経の中に入っている．
a：末梢では，1本の髄節からの知覚線維は再び集合して特定の皮膚領域に分布している（デルマトーム dermatome）．
b：筋の神経根性支配と末梢神経性支配：それぞれの筋は単独の末梢神経により支配されている．しかしながら，この末梢神経は多数の神経根からの神経線維を含んでいる（いわゆる多神経根性神経支配 polyradicular innervation あるいは多髄節性神経支配 plurisegmental innervation）．

じて付けられている（図2.4）．頸椎骨は7つしかないが，頸神経は8対ある．この理由は，第1頸神経は第1頸椎の上から出ている（あるいは入っている）からである．このように第1頸神経は第1頸椎（環椎）と後頭骨の間から脊柱管を出ており，それより下の頸神経は第7頸神経に至るまで，順次相当する番号の脊椎骨の上から脊柱管を出ることになる．第8頸神経は第7頸椎と第1胸椎の間から出ている．胸椎・腰椎・仙椎レベルでは脊髄神経は対応する脊椎骨の下から出ている．このようにして，胸髄，腰髄，仙髄神経の数はそれぞれの脊椎骨の数と同じものとなっている（図2.4）．尾髄神経は通常1対であるが時には複数のことがある．

[後根における体性知覚性線維の空間での配列]　末梢に存在する異なるタイプの受容器から生じたそれぞれの体性知覚性インパルスは，求心路の中をそれぞれ分かれたグループを形成しながら伝わっていくが，これらの線維は後根の中では特徴ある分布を示している．図2.15が示すように，最も厚く髄鞘におおわれている神経線維は筋紡錘から生じており，これは神経根中の内側部分を走っている．神経の中心部分には触覚，振動覚，圧覚，識別覚などを伝える受容器からの線維が走行しており，外側部分には痛温覚を伝える薄い髄鞘におおわれた細い神経線維が存在している．

▶ **後根神経節**　後根神経節は肉眼的には後根が膨らんだ部分として認められ，前根と後根が合流するすぐ近位部分に存在している（図2.4）．後根神経節のニューロンは偽単極性 pseudounipolar である．すなわちこのニューロンは1本の神経突起を有しているが，この突起は細胞体から出てすぐに2つにTの字形に分かれている．これから分かれた方の一方は末梢の受容器へと向かっている．この途中で多数の側枝を出して多数の受容器へとつながっている．このため1つの神経節細胞には多数の受容器からのインパルスが入っている．もう一方の突起（中枢側の突起）は脊髄後根となり脊髄に達している．ここで直ちに2次ニューロンにシナプス結合をするものもあるし，脳幹部まで上行した後に2次ニューロンに結合するものもある（図2.17）．後根神経節自体ではシナプス結合はみられない．

脊髄神経根と末梢神経による体性知覚性神経支配

それぞれの神経根は神経叢を介することにより複数の末梢神経に再分布している．またそれぞれの神経根は隣り合う複数の脊髄髄節からの線維を含んでいる（図3.31，図3.32，図3.34）．しかしながら，それぞれの髄節から由来した神経線維は末梢では皮膚の特定の領域を支配している（皮膚節，デルマトーム dermatome）．すなわち，それぞれのデルマトーム領域は1つの髄節に対応している．成熟した脊髄ではもはや明らかな髄節構造は認められないのであるが，この「髄節」という言葉はよく使われる．

身体の表側，裏側におけるデルマトームを図2.6に示してある．この分節状の分布の様子は胸椎レベルで最もよく読み取れる．

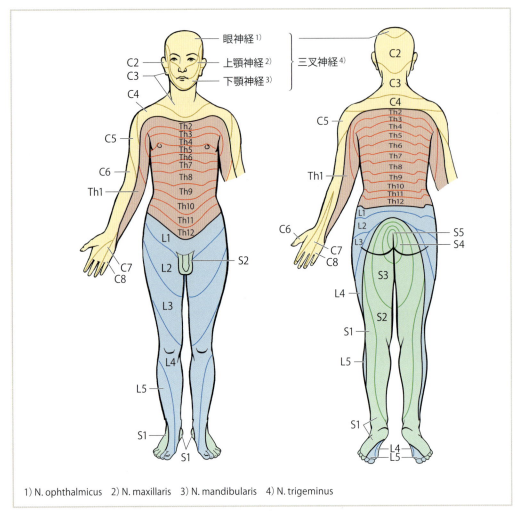

1) N. ophthalmicus　2) N. maxillaris　3) N. mandibularis　4) N. trigeminus

図 2.6　皮膚の分節状神経支配（Hansen-Schliack による）

　図 2.5 に示すように，隣り合う神経根のデルマトーム領域はかなりの程度重なり合っている．そのために単一の神経根病変ではほとんど神経脱落症状が認められなかったり，あるいは全くみられないこともありうる．
▶ **神経根病変による知覚障害**　隣り合う複数の神経根が同時に障害された場合にのみ，髄節性の分布を示す知覚障害が出現する．それぞれのデルマトーム領域は特定の脊髄髄節に対応しているので，知覚障害が存在するデルマトームは脊髄レベルあるいは神経根レベルでの病変部位を示唆する重要な所見である．図 2.7 のシェーマは学生諸君が，頸髄，胸髄，腰髄，仙髄

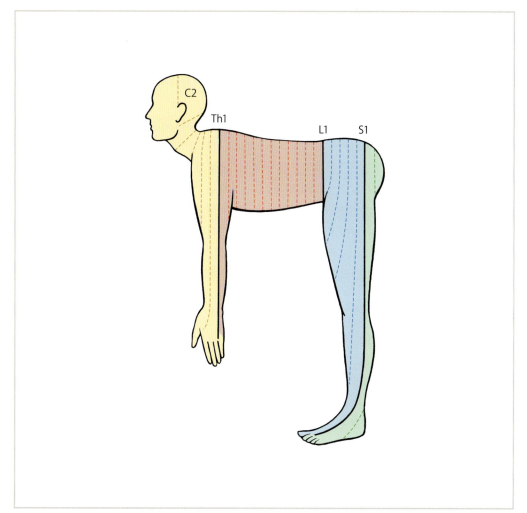

図 2.7 分節状皮膚神経支配の境界を明瞭に示す

のそれぞれのデルマトームの境がどこに存在しているのかを理解しやすいように描いたものである．

　触覚に対するデルマトームは痛覚や温度覚に対するデルマトームよりも広く重なり合っている．そのために，1本や2本の神経根病変の場合に触覚の障害領域をデルマトームで決めるのはなかなか困難である．これに対して痛覚と温度覚の脱落をデルマトームで決めるのはもっと容易である．このため知覚障害の領域を決める場合には，触覚低下 hypesthesia や触覚脱失 anesthesia を調べるよりも，痛覚低下 hypalgesia や痛覚脱失 analgesia を調べる方がより感受

性が高くなっている．

▶ **末梢神経病変による知覚障害**　神経叢や末梢神経での病変時には，神経根病変とは明らかに異なる知覚障害を呈することは容易に理解できる．神経叢病変では知覚障害のみでなく，著明な運動神経麻痺の症状も出現するので，神経叢障害については次の運動系の章で詳しく記載してある．

末梢神経に含まれる神経線維は，多数の脊髄神経根から由来しているのであるが，この末梢神経が障害されると，同じ神経根から由来するものの，他の末梢神経に属するようになっている神経線維とはもはや合流することはできなくなってしまう．すなわち，その障害された神経線維は，本来向かうべきデルマトーム領域にはもはや到達できなくなる．このために神経根障害による知覚障害の領域と，末梢神経の障害による知覚障害の領域が異なってくることとなる（図 2.8）．さらに言えば，個々の末梢神経により支配される皮膚領域は隣り合う神経根により支配される皮膚領域よりも重複することが少なくなっている．このために，末梢神経障害による知覚脱失は神経根病変における知覚障害よりもより明瞭なものとなっている．

2.2.3 末梢性規制回路

次の項では，痛覚，温度覚，圧覚，触覚などを中枢へと伝達している線維が脊髄中から脳内へと，どのような経路をたどっているのかにつき検討することとなる．しかしながら，これについて記述する前に，重要な末梢性規制回路の機能について解説することとする．この章は知覚系に関する章ではあるが，これらの規制回路における求心性要素のみでなく，遠心性要素について記載することは有益であると考える．

▌**単シナプス性反射 monosynaptic reflex と多シナプス性反射 polysynaptic reflex**

▶ **単シナプス性固有反射 monosynaptic intrinsic reflex**　図 2.11 から筋紡錘由来の厚い髄鞘をもった求心性線維が脊髄への入口部で分岐していること，および前角細胞と直接シナプス結合していることがわかる．遠心性線維の細胞体は灰白質，ことに前角内にあり，それゆえこれは運動性前角細胞と呼ばれる．前角細胞より遠心性運動線維は由来し，前根，末梢神経を経て骨格筋へと達する．

この場合，受容器は筋紡錘であるが求心性線維を介して前角細胞と結合しており，さらにこれは遠心性線維を介して骨格筋と結び付いており，これらは総体として簡単な単シナプス性反射弓 monosynaptic reflex arc を形成している．この反射弓は 2 つのニューロンと求心脚および遠心脚から構成されている．

このような単シナプス性反射は筋の長さを調節するための神経解剖学的な裏付けとなっている．

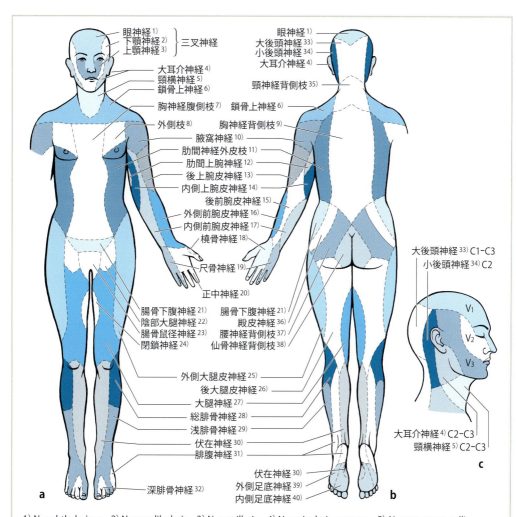

1) N. ophthalmicus   2) N. mandibularis   3) N. maxillaris   4) N. auricularis magnus   5) N. transversus colli
6) N. supraclavicularis   7) Rr. ventrales nn. thoracicorum   8) Rr. laterales   9) Rr. dorsales nn. thoracicorum
10) N. axillaris   11) Rr. cutanei laterales nn. intercostalium   12) N. intercostobrachialis
13) N. cutaneus brachii posterior   14) N. cutaneus brachii medialis   15) N. cutaneus antebrachii posterior
16) N. cutaneus antebrachii lateralis   17) N. cutaneus antebrachii medialis   18) N. radialis   19) N. ulnaris
20) N. medianus   21) N. iliohypogastricus   22) N. genitofemoralis   23) N. ilioinguinalis   24) N. obturatorius
25) N. cutaneus femoris lateralis   26) N. cutaneus femoris posterior   27) N. femoralis
28) N. peronaeus (fibularis) communis   29) N. peronaeus (fibularis) superficialis   30) N. saphenus   31) N. suralis
32) N. peronaeus (fibularis) profundus   33) N. occipitalis major   34) N. occipitalis minor
35) Rr. dorsales nn. cervicalium   36) Nn. clunium   37) Rr. dorsales nn. lumbalium   38) Rr. dorsales nn. sacralium
39) N. plantaris lateralis   40) N. plantaris medialis

図 2.8　末梢性皮膚神経支配
a：前面，**b**：背面，**c**：三叉神経性・頸髄髄節性・末梢神経性皮膚支配を示す．

［拮抗筋の反射性弛緩作用］　厳密に言えば，単シナプス性反射は真の意味での単シナプス性反射ではない．なぜならこの反射には多シナプス性要素も含まれているからである．この反射においては，標的となっている筋の収縮が生じるだけでなくて，同時にこの筋と拮抗する筋の弛緩という現象が起こっている．この拮抗筋の弛緩を引き起こす抑制性のインパルスは灰白質内の介在ニューロンを介して伝えられている．もしこの反応がなかったとしたら，拮抗筋が緊張しているために，標的筋の収縮は不十分なものとなってしまう（図2.14）．

▶ **多シナプス性反射**　もう1つの重要な反射弓が多シナプス性反射弓である．これは保護反射あるいは逃避反射であり，多くの介在ニューロンが関与しており，多シナプス性である．

　熱いストーブに手を触れると，ヒトはすぐに手を引っ込める．しかも熱いという感覚を十分に知覚する前に引っ込めている．この際の受容器は皮膚にある（痛覚受容器 nociceptor）．この受容器から活動電位が脊髄に，ことに膠様質 Substantia gelatinosa に達し，ここで求心性線維は脊髄の固有装置内の多数の介在ニューロンとシナプス結合している（介在ニューロン，連合ニューロン，交連ニューロン）．これらの細胞の幾つかのもの，特に連合細胞はいわゆる固有束 Fasciculus proprius 内で多数の髄節レベルで上行性あるいは下行性の線維を出している（図2.9）．多くのシナプス結合を経た後に，興奮性のインパルスが脊髄運動細胞に伝えられ，これからの遠心性線維が神経根，末梢神経を介して，筋へと伝えられ筋収縮を引き起こし，ストーブから手が引っ込められることとなっている．この際，ある筋群は順序よくある適当な強さで収縮し，拮抗筋は弛緩する．これら一連の動作は脊髄の固有装置により行われている．この固有装置は現代のコンピュータに例えることができる．

　図2.10のように尖った石を踏んだとすると，痛みの感覚は複雑な既述のプログラムの中を伝わっていく．痛みを覚えた足は屈曲されて高くもち上げられ，そのためもう一方の足は支え足となる．もし直ちに胴体，肩，手，項部の筋が重心の移動に対応して身体をうまく保持できなかったならば，ヒトは倒れてしまう．このプロセスがうまく行われるためには脊髄中での多くの神経連絡が必要であり，さらに大脳，脳幹や小脳の関与も必要である．しかもこれらの一連の行動は一瞬のうちに生じている．痛みを感じるとおそらくヒトは，痛みを起こしたものが何であるかを確かめ，傷んだ足がどうなったかを見ようとするであろう．

　これらの単シナプス性反射と多シナプス性反射は主として脊髄レベルで生じる無意識的な反応であるが，最後の例が示すように中枢神経系のより高位の要素も同時に活性化されているに違いない．

▍筋の長さと緊張の調節

　今まで述べてきたように，単シナプス性反射と多シナプス性反射はそれぞれ異なった役目を担っている．多シナプス性反射は防御的な，逃避的な反応に関与しており，一方単シナプス性

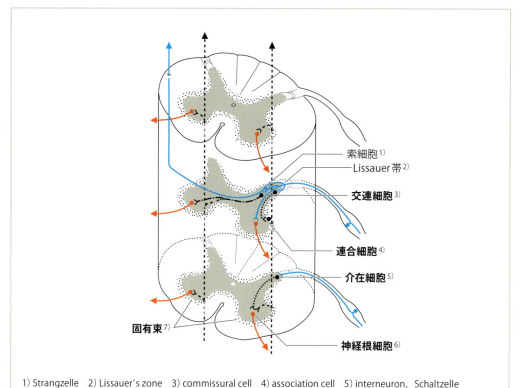

1) Strangzelle 2) Lissauer's zone 3) commissural cell 4) association cell 5) interneuron, Schaltzelle 6) nerve root cell, Wurzelzelle 7) Fasciculus proprius

図 2.9　脊髄の固有装置，多シナプス性連絡

反射は筋の長さと緊張を調節する反応に関与している．実際，それぞれの筋は 2 種類のフィードバック機構を含んでいる．すなわち，

- 筋の長さを調節する系：この系では筋紡錘中の核袋線維が筋長に対する受容器となっている．
- 筋の緊張を調節する系：この系では筋紡錘中の Golgi 腱器官と核鎖線維が筋緊張に対する受容器となっている．

▶ **筋の長さと緊張に対する受容器**　筋紡錘 muscle spindles は筋の長さと緊張に対する受容器である．これらの 2 つの感覚は，それぞれ異なる種類の筋内線維，すなわち核袋線維 nuclear bag fibers と核鎖線維 nuclear chain fibers により知覚されている（図 2.11，図 2.12）．これらの線維は両者とも錘外線維よりも短くてかつ細い．ここでは理解しやすいように，核袋線維と核鎖線維はそれぞれ分かれて描かれているが，実際は核袋線維より幾分細くてかつ短い核鎖線

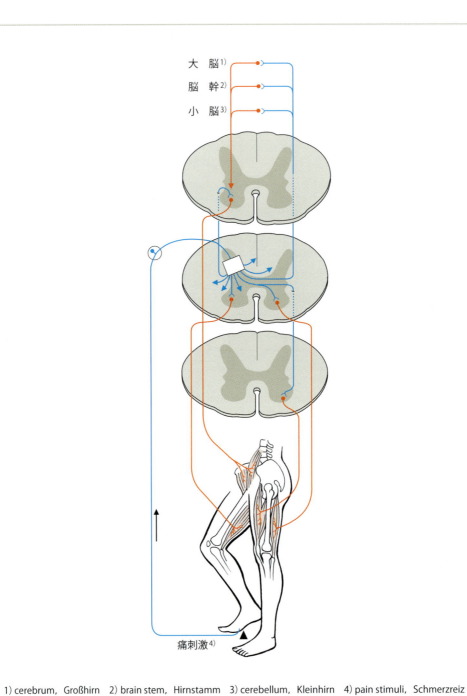

1) cerebrum, Großhirn 2) brain stem, Hirnstamm 3) cerebellum, Kleinhirn 4) pain stimuli, Schmerzreiz

図 2.10 多シナプス性連絡を示す屈曲反射

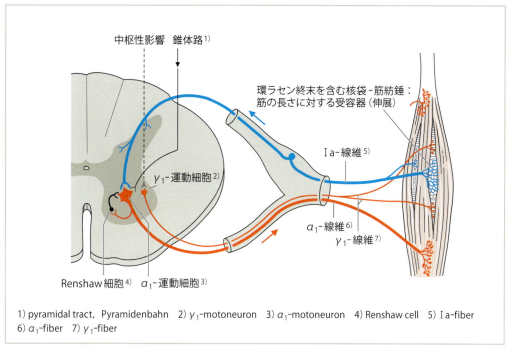

1) pyramidal tract, Pyramidenbahn 2) γ_1-motoneuron 3) α_1-motoneuron 4) Renshaw cell 5) Ia-fiber
6) α_1-fiber 7) γ_1-fiber

図 2.11 筋の長さに対する規制回路

維は，核袋線維のすぐ近くに存在している．通常，1本の筋紡錘は2本の核袋線維と4〜5本の核鎖線維から成り立っている．筋紡錘は形が紡錘形をしているのでこう名付けられている．核袋線維の中央部は太くなって核袋となっており，約50個の核が含まれている．この周りに知覚線維，いわゆる環ラセン終末 annulospiral endings が絡み付いている．この環ラセン終末は筋の伸展に敏感に反応している．このように核袋線維は伸展受容器である．これに対して，核鎖線維は筋の緊張状態を絶えず記録しており，この意味から緊張受容器であると言える．

今述べた受容器以外に，腱組織にはさらにもう1つの緊張受容器，すなわちGolgi腱器官が存在している．これは**図 2.12**の中で筋紡錘のそばに描かれている．この器官は筋の受動的な伸展と能動的な収縮により生じた筋緊張に反応しており，1〜2個の介在ニューロンを介して抑制性のインパルスを発している．Golgi腱器官から生じたインパルスは伝導速度の速いIb線維によって脊髄へと伝えられている．Golgi腱器官の基本的な役割は個々の筋の力の入り具合を測り，抑制性のインパルスを送ることにより筋緊張を生理的範囲内に保持することである．

▶ **筋長の保持**　錘外線維は安静時にはある一定の長さを有しており，生体はいつもこの長さ

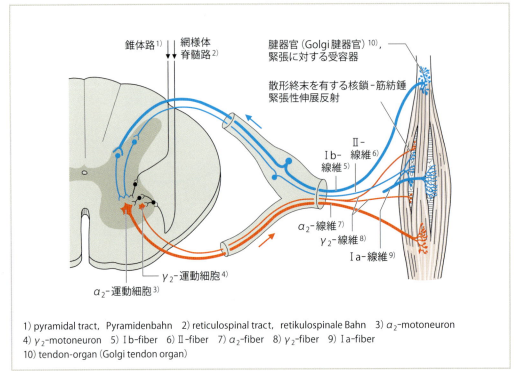

図 2.12 筋緊張に対する規制回路

を保とうとする性質がある．筋が伸展されると筋紡錘も同時に伸展される．この伸展により環ラセン終末が直ちに興奮し，伝導速度の速い求心性Ia-線維により活動電位が脊髄内の運動ニューロンへ伝えられる（**図 2.11**）．ここからさらに同じく伝導速度の速い遠心性の太い$α_1$-線維を介して錘外の骨格筋に伝えられる．骨格筋は収縮しその結果，筋は再び元の長さに戻る．筋を伸ばすといつもこのような機構が働くことになっている．

例えば大腿四頭筋の腱を少したたいてみると，この筋は少し伸展する．筋紡錘は伸展刺激に直ちに反応し，インパルスが脊髄前角細胞を経て筋へと戻ってきて短い収縮が生じる．筋の刺激は脊髄の1〜2髄節を経て同じ筋に返ってくるので，神経学的診察の際に神経障害レベルを決定するのに，腱反射の異常というものは大きな診断的価値を有している．臨床診断において有用な各種の腱反射の誘発方法，反射高位を**図 2.13**にまとめてある．しかしながら今述べたような筋の伸展反射はかなり人工的な現象であり，打腱器によって引き起こされるような筋の伸展は日常生活ではまれな出来事であることは知っておくべきである．

［**拮抗筋の反射性弛緩**］　伸展された筋を反射性に収縮させて一定の筋の長さに保持しようと

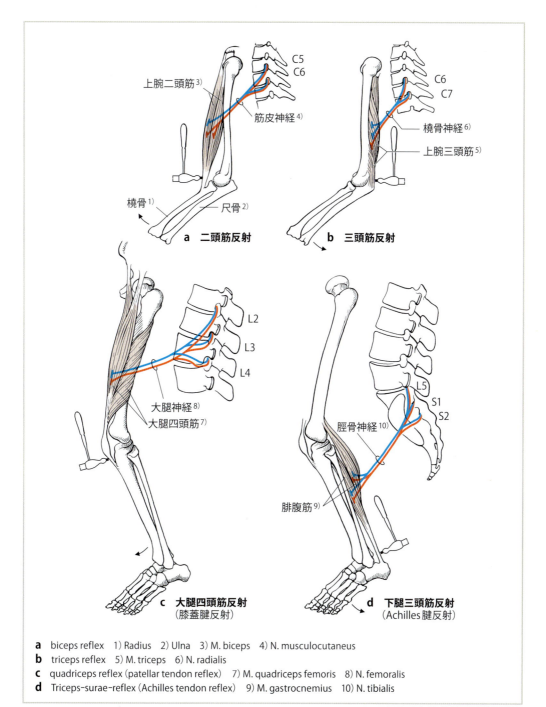

a　biceps reflex　1) Radius　2) Ulna　3) M. biceps　4) N. musculocutaneus
b　triceps reflex　5) M. triceps　6) N. radialis
c　quadriceps reflex (patellar tendon reflex)　7) M. quadriceps femoris　8) N. femoralis
d　Triceps-surae-reflex (Achilles tendon reflex)　9) M. gastrocnemius　10) N. tibialis

図 2.13　主要な固有反射

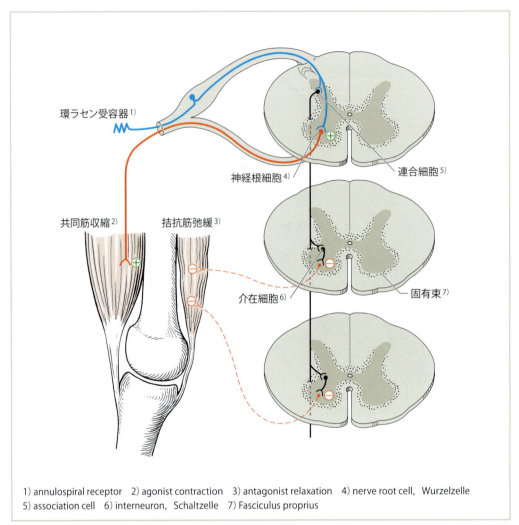

図 2.14 拮抗筋に対する多シナプス性抑制作用を伴った単シナプス性反射弓の模式図

する反射では，同時にこの標的筋の拮抗筋を弛緩させる反射を伴っている．この反射も同じく筋紡錘で始まっている．多くの筋紡錘中の核鎖線維には 1 次終末（環ラセン終末）のみでなく，2 次終末である散形終末 flower spray endings が含まれる．この 2 次終末も伸展刺激に対して反応し活動電位を伝導速度の遅いⅡ-線維を介して中枢へと伝えている．このⅡ-線維は介在ニューロンに達しており，ここからのインパルスが拮抗筋の活動を抑制するように，すなわち弛緩するように作用している（反回性の拮抗筋抑制，図 2.14）．

▶ **筋の長さを調節するための規制回路**　適切な筋の長さを調節するための特別な運動系というものができ上がっている.

図 2.11 に示すように前角細胞には大きな α 運動ニューロン以外に小さな γ 運動ニューロンも含まれている. γ 細胞からは細い γ-線維が筋紡錘内の錘内横紋筋にまで達している. このように錘内線維はこの γ-線維により神経支配を受けている. この γ-線維からの興奮性インパルスにより錘内筋がその両端で収縮すると, その結果その中央部が伸展されることとなり, これがこの部に絡み付いている環ラセン終末に作用し, 活動電位を引き起こす. この活動電位が骨格筋の緊張を引き起こす.

γ 運動ニューロンは上位にある下行性運動系 (例えば錐体路, 網様体脊髄路, 前庭脊髄路など) の影響を受けている. これらの系は中枢からの影響を筋の緊張に与えており, 随意運動の遂行に際して重要な役割を担っている. そのために筋の緊張という現象も中枢からの影響を受けていることになる. このことは随意運動を考える際にきわめて重要なことである. γ 遠心系が存在することにより, 随意運動を行う際に微妙なニュアンスの違う動きができたり, 細かく修正することが可能となっているのである. そこで γ 補正機構とも呼ばれる. この γ 遠心路によって伸展受容器の興奮性を調節することができる. 錘内筋が収縮していると伸展受容器の興奮閾値が低くなる. つまりごくわずかの筋の収縮でもって伸展受容器の興奮を引き起こしうるということである. 正常では筋紡錘運動性神経支配 fusimotor innervation により, 筋の長さは反射回路を介して自動的に調節されている.

1 次受容器 (環ラセン終末を含む核袋受容器) と 2 次受容器 (散形終末を含む核鎖受容器) がともにゆっくりと伸展された場合には, 筋紡錘内の静的応答が生じる. すなわちあまり時間の経過とともに変化はしない. 一方これらが急激に伸展されると, 強い動的応答が生じる. 静的応答も動的応答もともに遠心性 γ ニューロンによりコントロールされている.

[**静的および動的 γ 運動ニューロン static and dynamic γ neurons**]　遠心性 γ ニューロンは 2 つのタイプ, すなわち動的運動ニューロンと静的運動ニューロンに分類しうると考えられている. この際, γ 動的ニューロンはもっぱら錘内核袋線維を支配しており, γ 静的ニューロンは錘内核鎖線維を支配していると考えられている. γ 動的ニューロンが核袋線維を興奮させると強い動的応答が生じるが, 静的応答はわずかである. 逆に, もっぱら錘内核鎖線維に作用する γ 静的ニューロンが興奮すると, 強い静的, 強直性の応答が生じるが, 動的応答は全く生じない.

▶ **筋緊張**　それぞれの筋には, 十分に弛緩している状態でもある決まったトーヌス tonus があり, これが安静時トーヌスと呼ばれている. これは例えば関節を他動的に屈曲, 伸展させたときに感じることができる.

筋を支配しているすべての前根を切断するとトーヌスは完全に消失する. おそらく, 後根を

すべて切り離してもトーヌスはなくなると考えられる．このように安静時トーヌスは筋そのものにあるのではなくて，今までに述べてきた反射弓により維持されているのである．

[重力と動作に対応する筋トーヌスの調節]　ヒトの身体は常に地球の重力圏内に存在しているので，歩行したり起立する際には，保持筋（大腿四頭筋，長腰背筋，項筋）が適切に緊張して重力に抗するように作用しないと，ヒトは倒れてしまう．

また，ある重量物を持ち上げる際には，通常，引力に抗するだけの大腿四頭筋の緊張では不十分で，膝を曲げる．筋に少し緊張を加えただけでは不十分なときには筋紡錘による反射が働き，さらに強い筋収縮が起こる．このような筋紡錘による機構がいろいろな状況における筋緊張を自動的に調節している．つまり歩行や起立，重量物の挙上に際しては，筋緊張を維持するためのフィードバック機構による，絶えず活動電位を発しているところのサーボ機構というものが必要となってくる．

2.3　体性知覚系の中枢での構成要素

本章の今までのところで求心性インパルスの経路につき，末梢の受容器から始まり，末梢神経，脊髄へとたどってきたが，これから以降はこの経路の中枢での走行につき記載する．

2.3.1　神経根入口部 root entry zone と後角 posterior horn

神経根入口部に達した後，神経線維は多数の側枝に分かれ脊髄にある多くの神経とシナプス結合を形成する．図2.15は，さまざまな知覚に関与するそれぞれの神経線維が脊髄中で種々の神経路を走行している様子を示している．ここで重要なことは，すべての求心性線維は神経根入口部から後角に至る過程で（いわゆる Redlich-Obersteiner 帯），相当量の髄鞘を失うという事実である（末梢性髄鞘から中枢性髄鞘への移行）．いわば生理的脱髄とでも呼ぶべき現象が生じており，この部で神経線維は容易に障害されやすくなっている．脊髄癆 Tabes dorsalis はその良い例である．末梢での髄鞘は Schwann 細胞から作られていたが，中枢では乏突起膠細胞 oligodendrocyte により作られている．

それぞれの体性知覚性インパルスを伝えている神経路を以下のところでは個別に記載してある（図2.16a）．

2.3.2　後および前脊髄小脳路 Tractus spinocerebellaris posterior et anterior

筋骨格系（筋，腱，関節）から生じた求心性インパルスの幾つかのものは脊髄小脳路を介して，身体のバランスと協同運動に関与する器官である小脳へと伝えられている．この系としては2つのものがある．すなわち後脊髄小脳路と前脊髄小脳路である（図2.16a）．

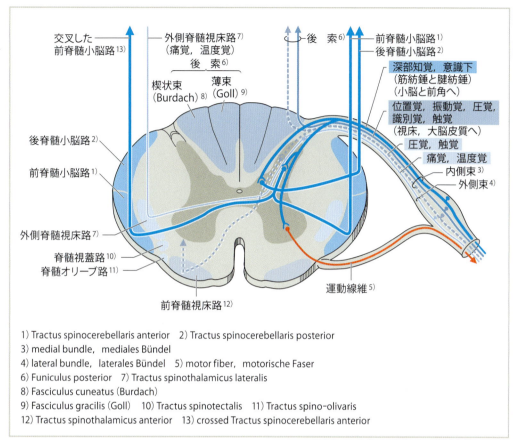

図 2.15 後根線維とそれの脊髄内での走行

▶ **後脊髄小脳路** よく知られているように，速く伝わる Ia-線維は筋紡錘や腱器官から発して脊髄に入った後に側枝を出して分岐する．一部は直接大きな α-前角細胞とシナプス結合している（単シナプス性反射弓．図 2.11, 図 2.15）．他の線維は第 8 頸髄から第 2 腰髄にわたって存在している後角基部にある核柱（Clarke 柱 column of Clarke, 胸核 Nucleus thoracicus, Stilling 核 Stilling's nucleus などと呼ばれる）の中の細胞に終わり，ここで 2 次ニューロン，つまり後脊髄小脳路へと連絡することとなる．この線維の伝導速度は他のどの線維の速度よりも速いものである．この線維は同側の側索 Funiculus lateralis の後部を上行し，下小脳脚 Pedunculus cerebellaris inferior を経て旧小脳の小脳虫部 vermis へと達する（図 2.16a, 図 2.17）．頸部よりやって来た線維は楔状束索 Fasciculus cuneatus 内を上行し，延髄内にある副楔状束核 Nucleus cuneatus accessorius とシナプス結合し，そこからさらに小脳へと向かう（図

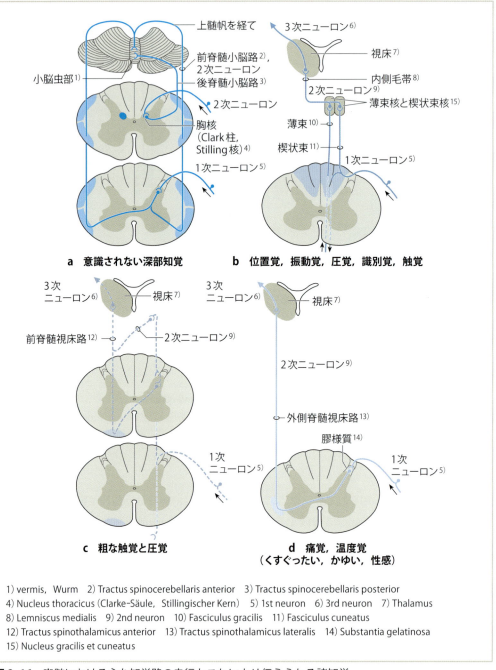

図 2.16 脊髄における主な知覚路の走行とこれにより伝えられる諸知覚
a：前・後脊髄小脳路，**b**：後索，**c**：前脊髄視床路，**d**：外側脊髄視床路．

3 体性知覚系の中枢での構成要素 39

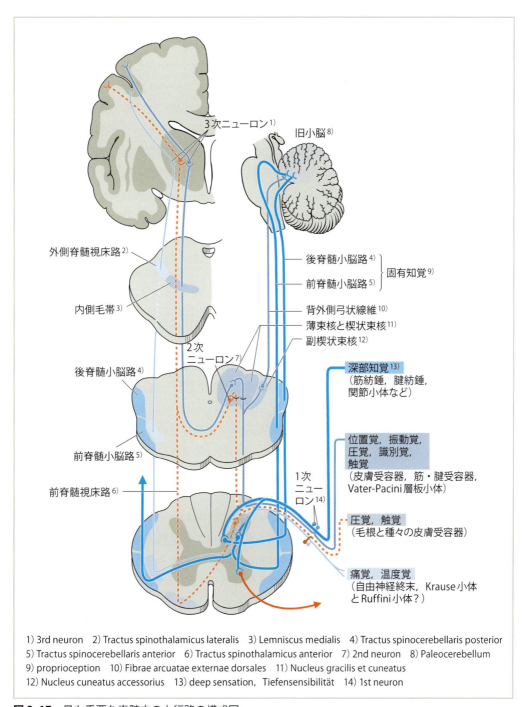

図 2.17 最も重要な脊髄中の上行路の模式図

2.17).

▶ **前脊髄小脳路**　求心性 Ia-線維の他の群は後角内および脊髄灰白質内において索内神経とシナプス結合する（図 2.15，図 2.16a，図 2.17）．ここで 2 次ニューロンと接続する．このニューロンは腰髄の下部においてもすでに認められる．この 2 次ニューロンからの線維が前脊髄小脳路となる．この線維は同側および対側の前側索内を上行し小脳へ達する．後脊髄小脳路と異なり，これは菱形窩 Fossa rhomboidea を通って中脳へ進み，その後，上小脳脚，上髄帆 Velum medullare superius を経て小脳虫部へと達する．旧小脳へは深部知覚の求心性線維のすべてが入っており，次いでここから筋トーヌスに対して多シナプス性遠心路を介して影響を与えており，さらに起立や歩行や他のあらゆる運動においても拮抗筋，共同筋の統合的な働きに対しても影響を与えているのである．つまり今までに記載してきたような脊髄での低次の規制回路の上位に，さらに高次の機能回路が形成されている．この回路には非錐体路，α 前角細胞，γ 前角細胞などが関与しているが，これらはすべて常に意識せずに行われているのである．

2.3.3 後索

自分の体がどのような体勢にあるのか，また四肢の筋がどのように緊張しているのかに関してわれわれは情報を得ている．足底で体の圧を感じている（"ヒトは足の下に床を感じている"）．ヒトは関節の動きも感じている．固有知覚の一部は意識にまで達している．このインパルスは一部は筋および腱の受容器（筋紡錘，腱紡錘）から生じ，一部は筋膜，関節包，さらに深部の結合織の受容器（Vater-Pacini 層板小体，Golgi-Mazzoni 小体）や皮膚の受容器から由来している．求心性線維は偽単極性脊髄神経節細胞を経て走行しており，中枢枝は後根を経て脊髄に入り，後索内で下行枝，上行枝に分岐する．上行枝は後索内をさらに上行し，延髄下部の後索核（楔状束核 Nucleus cuneatus，薄束核 Nucleus gracilis）に終わっている（図 2.16b，図 2.17）．

▶ **後索路の中枢での経路**　脊髄内では下肢からの後索線維は最内側にある．頸髄では上肢からの線維は外側に位置しているので，後索は 2 つの高まりに分かれて見える．内側は薄束 Fasciculus gracilis であり，外側は楔状束 Fasciculus cuneatus である（図 2.18）．後索核で 2 次ニューロンにシナプス結合がなされ，ここから視床へと行く（延髄視床路 Tractus bulbothalamicus）．この線維は延髄より出て直ちに交叉し対側へ向かい内側毛帯 Lemniscus medialis（図 2.16b，図 2.17）となり，延髄，橋，中脳を経て視床へ行き後外側腹側核 Nucleus ventralis posterolateralis（VPL 核）に終わる（図 6.4）．ここで 3 次ニューロンに接続し（視床皮質路 Tractus thalamocorticalis），内包（錐体路の尾側）を通って放線冠 Corona radiata を経て知覚中枢（中心後回 Gyrus postcentralis）に達し，意識レベルに到達する．体性局在 somatotopia はすでに脊髄レベルでもみられたが，これはずっと残り皮質でも保たれている（図 2.19）．中

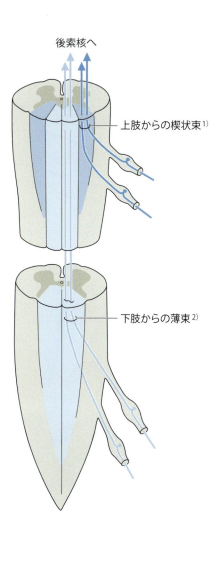

1) Fasciculus cuneatus from arm   2) Fasciculus gracilis from leg

図 2.18　後索
薄束 Fasciculus gracilis（内側，下肢からの求心路）と楔状束 Fasciculus cuneatus（外側，上肢からの求心路）を同時に描いてある．

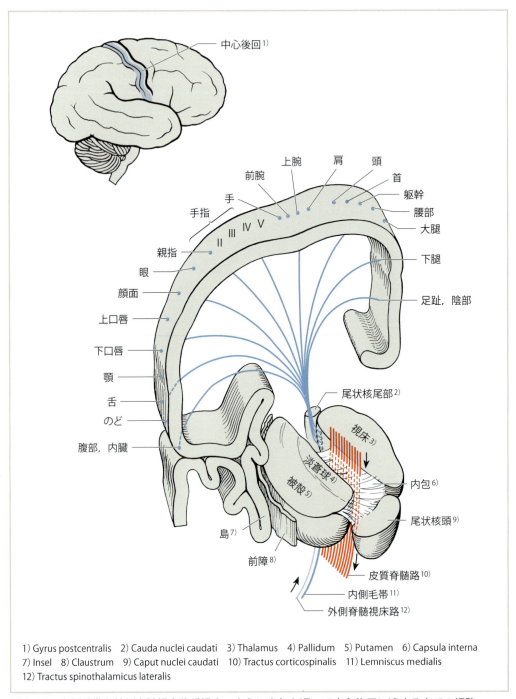

1) Gyrus postcentralis 2) Cauda nuclei caudati 3) Thalamus 4) Pallidum 5) Putamen 6) Capsula interna
7) Insel 8) Claustrum 9) Caput nuclei caudati 10) Tractus corticospinalis 11) Lemniscus medialis
12) Tractus spinothalamicus lateralis

図 2.19 内側毛帯と外側脊髄視床路が視床，さらに内包を通って中心後回に達するまでの経路

心後回にみられるこの体性局在は "逆立ちしているコビト" と呼ばれる（図9.19）.
▶ **後索病変**　後索は固有受容器や皮膚受容器からのインパルスを主として伝えている．後索が障害されると，もはや四肢がどのような位置にあるのかを知りえないし，眼を閉じると手の中に置かれた物体を触れても，それが何であるのかを知りえない．また手のひらに書かれた数字や文字を同定しえないし，同時に別々の部位を刺激しても二点として識別できない．また圧覚が障害されているので足下の床を知覚できず，起立や歩行はぎこちないものとなり（失調性 ataxic），暗がりや閉眼の際には特に動揺が著明となる．これらの障害は後索の損傷時に最も顕著であるが，後索核や内側毛帯，視床，中心後回の病変の際にも程度は軽いものではあるが認められる．

［後索障害時の臨床症状］
- 身体の姿勢知覚の障害：眼を閉じると，自分の四肢がどんな位置にあるのかを正確に述べることができない．
- 立体失認 astereognosia：眼を閉じると，手で触れた物の形や性状を認知したり描写することができない．
- 二点識別の障害．
- 振動覚の障害：骨の上に置かれた音叉の振動を感じることができない．
- Romberg 徴候陽性：眼を閉じ，足をそろえて立たせると，うまく立てずに動揺し今にも倒れそうになる．開眼すると小脳障害のときなどと違って，深部知覚障害を十分に補って立つことができる．

後索の線維は偽単極性脊髄神経節細胞から由来しているが，前・外側脊髄視床路の線維は脊髄にある2次ニューロンからの求心性線維より成り立っている（図2.16c, d）.

2.3.4 前脊髄視床路 Tractus spinothalamicus anterior

1次ニューロンは皮膚受容器（毛小体，触小体）から始まる．インパルスは中等度髄鞘におおわれた偽単極性脊髄神経節細胞の末梢枝を経て後根経由で脊髄に達する．脊髄では神経節細胞の中枢枝は後索内を2から15髄節ほど上行し，一方1から2髄節下行し，さまざまな高さの後角の灰白質でシナプス結合する（図2.16c）．ここから2次ニューロンとしての前脊髄視床路が始まる．この線維は前交連で交叉し，対側の前側索内を上行し外側脊髄視床路および内側毛帯と一緒になり，視床（VPL核）に終わる（図2.17）．視床においてインパルスは3次ニューロン（視床皮質路 Tractus thalamocorticalis）に伝えられ中心後回に達する．

▶ **前脊髄視床路の病変**　前脊髄視床路の1次ニューロンからの線維はまず後索内を長く上行し，その途中のさまざまなレベルで2次ニューロンに側枝を出して結合している．この2次ニューロンからの線維は正中を越えて対側へ向かい，その後，対側の前脊髄視床路内を上行し

ている．この線維が腰胸髄レベルで損傷されても触覚はほとんど障害されないことが多い．というのは一部の線維は同側を長く走ることにより障害を免れているからである．しかしながら頸髄レベルで線維が障害された場合には，対側下肢に中等度の知覚低下が生じる．

2.3.5 外側脊髄視床路 Tractus spinothalamicus lateralis

外側脊髄視床路は痛覚刺激を伝えている．痛覚は痛覚受容器（図 2.1，図 2.2）への刺激により生じる．例えば自由神経終末 free nerve endings は強い機械的刺激や化学的刺激により活性化される．これらの物理的刺激は伝導速度の速い髄鞘の薄い A-線維や伝導速度の遅い髄鞘のない C-線維により伝えられる．A-線維が活性化された際に生じる痛覚の性状は分別的なものであり，局在の明瞭なものである．一方，C-線維が刺激された際に生じる感覚はあまり局在のはっきりしないものである．

痛覚線維は脊髄後角に存在する 2 次ニューロンと結合している．この部分で最初の「痛覚の加工」が行われる．膠様質 Substantia gelatinosa を下行してきた神経路により痛覚は弱められる（下行性痛覚抑制，図 2.21）．同時に，多シナプス性防御反射もこの部分で活性化される（図 2.10）．痛覚路は後角から出て腹側へと向かい同じ髄節の対側に達し，対側の脊髄視床路となり視床の内側部分・辺縁系へと達している（図 2.16 d）．視床の外側部分に終わっている経路は中心後回へと達している．ここでは痛覚の体性局在が認められる．

痛覚および温度覚を伝える線維は非常に接近して走行しているので，これら両者を解剖的に分離することは困難である．外側脊髄視床路が障害された場合には痛覚，温度覚を伝える線維が同じ程度に損傷されることが多いが，時にはこれらが違った程度に障害されることもある．

▶ **外側脊髄視床路の中枢での経路**　外側脊髄視床路は内側毛帯からの線維と一緒になり脊髄毛帯 Lemniscus spinalis となり，脳幹部を通って視床の VPL 核に終わる（図 6.4，図 2.19）．ここから頭頂葉内の中心後回へと行く 3 次ニューロンからの線維，つまり視床皮質路が出ている（図 2.19）．痛温覚が視床に伝えられると，ここではこれらの感覚は漠然とした感じとして受け止められる．痛温覚の細かい識別は大脳皮質で初めて行われているのである．

▶ **外側脊髄視床路の病変**　外側脊髄視床路は痛温覚を伝える最も主要な経路である．頑痛 intractable pain に対して一側もしくは両側でこの神経路の切断（脊索切開術 cordotomy）を行うことがある．この手術は今では以前ほど行われなくなっている．この理由としてはより低侵襲の治療法が開発されていることと，この cordotomy の治療効果が一時的なものであることが多いからである．痛み刺激はおそらく固有束 Fasciculus proprius 内の脊髄ニューロンによっても伝達されているのであろうと考えられている．

脊髄腹側部にあるこの外側脊髄視床路を切断すると，切断レベルより 1 ないし 2 髄節以下の対側の痛温覚がすべて伝わらなくなるが，触覚は温存される（解離性知覚障害）．

2.3.6 脊髄内のその他の求心路

今まで述べてきた脊髄小脳路と脊髄視床路以外に脊髄には脳幹の核や深部皮質下の核へと向かうさまざまな神経路が存在している．後角内に起こり前外索内を上行する線維としては，例えば脊髄網様体路 Tractus spinoreticularis，脊髄視蓋路 Tractus spinotectalis，脊髄オリーブ路 Tractus spino-olivaris，脊髄前庭路 Tractus spinovestibularis などがある．脊髄前庭路は第4頸髄より上位の部分にあり，前庭脊髄路 Tractus vestibulospinalis の間に混ざって存在しており，おそらくは後脊髄小脳路との間に側副路を介する連絡があると考えられている．

図 2.20 は脊髄の横断面における個々の知覚路を下行性運動路とともに示しており，それらの互いの位置関係も示している．脊髄中には下行性経路，上行性経路以外にいわゆる脊髄固有装置があるが，ここにあるニューロンから出た線維は脊髄の固有束 Fasciculus proprius 内をさまざまな髄節にわたり上行したり，下行したりしている（図 2.9）．

2.4 体性知覚性情報の中枢での処理

図 2.17 はそれぞれの知覚経路の後根から終点までの道筋を模式的に示したものである．視床からの 3 次ニューロンはすべて内包後脚で錐体路の後方を走り，皮質へ，いわゆる中心後回の知覚野 sensory area（Brodmann の第 3a 野，第 3b 野，第 2 野，第 1 野）へと向かう．ここにおいて表面知覚，触覚，圧覚，痛覚，温度覚，深部知覚を伝える 3 次ニューロンはそれぞれの終点に終わっている（図 2.19）．

▶ **知覚運動性連絡** 視床からの求心路はすべて知覚野に終わっているのではなくて，一部は中心前回 Gyrus praecentralis，つまり運動野 motor area に終わっている．逆に中心後回から運動性反応を得ることもできる．運動野，知覚野は一部重複して存在しているので，知覚運動野 sensomotor area という概念でまとめることもできる．この部分では知覚情報は直ちに運動性のものに変換することができ，後で学ぶように知覚・運動反射回路というものを形成している．この回路から生じた下行性錐体路は，途中で介在ニューロンと結合することなく，前角内のニューロンに直接終わっている．しかしながら中心前回および中心後回の結合や機能がいくら重複しているとしても，中心前回はもっぱら運動野であり，中心後回は知覚野であることにはかわりはない．

▶ **体性知覚性刺激の発生源と刺激の性状による区別** 求心性線維の 3 次ニューロンは "逆立ちした知覚コビト" 状に体性局在を皮質上に示すことはすでに述べてきたし，後のところでも再び記載されることになっている（図 9.19）．しかしながら体性知覚性インパルスはまた，その知覚の性状によりその分布する場所が異なっている．すなわち痛覚，温度覚やその他の知覚はそれぞれ皮質の特定の領域に伝えられている（第 3a 野には筋紡錘由来のもの，第 3b 野には

46　第 2 章　知覚系

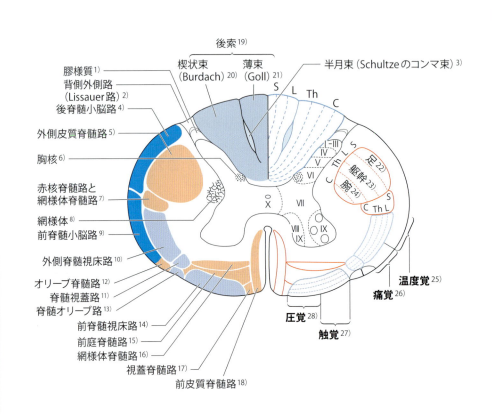

1) Substantia gelatinosa　2) Tractus dorsolateralis (Lissauer-tract)
3) Tractus semilunaris (comma tract of Schultze)
4) Tractus spinocerebellaris posterior　5) Tractus corticospinalis lateralis
6) Nucleus thoracicus　7) Tractus rubrospinalis und reticulospinalis　8) Formatio reticularis
9) Tractus spinocerebellaris anterior　10) Tractus spinothalamicus lateralis　11) Tractus spinotectalis
12) Tractus olivospinalis　13) Tractus spino-olivaris　14) Tractus spinothalamicus anterior
15) Tractus vestibulospinalis　16) Tractus reticulospinalis　17) Tractus tectospinalis
18) Tractus corticospinalis anterior　19) Funiculus posterior　20) Fasciculus cuneatus (Burdach)
21) Fasciculus gracilis (Goll)　22) leg, Bein　23) trunk, Rumpf　24) arm　25) temperature　26) pain, Schmerz
27) touch, Berührung　28) pressure, Druck

図 2.20　脊髄横断面における上行路，下行路の局所配列（細胞構築学よりみた脊髄の配列）

5 体性知覚性経路の特定の領域での病変時にみられる障害　47

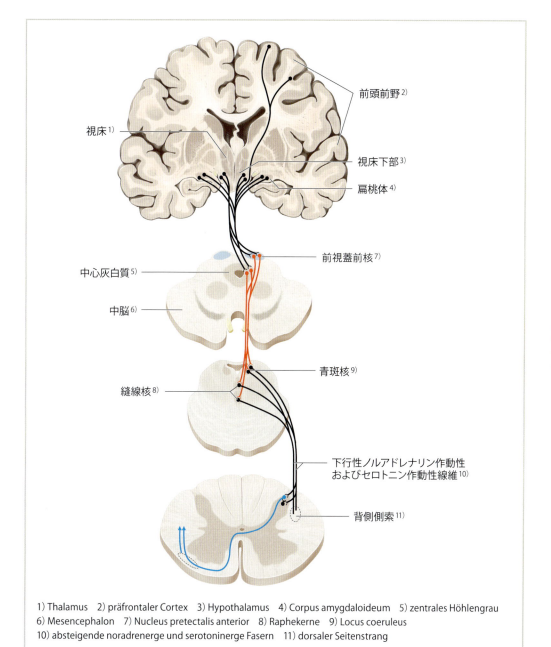

1) Thalamus　2) präfrontaler Cortex　3) Hypothalamus　4) Corpus amygdaloideum　5) zentrales Höhlengrau
6) Mesencephalon　7) Nucleus pretectalis anterior　8) Raphekerne　9) Locus coeruleus
10) absteigende noradrenerge und serotoninerge Fasern　11) dorsaler Seitenstrang

図 2.21　下行性痛覚抑制

新皮質・視床下部・扁桃体から生じた下行性経路は中心灰白質と視蓋前核にあるニューロンに達している（赤丸部）．これらのニューロンは青斑核内のノルアドレナリン作動性ニューロンと縫線核内のセロトニン作動性ニューロンを活性化させる（黒丸部）．ここからの刺激は直接あるいは抑制性インターニューロンを介して痛覚路を抑制している（青丸部）．

痛温覚，第1野には触覚，第2野には位置覚が入っている）．

　視床では，それぞれの知覚は空間的には区別されて分布はしているが漠然と知覚されている状態である．皮質に達して初めて個々の知覚はその性状が区別されて認識される．刺激の内容の正確な識別やその刺激場所の決定などの高等な判断は皮質で行われている．

　一側の体性知覚性皮質の病変では，痛覚，温度覚や触覚は，対側の半身において幾分知覚の程度が減少するにとどまるが完全には消失しない．これに対して識別覚や位置覚は完全に消失してしまう．これは位置覚や識別覚はすべて交叉した後に皮質に到達していることによる．

▶ **立体認知 stereognosis**　手の中に置かれた物を認識するというような判断作用（立体認知 stereognosis）は，1次性知覚野により行われているのではなくて，頭頂葉に存在する連合野 association area の関与が必要となってくる．ここでは物の大きさ，形，性状，鈍，鋭，軟，硬，冷，温などのそれぞれの情報が統合され，以前に経験した触覚の記憶と照らし合わせるという作業が行われる．

[**立体失認 astereognosis**]　頭頂葉が障害されると，触れて物を認識する能力が失われる．これは立体失認と呼ばれる．

2.5 体性知覚性経路の特定の領域での病変時にみられる障害

　図2.22は知覚路のさまざまなレベルにおける障害時にみられる脱落症候群を示している．

- 知覚運動野において皮質あるいは皮質下白質が障害されると（手，足領域，図2.22[a]，[b]），対側の対応する手足に蟻走感や痺れ感がみられる．これは身体の近位部よりも遠位部に多く認められる．同部に刺激性病変が生じた場合には局所性知覚発作の形で現れることもある．運動野が近くにあるので運動発作の形を呈することも多い（Jackson発作 Jacksonian seizure，てんかん発作の分類に関する神経学の教科書を参照）．
- 視床の下方で全知覚路が障害された場合には（c），対側の身体において全知覚が消失する．
- 痛温覚以外の知覚路が障害されると（d），対側の顔面，身体に痺れが生じる．痛温覚は残る．
- 脳幹で三叉神経毛帯 Lemniscus trigeminalis と外側脊髄視床路 Tractus spinothalamicus lateralis（e）が障害されると，対側の顔面，身体における痛温覚が障害されるが，他の知覚はすべて残る．
- 内側毛帯 Lemniscus medialis と前脊髄視床路 Tractus spinothalamicus anterior（f）が障害されると，対側の身体の痛温覚以外のすべての知覚が消失する．
- 三叉神経脊髄核とその路 Nucleus et tractus spinalis n.trigemini および外側脊髄視床路（g）が障害されると，同側の顔面と対側の身体における痛温覚が消失する．

5 体性知覚性経路の特定の領域での病変時にみられる障害 49

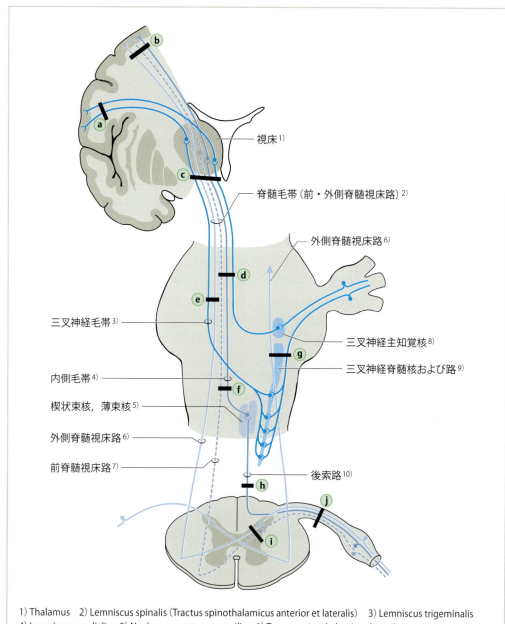

1) Thalamus   2) Lemniscus spinalis (Tractus spinothalamicus anterior et lateralis)   3) Lemniscus trigeminalis
4) Lemniscus medialis   5) Nucleus cuneatus et gracilis   6) Tractus spinothalamicus lateralis
7) Tractus spinothalamicus anterior   8) Nucleus sensorius principalis n. trigemini
9) Nucleus et tractus spinalis n. trigemini   10) Hinterstrangsbahnen

図 2.22 さまざまなレベルで知覚路が障害されたときの臨床症状（個々の a～j については本文を参照）

- 後索 Funiculus posterior（h）が障害されると，同側の手足の位置覚，振動覚，識別覚などが失われ，同側の失調 ataxia も伴う．
- 後角 dorsal horn（i）が障害されると，同側の痛温覚は障害されるが，他の知覚は残る（解離性知覚障害）．
- 多数の近接する後根が障害された場合（j），根性の痺れ，痛みとともに，対応する身体領域において全知覚の低下もしくは消失がみられる．その他，手足を支配する神経根であれば，それぞれの手足の低緊張 hypotonia，無緊張 atonia，無反射 areflexia，失調 ataxia がみられることになる．

症例提示 1　索性脊髄症

著明な喘息発作症状があり，常に呼吸困難を伴っている 80 歳の女性が入院した．

患者は 1 年半ほど前から，歩行が次第に不安定となり，全身の至る所が焼けるように痛くなってきたと訴えていた．喘息症状は 1 カ月前から悪化し数週間前から劇的に進行していた．既往症としては胃炎が認められた．

担当した神経内科医により詳細な診察が行われた．患者は脱水状態にあり衰弱しており，著明な呼吸困難を呈していた．神経学的検査では，下肢に優位な痙性四肢麻痺がみられ，腱反射は亢進しており，筋萎縮，ことに躯幹筋の萎縮が認められた．求心性の著明な失調症状がみられ，位置覚が高度に障害されており，ほぼ Th 8 レベル以下での触覚低下と痛覚低下が認められた．下肢における振動覚はほとんど消失していた．呼吸困難の症状があったので，肺機能検査が指示された．神経学的検査所見から頸椎と胸椎レベルの MRI 検査が指示された．肺機能検査により著明な肺機能低下が認められた．血中ガス分析により酸素濃度の低下と二酸化炭素濃度の上昇が認められた．血液生化学的検査によりビタミン B_{12} の低下が認められ，さらにビタミン B_6，C，D も低下していた．MRI により後索，側索，前角部分に高信号領域が認められた（図 2.23）．

外来の担当医により，患者は慢性萎縮性胃炎を患っており内因子が欠乏していたが，ここ数年間は患者の勝手によりビタミン B_{12} の補充療法が不規則にしか実施されてこなかったことが知らされた．

これらの所見を総合すると，診断は高度に進行した索性脊髄症であり，後索と錐体路のみが障害される典型的なものでなく，前角までも障害された症例であると診断された（脊髄横断症状）．呼吸不全の症状は呼吸筋麻痺によるものであった（呼吸筋を支配する運動ニューロンの障害）．血中ガス値が不良であったために数週間レスピレータによる補助呼吸が必要であった．脱水・電解質バランスの補正とビタミン補充により患者は徐々に快方に向かい，2 カ月後にはリハビリテーションの目的で転院した．

図 2.23 脊髄横断症状を呈した著明な索性脊髄症

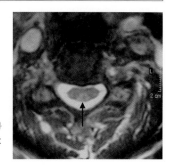

第6頸椎レベルでのMRIのT2強調画像にて後索と前側索部分に高信号領域が認められる（矢印）．この所見は高度の索性脊髄症として典型的なものである．

第 3 章
運動系

- 3.1 概　説 …… 54
- 3.2 運動系の中枢での構造とこれらが障害された場合の臨床症状 …… 55
- 3.3 運動系の末梢側での構造とそれらが障害された場合の臨床症状 …… 64
- 3.4 神経系における特定の構造物が障害された場合に出現する複雑な臨床症状 …… 66

第3章
運動系

3.1 概説

　随意運動に関する運動性インパルスは主として前頭葉の**中心前回 Gyrus praecentralis**（1次運動野，Brodmann 第4野）とこれの近傍の皮質領域（**1次運動ニューロン**）から生じている．これらのインパルスは長い神経路（主として**皮質核路 Tractus corticonuclearis** と**皮質脊髄路 Tractus corticospinalis**［錐体路 pyramidal tract］）となり脳幹を通過し，脊髄の前角に達する．そこで2次運動ニューロンにシナプス結合している．この間，1つあるいは複数の介在ニューロンの関与を受けている．

　第4野およびこれの近くの皮質領域からの神経線維は一緒になって錐体路を形成している．この線維は皮質の1次運動野と脊髄前角の間を結合する最も速くて直接的な経路である．これに加えて他の皮質領域（特に運動前野領域，第6野）と皮質下核（特に大脳基底核）が運動のコントロールの過程で関与している．これらの領域は互い同士，複雑なフィードバック機構を形成しており，また1次運動野や小脳の間にもフィードバック機構を形成している．また，これらの領域は脊髄の前角細胞にも幾つかの経路を介して影響を与えている．これらの領域の機能は主として，運動を修飾し筋緊張を調節することにある．

　脊髄前角細胞で発生したインパルスは**前根 anterior roots** を進み，頸部と腰仙部では**神経叢 nerve plexuses** を形成し，最後には**末梢神経 peripheral nerves** となり，それぞれの標的筋へと達している．インパルスは神経筋接合部 neuromuscular junction のところにある**運動性終板 motor endplates** を介して筋細胞に伝えられる．

　脳や脊髄で1次運動ニューロンが障害された場合には**痙性麻痺 spastic paresis** が生じる．一方，脊髄前角での運動ニューロンや，前根，末梢神経，運動性終板が障害された場合には**弛緩性麻痺 flaccid paresis** が生じる．運動系が単独で障害されることはまれであり，通常は他の中枢神経系の脱落症状を伴っている．すなわち，知覚障害，自律神経系の障害，認識障害，神経精神障害などであり，これらは障害を起こす病変の部位と広がり，およびその性状によりどのような症状が生じるかが決定されている．

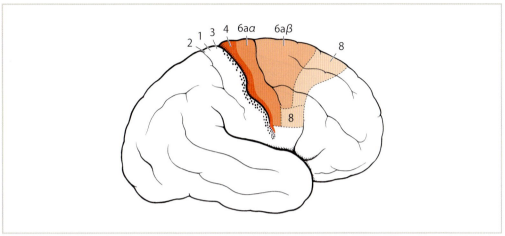

図 3.1 1次運動野（中心前回）（第4野），運動前皮質（第6野）および前頭眼野（第8野）

3.2 運動系の中枢での構造とこれらが障害された場合の臨床症状

　随意運動に関与する中枢は，1次運動野（第4野），これの近傍の皮質（特に運動前皮質 premotor cortex，第6野）とこれらから発する線維である皮質核路，皮質脊髄路から成り立っている（図3.1，図3.2）．

3.2.1 運動皮質野 motor cortical areas

　1次運動野（中心前回 Gyrus praecentralis，図3.1）は中心溝を挟んで中心後回の中にある体性知覚性皮質領域と対面するように存在している．運動野を含む中心前回は大脳の表面を帯状に上行し，大脳半球の上内側縁のところで，大脳半球の内側面へと進んでいる．咽喉頭を支配する神経細胞が最下部にあり，顔，手，躯幹，足と続く（図3.2）．中心後回で認められた"知覚コビト"と同じく，ここでも"逆立ちした運動コビト"がみられる（図9.19）．

　運動野は第4野に限られているのではなくて，近くの皮質領域にも広がっており，この部分には運動に関与する錐体細胞 pyramidal cells が認められる．しかしながら細かい個々の運動を支配する錐体路はやはり中心前回にある細胞より由来している（第4野）．第4野にはその皮質第5層にある特徴ある大型の Betz 錐体細胞があり，この Betz 細胞からは最も伝導速度の速い，厚く髄鞘に囲まれた線維が出ている（図3.3）．しかしながらこの線維は全錐体路線維のたった3～4％を占めるにすぎない．錐体路線維の大部分は運動野の第4野，第6野にある小型錐体細胞あるいは紡錘形細胞 fusiform cells より由来している．第4野のこれらの細胞から生じる線維は全部合わせると錐体路の約40％を占めている．残りは他の前頭葉領域や頭頂

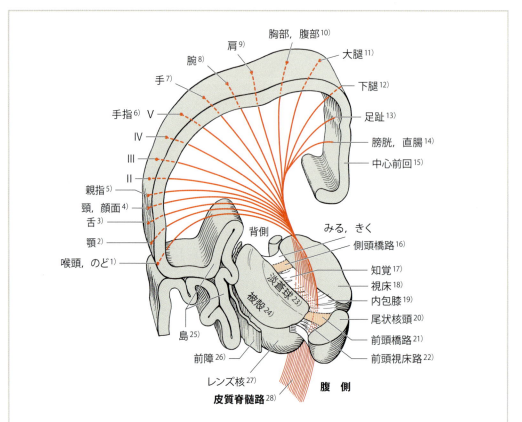

図 3.2 錐体路の走行，放線冠と内包

1) larynx, Kehlkopf 2) chin, Kiefer 3) tongue, Zunge 4) neck, Hals；face, Gesicht 5) thumb, Daumen
6) finger 7) hand 8) arm 9) shoulder, Schulter 10) chest, Brust；abdomen, Bauch
11) thigh, Oberschenkel 12) leg, Unterschenkel 13) toe, Zehen 14) bladder, Blase；rectum, Rektum
15) gyrus precentralis, vordere Zentralwindung 16) Tractus temporopontinus 17) sensibility 18) Thalamus
19) Genu capsulae internae 20) Caput nuclei caudati 21) Tractus frontopontinus 22) Tractus frontothalamicus
23) Pallidum 24) Putamen 25) Insula 26) Claustrum 27) Nucleus lentiformis 28) Tractus corticospinalis

葉の知覚運動野 sensomotor area である第 3 野，第 2 野，第 1 野から由来する（**図 3.1**）．第 4 野の運動細胞は細かい随意運動を支配しており，しかも錐体路は交叉しているので対側の運動を支配することになる（**図 3.4**）．第 4 野を刺激すると一般に個々の筋の運動がみられるが，第 6 野を刺激するともっと粗大な運動，例えば下肢や上肢全体の動きがみられる．

3.2.2 皮質脊髄路 Tractus corticospinalis（錐体路 pyramidal tract）

錐体路は皮質の運動野から出て白質（放線冠 Corona radiata）を通り内包 Capsula interna の

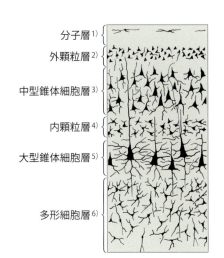

1) Lamina molecularis, Molekularschicht　2) Lamina granularis externa, äußere Körnerschicht
3) Lamina pyramidalis, mittlere Pyramidenzellen　4) Lamina granularis interna, innere Körnerschicht
5) Lamina ganglionaris, große Pyramidenzellen　6) Lamina multiformis, polymorphe Zellen

図 3.3　運動野の組織構築（Golgi 染色による）

後脚に集まり，大脳脚の中央部，橋を経て延髄 Medulla oblongata の底部へ行く．ここでは小さな隆起として認められる．この隆起にちなんで"錐体 Pyramis"という名前が付けられている．延髄の下端で線維の 80〜85％は交叉して対側へ向かう（錐体交叉 Decussatio pyramidum）．残りは交叉せずに前皮質脊髄路 Tractus corticospinalis anterior として前索内を下行し，後になって前交連を介してそれぞれの相当する髄節で交叉している（**図 3.6**）．頸部や胸部ではたぶん幾つかの線維は同側の前角細胞に終わっているので，頸部や躯幹の筋は両側性支配を受けていることになる．

錐体交叉で対側に向かった主要線維は外側皮質脊髄路 Tractus corticospinalis lateralis として側索 Funiculus lateralis 内を下行する．腰髄へと近づくにつれて分岐を繰り返すので，その太さはだんだん細くなっていく．この線維は大きな α-前角細胞ならびに γ-運動細胞に結合している介在ニューロンに 90％は終わっている（**図 3.4**）．

3.2.3　皮質核路 Tractus corticonuclearis（皮質延髄路 Tractus corticobulbaris）

錐体路線維のうちのあるものは中脳 midbrain の高さで主要路から分かれてもっと背側を走

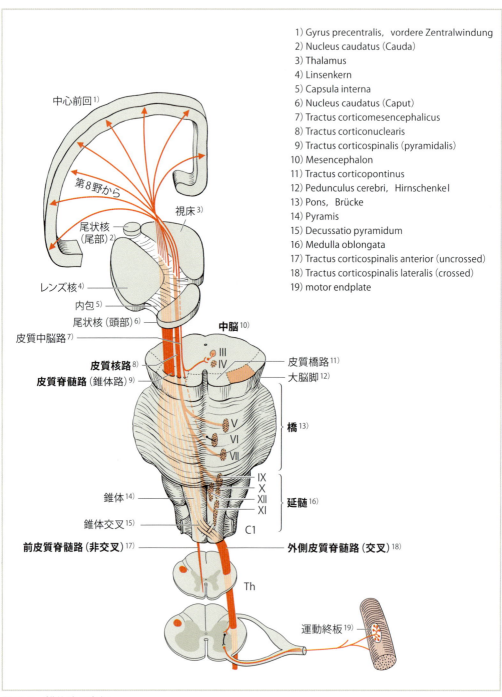

図 3.4 錐体路の走行

り（図 3.4，図 4.54），運動性脳神経核に一部は交叉後，一部は非交叉のまま終わっている．これが随意運動性脳神経核であり，第Ⅴ脳神経（三叉神経 N. trigeminus），第Ⅶ脳神経（顔面神経 N. facialis），第Ⅸ脳神経（舌咽神経 N. glossopharyngeus），第Ⅹ脳神経（迷走神経 N. vagus），第Ⅺ脳神経（副神経 N. accessorius）と第Ⅻ脳神経（舌下神経 N. hypoglossus）核である．

▶ **皮質中脳路 Tractus corticomesencephalicus**　中心前回ではなくて第 8 野，つまり前頭眼野 frontal eye field から由来している線維についても少し記載しておく必要がある（図 3.1，図 3.4）．この経路は第 8 野に起源があるという点で，他の皮質核路と違っているだけでなく，そこから由来するインパルスが眼の共同偏視運動に関与している点でも特異なものである．このような理由で，皮質中脳路との名前を有しているが，ほとんどの研究者たちはこの線維は皮質核路の一部であると考えている．

　前頭眼野からの線維は錐体路の線維と一緒になり内包後脚の腹側を走り，その後は背側へ向かい眼球運動神経核，すなわち第Ⅲ脳神経（動眼神経 N. oculomotorius）核，第Ⅳ脳神経（滑車神経 N. trochlearis）核，第Ⅵ脳神経（外転神経 N. abducens）核へと向かう．眼球運動核はそれぞれ個別に第 8 野により支配されているのではなく，共同して働くように支配されている．第 8 野を刺激すると両眼球は反対側を向く（共同偏視 Déviation conjuguée）．皮質中脳路の線維は眼球運動神経核に直接終わっているのではない．ここでは部分的にまだ解明されていないいろいろな関係が認められる．これについては第 4 章脳幹のところで述べてある．

3.2.4 運動系におけるその他の構成要素

　錐体路以外に数多くの系が運動機能の調節に関与している（図 3.5）．重要な経路である皮質橋小脳路 Tractus corticopontocerebellaris は，大脳皮質に生じたインパルスを小脳へ伝えているが，ここから出るインパルスは大脳皮質へと戻り，企図された運動を修飾している（第 5 章小脳を参照）．他の経路は大脳皮質から生じ，大脳基底核（主として線条体 Corpus striatum［尾状核 Nucleus caudatus と被殻 Putamen］），赤核，黒質，および脳幹の網様体 Formatio reticularis，さらに他の幾つかの核，例えば中脳視蓋の核へと進むものもある．これらの部分で次のニューロンに接続し，種々の介在ニューロンを介してそれぞれ視蓋脊髄路 Tractus tectospinalis，赤核脊髄路 Tractus rubrospinalis，網様体脊髄路 Tractus reticulospinalis，前庭脊髄路 Tractus vestibulospinalis などとなって運動性前角細胞へ進んでいる（図 3.6）．これらの経路により，大脳基底核，脳幹，小脳は脊髄における運動機能に対して影響を及ぼすことが可能となっている（詳しくは第 4 章脳幹，第 8 章大脳基底核を参照）．

▶ **脊髄内における外側運動路と内側運動路**　脊髄内を走行する運動路はその走行部位と機能から，大きく 2 つのグループに分けることができる．外側グループは皮質脊髄路と赤核脊髄路からなり，内側グループは網様体脊髄路，前庭脊髄路，視蓋脊髄路からなる（Kuypers，

60　第3章　運動系

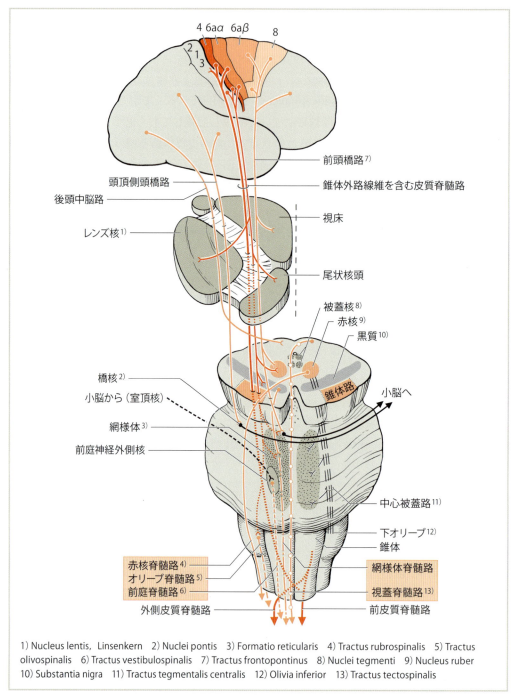

1) Nucleus lentis, Linsenkern　2) Nuclei pontis　3) Formatio reticularis　4) Tractus rubrospinalis　5) Tractus olivospinalis　6) Tractus vestibulospinalis　7) Tractus frontopontinus　8) Nuclei tegmenti　9) Nucleus ruber　10) Substantia nigra　11) Tractus tegmentalis centralis　12) Olivia inferior　13) Tractus tectospinalis

図 3.5　運動系に関与する諸構造物とその下行路

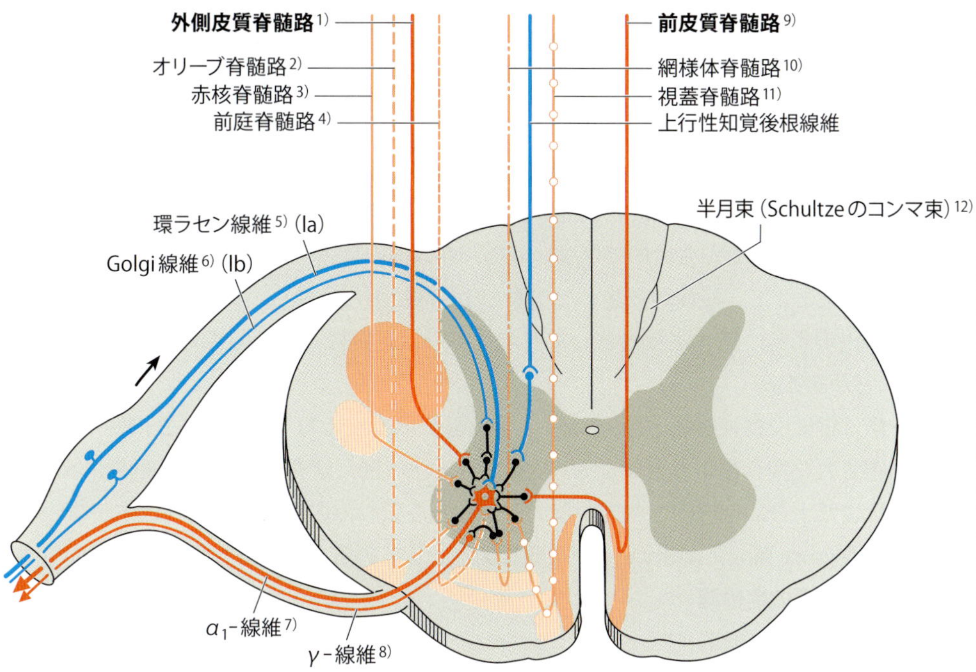

2 運動系の中枢での構造とこれらが障害された場合の臨床症状

図 3.6 前角細胞における下行性運動線維のシナプス結合

ラベル:
- 外側皮質脊髄路 1)
- オリーブ脊髄路 2)
- 赤核脊髄路 3)
- 前庭脊髄路 4)
- 環ラセン線維 5) (Ia)
- Golgi 線維 6) (Ib)
- 前皮質脊髄路 9)
- 網様体脊髄路 10)
- 視蓋脊髄路 11)
- 上行性知覚後根線維
- 半月束 (Schultze のコンマ束) 12)
- α_1-線維 7)
- γ-線維 8)

1) Tractus corticospinalis lateralis 2) Tractus olivospinalis 3) Tractus rubrospinalis 4) Tractus vestibulospinalis
5) anulospiral fiber 6) Golgi-fiber 7) α_1-fiber 8) γ-fiber 9) Tractus corticospinalis anterior
10) Tractus reticulospinalis 11) Tractus tectospinalis 12) Fasciculus semilunaris (comma tract of Schultze)

1985年).外側グループは主に遠位筋(特に上肢の筋)へと向かっており,主として前腕や手の筋の随意的な正確で繊細な動きに関与している.内側グループはこれに対して前角の内側の運動ニューロンに連絡しており,主に躯幹や下肢の動き(立位保持や歩行)に関与している.

　赤核脊髄路 Tractus rubrospinalis の役割についてはさまざまな見解がある.多くの研究者たちは,ヒトにおいてはこの経路は頸髄レベルで終わっており,あまり重要な役割は果たしていないと考えているが,この見解に異を唱える研究者もいる.この経路は赤核の中の大きな核から由来しているのみでなく,小さな核からも広範囲にわたって由来している(Williams と Warwick,1975年).

3.2.5 運動系の障害

▶ **中枢性痙性麻痺の出現機序**　錐体路が障害された場合，急性期には深部腱反射は消失し，筋は弛緩性となる．数日あるいは数週間経過してからは伸展反射は回復するが，今度は亢進する．筋紡錘は今度は以前よりも興奮しやすくなっており，腕屈曲反射，膝伸展反射は特に亢進している．このような伸展反射の亢進は，前角細胞へと行き，紡錘形運動細胞に影響を与えている抑制的な神経路の障害による．この障害により筋の長さを決める反射回路が影響を受け，腕の屈曲筋や膝の伸展筋は特に短い状態に固定されてしまうのである．紡錘形運動細胞の亢進した興奮を抑制することがもはやできないので，筋は他の長さをとることが不可能となってしまう．この結果として，痙性が亢進した状態となり腱反射が亢進し，いわゆる錐体路徴候とクローヌスが出現する．錐体路徴候として有名なものは足趾にみられるもので，例えばBabinski反射などがある．

　痙性麻痺は常に中枢神経系（脳や脊髄）での障害を示唆しており，外側系と内側系の両系がともに障害された場合により著明なものとなっている（例えば脊髄内での病変時）．痙性の病態生理学はまだ十分には解明されていないが，大脳皮質のみの病変では痙性は生じないので，副運動路 accessory motor pathways が重要な働きをしていると考えられている．

▶ **中枢性痙性麻痺の症候群**
- 巧緻運動障害と筋力低下
- 痙性筋緊張亢進
- 腱反射亢進，時にクローヌスを伴う
- 表在反射（腹壁反射および挙睾筋反射）の消失
- 病的反射の出現（Babinski, Oppenheim, Gordon, Mendel-Bechterew 反射など）
- 筋萎縮は認めない

運動系における障害部位

▶ **皮質での病巣**（図3.7 ⓐ）．腫瘍，外傷，血管障害などにより皮質が障害されると対側の身体の筋力低下がみられる．麻痺は他の領域に比べて顔面や手の領域に著明に出現する（腕顔面不全麻痺 brachiofacial weakness）．これはこの領域に対する皮質領域がかなり広い面積を占めているからである．ⓐの部分に病巣がある場合には，典型的な症状としては上肢の末梢部分に著明な麻痺がみられ，手指の巧緻運動障害が著明なものとなる．麻痺は完全なものではなく不全麻痺の形をとる．錐体路系以外の経路はほとんど障害されていないために，麻痺は痙性よりも弛緩性である．ⓐの部分が刺激されると局所性痙攣（Jackson発作 Jacksonian seizure）が出現する．

▶ **内包**（図3.7 ⓑ）が障害されると（出血，血栓症など），対側の痙性麻痺が生じる．錐体路，

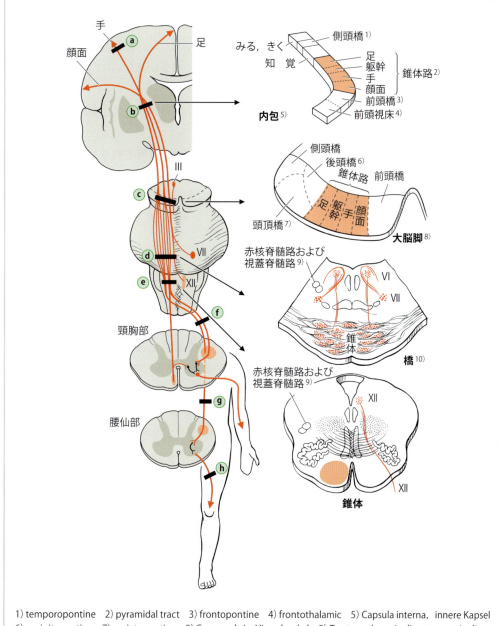

図 3.7　運動路が障害された場合の臨床症状

1) temporopontine 2) pyramidal tract 3) frontopontine 4) frontothalamic 5) Capsula interna, innere Kapsel 6) occipitopontine 7) parietopontine 8) Crus cerebri, Hirnschenkel 9) Tractus rubrospinalis et tectospinalis 10) Pons, Brücke

ⓐ〜ⓗのそれぞれについては本文を参照.

非錐体路は狭い領域を密接して走っているので，たいていは両系が損傷されるためである．皮質核路 Tractus corticonuclearis も障害されると，対側の顔面・舌の痙性不全麻痺がみられる．他の脳神経核は両側性の支配を受けているので麻痺症状は呈しない．対側の麻痺は最初は突然の発症のために弛緩性であるが，非錐体路系も同時に障害されているために，数時間あるいは数日後には痙性麻痺となる．

- 大脳脚（図 3.7 ⓒ）での障害（血栓症，出血，腫瘍など）では対側の不全片麻痺が生じる．時には同側の動眼神経麻痺を伴うことがある（Weber 症候群）．
- 橋（図 3.7 ⓓ）の障害（腫瘍，血栓症，出血など）では錐体路が障害されると，対側の，時には両側の不全片麻痺がみられる．錐体路線維は広がって走行しているので，すべての線維が障害されることはない．顔面神経，舌下神経はすでに背側に位置しているので，まずこれらの神経麻痺はみられないが，同側の外転神経麻痺あるいは三叉神経の症状は起こりうる（図 4.66，図 4.68）．
- 延髄錐体部（図 3.7 ⓔ）の障害（通常は腫瘍による）では，非錐体路系の線維は背側を走行しているので，錐体路が単独で障害されることがある．この場合には対側の弛緩性不全片麻痺が生じる．非錐体路系の線維が障害されていないので完全片麻痺とはならない．
- 頸髄レベルでの病変（図 3.7 ⓕ）（腫瘍，脊髄炎，外傷など）では，同側の痙性完全片麻痺がみられる．これは錐体路がすでに交叉しており，かつ非錐体路も近接して走行しているために同時に障害されるためである．高位のレベルで頸髄が障害されると不全四肢麻痺 quadriparesis あるいは完全四肢麻痺 quadriplegia となる．
- 胸髄レベルでの病変（図 3.7 ⓖ）（外傷や脊髄炎など）では，同側下肢の痙性完全単麻痺 monoplegia が生じる．両側で障害されると対麻痺 paraplegia となる．
- 末梢神経レベル（図 3.7 ⓗ）で障害されると弛緩性麻痺となる．

3.3 運動系の末梢側での構造とそれらが障害された場合の臨床症状

運動系の末梢側での構造物としては，脳幹にある運動性脳神経核，脊髄の運動性前角細胞，前根，頸神経叢，腰仙部神経叢，末梢神経，骨格筋の中の運動単位がある．

- 脊髄前角細胞（α-運動細胞とγ-運動細胞）　錐体路線維，非錐体路系の種々の線維（例えば網様体脊髄路 Tractus reticulospinalis, 視蓋脊髄路 Tractus tectospinalis, 前庭脊髄路 Tractus vestibulospinalis, 赤核脊髄路 Tractus rubrospinalis など），および後根からの求心性線維は，大型あるいは小型のα-運動細胞の細胞体あるいは樹状突起 dendrites に終わっている．また小さなγ-運動細胞に直接あるいは脊髄の固有装置 Eigenapparat (intrinsic neuronal apparatus) の介在ニューロン，連合ニューロン，交連ニューロンを介して間接に終わっている．こ

れらは一部は促進的に，一部は抑制的に作用する．γ-運動細胞から出る髄鞘の薄い，あるいは無髄の線維は錘内筋を支配している．脊髄神経節細胞にみられる偽単極性 pseudounipolar 細胞と異なり，前角細胞は多極性 multipolar であり，さまざまな求心路，遠心路と樹状突起を介してシナプス結合している（図 3.6）．

前角内の前角細胞は機能的に群をなして存在し核柱 Kernsäulen を形成しているが，解剖学的にはっきりとした境界で互いが分けられているのではない（図 2.5b）．頸髄では手や腕に関する運動ニューロンは前角灰白質内では外側に，躯幹に関するものは内側に存在している．腰髄でも同様の配列があって，足や足趾に関するものは外側で躯幹に関するものは内側にある（体性局在 somatotopy）．

[Renshaw 細胞による前角細胞の抑制]　前角内の多くの介在ニューロンの中では Renshaw 細胞についてなお記載しておく必要がある（図 2.11）．大型 α 運動ニューロンからは側枝が出て小型の Renshaw 細胞にシナプス結合しており，この Renshaw 細胞の軸索は前角細胞へ回帰して抑制性の作用を及ぼしている．これは脊髄内でみられる負のフィードバック機構の一例であり，大型の運動ニューロンにおける活動を安定化させるように作用している．

▶ **前根**　前角から出た線維は神経細根 rootlets（Fila radicularia）となって腹側に向かい 1 本に合流して前根 ventral root となる．前根は脊髄神経節 spinal ganglion より末梢で後根 dorsal root と一緒になり脊髄神経 spinal nerve となる．これは椎間孔を通って脊柱管より出ている．

▶ **末梢神経と運動単位**　身体の 1 つの分節に 1 本の脊髄神経が対応している．この神経中には，求心性知覚線維 afferent sensory fibers，遠心性運動線維 efferent motor fibers の他に，脊髄側角より出る遠心性植物神経線維 efferent vegetative fibers，求心性植物神経線維 afferent vegetative fibers も含まれている．頸髄レベルおよび腰仙髄レベルでは脊髄神経は合流してそれぞれ神経叢 nerve plexuses を形成しており，それが再び分かれて頸部や手足の筋に向かっている（図 3.31，図 3.32，図 3.34）．

髄鞘に厚くおおわれた伝導速度の速い α-運動細胞からの線維は $α_1$-線維と呼ばれる（図 2.11）．これは直接，錘外 extrafusal の骨格筋に行き，さらに末梢で分岐して多くの筋線維の運動性終板 motor endplate で多くの線維とシナプス結合している．

▶ **運動単位 motor unit**　前角細胞，神経線維，およびこれに支配されている筋線維は運動単位 motor unit と呼ばれる（Sherrington）．これは一種の共通路である．というのは，これを通って錐体路からのインパルスのみでなく，非錐体路からのもの，さらに髄節内 intrasegmental および髄節間 intersegmental の反射神経からのインパルスも筋線維に到達しているからである．運動に関係するこれらすべてのインパルスは運動単位において統合されており，この統合された結果が筋線維に伝えられている．

特別に細かい運動機能を有する筋肉は，多くの前角細胞により支配されており，かつそれぞ

れの前角細胞はせいぜい5～20本の筋細胞を支配しているにすぎない（小運動単位 small motor units）．これに対して粗大な運動を行う筋においては，例えば殿筋では逆のことがみられる．つまり，この筋では比較的少ない前角細胞が，多くの筋線維を支配している（100～500本）（大運動単位 large motor units）．

3.3.1 運動単位が障害されたときの臨床症状

運動単位がそのいずれの部位で障害されても**弛緩性麻痺**となる．これは前角や複数の前根の障害であってもよいし，神経叢や末梢神経そのものの障害によるものであってもよい．この場合には障害された筋には随意性および反射性神経支配はみられない．筋の麻痺以外に，単シナプス性伸展反射の障害のために無反射 areflexia や筋の低緊張 hypotonia がみられる．2～3週間たつと障害された筋には萎縮がみられるようになる．数ヵ月あるいは数年後には結合織ばかりになってしまうこともありうる．このように，前角細胞は筋の正常な機能と形態を維持するのに必要な栄養面での影響を筋線維に与えているのである．

▶ **弛緩性麻痺の症候群**　これは次のように要約することができる．
- 粗大運動の減少
- 筋の低緊張 hypotonia あるいは無緊張 atonia
- 反射の減弱 hyporeflexia あるいは無反射 areflexia
- 筋の変性，萎縮

脊髄前角，前根，神経叢，末梢神経の運動単位のどの部分に病変があるのかは，筋電図や神経伝導速度測定などにより通常は鑑別可能である．手足の麻痺症状に知覚障害や自律神経系の障害が合併している場合には，病変は前根よりも末梢で，神経叢や末梢神経での病変が疑われる．大脳皮質病変により弛緩性麻痺が生じることはきわめてまれである．この場合には腱反射は保たれているか幾分亢進しており，筋緊張は正常であるか幾分亢進している．

3.4 神経系における特定の構造物が障害された場合に出現する複雑な臨床症状

神経系の個々の構造物が障害された場合には，今まで記載してきたような単独の運動麻痺が出ることは少ない．むしろ運動麻痺の場合には，その病変の部位と広がりに応じて，さまざまな他の神経症状，例えば知覚障害，自律神経系の障害，認知障害，神経精神的な障害などが合併して出現することの方がはるかに多い．脳の他の部位（終脳，間脳，大脳基底核，大脳辺縁系，小脳，脳幹など）の病変時にみられる複雑な臨床症状については後ほどそれぞれの章で詳しく記載する．この章では，脊髄，神経根，神経叢，末梢神経，運動性終板，筋が障害された

場合の典型的な臨床症状につき記載する．

3.4.1 脊髄病変での症候群

　脊髄内には狭い空間に運動線維，知覚線維，自律神経線維，神経核が互いに密接して位置しているために，脊髄病変ではこれらがさまざまに組み合わさって障害され，さまざまな臨床症状が出現することになる．注意深く臨床症状を把握し分析すればかなりの確率でその病変部位を同定することが可能であるが，これが可能となるためには運動系，知覚系，自律神経系に対する正確な解剖学的知識を身につけていることが大前提となっている．この理由により，まずこの節では臨床上必要な脊髄解剖につき簡単に触れておく．脊髄内における詳細な解剖についてはすでに求心路，遠心路のところで記載してあるのでそれを参照してほしい．

▶ **脊髄解剖の概観**　脳と同様に脊髄も灰白質と白質とから成り立つ．白質には上行性線維と下行性線維が含まれており，灰白質にはさまざまな種類の神経細胞が含まれている．すなわち前角には主として運動ニューロンがあり，側角には自律神経ニューロンが主にあり，後角内にはさまざまな求心性インパルスに関係する体性知覚性ニューロンが含まれている．さらに脊髄内にはさまざまな介在ニューロン，連合ニューロン，交連ニューロンからなる脊髄固有装置があり，固有束 Fasciculus proprius 内を走行する上行性あるいは下行性線維を出している（図2.9）．

　成人では脊髄の長さは脊椎骨の長さよりも短くなっている．すなわち脊髄は頭蓋頸椎移行部より始まりL1/2レベルで終わっている（図2.4）．神経管（原始脊髄）の髄節は胎生期の3ヵ月目までは脊椎管の分節と一致しているが，これ以降は脊椎管の成長に遅れるようになっていく．しかしながら，それぞれの神経根は脊柱管から出ていくときには，それぞれ数字が同じ部分の椎間孔から出ていくことになっているので，下位胸髄と腰髄からの神経根はそれの対応する椎間孔に到達するまでにクモ膜下腔を長い距離にわたり走行しなくてはならなくなっている．脊髄自体はL1，L2レベル（まれにL3レベル）で終わっており，この部が脊髄円錐部 Conus medullaris に相当する．これより遠位では脊髄はなく神経根糸 nerve root filaments のみが存在しており，馬尾 Cauda equina と呼ばれる（図3.22）．

　脊髄表面では神経糸は扇形の形態で配列しており，脊髄の本来の髄節状構造を反映した形とはなっているが，脊髄自体には髄節構造はみられない．しかしながら，脊髄は頸髄・腰髄の2ヵ所で幾分か膨隆しており，それぞれ頸膨大部 cervical enlargement，腰膨大部 lumbar enlargement と呼ばれている．前者は上肢へと向かう髄節を含んでおり（C4-Th1），腕神経叢 Plexus brachialis を構成する．後者は下肢へと向かう髄節を含んでおり（L2-S3），腰仙部神経叢 Plexus lumbosacralis を構成している（図2.4）．

▶ **脊髄病変**では時には白質のみ（例えば後索病変），あるいは灰白質のみ（例えば急性多発性脊

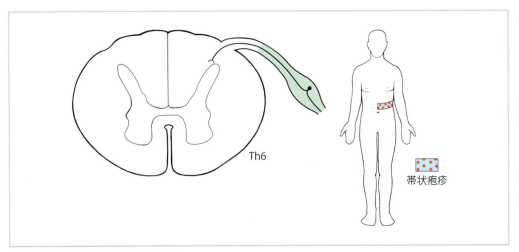

図 3.8 脊髄神経節の症候群

髄炎）が単独で障害されることがあるが，通常は両者が合併して障害されることの方が多い．以下の部分では，脊髄における病変の局在という観点から，いろいろな部位が障害された場合の典型的な症候群につき記載する．記載をより完全なものとするために，体性知覚性症状が主な症候群についてもここで記載してある．

脊髄レベルでのさまざまな部位での障害時に出現する症候群

▶ **脊髄後根神経節 dorsal root ganglion 障害時の症候群**（図 3.8） ウイルス感染症により1つあるいは複数の脊髄後根神経節が障害される．特に胸髄レベルでの障害が多い．障害された神経節により支配されているデルマトーム領域には有痛性発赤がみられ，後になるとそこには多数のあるいは少数の水疱が形成される．この病態は帯状疱疹 Herpes zoster と呼ばれる．このデルマトームの部分には不快な，刺すような痛みと痺れがみられる．時には脊髄にまで病変が広がることがあるが，たいていは脊髄の限局した領域にとどまっている．まれに前角も障害されて弛緩性麻痺が生じたり，さらにまれな場合には片側性麻痺あるいは横断性麻痺の症状が出ることがある．筋電図検査にて症例の 2/3 程度では髄節状の運動障害の所見が得られるが，病変が生じるのが胸髄レベルが多いために臨床的にはこの運動障害による脱落症状は機能的には意味がなく，患者自身もこの脱落症状に気付かないこともある．時には皮膚病変がみられないこともある（zoster sine herpete）．帯状疱疹は比較的頻度の高い疾患であり，毎年 1,000 人あたり 3～5 名の発生がある．免疫不全状態のヒト（例えば AIDS，癌，免疫抑制薬使用中など）では発症の頻度は高くなっている．局所的な皮膚科的薬剤に加えて，アシクロビルなどの抗ウイルス薬の使用などが行われる．適切な治療を行っても障害されたデルマトーム領域にへ

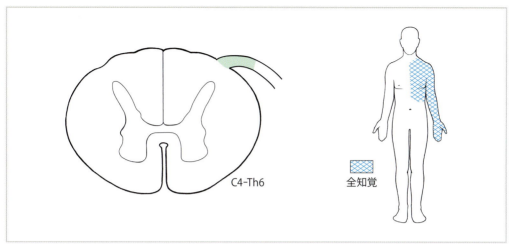

図 3.9　後根の症候群

ヘルペス後神経痛 postherpetic neuralgia が生じることはそれほどまれなことではない．この痛みに対してはカルバマゼピンやガバペンチンなどの幾つかの薬剤が用いられている．

▶ **後根 dorsal root 障害時の症候群**（図 3.9）　隣接する 2 本あるいはそれ以上の後根が完全に切断されると，その神経に対応するデルマトーム領域の知覚が完全あるいは部分的に脱失する．しかし部分的な障害の場合にはいろいろな知覚はさまざまな程度に障害されるが，特に痛覚は強く障害される．末梢の反射弓が切断されるために，知覚障害以外に低緊張 hypotonia，低反射 hyporeflexia，無反射 areflexia が生じる．典型的な脱落症状が現れるためには，さらに多くの隣接した神経根が障害されなければならない．

▶ **後索 Funiculus posterior 障害時の症候群**（図 3.10）　後索は後根神経節あるいは後根神経障害時に 2 次的に障害されることがある．後索障害時の典型的な脱落症状は位置覚，振動覚，識別覚の障害と立体失認 astereognosis である．閉眼時には Romberg 徴候は陽性となり，失調 ataxia がみられる．後索障害時にはまた痛覚過敏がしばしば認められる．原因としては，ビタミン B_{12} 欠乏症（いわゆる索性脊髄症 funicular myelosis），AIDS 関連性脊髄症，脊髄圧迫性病変（頸部脊柱管狭窄症など）がある．北米や西ヨーロッパ諸国では梅毒による脊髄癆 Tabes dorsalis はまれであるが，世界の他の地域では後索病変の原因として増加しつつある．

▶ **後角 dorsal horn 障害時の症候群**（図 3.11）　後角障害は脊髄空洞症 syringomyelia，脊髄髄内出血 hematomyelia，時に髄内腫瘍の際にみられる．後根障害時と同じく後角障害時にも髄節性知覚障害がみられる．しかしながら後根障害時には全知覚が障害されたが，後角障害時には同側の相当する髄節の痛温覚は障害されるが，後索を通る知覚，すなわち識別覚および固有知覚は保持される．しかしながら痛覚の消失した部分に自発痛 spontaneous pain が生じるこ

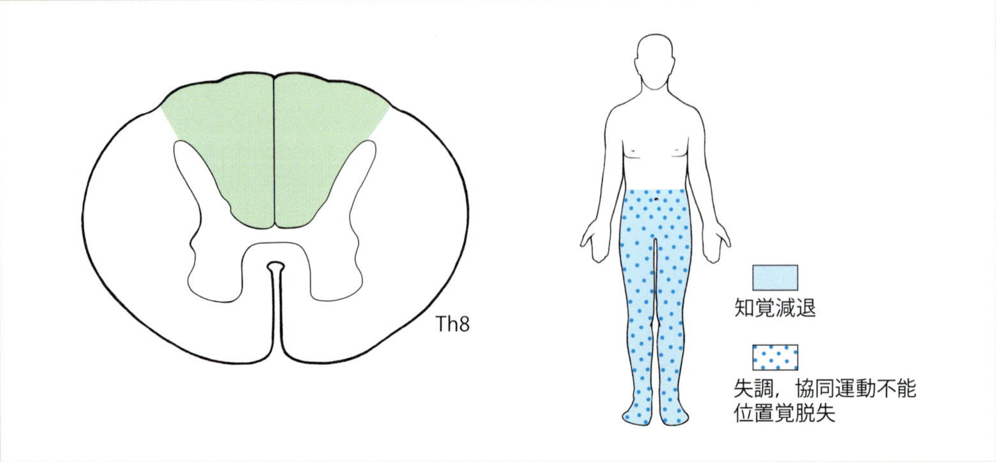

図 3.10　後索の症候群

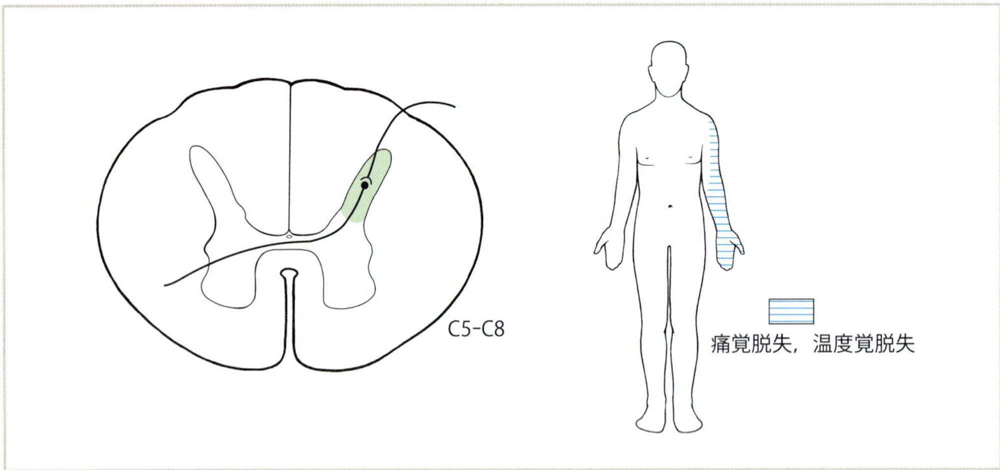

図 3.11　後角の症候群

とがある．後角中で痛温覚を伝える線維は 2 次ニューロンに替わり，前・外側脊髄視床路 Tractus spinothalamicus anterior et lateralis となって前灰白質を通って対側へと交叉している．触覚は後索が無事に残っているので障害されない．痛温覚は障害されているが他の知覚が残っている状態は知覚解離 sensory dissociation と呼ばれる．外側脊髄視床路は側索の部分では障害されないので，痛温覚は損傷部位より下では障害されていない．

▶ **灰白質 gray matter 障害時の症候群**（図 3.12）　脊髄中心灰白質の障害の原因としては，脊

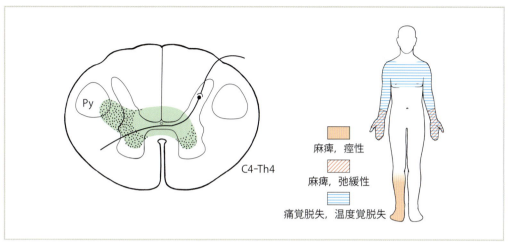

図 3.12　灰白質の症候群

髄空洞症，脊髄髄内出血，髄内腫瘍などがあり，この部を通る神経線維が障害される．最も障害されやすい線維は後角にある細胞から生じて，疎な圧覚，触覚，痛覚，温度覚を伝えている線維である．これらの線維は中心灰白質にて交叉し，対側の前脊髄視床路と外側脊髄視床路の中を上行する．この部が障害されるとその相当する皮膚領域に知覚解離が生じる．

▶ **脊髄空洞症 syringomyelia**　脊髄空洞症とは脊髄の中に液体を含んだ空間が 1 つあるいは複数個できた状態のことであり，脳幹部に同様のものが出現した場合には延髄空洞症 syringobulbia と呼ばれる．この腔，いわゆる空洞はさまざまな原因で出現しており，その形成のメカニズムに応じて幾つかの異なった特徴ある分布を示している．ある場合の空洞は脊髄中心管が拡大した形となっており，第四脳室と交通していたり，交通していなかったりしている．他の場合の空洞は，脊髄実質の欠損が生じており，脊髄中心管との交通はない．水髄症 hydromyelia という言葉が中心管と連続した空洞の場合に時々曖昧な感じで用いられているが，これは正確にはクモ膜下腔と連続した先天的な，特発性の空洞の一種を指す言葉であり，この厳密な意味でのみ用いるべきである．脊髄空洞症では頸髄が最も障害を受けやすくなっており，典型的な場合には肩と上肢における痛覚と温度覚が障害される．空洞が漸次拡大していくと，脊髄内の神経路が障害され痙性歩行となり，直腸膀胱機能障害や性的機能障害がみられるようになる．延髄空洞症では一側の舌の萎縮，顔面の知覚鈍麻や知覚脱失，さまざまなタイプの眼振などが，空洞の位置や形態に応じて出現する．

▶ **後索と皮質脊髄路 Tractus corticospinalis の合併障害時の症候群（索性脊髄症 funicular myelosis）（図 3.13）**　これは胃内の内因子の欠損によるビタミン B_{12} 欠乏が原因となることが

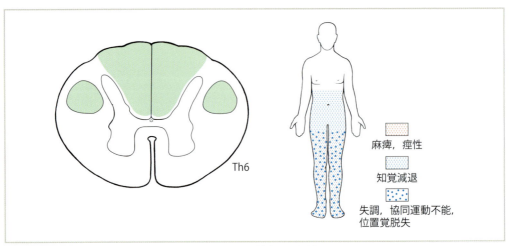

図 3.13 後索と皮質脊髄路の合併障害時の症候群（索性脊髄症）

最も多く（例えば萎縮性胃炎など），"亜急性連合性変性症 subacute combined degeneration (SCD)" と呼ばれている．頸髄や胸髄レベルでは脱髄性変化は後索（70〜90％）と錐体路（40〜50％）にみられるが，これに対して灰白質は通常は障害されない．後索が障害されるために下肢における振動覚，位置覚が障害され，その結果脊髄性の失調がみられ，Romberg 徴候が陽性となる（閉眼すると不安定な歩行となる）．錐体路も障害されることにより，歩行は痙性歩行となり，下肢の腱反射は亢進し，Babinski 反射が両側で認められる．

▶ **前角障害時の症候群（図 3.14）** 急性灰白脊髄炎（ポリオ）acute poliomyelitis や慢性進行性脊髄性筋萎縮 chronic progressive spinal muscle atrophy の場合には前角細胞が特に侵され，ことに頸部あるいは腰髄膨大部で障害されやすい．

ポリオ（ウイルス感染症）の場合には多くのあるいは少数の前角細胞が，特に腰髄レベルで急激に崩壊してしまう．その結果弛緩性麻痺が生じる．特に近位筋が遠位筋よりも侵されやすい．筋は萎縮しさらに障害が強くなると，筋線維は消失し結合織と脂肪に置き換えられてしまう．病態に応じて，筋はひどく障害されたり，ごくわずかの障害で済んだりする．一肢の筋がすべて障害されることはまれである．というのは，前角細胞は脊髄中の広い範囲に広がっている柱状組織の中に広く分布しているからである（**図 2.10**）．

進行性脊髄性筋萎縮の場合には，筋萎縮性側索硬化症 amyotrophic lateral sclerosis の場合と同様に前角細胞が次から次へと崩壊していく．この壊れた細胞に混ざって少しは障害されてはいるがまだ活性をもっている核が残っており，この細胞から障害筋の中に認められる束状攣縮 fasciculation が生じている．筋は多髄節性の神経支配を受けているので，筋が完全に麻痺するためには隣接する多数の髄節が障害される必要がある．さらに病状が進行すると弛緩性麻

4 神経系における特定の構造物が障害された場合に出現する複雑な臨床症状　73

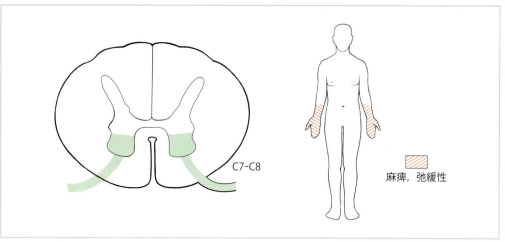

図 3.14　前角の症候群

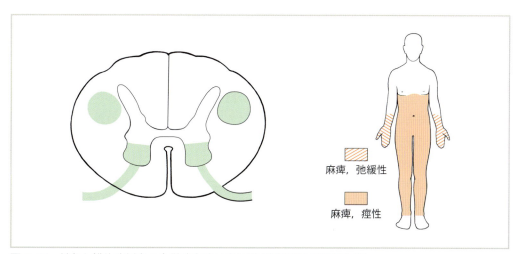

図 3.15　前角と錐体路側索の合併障害時の症候群（筋萎縮性側索硬化症）

痺以外に2次性拘縮も生じる．前角中には側角からの交感神経線維も一緒になって走行しているので，障害領域には血管運動障害や広範な発汗障害もみられる．
　ポリオ，進行性脊髄性筋萎縮，筋萎縮性側索硬化症以外に前角は脊髄空洞症，脊髄炎，血管障害などによる脊髄髄内出血のときにも障害される．

▶ **前角と錐体路側索の合併障害時の症候群**（図 3.15）　筋萎縮性側索硬化症では前角障害による症状と錐体路の変性による症状が出るために，弛緩性麻痺と痙性麻痺が混在した症状がみら

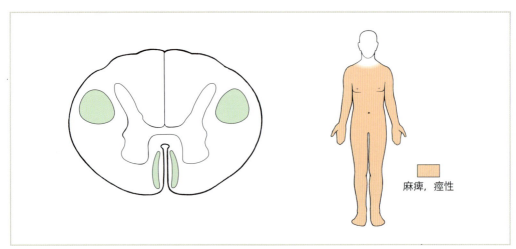

図 3.16 皮質脊髄路の症候群（進行性痙性脊髄麻痺）

れる．前角の障害では弛緩性麻痺が，錐体路障害では痙性麻痺が出現するので，検査してみると 2 つのタイプの麻痺が組み合わさって存在していることがわかる．例えば手や腕に萎縮があり，筋緊張が低下しているのに，時によってはこの低緊張筋にも痙性を認めることもありうる．筋萎縮があり腱反射は原則として認められないはずであるが，まだ障害を受けていない前角細胞が錐体路障害の影響を受けて，一見したところ正常な腱反射がみられたり，時には反射が亢進していることがある．運動性脳神経核が障害されると嚥下障害や構音障害が生じる（進行性球麻痺 progressive bulbar palsy）．

▶ **皮質脊髄路障害時の症候群（図 3.16）**　皮質の運動ニューロンが障害されると皮質脊髄路 Tractus corticospinalis が変性に陥るが，この状況はいろいろな病態において見受けられる．例えば 1 次性側索硬化症 primary lateral sclerosis（筋萎縮性側索硬化症の一型）とか，まれなものではあるが遺伝性痙性脊髄不全対麻痺 hereditary spastic spinal paralysis などである．このタイプの疾患で最もよくみられるものは，chromosome 2 の上にある AAA family の ATPase に関する遺伝子の突然変異による疾患である．この疾患は小児期に発症し次第に進行していく．患者は最初は下半身が重たくなったと訴え，次いで下肢の脱力が目立ってくる．痙性歩行を伴った痙性対麻痺は次第に進行し悪化していく．腱反射は通常よりも亢進している．上肢の痙性はずっと後になって目立つようになる．

▶ **後索，脊髄小脳路，および時に錐体路が合併して障害されたときの症候群（図 3.17）**　これらの系がすべて障害された場合には，Friedreich 型の脊髄小脳性失調，遺伝性ニューロパチーの軸索型 axonal form of a hereditary neuropathy（hereditary motor and sensory neuropathy

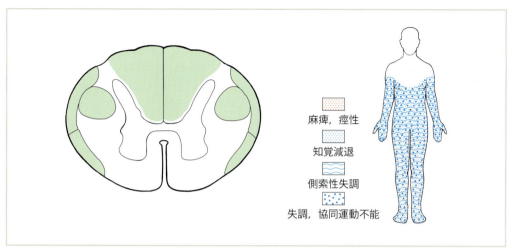

図 3.17 後索，脊髄小脳路，時に錐体路が合併して障害されたときの症候群

Ⅱ；HMSN Ⅱ），その他の失調などを鑑別する必要がある．

　これらの系がさまざまに組み合わさって障害されて，特徴ある臨床症状が出現する．Friedreich 失調は 20 歳以前に発症し，後根神経節細胞が障害されるために後索の変性が生じている．症状としては位置覚，二点識別覚が障害され，立体失認 astereognosis となり，脊髄性失調と Romberg 徴候陽性となる．痛温覚はほとんど障害されない．後索と脊髄小脳路の両者が障害されるために失調症状は著明である．この症状は歩かせたり，立たせたり，座らせてみると著明なものとなり，また，指-鼻テストや踵-膝テストでも確認される．患者の歩行の様子はおぼつかなく不安定なものであり，時間が経過するにつれて，錐体路障害の症状が加わると痙性歩行となっていく．患者の半分程度には，さまざまな骨格系の異常がみられ，側彎や凹足 pes cavus（いわゆる Friedreich foot）がみられる．

　Harding によれば，Friedreich 失調は以下の臨床症状がみられれば診断確定とされている．
- 他の明確な原因がないのに進行性の失調が 25 歳以前に出現
- 常染色体劣性遺伝 autosomal recessive inheritance
- 下肢腱反射消失
- 後索障害
- 発症 5 年以内に構音障害

　この疾患であるとの確定診断は分子遺伝学的な検査法により，遺伝子欠損（chromosome 9 上でのトリヌクレオチド拡大 trinucleotide expansion）を証明することにより行われる．

▶ **脊髄半側障害時の症候群**（**Brown-Séquard syndrome**）（図 3.18）　真の脊髄半側障害はまれ

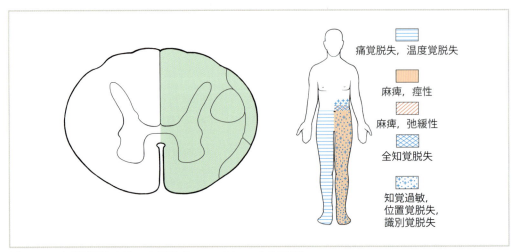

図 3.18 脊髄半側障害時の症候群（Brown-Séquard 症候群）

であり，外傷や頸椎椎間板ヘルニアが原因となることが多い．たいていは不完全な半側麻痺の形を呈している．脊髄半側障害でみられる症状は以下のように要約しうる．患側では運動性下行路が障害されるので，脊髄ショックの時期が過ぎると，病巣より以下のレベルで痙性，腱反射亢進，病的反射や血管運動麻痺がみられる．後索も同時に障害されるので，位置覚，振動覚，識別覚が病巣部以下で同側性に障害される．失調も認められてよさそうであるが，麻痺が強いためにはっきりしない．外側脊髄視床路は病巣部以下ではすでに健側へと交叉してしまっているので，同側の痛温覚は障害されない．これに対して病巣より下の対側の痛温覚は障害される．これは対側からの交叉性線維が病巣部で障害されるからである．

　単純な触覚刺激は障害されない．というのはこれを伝える伝導路は 2 経路あるからである．すなわち 1 つは非交叉性に後索内を走行しており，もう 1 つは交叉性に前脊髄視床路内を走行しているからである．

　下行路の障害以外に病巣部では前角細胞も障害されるために，時には弛緩性麻痺が認められ，さらに後根の刺激のために痺れや根性痛が知覚障害の認められる上限端部分のデルマトームに認められる．

脊髄横断性障害時の症候群

[脊髄横断性障害時の一般的な症状と臨床経過]

▶ **急性脊髄横断性麻痺**（図 3.19）　完全横断性麻痺はたいていは外傷性であるが，まれに炎症性のものがある（横断性脊髄炎 transverse myelitis）．脊髄が突然切断されると，いわゆる脊髄

4　神経系における特定の構造物が障害された場合に出現する複雑な臨床症状　　77

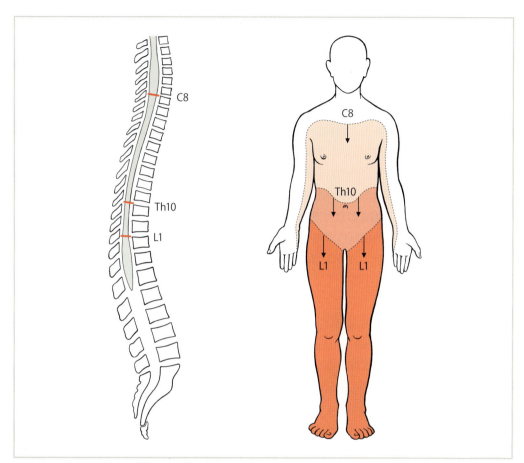

図 3.19　さまざまなレベルの横断性麻痺

ショック spinal shock となる．病巣より以下は完全な弛緩性麻痺となり全知覚が消失する．直腸膀胱機能障害がみられインポテンスとなる．球海綿体筋反射 M. bulbocavernosus reflex だけは維持される．この反射の所見は多発性神経根炎 polyradiculitis との鑑別上重要である．多発性神経根炎では典型的な場合にはこの反射は消失する．時間が経過していくと病巣部以下で栄養障害や発汗障害がみられる．体温調節も同様に障害される．褥瘡 decubitus ができやすくなる．知覚障害領域の上限端ではしばしば痛覚過敏帯があるので，この知覚障害領域を同定することができる．どのようなメカニズムで脊髄ショックの現象が生じているのかは未だ不明である．脊髄の固有装置に到達し，これを調節し支配している中枢からの刺激がすべて消失してしまうからであると考えられている．

　数日あるいは数週経過すると，脊髄ニューロンは徐々にその働きを部分的に回復してくる．

いわゆる脊髄の自動性 spinal automatism が生じてくる．病変レベルより下で有痛性刺激を加えるとしばしば殿部，膝，足関節に急激な屈曲運動がみられる（屈曲反射 flexion reflex）．完全横断性麻痺のときには筋トーヌスが高まっているために，刺激をやめた後でも足は屈曲位に長時間とどまっている．これに対して不完全横断性麻痺のときには，刺激により下肢は屈曲するが，まもなく元の位置に戻る．徐々に排尿便機能も回復してくるが，これは随意性のものではなくて自動的なものである．自動性膀胱 automatic bladder とは，あるレベルの膀胱膨満感が生じると反射運動により自動的に排尿運動が起こるような膀胱のことをいう．深部腱反射と筋トーヌスは徐々に回復し，病的に亢進していく．インポテンスは持続する．

▶ **進行性脊髄横断性麻痺**　脊髄横断性麻痺が急激にではなく，徐々に生じた場合には（例えば腫瘍によりゆっくりと圧迫されたときなど），脊髄ショックの状態にはならない．また，この場合にはたいていは部分的横断性麻痺の形をとる．この際には病巣部以下に徐々に痙性麻痺が現れて，膀胱直腸障害，インポテンス，植物神経症状（血管運動麻痺，発汗障害，褥瘡など）の症状がみられる．

[さまざまな部位における脊髄横断時の症候群]

▶ **頸髄横断時の症候群**　第3頸髄より上で横断性障害が起こると，呼吸が停止する（横隔神経 N. phrenicus，肋間神経 N. intercostalis の麻痺による）ので致命的である．このような患者では麻痺が発生して直ちに人工呼吸器を装着しないと，生存することは不可能である．現実的にはこのような形で救命しうることは非常にまれである．頸髄下部での横断性障害では四肢不全麻痺となり，かつ肋間筋麻痺を来すため呼吸は不十分であり，患者はかなり危険な状態にさらされる．上肢の動きは病変レベルに応じて，さまざまな程度に障害される．横断性障害が脊髄のどの程度の深さにまで達しているのかは，知覚脱失の状態を調べることによりある程度推測することができる．

症例提示 1　傍感染性脊髄炎 parainfectious myelitis による不完全な頸髄横断症候群

患者は33歳の女性建築家．下肢から躯幹へと次第に上行するパレステジアの症状が出現したため，かかりつけ医により病院へと紹介された．患者は2週間ほど前に感冒様の熱発を認めていた．筋力低下はなく，直腸膀胱機能障害も認めなかった．

神経学的検査によりC5以下で識別覚障害が認められたが運動麻痺はなく，その他の神経脱落症状も認めなかった．脳脊髄液検査にて急性の炎症所見を認めたが，電気泳動法におけるオリゴクロナールバンドのような慢性の中枢神経系の炎症所見は認めなかった．頸髄のMRIにおいてC2レベルの脊髄内に信号異常が認められた（図3.20）．その他の部

分のMRI所見は正常であった．臨床診断はウイルス性の上気道感染に引き続いて生じた傍感染性脊髄炎であり，これにより不完全な形の脊髄横断性症候群が生じたものと考えられた．コルチゾンの投与により症状は完全に回復した．その後，中枢神経系には何の新しい障害も生じなかった．

この症例におけるMRI所見は多発性硬化症におけるものとよく似ているが，両者の鑑別は脳脊髄液所見とその後の臨床経過により可能である．

図 3.20 傍感染性脊髄炎 parainfectious myelitis

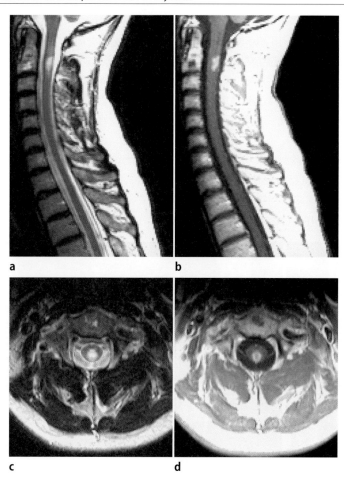

a：MRI T2強調矢状断像．C2椎体レベルの脊髄内の高信号領域を認める．
b：MRI T1強調画像で造影剤を投与した後の矢状断像．病変部位は著明に増強効果を示している．
c：MRI T2強調水平断像．病巣は脊髄の中心部分に存在している．
d：MRI T1強調画像で造影剤を投与した後の水平断像．やはり増強効果を認める．

▶ **胸髄横断時の症候群**　上部胸髄で横断性障害が生じると対麻痺となるが，上肢は障害されない．呼吸は障害される．またこの部分では内臓神経 N. splanchnici が障害されるために麻痺性イレウスが生じる．

下部胸髄障害では腸管の動きは侵されず，呼吸も障害されなくて対麻痺となる．

> **症例提示 2**　硬膜外腫瘍（リンパ腫）が原因となった脊髄圧迫による不全対麻痺
>
> 患者は 34 歳の女性会社員．妊娠 34 週のときに両下肢の脱力と下半身の知覚が鈍麻してきたことに気付いた．患者の話によれば，知覚障害は両側の大腿内側面から始まり下肢全体に広がり，次第に躯幹の方へ上行してきたとのことであった．ここ数週間は尿が出にくいことに気付いていたが，妊娠のせいであろうと考えていた．
>
> 入院時の神経学的診察により，痙性対麻痺，両側の Babinski 反射陽性，Th 10 以下の触覚，位置覚の低下，固有知覚の軽度の減弱が認められた．MRI 検査により胸髄レベルにて脊髄を背側から腹側へと強く圧迫している大きな腫瘍が確認された（**図 3.21**）．直ちに帝王切開にて胎児が出され，次いで脳神経外科医により腫瘍が摘出された．病理組織所見はリンパ腫であった．神経症状は速やかに回復し，他の部位にリンパ腫の所見は認められなかった．

図 3.21　脊髄を圧迫している硬膜外リンパ腫

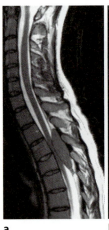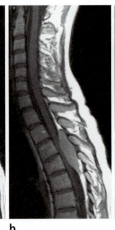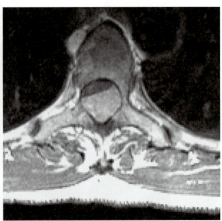

a　　　　　b　　　　　c

a：MRI T2 強調矢状断像．腫瘍は硬膜外にあり，脊髄を背側から腹側に向かって強く圧迫している．
b：MRI T1 強調画像で造影剤を投与した後の矢状断像．腫瘍は均一に中程度造影効果を示している．腫瘍は硬膜内へは進展していない．
c：MRI T1 強調画像で造影剤を投与した後の水平断像．腫瘍は脊柱管内のかなりの容積を占めており，脊髄を背側から右腹側へと圧迫している．脊髄は造影効果を受ける腫瘍と比較すると著明に低信号領域となっている．

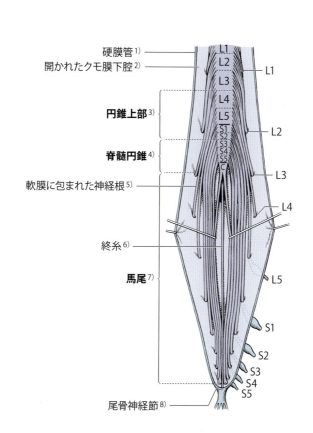

1) Duralsack 2) eröffneter Subarachnoidalraum 3) Epiconus 4) Conus terminalis
5) von Pia mater spinalis umhüllte Nervenwurzel 6) Filum terminale 7) Cauda equina
8) Ganglion coccygeum

図 3.22 a　円錐上部，脊髄円錐，馬尾：神経根と椎体，椎間板との位置関係を示している

硬膜とクモ膜を開き，背側から眺めた図．円錐上部，脊髄円錐・馬尾が障害された場合の典型的な症候群については本文を参照．

▶ **腰髄横断時の症候群**　腰髄レベルでの横断性障害のときは特に重症である．というのは，腰髄の主要血管である大脊髄根動脈 A. radicularis magna（Adamkiewicz 動脈）も同時に障害されるからである．この血管が障害されると腰仙髄の軟化が生じる（**症例提示 3 を参照**）．

▶ **円錐上部症候群 epiconus syndrome**（図 3.22 a，b）（**第 4 腰髄〜第 2 仙髄**）　比較的まれで

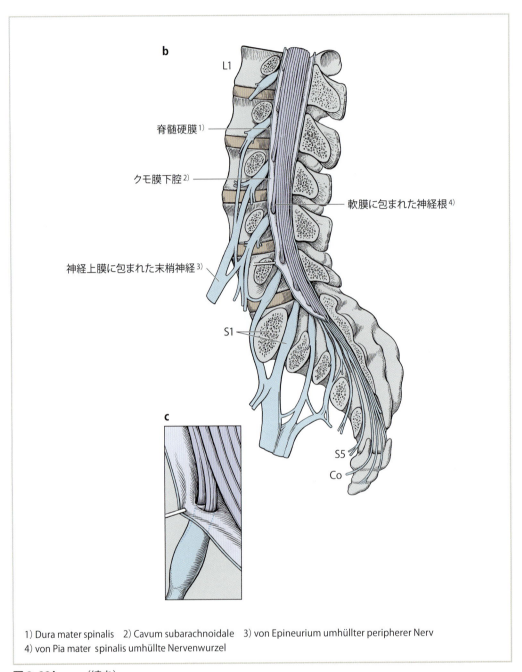

1) Dura mater spinalis　2) Cavum subarachnoidale　3) von Epineurium umhüllter peripherer Nerv
4) von Pia mater spinalis umhüllte Nervenwurzel

図 3.22 b, c （続き）
b：脊柱管内の脊髄円錐と馬尾．椎弓の半分を除き硬膜を開いたところを横から見た図で，脊柱，椎間板，神経根を示す．
c：前根と後根はそれぞれ別個に硬膜を貫いており，その部分の硬膜は漏斗状になっていることを示している．

ある．円錐部症候群と異なり，個々では障害のレベルに応じて下肢の痙性あるいは弛緩性麻痺が生じる．股関節での外転（第4腰髄～第1仙髄）および背屈（第4，5腰髄）が障害される．時には膝関節での屈曲（第4腰髄～第2仙髄），足関節，趾関節での屈曲伸展（第4腰髄～第2仙髄）なども障害される．Achilles腱反射は消失する．膝蓋腱反射は保持される．知覚障害は第4腰髄から第5仙髄のデルマトーム領域に認められる．膀胱と直腸は反射的にのみ排泄が可能である．しばしば持続勃起 priapism がみられる．インポテンスが認められる．一過性の血管運動障害と発汗障害がある．

▶ **円錐部症候群 conus syndrome**（図 3.22） これもまたそれほど多くはみられるものではない．髄内腫瘍，脊髄梗塞，大きな椎間板ヘルニアなどが原因となる．脊髄円錐部のみが障害されたときの脱落症状としては以下のものがあげられる．

- 弛緩性膀胱と尿失禁（絶えず尿が漏れる）
- 失便
- インポテンス
- 騎袴状痛覚脱失（第3～5仙髄）
- 肛門反射の消失

下肢には麻痺はみられず，Achilles腱反射（第5腰髄，第1，2仙髄）は保持される．

円錐部に発生した腫瘍は遅かれ早かれ，そのそばを下行する腰仙髄の神経根を障害するので（図 3.22），純粋の円錐部症候群に馬尾障害の症状が加わって下肢の運動麻痺や広範囲にわたる知覚障害が認められるようになる．

▶ **脊髄馬尾症候群 Cauda equina syndrome** 脊髄円錐部近傍を走行する神経根や，腰仙椎部のクモ膜下腔を走行する腰髄神経根，仙髄神経根が障害される．たいていは腫瘍による（上衣腫 ependymoma，脂肪腫 lipoma）．まず，坐骨神経 N. ischiadicus の領域に根性疼痛がみられ，咳やクシャミにより誘発される激しい痛みが膀胱部分に生じる．後になると，第4腰髄より下のレベルでさまざまな神経の全知覚が神経根支配に一致していろいろな程度に障害される．馬尾の上部が障害されると，下肢および会陰部に知覚障害が認められる．馬尾の下部が障害されると，会陰部のみ（第3～5仙髄）に知覚脱失がある．高位で障害された場合には，下肢で弛緩性麻痺と腱反射の消失が認められ，その他に直腸膀胱障害，インポテンスがみられる．馬尾の腫瘍では円錐部腫瘍と異なり，ゆっくりと不規則な形で大きくなっていった場合には神経根症状は長い間無症状のままで経過することもある．

3.4.2 脊髄血管障害による症候群

脊髄の血管支配とこれが障害された場合の臨床症状に関しては第11章に記載してある．

> **症例提示 3**　前脊髄動脈領域の虚血による腰仙髄梗塞
> （前脊髄動脈症候群 anterior spinal artery syndrome）

　患者は81歳女性．入院することになったその日の朝に急に両下肢に力が入らなくなって転倒したとのことであった．その直後から激しい背中の痛みが生じたが，患者は転倒したためであろうと考えていた．入院時検査では，両下肢の筋力はまだ低下したままであり，排尿と排便の障害も伴っていた．以前から骨粗鬆症を患っており，何度か脊椎の骨折を来し腰背部痛を認めていたが，下肢の筋力低下が伴ったことはなかったとのことであった．下肢は弛緩性麻痺であり，膀胱と肛門の括約筋の機能低下，両下肢と躯幹下位の知覚障害が認められた．触覚と位置覚よりも痛覚と温度覚が著明に障害されていた．

　MRI検査により脊髄円錐上部と円錐部に信号異常が認められた．円錐部の横断面像では脊髄のほぼすべての領域で信号異常が認められた（**図 3.23**）．臨床所見とこれらのMRI所見から前脊髄動脈領域の急性虚血による脊髄梗塞と診断された．

　経過観察を行ったが，臨床症状は回復も悪化もなく不変のままであった．

図 3.23　前脊髄動脈領域の急性脊髄虚血

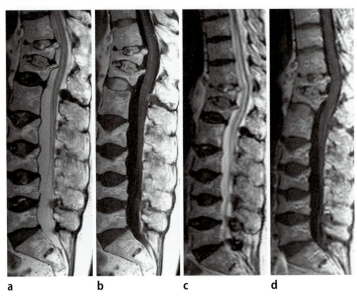

a, b, e は発症後12時間目に撮像されたMRIで，c, d, f, g は発症後3日目に撮像された．
骨粗鬆性の圧迫骨折が数ヵ所認められるが，これは陳旧性のものであり今回の急性症状には関係がない．
a：MRI T2強調矢状断像．脊髄円錐部およびその上位の髄内中心部に高信号領域を認める．
b：MRI T1強調画像では軽度の増強効果を認める．
c：MRI T2強調矢状断像．発症3日目では著明な高信号領域を認める．
d：造影剤の増強効果は変化がない．

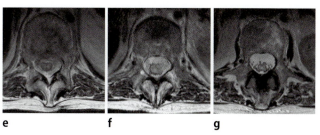

e, f, g は MRI T2 強調水平断像.
e：発症後 12 時間の MRI では脊髄の灰白質のみが高信号を示す.
f：3 日目の MRI では脊髄のほとんどの領域が高信号を示している．後外側血管により栄養されている脊髄背側部分のみが正常の信号領域となっている．このために運動機能や痛温覚に比べて二点識別覚の障害の程度が軽くなっている．
g：これらの変化は脊髄円錐部まで進展していることが確認された.

3.4.3 脊髄腫瘍 spinal cord tumors

完全な，あるいは不完全な脊髄横断性障害（脊髄円錐部症候群と脊髄馬尾症候群を含む）は脊髄腫瘍によることが多い．脊髄腫瘍はその腫瘍が存在する位置により 3 つに分けられる（図 3.24）.

- 硬膜外腫瘍 extradural tumor（転移性腫瘍，リンパ腫，形質細胞腫）
- 硬膜内髄外腫瘍 intradural extramedullary tumor（髄膜腫，神経鞘腫）
- 硬膜内髄内腫瘍 intradural intramedullary tumor（グリオーマ，上衣腫）

▶ **硬膜外腫瘍**（図 3.24a，b）*は通常成長が速く，進行する高度の脊髄圧迫症状を呈してくる．症状としては病変より以下のレベルでの痙性麻痺がみられ，後になると直腸膀胱障害が出現する．疼痛はよくみられる症状である．脊髄の背側に位置する腫瘍は主として知覚障害がみられ，脊髄を側方から圧迫する腫瘍では Brown-Séquard 症候群がみられる.

* 図 3.24a，b は，正確には硬膜内髄外腫瘍を示している．硬膜外腫瘍であることを示すためには，腫瘍と圧排された脊髄の間に硬膜を示すラインが描かれる必要がある．また，腫瘍の側方に描かれている空色の脳脊髄液を示す部分は消去されねばならない（訳者注）.

▶ **硬膜内髄外腫瘍**（図 3.24c）は通常は後根近傍から生じる．初発症状としては根性疼痛と痺れが多くみられる．腫瘍が大きくなると後根症状と脊髄圧迫症状が次第に出現してくる．最初は後索の症状が出現し，次いで側索の中の錐体路の症状がみられるようになる．その結果，進行性の著明な痙性対麻痺と両下肢のパレステジア（特に冷感に対するもの）がみられ，識別覚障害や固有知覚障害もみられる．これらの症状は最初は同側性であるが後になると両側性に出現する．これらの知覚障害は尾側から頭側へと病変レベルにまで次第に上行していく．障害された脊髄部分をたたいてみると疼痛が誘発され，また痛みは咳やクシャミで誘発される．後索

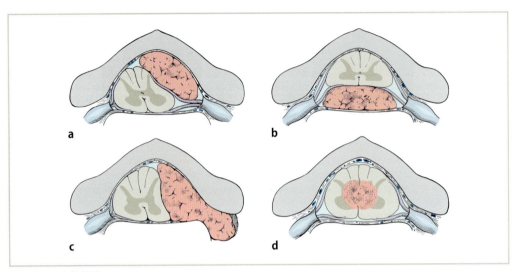

図 3.24 脊髄腫瘍
a：背側にある硬膜外腫瘍，b：腹側にある硬膜外腫瘍，c：硬膜内髄外腫瘍（脊柱管内外へと進展している：砂時計形腫瘍），d：硬膜内髄内腫瘍．

が障害された場合の疼痛はリウマチ様の痛みであり，初期の頃は手足の末梢側に著明である．障害された神経根領域には知覚過敏 hyperesthesia が認められ，病変の高位を決定するのに役立つ所見である．脊髄圧迫が進行すると，ついには直腸膀胱障害が出現するようになる．

脊髄腹側に位置する腫瘍（図 3.24b）では一側あるいは両側で前根が障害されることがあり，腫瘍が頸髄レベルにあれば上肢の弛緩性麻痺が出現する．腫瘍が大きくなり錐体路が圧迫されていくと，まず同側の，次いで両側の下肢の痙性麻痺が出現する．歯状靱帯により脊髄が牽引されることにより錐体路はより障害されやすくなっている．もし，腫瘍が脊髄の腹側外側に存在している場合には，対側の痛覚と温度覚が障害されることもある．背側にある腫瘍と同様に，腹側にある腫瘍でも最終的には直腸膀胱機能障害が出現する．

▶ **硬膜内髄内腫瘍**（図 3.24d）は以下の臨床症状により髄外腫瘍と鑑別することが可能である．すなわち，
- 根性疼痛はまれであり，局在のはっきりしない非典型的な疼痛（灼熱様，鈍痛）が代わりにみられる
- 早期から知覚解離 sensory dissociation がみられる
- 早期から直腸膀胱障害がみられる
- 腫瘍は縦方向に成長していくので知覚障害の上限は次第に頭方向へと移動する．これに対して髄外腫瘍は横方向に大きくなるので，障害の上限は一定している

- 髄外腫瘍に比べて前角が障害されるために筋萎縮が著明である
- 痙性は髄外腫瘍ほど著明ではない

頸髄上部に発生した腫瘍では球麻痺症状がみられることがある．また，頸髄腫瘍では障害された上肢に束状攣縮 fasciculation と細動 fibrillation もまれならずみられる．一般に髄外腫瘍の方が髄内腫瘍よりも多く発生する．

大後頭孔 Foramen magnum の腫瘍（髄膜腫，神経鞘腫）では，第 2 頸神経（大耳介神経 N. auricularis magnus，後頭神経 N. occipitalis）領域の痛みや痺れ，知覚低下で発症したり，胸鎖乳突筋や僧帽筋の麻痺（副神経 N. accessorius の障害）で始まることがまれではない．

▶ **鉄亜鈴形腫瘍，砂時計形腫瘍（dumbbell tumors, hourglass tumors）**（図 3.24c）はこの腫瘍の解剖学的な特異な形態からこのように名付けられている．これらの腫瘍はほとんどが椎間孔部で発生した神経鞘腫であり，脊柱管の内外の 2 方向へ向かって進展していく．脊髄は側方から圧迫されることとなり，ついには完全な，あるいは不完全な Brown-Séquard 症候群が出現してくる．

3.4.4 神経根症候群 nerve root syndromes（radicular syndromes）

▶ **神経根の解剖に関する概説**　前章で記載したように，脊髄神経は後根と前根が合流して形成されている．

脊柱管を出た後で，脊髄神経はグループを作り 3 つの神経叢を形成している（図 2.5）．すなわち頸神経叢，腕神経叢，腰仙部神経叢である．これらの神経叢から分かれた末梢神経は複数の神経根からの神経線維を含んでいる．神経叢で神経線維の再配列が生じているために，神経根により支配される領域と末梢神経により支配される領域が異なることとなる．それぞれの神経根は皮膚の特定の領域（デルマトーム dermatome）を支配しており，また特定の筋群（ミオトーム myotome）を支配している．たいていの筋は複数の神経根からの支配を受けている（多根性神経支配 polyradicular innervation）．神経支配のほとんどの部分を単一の神経根から受けている筋肉は髄節指示性筋 segment-indicating muscles（標的筋）と呼ばれている．このことに関しては第 2 章でより詳しく記載してある．

▶ **神経根障害時の症候群 radicular syndrome**　神経根は椎間孔を通過する近傍で最も障害を受けやすい．原因として頻度の高いものは狭窄性病変（骨棘の増生による椎間孔の狭窄など），椎間板の膨隆や脱出などがある（図 3.25）．その他の病変としては，脊椎骨の炎症，腫瘍，外傷などがある．

神経根障害時には次のような特徴的な症状が出現する．

- 対応するデルマトーム領域に疼痛と知覚障害がみられる
- 痛覚が他の知覚よりも強く障害される

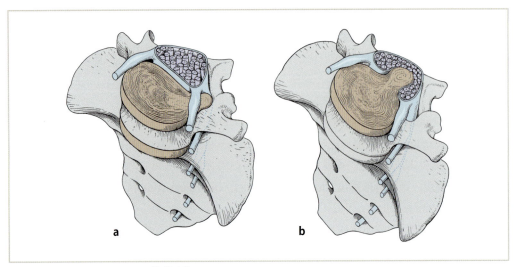

図 3.25　L4/5 レベルでの腰椎椎間板ヘルニア
a：第 4 および 5 腰椎間での後方側方への椎間板脱出．第 4 腰神経根が障害されるのではなくて，第 4 腰椎椎間板の後方で，近くを走っている第 5 腰神経根が障害される．
b：第 4，5 腰椎間で，内側へ椎間板が脱出したために，馬尾が障害される様子を示す．

- 標的筋（主たる支配筋）の筋力低下，より強く障害されるとまれに萎縮が生じる（例えば前脛骨筋 M. tibialis anterior など）
- 障害神経根に対応する腱反射減弱（**図 2.13**）
- 自律神経脱落症状はない（発汗，立毛，血管運動）．これは交感神経，副交感神経線維は神経根へは障害部位よりも末梢側で末梢神経に合流しているので，椎間孔での損傷を免れているからである

　頸椎レベルや腰椎レベルでの神経根病変では，標的筋における筋力低下の所見が，臨床的にまた筋電図的に病変部位を決定する際に有用な所見となっている．重要な標的筋については**図 3.27** と**図 3.29** にまとめてある．

▍骨軟骨症 osteochondrosis と椎間板変性 disc degeneration における神経根症候群

　脊椎骨と椎間板における変性疾患は神経根症状の原因として最も頻度の高いものである．
　椎間板は軟らかくて弾性のある髄核 Nucleus pulposus と，これを取り囲む線維性の輪状構造物である線維輪 Annulus fibrosus とから成り立っている．脊椎の発達がいったん完成に至った後は，椎間板はもはや血管により栄養を受け取ることはなくなっている．このため，年齢が進むにつれて椎間板は徐々にその弾性と強さを失っていき，ショック吸収機構としての能力をなくしていく．この変化は脊柱の中で生理的に最も動きの激しい部位，すなわち中位頸椎

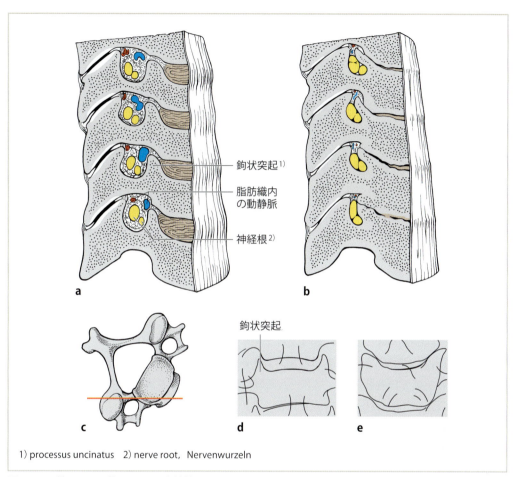

図 3.26 第3〜7頸椎の間での脊椎椎間孔

a：正常の広さの椎間孔，**b**：椎間板減少による椎間孔の狭小化，**c**：図 **d**・**e** の切断線を示す，**d**：正常な鉤状突起像，**e**：椎間板減少により変形した鉤状突起.

レベルと下位腰椎レベルで生じやすくなっている．

　骨軟骨症では椎間板自体と，椎間板近傍の椎体辺縁部，終板周辺に病変が生じてくる．この結果，軟骨組織の硬化と椎体の変形が次第に出現する．椎間板の高さは減少しこれを挟む上下の椎体は互い同士接近していく．また同時に椎間関節での骨の増生がみられ（脊椎感染症 spondylarthrosis），椎体自体も増生していく（主として頸椎レベルでみられる．鉤脊椎関節症 uncovertebral arthrosis）．この変化により椎間孔は狭小化していき，その中を通過する神経根が圧迫されるようになる（図 3.26，図 3.28）．

[脊椎変性疾患による頸神経根障害]

頸髄神経根症はほとんどが骨軟骨症 osteochondrosis による椎間孔の狭小化が原因となっている．頸椎の椎体は側方では盛り上がって鉤状突起 Processus uncinatus となっており，前から見ると鞍状の形態を呈している．椎間板が減少すると上の椎体は下の椎体の鞍状の腔のところへ楔状に入り込むこととなり，側方の鉤状突起には強い圧が加わる．再生の過程でこの鉤状突起は絶えず，外側，背側へと椎間孔の方向へ向かって広がっていき，椎間孔は次第に狭くなっていく（図3.26）．

頸椎レベルの骨軟骨症は第5～6頸椎間，および第6～7頸椎間で最も多くみられるが，第3～4頸椎間や，第7頸椎～第1胸椎間でもまれならずみられる．この結果，1つの椎間が障害されるが，時には多数の一側あるいは両側の椎間孔がさまざまな程度に狭小化され，そのために単数あるいは複数の根症状が出現するようになる．たいていは神経根刺激症状がみられ，髄節に一致した痺れや痛みが認められる．障害が高度になると，障害された髄節に対応する部分の知覚障害，運動障害や反射異常が出現する．椎間板に変性が生じているが，同時に椎間関節にも変化が生じているために，障害された頸椎部分では次第に頸部の運動制限がみられるようになる．

▶ 個々の頸神経根障害時の症候群（図3.27）
- 第3，4頸神経：頸部，肩部における痛み，まれに横隔膜の部分的麻痺
- 第5頸神経：第5頸神経のデルマトーム領域に痛み，時に痛覚減退，三角筋 M. deltoideus と上腕二頭筋 M. biceps brachii の筋力低下
- 第6頸神経：第6頸神経のデルマトーム領域の痛み，時に痛覚減退．上腕二頭筋と腕橈骨筋 M. brachioradialis の筋力低下，二頭筋反射の減弱
- 第7頸神経：第7頸神経のデルマトーム領域の痛み，時に痺れや痛覚減退．上腕三頭筋，円回内筋 Pronator teres の筋力低下．時に母指球の萎縮，三頭筋反射の低下
- 第8頸神経：第8頸神経のデルマトーム領域の痛み，時に痺れや痛覚減退．小指球麻痺や時に萎縮．三頭筋反射と Trömner 反射の低下

多数の椎間孔が高度に狭窄されたときには，まれなことではあるが前脊髄動脈へと注ぐ脊髄枝が圧迫され，脊髄血流障害が生じ，これに相当する脱落症状が出現することがある．

[脊椎変性疾患による腰神経根障害]

腰椎レベルでは椎間板は厚く，蓋板 Deckplatten と底板 Grundplatten はまっすぐとなっている．椎間板に変性が生じると，椎間板膨隆（椎間板突出 disc protrusion）や椎間板脱失 disc prolapse がみられ，神経根や神経節が直接圧迫される．骨軟骨症のために椎間板腔が狭小化すると椎間孔も狭小化することとなり，このために神経根が圧迫されて神経根痛が生じることもある（図3.28）．

4　神経系における特定の構造物が障害された場合に出現する複雑な臨床症状　91

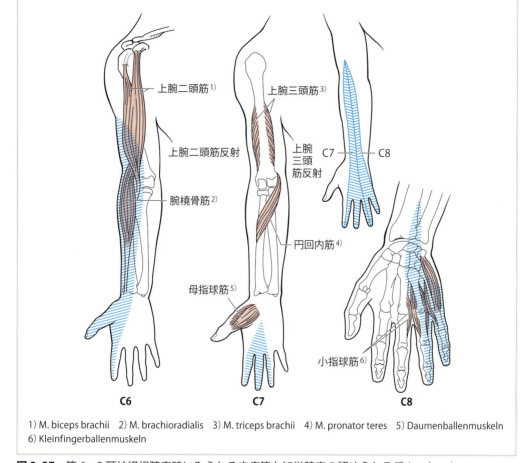

1) M. biceps brachii　2) M. brachioradialis　3) M. triceps brachii　4) M. pronator teres　5) Daumenballenmuskeln
6) Kleinfingerballenmuskeln

図 3.27　第 6〜8 頸神経根障害時にみられる麻痺筋と知覚障害の認められるデルマトーム

　腰椎レベルでは第 4〜5 腰椎間，および第 5 腰椎〜第 1 仙椎間で最も多く障害されるが，これに続いて第 3〜4 腰椎間でも障害されることがある．

　図 3.22 b は腰椎骨，椎間板，神経根の間の密接な位置関係を示している．脊髄神経根は椎体の上 1/3 くらいの高さで硬膜を突き抜けて尾側，腹側へと向かって椎間孔に達している．脊髄神経節は椎間孔の上半部分に位置している．そのために椎間板が背外側へと突出すると，ここを通り抜けている神経根（第 4 腰椎のレベルでは第 4 腰神経根）が直接障害されるのではなくて，それより 1 つ下のレベルの神経根（第 5 腰神経根）が障害されることとなる（図 3.25）．極端に外側方向に椎間板が脱失した場合にのみ，同じレベルの神経根（第 4 腰神経根）が障害

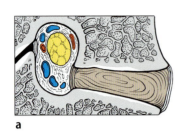
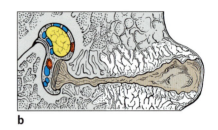

図 3.28　正常椎間孔と狭小化した椎間孔

a：第 5 腰椎，第 1 仙椎間での正常の椎間孔を示す．**b**：上関節突起がせり上がったために椎間孔が狭小化し，脊髄神経節が圧迫される様子を示す．

されることとなる（いわゆる far-lateral disc herniation）．

　第 5 腰椎と第 1 仙椎の間では，椎間板は強度の前彎のためにしばしば背側で他の部分よりも狭くなっている．そのためにこの部分では，第 1 仙髄神経以外にも第 5 腰神経も障害され，第 5 腰神経，第 1 仙髄神経が組み合わさった症状がみられることがある．

　頸椎におけると同様に，腰椎レベルでもこれの支配領域に相当する部分に痛みや痺れなどの神経根刺激症状を認めることが多い（腰痛 lumbago，坐骨神経痛 ischialgia）．しかし神経根が高度に障害された場合には，これに相当する部分の知覚麻痺，運動麻痺がみられる．

　神経根刺激症状としての下肢痛を訴えていた患者において，突然その痛みが消失し，その代わりに下肢の運動麻痺や知覚脱失が出現した場合には，神経線維がもはやその刺激伝導能力を失ったことを示唆しており，直ちに神経外科的な除圧術を図る必要がある．

　また，まれな場合には椎間板内容が後縦靱帯を破り，背側正中方向に脊柱管内へと大きく脱出することがある．このときには脊髄馬尾症候群が出現することとなる（図 3.25b，図 3.30）．

　急性の腰痛（acute sciatica，Hexenschuss）は必ずしも神経根の刺激やこれの損傷によるものばかりではない．その他の原因として多いものが，椎間関節包の一部が絞扼される状況である．これは脊椎骨に生じる加齢変化による変性が背景要因となっていることが多い．椎間板腔が狭小化していくと，椎間関節が 2 次的に変性し，椎間関節の不安定性が出現してくる（図 3.28）．椎間関節が緩み，かつ関節包がたわんでくると，脊柱の動きに際してこのたわんだ関節包の一部が椎間関節内に入り込み絞扼され，急性の腰痛を発症することとなる．このような場合には徒手整復法により腰痛は速やかに消失する．

▶ **個々の腰神経障害時の症候群**（図 3.29）

- 第 3 腰神経：第 3 腰神経デルマトーム領域の痛み，時に痺れ．大腿四頭筋 M. quadriceps femoris の筋力低下，膝蓋腱反射の減弱あるいは消失

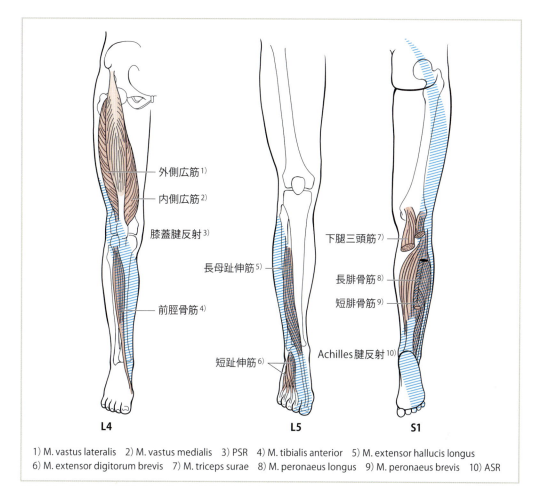

1) M. vastus lateralis 2) M. vastus medialis 3) PSR 4) M. tibialis anterior 5) M. extensor hallucis longus
6) M. extensor digitorum brevis 7) M. triceps surae 8) M. peronaeus longus 9) M. peronaeus brevis 10) ASR

図3.29 第4, 5腰神経根, 第1仙髄神経根障害時にみられる麻痺筋と知覚障害の認められるデルマトーム

- 第4腰神経：第4腰神経デルマトーム領域の痛み，時に痺れや痛覚減退．大腿四頭筋の筋力低下，膝蓋腱反射は減弱
- 第5腰神経：第5腰神経デルマトーム領域の痛み，時に痺れや痛覚減退．長母趾伸筋 M. extensor hallucis longus や，しばしば短趾伸筋 M. extensor digitorum brevis の萎縮，後脛骨反射の消失
- 第1仙髄神経：第1仙髄神経デルマトーム領域の痛み，時に痺れや痛覚減退，腓骨筋 Mm. peronaei と下腿三頭筋 M. triceps surae の麻痺．Achilles腱反射の消失

> **症例提示4** L4椎体方向へと上向きに脱出したL4/5の大きな椎間板ヘルニア

患者は37歳男性．フィットネスクラブで重量挙げをしているときに突然激しい背部痛を覚えた．その直後から右の大腿部の知覚異常と右膝関節の脱力に気付いたが，いつも通りの運動を続けた．数時間後には右下肢に激しい痛みと痺れがあり，左下肢と会陰部にも知覚異常が生じるようになった．うまく排尿もできなくなってきた．

直ちに病院へ行った．入院時検査所見として，右ではL4以下の著明な筋力低下，左ではL5以下の筋力低下が認められた．会陰部では全知覚が消失しており，膀胱は弛緩性麻痺の状態で溢出性失禁の状態であった．

MRI検査ではL4/5椎間板ヘルニアが上の方向へと大きく脱出しており，ほぼ馬尾全体を強く圧迫している所見が確認された（図3.30）（急性脊髄馬尾症候群 acute cauda equina syndrome）．

患者は直ちに神経外科へと転送され，緊急のヘルニア摘出術が行われた．その日の夕方にヘルニアは摘出され，神経症状はその後完全に回復した．

図3.30 上方へと脱出したL4/5レベルの巨大腰椎椎間板ヘルニア

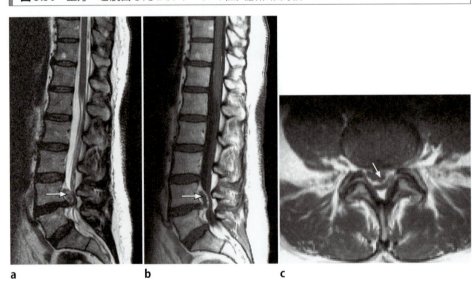

a b c

a：MRI T2強調矢状断像．脊髄馬尾は強く圧迫されている．脊髄馬尾は高信号の脳脊髄液と比較して低信号の線維として描出されている（矢印）．脊髄円錐はL1レベルにある．
b：MRI T1強調矢状断像．大きな椎間板ヘルニアが同様に認められる（矢印）．このヘルニア塊がL4/5椎間板由来であることは明白である．
c：MRI T1強調水平断像．脊柱管のかなりの部分を脱出したヘルニア塊が占めていることがわかる．ヘルニア塊は硬膜管の右前方に位置している（矢印）．

3.4.5 神経叢症候群 Plexus syndrome

頸神経叢 Plexus cervicalis は第 2, 3, 4 頸神経根より成り立っており，腕神経叢 Plexus brachialis は第 5, 6, 7, 8 頸神経根と第 1 胸神経根から成り立っている．

▌頸神経叢障害

頸神経叢（図 3.31）はその解剖学的走行から，障害を受けることはめったにない．一側性あるいは両側性横隔神経 N. phrenicus（第 3, 4, 5 頸神経）の障害は神経叢よりも縦隔 mediastinum においてより多く発生しやすい．

▌腕神経叢障害

腕神経叢は臨床的な観点から 2 つのタイプ，すなわち上位型と下位型に分けられる．腕神経叢の解剖は図 3.32 に示してある．

▶ **上位型腕神経叢障害（Duchenne–Erb 型麻痺）** 第 5, 6 頸神経根の損傷による．三角筋 M. deltoideus，二頭筋 M. biceps，上腕筋 M. brachialis，腕橈骨筋 M. brachioradialis の麻痺がみられる．知覚障害は三角筋領域と橈骨神経 N. radialis 領域にみられる．

▶ **下位型腕神経叢障害（Klumpke 型麻痺）** 第 8 頸神経と第 1 胸神経の障害による．手指の細かい筋や手の屈曲筋が麻痺する．時には Horner 症候群も合併する．手や手指の萎縮や栄養障害が目立っている．

[腕神経叢障害の原因]

オートバイ事故やスポーツ事故などの外傷が腕神経叢障害の原因としては最も多いものである．男性の方がはるかに女性よりも多く，障害される機会が多い．患者の年齢は 20～30 歳代が最多である．

外傷以外にもさまざまなものが腕神経叢障害の原因となりうる．例えば，肩関節近傍での圧迫（斜角筋症候群：シートベルトでの圧迫，リュックサックでの圧迫など，肋骨鎖骨症候群，過外転症候群など）．腫瘍（例えば Pancoast 症候群を伴った肺尖部腫瘍）．炎症性アレルギー疾患（神経痛性肩筋萎縮症 neuralgic shoulder amyotrophy）．出産時損傷．

▶ **斜角筋症候群 scalene syndrome（図 3.33）** 腕神経叢から出た神経束はいわゆる斜角筋腔（これは前斜角筋 M. scalenus anterior，中斜角筋 M. scalenus medius および第 1 肋骨で構成されている）を通り抜けている．通常，神経叢束やこれと伴走している鎖骨下動脈 A. subclavia に対しては十分な余裕がこの腔内には存在しているが，この部分に病的変化，例えば頸肋 cervical rib などが存在すると神経叢障害が生じる．この場合には神経叢束と鎖骨下動脈は頸肋と第 1 肋骨を結ぶ腱を乗り越えて進まねばならないので，この部で容易に障害される．この場合の症候群としては，上肢の位置によって手先へと放散する痛みがみられる．さらに痺れや

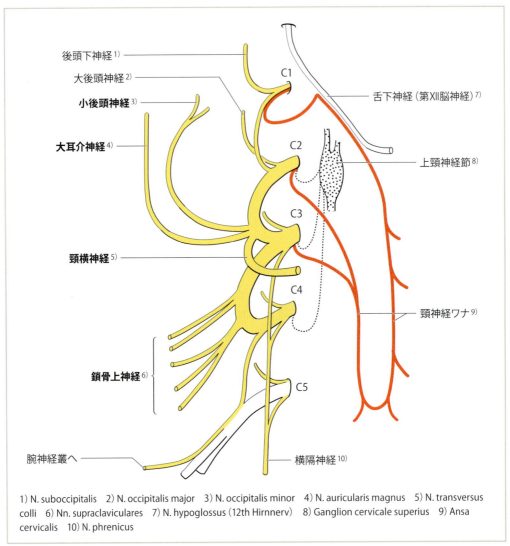

図 3.31 頸神経叢の模式図

知覚低下がことに尺骨神経領域にみられる．さらに病期が進むと Klumpke 型麻痺に含まれてしまうこともある．鎖骨下動脈周囲の交感神経損傷による血管運動障害もまれならずみられる．

腰仙部神経叢障害

この部でも障害部位は 2 つに分けられる．すなわち腰神経叢障害と仙骨神経叢障害である．

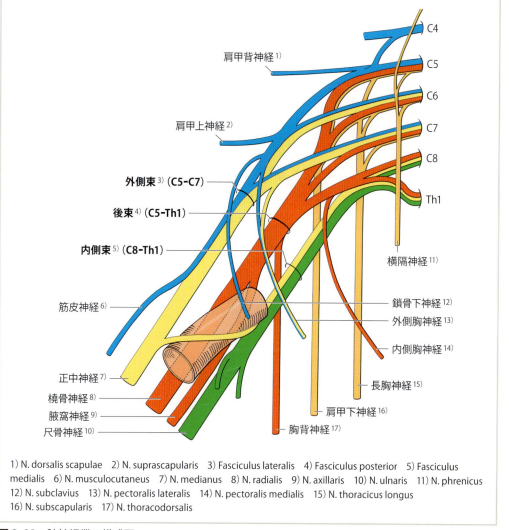

図 3.32　腕神経叢の模式図

腰仙部神経叢の解剖は**図 3.34**に示してある．
▶ **腰神経叢障害**（第 1, 2, 3 腰神経）は解剖学的に骨盤の中に収まっているので，腕神経叢と比べて損傷されにくくなっている．腕神経叢の場合と同じものが原因となりうるが，腰神経叢では炎症性・アレルギー性の病変はみられない．一方，腰神経叢は腕神経叢よりも糖尿病などの代謝疾患により障害されることが多くなっている．

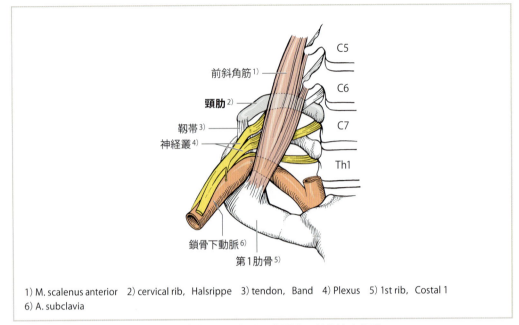

1) M. scalenus anterior　2) cervical rib, Halsrippe　3) tendon, Band　4) Plexus　5) 1st rib, Costal 1
6) A. subclavia

図 3.33　頸肋などにより斜角筋腔が狭くなるために出現する斜角筋症候群

▶ **仙骨神経叢障害**　仙骨神経叢 Plexus sacralis は第 4，5 腰神経，第 1，2，3 仙骨神経より構成されている．この神経叢から出ている最も重要な末梢神経は，腓骨神経 N. peronaeus と脛骨神経 N. tibialis の 2 本である．これらは一緒になって坐骨神経 N. ischiadicus を形成しているが，膝関節のところで分かれてそれぞれ別個の道を進む（**図 3.35**）．

　腓骨神経麻痺のときには足関節での背屈障害のために，足を持ち上げることができない（ステップ歩行）．脛骨神経麻痺のときには足底への屈曲が麻痺しているので，爪先立ち歩行ができなくなる．脛骨神経はその解剖学的位置関係により腓骨神経よりは障害されにくい．腓骨神経障害のときは下肢外側および足背に知覚障害域がみられ，脛骨神経麻痺のときは足底部にみられる．

3.4.6　末梢神経障害時の症候群

　末梢神経障害はたいていは機械的な原因（慢性圧迫や外傷など）による．知覚，運動，混合のそれぞれどの神経が障害されているのかに応じて，知覚神経，運動神経，植物神経の脱落症状が出現する．

　軸索 axon が切断されると，数時間後あるいは数日後に軸索や髄鞘 myelin sheath は，切断部位から末梢に向かって徐々に崩壊して行く．これはたいていは 15〜20 日後に終了する（い

4 神経系における特定の構造物が障害された場合に出現する複雑な臨床症状 99

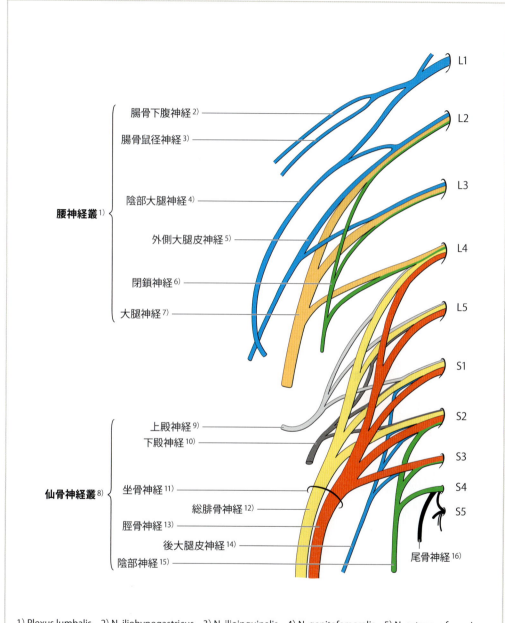

図3.34　腰仙部神経叢の模式図

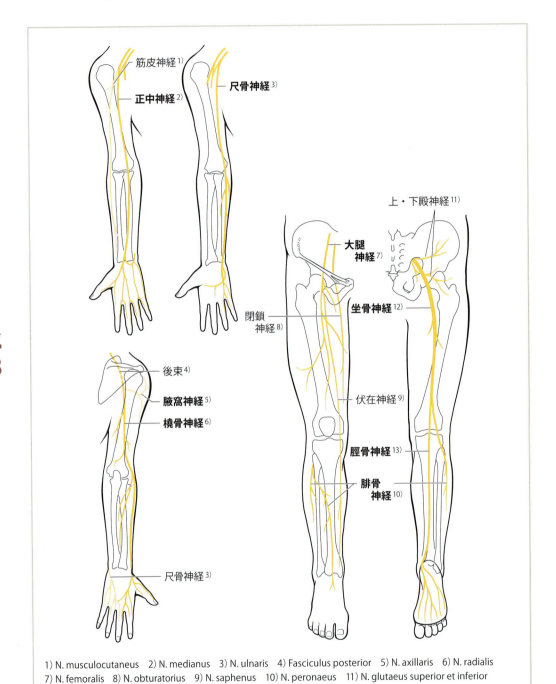

1) N. musculocutaneus 2) N. medianus 3) N. ulnaris 4) Fasciculus posterior 5) N. axillaris 6) N. radialis 7) N. femoralis 8) N. obturatorius 9) N. saphenus 10) N. peronaeus 11) N. glutaeus superior et inferior 12) N. ischiadicus 13) N. tibialis

図 3.35　主要な末梢性運動神経の走行

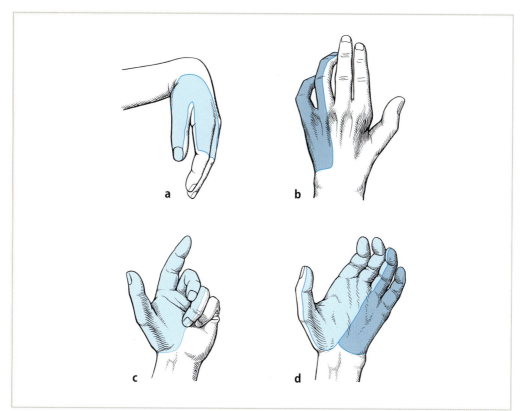

図 3.36 手の末梢神経障害時にみられる典型的な手・手指の姿

a：手首の麻痺 Fallhand（橈骨神経），**b**：鷲手 Krallenhand（尺骨神経），**c**：祈禱手 Schwurhand（正中神経），**d**：サル手 Affenhand（正中神経と尺骨神経）．

わゆる 2 次変性 secondary degeneration あるいは Waller 変性）．

　中枢神経系では，軸索は再生しえないが，末梢神経ではそうではない．神経鞘が無傷で残っている限りは再生は可能であり，この際，神経鞘は誘導路として徐々に伸びていく軸索を導いている．神経が神経鞘も含めて完全に切断されてしまった場合にでも，神経縫合によりほとんど完全な再生を得ることができ，機能回復も可能である．筋電図や神経伝導速度測定は末梢神経障害を診断し回復の可能性を推測するのに有用な検査法である．

　図 3.35 には障害されることが多い重要な末梢性運動神経の走行につき記載してある．図 3.36 には橈骨神経麻痺，正中神経麻痺，尺骨神経麻痺のときにみられる典型的な手と手指の形を示している．

　末梢神経障害の共通の原因としては以下のようなものがある．すなわち，解剖学的に障害を

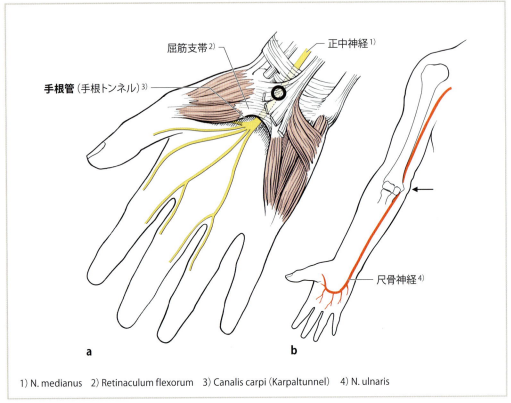

1) N. medianus 2) Retinaculum flexorum 3) Canalis carpi (Karpaltunnel) 4) N. ulnaris

図 3.37 手根管と正中神経の解剖，尺骨神経の走行
a：手根管症候群，**b**：尺骨神経の圧迫性損傷，脱臼の生じる部位（矢印）．

受けやすくなっている部分での圧迫性病変（斜角筋症候群 scalene syndrome，肘根管症候群 cubital tunnel syndrome，手根管症候群 carpal tunnel syndrome，足根管症候群 tarsal tunnel syndrome など），外傷（医原性損傷も含む：穿刺や注射による障害など），虚血（コンパートメント症候群 compartment syndrome と，頻度は少ないが感染性あるいは炎症性病変）．

手根管症候群 carpal tunnel syndrome（図 3.37）

この場合には狭い手根管，つまり横手根靱帯 Lig. carpi transversum を通り抜ける際に正中神経 N. medianus が障害される．典型的な場合には手の痺れや痛みが起こり，特に夜に強い（夜間性異常知覚性腕痛 Brachialgia paresthetica nocturna）．また，手関節や指先全体に腫脹感がある．手根管部分を叩打することにより痛みが誘発される所見が得られた場合には，手根

管症候群であるとの臨床診断を下すことができる（Tinel 徴候陽性）．正中神経の電気生理学的検査では，手根管の部分で神経伝導速度が延長していることが証明される．さらに悪化すると栄養障害以外に母指球外側部に萎縮がみられるようになる．正中神経には特に多数の自律神経線維が含まれている．この線維が障害されると複合性局所疼痛症候群 complex regional pain syndrome（CRPS）（以前は反射性交感神経ジストロフィー reflex sympathetic dystrophy：RSD あるいは Sudeck 症候群と呼ばれていた）がみられる．

尺骨神経障害―肘根管症候群 cubital tunnel syndrome

末梢神経障害の中でこれは手根管症候群に次いで，2番目に多いものである．特に肘根管を走っている部分で容易に圧迫により損傷される（図3.37b）．急性の外傷以外にこの神経は慢性圧迫によってもよく損傷される．例えば男性では，ガラス工などの職業で肘を絶えず硬い支持台の上に押さえつけることによる慢性的な圧迫が原因となる．また，はるか以前に生じた肘関節近傍の障害（脱臼や骨折など）が数十年してから尺骨神経の麻痺を引き起こすことがある（遅発性尺骨神経麻痺）．手の尺骨神経領域における痺れと知覚低下以外に，高度の障害時には小指球の萎縮や母指内転筋 M. adductor pollicis の萎縮がみられる（鷲手 claw hand を示す尺骨神経麻痺）．

多発性ニューロパチー polyneuropathy

多数の末梢神経が障害される病態は多発性ニューロパチー polyneuropathy と呼ばれ，多数の末梢神経が感染あるいは炎症により障害された場合は多発性神経炎 polyneuritis と呼ばれる．多発性ニューロパチーの分類法としては，障害が生じる部位の組織学的構造から分類する方法（軸索性 axonal，脱髄性 demyelinating，血管性-虚血性 vascular-ischemic など），障害された神経の系により分類する方法（知覚性 sensory，運動性 motor，自律神経性 autonomic），神経脱落症状の分布により分類する方法（多発性単根神経炎 mononeuropathy multiplex，遠位対称性 distal-symmetrical，近位性 proximal）などがある．多発性ニューロパチーと多発性神経炎の原因は多彩であり，診断と治療は複雑なものとなっている．これらの病態の詳細は本書の範疇を越えているので，これ以上詳しい記載は行わないこととする．

神経根性障害と末梢神経性障害の鑑別診断

個々の筋の機能と，これの神経根性（髄節性）支配と末梢神経性支配については表3.1 にまとめてある．この表を活用することにより，特定の領域における筋の脱力が神経根性であるのか末梢神経性であるのかを決定することが可能である．またどの神経根あるいは末梢神経が障害されているのかを決定することも可能である．

表 3.1 髄節性および末梢性筋神経支配

機 能	筋	神 経
I．頸神経叢　C1-C4		
首の屈曲，伸展，回旋および側方屈曲 胸郭上部の挙上，吸気運動	深部頸部筋（＋胸鎖乳突筋，僧帽筋） 斜角筋	頸神経 C1-C4 C3-C5
吸気運動	横隔膜	横隔神経 C3, C4, C5
II．腕神経叢　C5-Th1		
腕の内転と内旋．肩を後ろから前へ下げる	大および小胸筋	内側および外側胸神経 C5-Th1
腕挙上時の肩甲骨の固定（肩を前方に出す）	前鋸筋	長胸神経 C5-C7
肩甲骨を挙上，内転させ脊柱に向かわせる	肩甲挙筋，菱形筋	肩甲背神経 C4-C5
腕の挙上と外旋 肩関節での腕の外旋	棘上筋 棘下筋	肩甲上神経 C4, C5, C6 C4, C5, C6
肩関節での内旋，および挙上された腕を前から後ろへ下げ，内転させる	広背筋，大円筋，肩甲下筋	胸背神経 C5, C6, C7, C8 （腕神経叢後束より）
腕を水平位にまで側方へ挙上させる（外転） 腕の外旋	三角筋 小円筋	腋窩神経 C5-C6 C4-C5
上腕，前腕の屈曲と前腕の回外 腕の挙上と内転 前腕の屈曲	上腕二頭筋 烏口腕筋 上腕筋	筋皮神経 C5-C6 C5, C6, C7 C5-C6
手の屈曲と橈側への偏位 前腕の回内 手首の屈曲 第2〜5指の中節での屈曲 母指末節での屈曲 第2, 3指末節での屈曲 第1中手骨関節での外転 母指基節での屈曲 第1中手骨の対立運動	橈側手根屈筋 円回内筋 長掌筋 浅指屈筋 長母指屈筋 深指屈筋（橈骨部） 短母指外転筋 短母指屈筋 短母指対立筋	正中神経 C6, C7 C6-C7 C7, C8, Th1 C7, C8, Th1 C6, C7, C8 C7, C8, Th1 C7, C8, Th1 C7, C8, Th1 C6, C7
基節関節では屈曲，その他の関節では伸展	虫様筋（第2, 3指）	C8, Th1

表 3.1 （つづき）

機 能	筋	神 経
		尺骨神経
基節関節では屈曲，その他の関節では伸展	虫様筋（第 4，5 指）	C8，Th 1
手の屈曲と尺骨側への屈曲	尺側手根屈筋	C7，C8，Th 1
第 4，5 指の基節での屈曲	深指屈筋（尺骨部）	C7，C8，Th 1
第 1 中手骨関節での内転	母指内転筋	C8，Th 1
小指の外転	第 5 指外転筋	C8，Th 1
小指の対立運動	第 5 指対立筋	C7，C8，Th 1
基節での小指の屈曲	第 5 指短指屈筋	C7，C8，Th 1
第 3，4，5 指の基節では屈曲，中節・末節関節では伸展．さらにこれらの指を互いに近づけたり開散させたりもする	掌側，および背側骨間筋 第 3，4 虫様筋	C8，Th 1
		橈骨神経
肘の伸展	上腕三頭筋と肘筋	C6，C7，C8
肘の屈曲	腕橈骨筋	C5，C6
手の伸展と橈側への外転	橈側手根伸筋	C6，C7，C8
第 2〜5 基節関節での伸展	指伸筋	C6，C7，C8
手の伸展と背屈．手指の伸展と開散運動		
小指の基節での伸展	第 5 指伸筋	C6，C7，C8
手の伸展と尺側への屈曲	尺側手根伸筋	C6，C7，C8
前腕の回外	回外筋	C5，C6，C7
母指の外転と，手の橈側への屈曲	長母指外転筋	C6，C7
母指の基節関節での伸展	短母指伸筋	C7，C8
母指の末節関節での伸展	長母指伸筋	C7，C8
示指の基節関節での伸展	固有示指伸筋	C6，C7，C8
肋骨の挙上，呼気運動，腹圧，軀幹の前屈，側屈	胸筋，腹部筋	肋間神経

III．腰神経叢 Th 12 – L 4

		大腿神経
股関節での屈曲と外旋	腸腰筋	L1，L2，L3
下腿の屈曲と内旋	縫工筋	L2，L3
膝関節での下腿伸展	大腿四頭筋	L2，L3，L4
		閉鎖神経
大腿の内転	恥骨筋	L2，L3
	長内転筋	L2，L3
	短内転筋	L2，L3，L4
	大内転筋	L3，L4
	薄筋	L2，L3，L4
大腿の内転と外旋	外閉鎖筋	L3，L4

表 3.1 （つづき）

機 能	筋	神 経
Ⅳ. 仙骨神経叢　L5 – S1		
		上殿神経
大腿の外転と内旋	中および小殿筋	L4, L5, S1
股関節での大腿の屈曲，外転，内旋	大腿筋膜張筋	L4, L5
大腿の外旋と外転	梨状筋	L5, S1
		下殿神経
股関節での大腿の伸展	大殿筋	L4, L5, S1, S2
	内閉鎖筋	L5, S1
大腿の外旋	双子筋	L4, L5, S1
	大腿方形筋	L4, L5, S1
		坐骨神経
	大腿二頭筋	L4, L5, S1, S2
下腿の屈曲	半腱様筋	L4, L5, S1
	半膜様筋	L4, L5, S1
		深腓骨神経
足首の背屈と回外	前脛骨筋	L4, L5
足趾と足関節での伸展	長趾伸筋	L4, L5, S1
第 2～5 趾の伸展	短趾伸筋	L4, L5, S1
母趾の伸展	長母趾伸筋	L4, L5, S1
	短母趾伸筋	L4, L5, S1
		浅腓骨神経
その他の趾の挙上と回内	腓骨筋	L5, S1
		脛骨神経
	腓腹筋	
回外位での足関節の底屈	下腿三頭筋	L5, S1, S2
	ヒラメ筋	
足関節での回外，底屈	後脛骨筋	L4, L5
第 2～5 趾末節での屈曲 (回外位での足関節底屈)	長趾屈筋	L5, S1, S2
母趾末節での屈曲	長母趾屈筋	L5, S1, S2
第 2～5 趾中節での屈曲	短趾屈筋	S1 – S3
基節での屈曲，開散，閉じる運動	足底筋	S1, S2, S3
		陰部神経
骨盤内臓器の収縮（括約筋）	（会陰部筋と括約筋）	S2, S3, S4

3.4.7 神経筋接合部および筋での障害時の症候群

筋無力症 Myasthenia

　横紋筋が異常に疲れやすくなっているのが，神経筋接合部疾患においてみられる最も重要な所見である．運動を負荷すると容易に筋が疲労してしまう症状は眼筋で最もよく観察され，眼瞼下垂あるいは複視が出現する．全身の筋無力症を患っている患者では，これ以外に嚥下障害や運動負荷時の骨格筋麻痺，特に近位筋麻痺が出現する．筋無力症状の原因として最も頻度の高いものが，重症筋無力症 Myasthenia gravis（以前は偽麻痺性重症筋無力症 Myasthenia gravis pseudoparalytica と呼ばれていた）である．この疾患は自己免疫疾患であり，運動終板にあるアセチルコリン受容器に対する抗体が産生される病態である．健常に機能する受容器がほんのわずかしか残されていないので，神経によりインパルスが伝えられても筋は十分に収縮しなくなっている．筋電図検査において障害筋を繰り返し電気刺激しても筋の活動電位は小さくなっている．重症筋無力症の診断は典型的な臨床症状，筋電図所見，血中のアセチルコリン受容器に対する抗体の証明，短時間作用性のアセチルコリン分解酵素阻害薬の投与による筋力低下の改善などにより行われる．この疾患の治療法としては，長時間作用性のアセチルコリン分解酵素阻害薬の使用，免疫抑制薬や特に若い患者では胸腺摘出術 thymectomy が行われる．

ミオパチー myopathy

　筋無力症と異なり，ミオパチー myopathy（筋自体の疾患）では通常はゆっくりと進行していく，運動負荷により誘発されることのない筋力低下が主たる症状である．ミオパチーの場合の筋萎縮は神経原性の場合の筋萎縮よりも程度は軽く，萎縮した筋線維が脂肪織により置き換えられてしまうので，萎縮は目立たなくなっている（いわゆる脂肪腫症 lipomatosis）．このため，筋は一見したところ肥大して見えるために（仮性肥大 pseudohypertrophy），実際の筋力低下との間に解離がみられる．知覚障害や自律神経障害はなく，筋線維束攣縮 fasciculation もみられない（これを認めるときには神経原性のものが疑われる）．先天的なミオパチーに比べて，代謝性ミオパチーでは筋痛 myalgia と筋スパズムはよくみられる．

　ミオパチーのタイプとしては，筋ジストロフィー（X 染色体伴性劣性遺伝型），代謝性ミオパチー，異栄養性筋緊張症 myotonic dystrophy（白内障，前頭部の脱毛，その他の全身症状を伴う Steinert-Batten-Curschmann 症候群），myositides などがある．これらの疾患につき記載することは本書の範疇を越えている．

　ミオパチーの鑑別診断で有用な情報は，詳細な家族歴の聴取，神経学的診察，生化学的検査（特にクレアチンキナーゼの測定），筋電図検査，近年非常に発達してきている分子遺伝学的分析，などにより得ることができる．これらにより，患者の予後につき確実なことを知りうるようになってきており，遺伝学的な観点からの相談も可能となってきている．

Chapter 4

第 4 章
脳　幹

- 4.1　概　説　110
- 4.2　外部構造　111
- 4.3　脳神経　114
- 4.4　脳幹の局所解剖　192
- 4.5　脳幹病変　206

第4章
脳　幹

4.1 概　説

　脳幹は脳の中で最も尾側に位置しており，発生学的に最も古い構造物である．脳幹は大きく分けて，**延髄 Medulla oblongata**，**橋 Pons**，**中脳 Mesencephalon** に分けられる．延髄は脊髄の頭側への延長であり，一方，中脳は間脳のすぐ下にある．橋は脳幹の中間部分に相当する．**12 脳神経**のうち，10 個の脳神経（第Ⅲ脳神経から第Ⅻ脳神経まで）が脳幹から出ており，頭部と頸部の器官を支配している．第Ⅰ脳神経（嗅神経）は嗅覚路の最初の部分であり，第Ⅱ脳神経（視神経）は末梢神経ではなくて，中枢神経系の神経路に相当するものである．

　脳幹には多数の神経路が含まれており，大脳と末梢を結ぶあらゆる**上行性，下行性経路**が含まれる．これらの経路のうち幾つかのものは脳幹部分で正中を越えて対側へ交叉しており，また他のものは脳幹でシナプスを形成している．また，脳幹には多数の神経核が含まれている．すなわち**第Ⅲから第Ⅻまでの脳神経の核**，**赤核**，**黒質の核**，**橋核**，延髄の中の**オリーブ核**などであり，これらはすべて運動系規制回路にて重要な役割を果たしている．その他の核としては，**四丘体**の核があり，これは視覚あるいは聴覚性インパルスの中継地点として重要である．さらに脳幹には広範囲にわたって密に結合したニューロンのネットワークが存在している（**網様体 reticular formation**）．これらの網様体は**自律神経系の規制中枢**の働きをしており，生命維持に必要な呼吸，循環などの機能に必須の部分となっている．さらにまたこの網様体は大脳皮質へと賦活性インパルスを送っており，意識の保持に重要な役割を果たしている．網様体からの下行性経路は脊髄での運動ニューロンの活動に影響を与えている．

　このように脳幹部では，狭い領域に多数の異なった機能を有する神経核が存在しているために，たとえ病巣が小さいものであっても，さまざまに異なったタイプの症状がいろいろと組み合わさって出現する（**脳幹部の血管性症候群**など）．脳幹病変のときに比較的共通してみられる症状が，いわゆる**交代性片麻痺**である．この場合には，脳幹部病変のある側の脳神経障害と，身体の反対側の片麻痺がみられる．

　一般的に，脳神経の障害は次の 4 つのタイプに分けられる．すなわち**核上性 supranuclear**，**核性 nuclear**，**線維束性 fascicular**，**末梢性 peripheral** である．核上性の場合には，高位の中枢で，たいていの場合は，大脳皮質か皮質から脳幹にある神経核に至るまでの下行性経路のいずれかの病変であり，核性の場合には脳神経核そのものが障害される．線維束性の場合には，

脳神経核から出て脳幹から離れるまでのところでの病変によるものであり，末梢性の場合には脳幹から出て以降での病変による．出現する症状はどこに病変があるかにより決定される．

4.2 外部構造

脳幹は3つの部分から成り立っている．すなわち，延髄，橋，中脳である．これらは脳幹を腹側から眺めてみると明瞭に区別して認めることができる（図4.1a）．

4.2.1 延髄 Medulla oblongata

延髄は大後頭孔 Foramen magnum の高さで，第1頸神経から頭側へ橋までの2.5～3cmの部分に存在している．

▶ **背側面**　傍正中に薄束核結節 Tuberculum nuclei gracilis を平らな隆起として認め，その外側には楔状束核結節 Tuberculum nuclei cuneati を同じような隆起として認める（図4.1b）．これらはそれぞれ薄束核 Nucleus gracilis，楔状束核 Nucleus cuneatus を含んでいることによりこう呼ばれている．この部分で後索線維は視床へと向かう2次ニューロンへと連絡している（内側毛帯 Lemniscus medialis）．第四脳室底（菱形窩 Fossa rhomboidea）の外側端は小脳脚（下・上小脳脚 Pedunculus cerebellaris inferior et superior）により境されている．延髄の頭側の境は中小脳脚 Pedunculus cerebellaris medius の尾側端によって区切られるラインに相当する．菱形窩は第四脳室髄条により頭側と尾側に分けられる．菱形窩の尾側部分には種々の隆起が認められ，これらはそこに含まれる脳神経にちなんで名付けられている．例えば迷走神経三角 Trigonum n. vagi（迷走神経背側核 Nucleus dorsalis n. vagi），舌下神経三角 Trigonum n. hypoglossi（舌下神経核 Nucleus n. hypoglossi），前庭神経野 Area vestibularis（前庭神経核および蝸牛神経核 Nuclei vestibulares et cochleares）などである．第四脳室髄条 Striae medullares ventriculi quarti の上半分には顔面神経丘 Colliculus facialis がみられる．これは顔面神経核 Nucleus facialis より出て外転神経核 Nucleus abducens の周りを取り巻いて走行している神経線維より成り立っている．菱形窩は上髄帆 Velum medullare superius，小脳脚，小脳によりおおわれている．

▶ **腹側面および外側面**　延髄の腹側には錐体 Pyramis がみられる（図4.1a）．これはそこを走行している錐体路 Tractus pyramidalis（錐体を通ることからそう呼ばれている）の神経線維群により構成されている．ここでは錐体交叉 Decussatio pyramidum も明瞭に認められる．錐体の外側にはさらに高い隆起があり，これはオリーブ Olive（下オリーブ核 Nucleus olivaris inferior）より形成されている．舌下神経 N. hypoglossus は錐体とオリーブの間で前外側溝 Sulcus ventrolateralis より出ている．舌下神経核は眼球運動に関与する脳神経核と同様に脳幹の内側

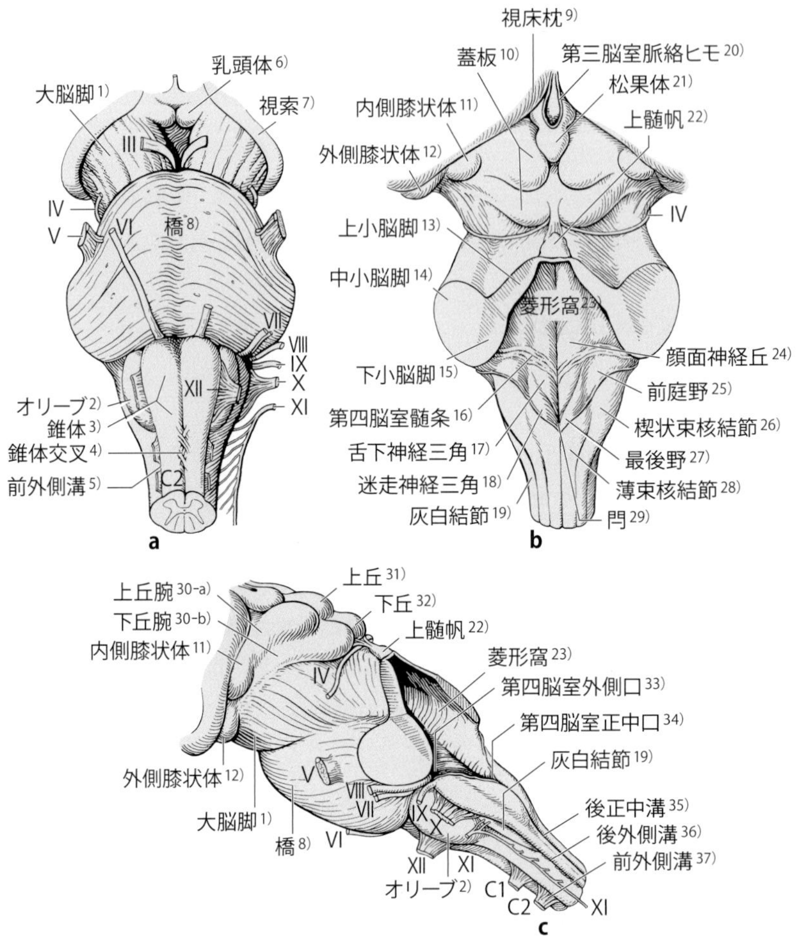

1) Crus cerebri 2) Olive 3) Pyramide 4) Decussatio pyramidum, Pyramidenkreuzung
5) Sulcus lateralis anterior 6) Corpus mamillare 7) Tractus opticus 8) Pons, Brücke 9) Pulvinar
10) Lamina tecti 11) Corpus geniculatum mediale 12) Corpus geniculatum laterale
13) Pedunculus cerebellaris superior 14) Pedunculus cerebellaris medius 15) Pedunculus cerebellaris inferior
16) Striae medullares ventriculi quarti 17) Trigonum n. hypoglossi, Hypoglossusdreieck
18) Trigonum n. vagi, Vagusdreieck 19) Tuberculum cinereum 20) Tela choroidea ventriculi tertii
21) Epiphysis, Epiphyse 22) Velum medullare superius 23) Fossa rhomboidea, Rautengrube
24) Colliculus facialis 25) Area vestibularis 26) Tuberculum nuclei cuneati 27) Area postrema
28) Tuberculum nuclei gracilis 29) Obex 30-a) Brachium colliculi superioris 30-b) Brachium colliculi inferioris
31) Colliculus superior 32) Colliculus inferior 33) Apertura lateralis ventriculi quarti 34) Apertura mediana ventriculi quarti 35) Sulcus medianus posterior 36) Sulcus lateralis posterior 37) Sulcus lateralis anterior

図 4.1 脳幹

a：腹面，**b**：背面，**c**：側面．

に，いわゆる基底板 Lamina basilaris に位置している．オリーブの背側には副神経核 N. accessorius，迷走神経 N. vagus，舌咽神経 N. glossopharyngeus が縦に1列に並んでいる（図 4.1a, c）．これらの神経の出口部分と後外側溝 Sulcus dorsolateralis の間には灰白結節 Tuberculum cinereum がある．ここには三叉神経脊髄路核 Nucleus tractus spinalis n. trigemini がある．ここには後脊髄小脳路 Tractus spinocerebellaris posterior も認められる．これは下小脳脚（索状体 Corpus restiforme）を経て小脳へと向かう．

4.2.2 橋 Pons

▶ **腹側面** 橋という名称は脳を前から見てみると，両側の小脳がちょうどこの部分により結ばれているように見えることにちなんで名付けられている．延髄から大脳脚 Crura cerebri までの間の部分で横走している広範にわたる神経束が主体となっている．皮質橋線維 corticopontine fibers が含まれており，これは同側性に橋で2次ニューロンに連絡し，ここから由来した線維は橋小脳路 Tractus pontocerebellaris となって対側へ向かい，中小脳脚を経て小脳へと達している．橋の中央には縦に浅い溝がみられ，脳底動脈 A. basilaris の走行に対応している．この溝は脳底動脈そのものにより形成されたのではなくて，むしろこの内部を走行している左右の錐体路の高まりにより作られたものである．

▶ **外側面** 側面では（図 4.1c），水平に走行している橋線維を認める．これらは集合して太い線維束，すなわち中小脳脚 Pedunculus cerebellaris medius（橋腕 Brachium pontis）を形成している．この線維束を貫いて三叉神経 N. trigeminus が側面より出入りしている．

▶ **背側面** 橋の背側が第四脳室底の吻側にあたる．これは三角形をしており，その底辺は延髄と橋の境界となっている．これの両側端には陥凹がありクモ膜下腔と連絡している（Luschka 孔 Foramina Luschkae，第四脳室外側口 Apertura lateralis ventriculi quarti）．第四脳室正中口（Magendie 孔 Foramen Magendii，Apertura mediana ventriculi quarti）は第四脳室の尾側端に存在している（図 4.1c）．菱形窩の吻側は上小脳脚と上髄帆によりおおわれている．

4.2.3 中脳 Mesencephalon, midbrain

中脳は橋と間脳の間に存在している．

▶ **腹側面** 腹側面には橋へ向かって集合している2本の線維束，すなわち大脳脚 Crura cerebri が認められる．これの間には1つの溝があり脚間窩 Fossa interpeduncularis と呼ばれている．この溝から動眼神経 N. oculomotorius が左右1本ずつ出ている．尾側で大脳脚は橋へと流れ込んでいる．大脳脚は大脳半球へと入る手前で視索 Tractus opticus により取り囲まれている（図 4.1a）．

▶ **背側面** 中脳の背側面（中脳蓋 Tectum mesencephali）は4つの丸い隆起をなしており四丘

体 Corpus quadrigemina と呼ばれる．上丘 Colliculi superiores には視覚系インパルスが，幾分小さな下丘 Colliculi inferiores には聴覚系インパルスが入っている．下丘の後ろからは，脳の背面から出る唯一の脳神経である滑車神経 N. trochlearis が出ており，大脳脚を背側から腹側へと取り囲んで走行している．

▶ **外側面**　四丘体の両側方には小さな隆起状の内側膝状体 Corpus geniculatum mediale（聴覚路）と外側膝状体 Corpus geniculatum laterale（視覚路）が認められる．これらは視床の一部であるので間脳に属している．

　脳幹の内部構造については脳神経について学んでからの方が理解しやすいので，脳神経について記載した後で述べることにする．

4.3 脳神経 cranial nerves

4.3.1 起源（起始領域）—構成要素—機能

　図 4.2 の向かって右側には運動性脳神経核が，左側には知覚性脳神経核が示されている．図 4.3 は運動性脳神経核を側面から見たところを示し，図 4.4 は知覚性のものを示している．これら 3 つの図により脳神経諸核の相互関係は明瞭であるので，これ以上記述する必要はないと思う．

　これらの脳神経の起源，構成要素，機能は表 4.1 に示してある．図 4.5 は 12 の脳神経すべての出口，機能，支配領域をまとめて示している．図 4.5 からはまた脳神経は第Ⅰ脳神経から第Ⅻ脳神経まで順々に並んでいること，その際，第Ⅰおよび Ⅱ 脳神経は厳密に言えば末梢神経ではなく脳の延長であることが理解できると思う．

　脊髄神経 spinal nerves は体性求心性 somatic afferent，体性遠心性 somatic efferent，植物求心性 vegetative afferent，植物遠心性 vegetative efferent に分類されるが，脳神経ではこれらの関係は複雑である．知覚器よりの特殊神経（視覚，聴覚，味覚，嗅覚）が加わる．遠心性線維の一部は鰓弓 branchial arch の核域より由来しており鰓弓由来の筋を支配している．

　脳神経は以下のように分類できる．

- 体性求心性線維 somatic afferent fibers（皮膚，関節，腱などからの痛覚，温度覚，触覚，圧覚および固有知覚）
- 植物（内臓）求心性線維 vegetative (visceral) afferent fibers：内臓からのインパルス（痛み）を伝える
- 特殊体性求心性線維 specific somatic afferent fibers：特殊受容器（眼，耳）からのインパルスを伝える
- 特殊内臓求心性線維 specific visceral afferent fibers：味覚および嗅覚を伝える

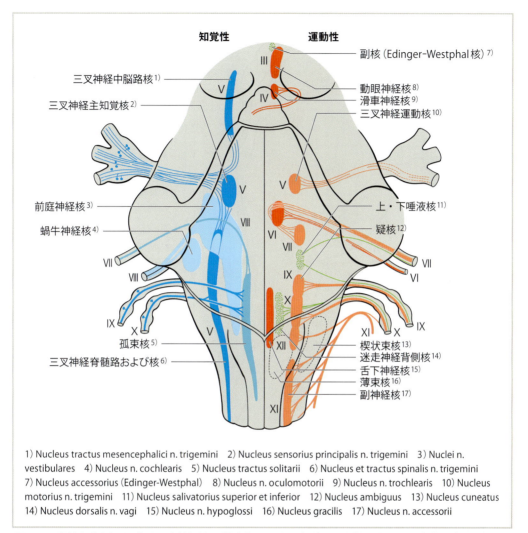

図 4.2 脳幹を背側から眺めて脳神経核を模式的に示す　左側に知覚性，右側に運動性核を示す

1) Nucleus tractus mesencephalici n. trigemini　2) Nucleus sensorius principalis n. trigemini　3) Nuclei n. vestibulares　4) Nucleus n. cochlearis　5) Nucleus tractus solitarii　6) Nucleus et tractus spinalis n. trigemini　7) Nucleus accessorius (Edinger-Westphal)　8) Nucleus n. oculomotorii　9) Nucleus n. trochlearis　10) Nucleus motorius n. trigemini　11) Nucleus salivatorius superior et inferior　12) Nucleus ambiguus　13) Nucleus cuneatus　14) Nucleus dorsalis n. vagi　15) Nucleus n. hypoglossi　16) Nucleus gracilis　17) Nucleus n. accessorii

- 一般体性遠心性線維 general somatic efferent fibers：骨格筋にインパルスを伝える（舌下神経，動眼神経，滑車神経，外転神経）
- 内臓遠心性線維 visceral efferent fibers：平滑筋，心筋，腺を支配しており，副交感神経および交感神経がある
- 特殊鰓弓性遠心性線維 specific branchiogenic efferent fibers：鰓弓由来の筋を支配している（顔面神経運動枝［第 2 鰓弓］，舌咽神経［第 3 鰓弓］，迷走神経［第 4 および他の鰓弓］）

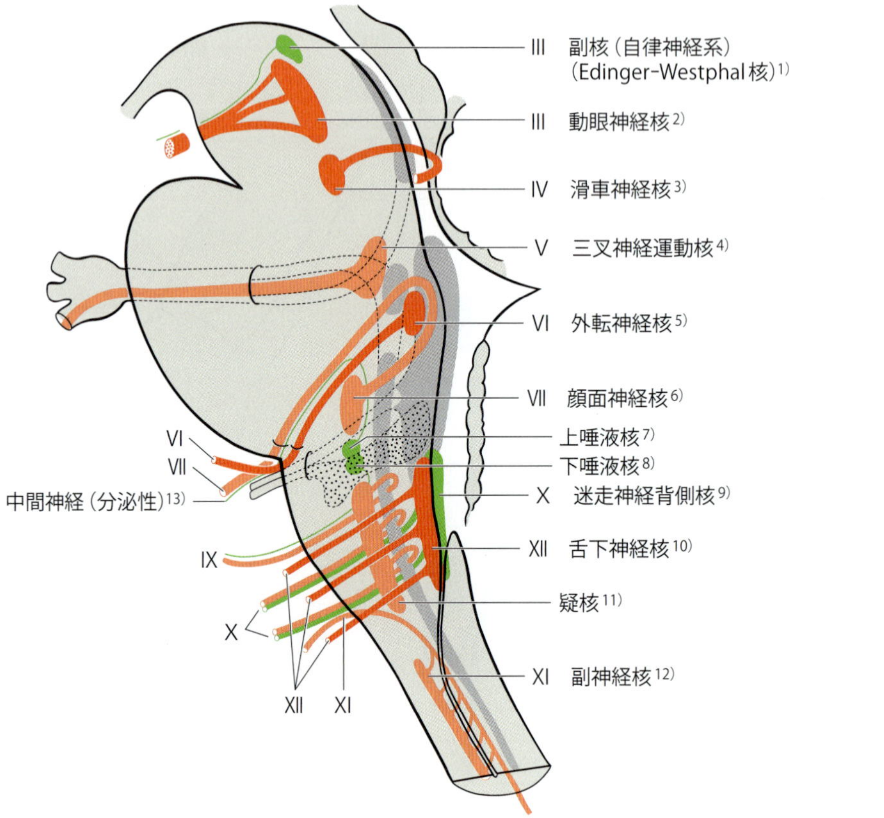

1) Nucleus accessorius (autonomicus) (Edinger-Westphal)　2) Nucleus n. oculomotorii　3) Nucleus n. trochlearis　4) Nucleus motorius n. trigemini　5) Nucleus n. abducentis　6) Nucleus n. facialis　7) Nucleus salivatorius superior　8) Nucleus salivatorius inferior　9) Nucleus dorsalis n. vagi　10) Nucleus n. hypoglossi　11) Nucleus ambiguus　12) Nucleus n. accessorii　13) N. intermedius (secretory)

図 4.3　運動性脳神経核を側面から見た模式図

脳神経はさまざまな孔を通って頭蓋骨より出ている（孔 Foramen，裂 Fissure，管 Canal）．図 4.6 の左側にこれらを示している．図の右側にはそれぞれの孔から出ている脳神経の断端を示している．

4.3.2 嗅覚系 olfactory system（第Ⅰ脳神経）

嗅覚系（図 4.7，図 4.8）は鼻腔内の嗅粘膜，嗅糸 Fila olfactoria，嗅球 Bulbus olfactorius，嗅索 Tractus olfactorius および嗅皮質より成り立っている．この皮質は側頭葉の鉤 Uncus よ

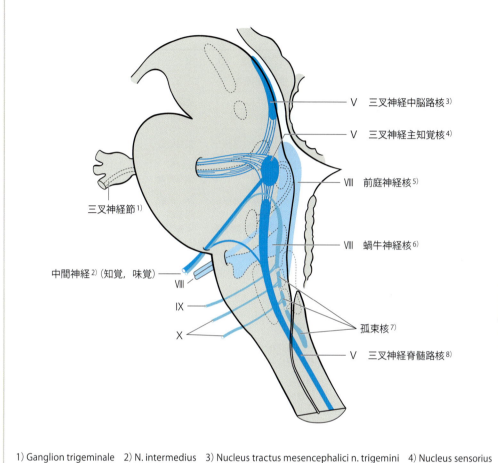

1) Ganglion trigeminale 2) N. intermedius 3) Nucleus tractus mesencephalici n. trigemini 4) Nucleus sensorius principalis n. trigemini 5) Nuclei n. vestibulares 6) Nucleus n. cochlearis 7) Nucleus tractus solitarii 8) Nucleus et tractus spinalis n. trigemini

図4.4 知覚性脳神経核を側面から見た模式図

り始まり前有孔質 Substantia perforata anterior を越え，脳梁膝部下の前頭葉内側面にまで広がっている．

▶ **嗅粘膜**はそれぞれ鼻腔の天井で約 2 cm² の広さを占めており，上鼻甲介や鼻中隔をおおっている．この領域には知覚細胞 sensory or receptor cells（嗅細胞 olfactory cells）以外に支持細胞や腺細胞（Bowman 腺 olfactory glands of Bowman）もみられ，漿液性液体，いわゆる鼻粘液を分泌しており，この中にたぶん芳香性物質が溶け込むものと思われる．嗅細胞は双極細胞 bipolar cells であり，これの末梢枝は嗅上皮の嗅小毛 olfactory cilia に終わっている．

表 4.1 脳神経

脳神経	性状	起源	機能
I. 嗅神経	特殊内臓求心性	嗅粘膜内の嗅細胞	嗅ぐ
II. 視神経	特殊体性求心性	網膜，視神経節細胞	みる
III. 動眼神経	a）体性遠心性 b）内臓遠心性 　（副交感神経性） c）体性求心性	動眼神経核（中脳） Edinger-Westphal 核 眼筋の固有知覚受容器	支配筋：上・下・内直筋，下斜筋，眼瞼挙上筋 瞳孔括約筋，毛様体筋 固有知覚
IV. 滑車神経	a）体性遠心性 b）体性求心性	滑車神経核（中脳） 固有知覚受容器	上斜筋 固有知覚
V. 三叉神経 　第1鰓弓	a）体性求心性 b）鰓原遠心性 c）体性求心性	半月神経節の双極細胞 三叉神経運動核 咀嚼筋の固有知覚受容器	顔，鼻腔，口腔の知覚 咀嚼筋 固有知覚
VI. 外転神経	a）体性遠心性 b）体性求心性	外転神経核 固有知覚受容器	外直筋 固有知覚
VII. 顔面神経 　第2鰓弓	a）鰓原遠心性 b）内臓遠心性 c）特殊内臓求心性 d）体性求心性	顔面神経核 上唾液核 膝神経節 膝神経節	顔面表情筋，広頸筋，胸骨舌骨筋，顎二腹筋 舌下腺，顎下腺，鼻汁，涙，唾液の分泌 舌の前2/3の味覚 外耳，外耳道の一部，鼓膜外面の知覚
VIII. 前庭蝸牛神経	特殊体性求心性	a）前庭神経節 b）ラセン神経節	平衡，半月管稜，卵形・球形嚢 きく，Corti 器官
IX. 舌咽神経 　第3鰓弓	a）鰓原遠心性 b）内臓遠心性 　（副交感神経性） c）特殊内臓求心性 d）内臓求心性 e）体性求心性	疑核 下唾液核 下神経節 上神経節 上神経節	茎突咽頭筋，咽頭筋 唾液分泌，耳下腺 味覚（舌の後ろ1/3） 知覚：舌の後ろ1/3と咽頭（催吐反射） 中耳，Eustachio 管（知覚）
X. 迷走神経 　第4鰓弓	a）鰓原遠心性 b）内臓遠心性 　（副交感神経） c）内臓求心性 d）特殊内臓求心性 e）体性求心性	疑核 迷走神経背側核 下神経節（節状神経節） 上神経節（頸静脈神経節）	咽頭筋，喉頭筋 胸腔および腹腔内臓（運動） 腹腔（知覚） 味覚：喉頭蓋 耳道，硬膜（知覚）
XI. 副神経	a）鰓原遠心性 b）体性遠心性	疑核 前角細胞	咽頭・喉頭筋 胸鎖乳突筋，僧帽筋
XII. 舌下神経	体性遠心性	舌下神経核	舌筋

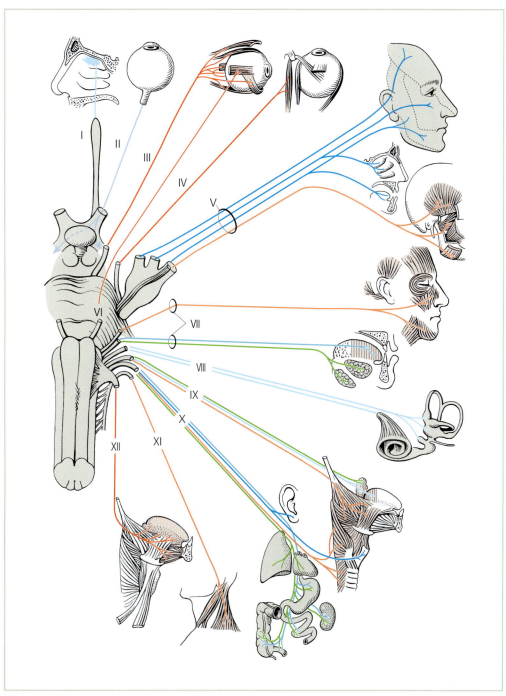

図 4.5　脳神経

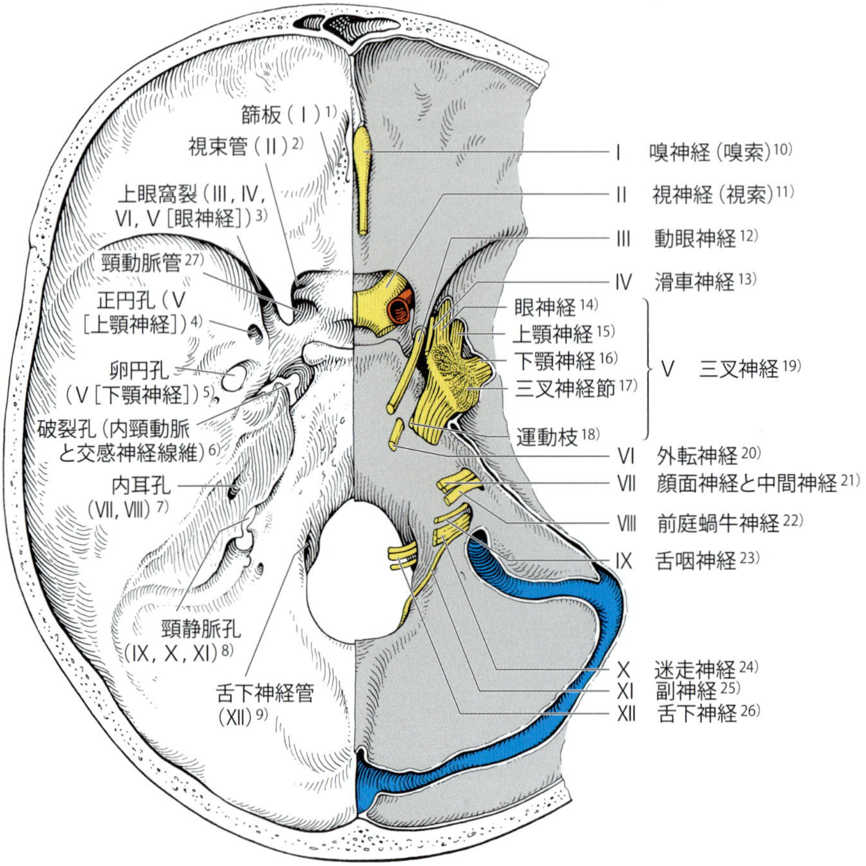

図4.6 頭蓋底．左は脳神経の出入口を示し，右には脳神経の断端を示す

1) Lamina cribrosa（Ⅰ）　2) Canalis opticus（Ⅱ）　3) Fissura orbitalis sup.（Ⅲ, Ⅳ, Ⅵ, Ⅴ [N. ophthalmicus]）
4) Foramen rotundum（Ⅴ [N. maxillaris]）　5) Foramen ovale（Ⅴ [N. mandibularis]）　6) Foramen lacerum（A. carotis interna & sympathetic fibers）　7) Porus acusticus internus（Ⅶ, Ⅷ）　8) Foramen jugulare（Ⅸ, Ⅹ, Ⅺ）
9) Canalis hypoglossi（Ⅻ）　10) N. (Fasciculus) olfactorius　11) N. (Fasciculus) opticus　12) N. oculomotorius
13) N. trochlearis　14) N. ophthalmicus　15) N. maxillaris　16) N. mandibularis　17) Ganglion trigeminale
18) R. motoria　19) N. trigeminus　20) N. abducens　21) N. facialis & intermedius　22) N. vestibulocochlearis
23) N. glossopharyngeus　24) N. vagus　25) N. accessorius　26) N. hypoglossus　27) Canalis caroticus

▶ **嗅糸と嗅球**　中枢枝は集合して束となり，この神経束中には数百の無髄の神経線維が含まれている．これはたった1つのSchwann細胞鞘により取り囲まれている．この神経束が**嗅糸 Fila olfactoria** と呼ばれ，左右に20本ずつぐらいあり，篩板を通って**嗅球 Bulbus olfactorius** に達し，ここで最初のシナプス結合を形成する．この嗅糸のみが本来の嗅神経である．嗅球は

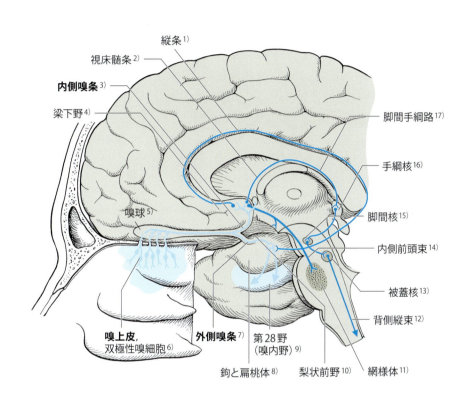

1) Striae longitudinales   2) Striae medullares thalami   3) Stria olfactoria medialis   4) Area subcallosa
5) Bulbus olfactorius   6) Riechepithel, bipolare Riechzellen   7) Stria olfactoria lateralis
8) Uncus mit Corpus amygdaloideum   9) Area 28 (Regio entorhinalis)   10) Area praepiriformis
11) Formatio reticularis   12) Fasciculus longitud. dorsalis   13) Nuclei tegmenti
14) medial forebrain bundle, mediales Vorderhirn-bündel   15) Nucleus interpedunc.   16) Nucleus habenulae
17) Tractus habenulae interpeduncularis

図 4.7 嗅神経（嗅索）と嗅覚路

終脳 Telencephalon が延長したものである．嗅球では僧帽細胞 mitral cells，羽毛細胞 tufted cells，顆粒細胞の樹状突起と複雑なシナプスを形成している．

▶ **嗅覚路**の 1 次ニューロンは双極細胞である．2 次ニューロンは嗅球内の僧帽細胞と羽毛細胞である．これらの細胞の軸索が嗅索 Tractus olfactorius を形成し，前頭葉下面を走行する

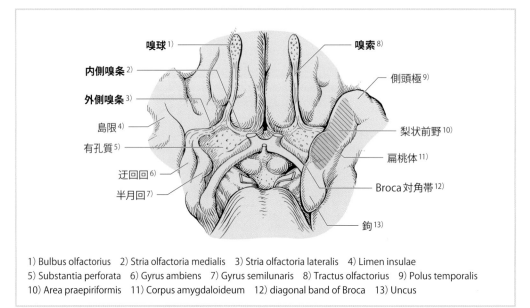

1) Bulbus olfactorius 2) Stria olfactoria medialis 3) Stria olfactoria lateralis 4) Limen insulae
5) Substantia perforata 6) Gyrus ambiens 7) Gyrus semilunaris 8) Tractus olfactorius 9) Polus temporalis
10) Area praepiriformis 11) Corpus amygdaloideum 12) diagonal band of Broca 13) Uncus

図 4.8 嗅神経（嗅索）を腹側より見たところ

（眼窩脳 orbital brain）．嗅索は前有孔質 Substantia perforata anterior の直前で 2 つに分かれる．つまり外側・内側嗅条 Stria olfactoria lateralis et medialis である．一部は前有孔質の前で嗅三角 Trigonum olfactorium に終わっている．外側嗅条の線維は，島限 Limen insulae を経て，扁桃体 Corpus amygdaloideum，半月回 Gyrus semilunaris，迂回回 Gyrus ambiens（梨状前野 Area praepiriformis）に達している．ここから 3 次ニューロンが出て海馬傍回 Gyrus parahippocampalis の前部へと向かっている（第 28 野）（嗅神経系の皮質性投射野および連合野）．内側嗅条の神経線維は脳梁膝部下部および前交連 Commissura anterior の前にある中隔野 Area septalis 内の核に終わっている．ここから対側の大脳半球や辺縁系への連絡が行われている．嗅神経路は視床を経由することなしに皮質まで到達している唯一の知覚路である．嗅覚系の中枢での連絡は複雑であり，部分的にはまだ完全には解明されていないものもある．

▶ **嗅覚系と他の脳領域との結合**　食欲をそそる香りは反射的に唾液分泌を引き起こす．これに対して不快な臭いは悪心や嘔吐を引き起こす．この際，いろいろな感情も呼び起こされる．つまり心地良い嗅刺激と不快な嗅刺激が存在する．嗅覚により引き起こされる感情の高まりは，おそらく視床下部，視床および辺縁系との結合により生じているのであろう．中隔野は連合線維により帯状回と連絡している．

　自律神経領域への主たる結合路は内側前頭束 medial forebrain bundle と視床髄条 Striae medullares thalami である（図 6.9）．内側前頭束は外側を走り，視床下部を通りここで視床下

部の神経核に連絡する．一部の線維はさらに脳幹へと進み，網様体内の植物中枢や唾液核や迷走神経背側核に向かっている．

視床髄条は手綱核 Nucleus habenulae に終わっている．この経路はさらに，脚間核を経て脳幹の網様体に向かっている．

▶ **嗅覚障害**　嗅覚の障害は嗅覚の量的変化として現れるもの（嗅覚低下 hyposmia，嗅覚脱失 anosmia）と，嗅覚の質が変化するもの（嗅覚変調 parosmia，嗅覚強調 hyperosmia，異常嗅覚 cacosmia［糞便の臭いがするなど］）がある．

嗅覚障害は以下の場合にみられる．

- 鼻粘膜の障害による（例えば鼻炎）
- 嗅糸の切断による．例えば転落して後頭部を打撲した場合や，篩板 Lamina cribrosa の骨折による
- 脳膜の炎症性病変（髄膜炎）
- 腫瘍，特に嗅神経溝髄膜腫．このときには嗅覚脱失・無嗅症 anosmia，Foster-Kennedy 症候群および進行性麻痺や Pick 病のときのような人格変化という 3 つの徴候がみられる．さらに下垂体腫瘍の際にも嗅覚脱失がみられることがある．
- 側頭葉領域での病変（例えば内側底面部の腫瘍）では，不快な臭いのする発作（鉤回発作 uncinate fit）がみられる．側頭葉てんかんでも時々前兆として異常嗅覚がみられる．嗅覚を感知したり，以前に体験した嗅覚との比較，およびこの嗅覚にまつわる体験との連合操作などはおそらく，梨状前回 Gyri praepiriformis や海馬傍回（第 28 野）で行われている．嗅覚脱失があると嗅いの要素が欠けているので患者は物を十分に味わえないこともある．

嗅覚脱失が，例えば嗅神経溝髄膜腫の場合などのように，きわめてゆっくりと生じた場合には，患者は長い間この脱失に気付かないでいることが多い．嗅覚脱失が急激に生じた場合には，食事に際して匂いがしないし，口にするすべてが味気ないものとなってしまうので，患者は不快感を覚え，直ちにこの脱失に気付くこととなる．

4.3.3　視覚系 visual system（第 II 脳神経）

視神経路

▶ **網膜 retina** は視覚情報の受容器である（図 4.9a）．これは視神経と同様に，身体の末梢部分に存在してはいるが，脳の一部が延長したものである．網膜で最も重要な構成要素は知覚性受容器細胞，光受容器 photoreceptor と視覚路を構成する神経細胞である．網膜の最も深い層には光受容器細胞（錐状体細胞 cone cell と杆状体細胞 rod cell）がある．これより浅い層には双極細胞と神経節細胞がある．

網膜に到達した光は**錐状体細胞と杆状体細胞**で光化学反応を引き起こし，これがインパルス

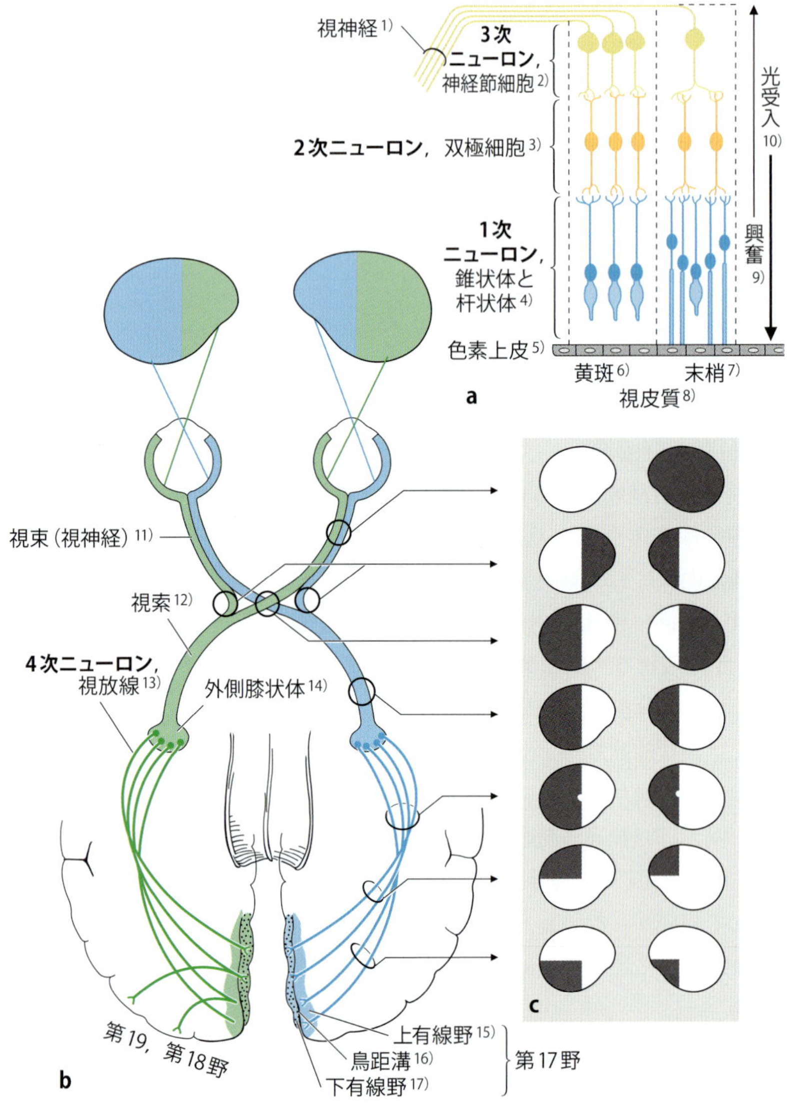

1) optic nerve, Sehnerv 2) 3rd neuron, ganglion cells 3) 2nd neuron, bipolar cells
4) 1st neuron, cone & rod, Zapfen und Stäbchen 5) pigment epithel 6) Fovea 7) Peripherie
8) visual cortex, Sehrinde 9) Erregung 10) Lichteinfall 11) Fasciculus (N.) opticus 12) Tractus opticus
13) 4th neuron, optic radiation, Sehstrahlung 14) Corpus geniculatum laterale 15) Area striata superior
16) Sulcus calcarinus 17) Area striata inferior

図 4.9 視神経（視索）と視覚路

a：網膜の構造の模式図，b：視覚路と病巣部位，c：その場合にみられる視野欠損．

を生じさせる．このインパルスが視皮質まで伝達される．今までは，杆状体細胞は明暗の興奮と暗所での視覚に関与し，錐状体細胞は色の感受と昼間視に関与するとされていたが，最近の研究ではこの考え方は疑問視されており，視覚のプロセスはおそらくもっと複雑なものであると考えられているが，これに関してはこれ以上立ち入らないでおく．

対象を最も明瞭に見ることができる黄斑部 Fovea には錐状体のみがあり，双極細胞と1対1の割で存在している．一方，網膜のその他の部分には錐状体と杆状体が混在している．

対象物はカメラのフイルム像と同様にレンズを介して，上下逆に，左右がひっくり返って網膜上に像を結ぶ．

▶ **視神経，視交叉，視索**　網膜の双極細胞の樹状突起は視覚受容器に向かい，中枢枝は神経節細胞へと行く．これの長い軸索は乳頭を経て視神経 N. opticus となる．視神経の中には約百万本の線維が含まれている．視神経線維は視交叉 Chiasma opticum で 50％が交叉している．つまり，網膜側頭部分からの線維は非交叉で網膜鼻側からのものは交叉する（図 4.9b）．

このように視神経交叉より後方では，同側の側頭部分からの線維と，対側の網膜鼻側からの線維が合流して視索 Tractus opticus を形成する．この部分的交叉にもかかわらず，はっきりとした体性局在性の配列が視皮質の部分に至るまで保持されている．

視神経線維の一部のものは外側膝状体に終わっていなくて，上丘 Colliculi superiores や視蓋前野 Area praetectalis の核へ直接向かっている（図 4.26）．これらの線維は種々の視性反射の求心路に相当し，特に重要な対光反射の求心路であるが，これについては後に詳しく記載してある．

▶ **外側膝状体，視放線，視皮質**　視索は外側膝状体 Corpus geniculatum laterale に達している．ここには6層の細胞層がみられる．視神経線維の大部分のものはこの外側膝状体にて2次ニューロンに連絡している．これより出た線維はまず内包の最も後方の部分（図 3.2）を通って広い神経束，すなわち視放線（図 4.10）となり，側脳室の下角と後角の周りを巡って後頭葉内側面の視皮質，つまり鳥距裂 Fissura calcarina（第 17 野）の内側面，およびこれを挟む上下の部分に終わっている．この視皮質では黄斑部由来の線維が最も広い面積を占めている（図 4.11）．第 17 野は断面を見ると，横に走る神経線維から成り立っている Gennari 線条 band of Gennari を肉眼ではっきりと認めるため有線野 Area striata と呼ばれる．

▶ **視覚路における体性局在**　前述したように，視交叉で部分的に交叉するにもかかわらず，視覚系でははっきりとした体性局在性の配列が視皮質の部分に至るまで保持されている（図 4.11）．

視覚系情報は以下のようなやり方で中枢へと伝えられている．視野の左にある物体は左の網膜の鼻側と右の網膜の耳側に像を結ぶ．左の網膜の鼻側から生じた神経線維は視神経交叉で右へと交叉して右の網膜の耳側からの線維と一緒になって右の視索となる．この線維はその後

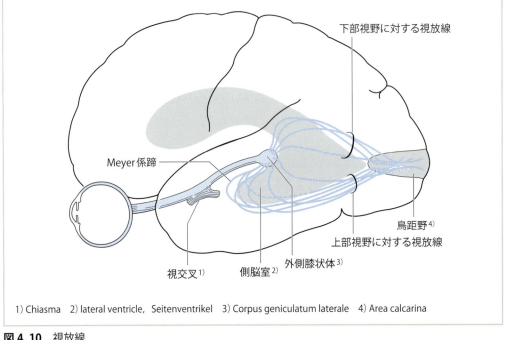

図 4.10 視放線

1) Chiasma　2) lateral ventricle, Seitenventrikel　3) Corpus geniculatum laterale　4) Area calcarina

は，外側膝状体，視放線を経て右側の視皮質へと到達している．このように右の視皮質は視野の左の情報を受け取ることに関与している．同様に視野の右の情報は左の視皮質へと伝えられている（**図4.9b**）．

　黄斑部から由来した視神経の中央部を走る線維は視神経乳頭の側頭部分に位置しているために，この線維が障害されると乳頭の側頭部分の萎縮が認められる（側頭部蒼白 temporal pallor）（**図4.12**）．

視覚路における病変

▶ **視神経での障害**　視神経は乳頭で障害されることもあるし，眼球より後面で障害されることもある．乳頭での病変（頭蓋内圧亢進によるうっ血乳頭 papilledema や幾つかの代謝性疾患における乳頭病変）は眼底鏡にて変化を観察することができる．視神経の前部分での病変は血管炎（側頭動脈炎 temporal arteritis など）によるものが多い．球後病変 retrobulbar lesion は多発性硬化症でよくみられる変化である（球後視神経炎 retrobulbar neuritis）．これらの病変の際には罹患側の眼の視力が長期にわたって障害されることがある．一側の視力が数秒から数分間の短時間低下した場合は，一過性黒内障 Amaurosis fugax と呼ばれており，網膜における

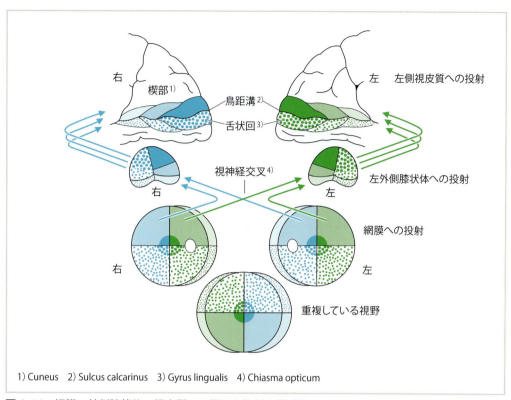

1) Cuneus 2) Sulcus calcarinus 3) Gyrus lingualis 4) Chiasma opticum

図 4.11 網膜，外側膝状体，視皮質への視野の投射の模式図

微小塞栓が原因であることがほとんどである．このような場合には塞栓の原因として内頸動脈の病変が疑わしいので詳しい検査を行う必要がある．

▶ **視神経交叉での障害**　原因としては，下垂体腫瘍，頭蓋咽頭腫，トルコ鞍結節髄膜腫などがあり，視神経交叉の中心部にある交叉線維が障害される．この結果，視野の側頭側の欠損，すなわち両耳側性半盲 heteronymous bitemporal hemianopsia がみられる．視神経交叉の下側にある神経線維が最初に障害される．そのために最初に現れる症状は両耳側の上 1/4 の半盲である．まず最初に色の付いた物に対する視覚が障害される．

しかしながら，よりまれな症状ではあるが，時には両鼻側性半盲 heteronymous binasal hemianopsia が出現する．例えば腫瘍が視神経交叉を取り囲むように進展し，非交叉性の線維の走る外側部を障害するように作用した場合などである．内頸動脈の動脈瘤や脳底部髄膜炎のときにもこのタイプの視野欠損がみられるが，きれいな形の両鼻側半盲になることはまれである．

▶ **視索での障害**　これに対して，同名性半盲 homonymous hemianopsia では，それぞれの眼

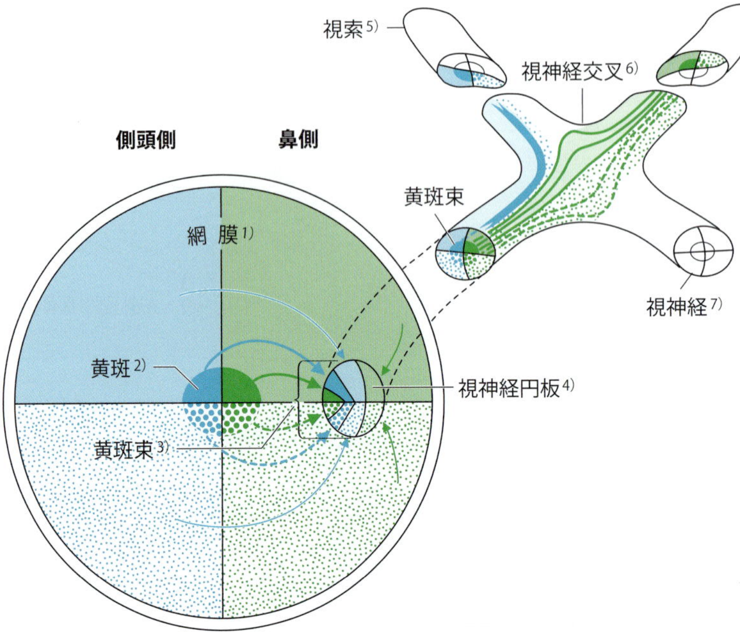

1) Retina 2) Macula 3) macula bundle 4) Discus n. optici 5) Tractus opticus 6) Chiasma opticum
7) N. opticus

図 4.12 網膜，視神経，視交叉中での黄斑線維の位置

における同一側の視野が欠損する．つまり，右視索が障害されると網膜の右半部よりのインパルスがすべて消失する．そのために左側視野の欠損が生じることとなる（**図 4.9b，c**）．原因としては，腫瘍や脳底部髄膜炎が多いが，まれには頭部外傷によるものもある．

視索が障害されると上丘および視蓋前野へと向かう線維も障害されるので，障害側の網膜に光を当てても対光反射はみられない．光を網膜の一部のみに入れるというのは大変骨の折れることなので，このような検査法（半盲性対光反射 hemianopic light reflex）は診断学的には重要ではない．

▶ **視放線での障害**　視放線 optic radiation の始まりの部分での障害でも同名性半盲がみられるが，ここでは線維が広範囲に広がって存在しているので，この場合の半盲は不完全な形となる（**図 4.9**）．上 1/4 の半盲が生じた場合にはいわゆる Meyer 係蹄 Meyer's loop の障害によるものであり，側頭葉吻側での病変が疑われる（**図 4.10**）．下 1/4 の半盲は視放線の頭頂葉あるいは後頭葉部分での障害により生じる．

症例提示 1　多発性硬化症患者にみられた視索病変

患者は生来健康であった 19 歳の女子で高校卒業生．ある方向を見たときに物がぼやけて見えることに気付いた．この視野障害は 24 時間のうちに視野の右半分全体に広がった．かかりつけ医に相談し専門病院を紹介された．神経内科医の診察を受け，右の視野の最上部分のみは見えていたが，ほぼ右の同名性半盲が確認された．それ以外の神経学的検査では異常はなく，身体所見，ルーチンの検査所見も正常であった．MRI 検査（図 4.13a, b），脳脊髄液検査，視覚性誘発電位 visual evoked potential（VEP）が行われた．これらの検査の結果はすべて中枢神経系の炎症性疾患（多発性硬化症 multiple sclerosis）により左視索に病変があることを示していた．患者にはコルチゾンの大量療法が行われ，症状は 3 日以内に消失した．

図 4.13　多発性硬化症患者にみられた左視索での炎症性病変（MRI 画像）

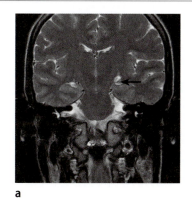 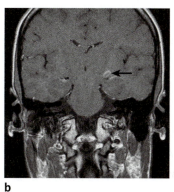

a：MRI T2 強調前額断像．左視索で脈絡叢裂の上のところに高信号領域がみられる（矢印）．視索の腹側部分は障害されていない．
b：造影剤を投与した後で撮像した T1 強調前額断像．急性の炎症が同部で生じていることを示す（矢印）．

4.3.4 眼球運動（第Ⅲ，Ⅳ，Ⅵ脳神経）

▶ **眼球運動**　3 つの脳神経が眼球運動を支配している．すなわち，動眼神経 N. oculomotorius（第Ⅲ脳神経），滑車神経 N. trochlearis（第Ⅳ脳神経），外転神経 N. abducens（第Ⅵ脳神経）である（図 4.14，図 4.15）．

動眼神経と滑車神経の核は中脳被蓋にあるが，外転神経核は第四脳室底で橋の被蓋部にある．

この章における眼球運動についての記載は，まずは最も単純化した方法から始めてみる．すなわちそれぞれの脳神経が単独で働いた場合にもたらされる単一の眼に生じる動きについて，

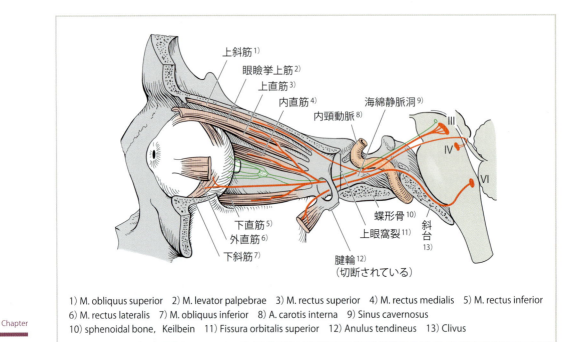

1) M. obliquus superior 2) M. levator palpebrae 3) M. rectus superior 4) M. rectus medialis 5) M. rectus inferior
6) M. rectus lateralis 7) M. obliquus inferior 8) A. carotis interna 9) Sinus cavernosus
10) sphenoidal bone, Keilbein 11) Fissura orbitalis superior 12) Anulus tendineus 13) Clivus

図 4.14 眼筋運動神経の走行：側面像（動眼神経，滑車神経，外転神経）

　それぞれ個別に記載してみる．しかしながら，眼球運動というものは常に両眼が共同して動いている（ほとんどの場合は水平あるいは垂直方向）ことを忘れてはならない．特に，共同した水平方向の運動では両眼は正中に対して互いに異なる方向を向く動きをしていること，すなわち一眼は内側を向くのに対して，他眼は外側を向いていることになる．このような共同した両眼の動きが行われるためには，共同した神経支配，共同した筋の動きが必要となっている．このような中枢による複雑な支配についてはこの後に改めて詳しく記載してある．最後に，眼球の筋を支配している神経はさまざまな反射運動に関与していることも記憶しておくべきである．すなわち，輻湊反射 convergence reflex，調節反射 accommodation reflex，瞳孔反射，眼性防御反射などであるが，これらについても後ほど改めて記載する．

動眼神経 N. oculomotorius（第Ⅲ脳神経）

▶ **動眼神経核**は上丘の中脳水道周辺灰白質 periaqueductal gray matter 内で中脳水道の腹側にある．この核は 2 群に分かれる．(1)中央部は副交感神経でいわゆる Edinger-Westphal 核と呼ばれており，内眼筋（瞳孔括約筋 M. sphincter pupillae，毛様体筋 M. ciliaris）を支配している．(2)両側にはこれより大きな核群があり外眼筋を支配している．これらの外眼筋は内直筋

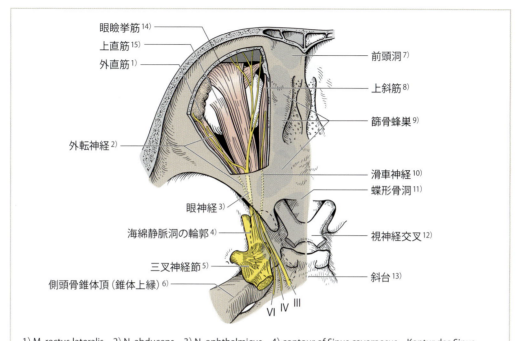

1) M. rectus lateralis 2) N. abducens 3) N. ophthalmicus 4) contour of Sinus cavernosus, Kontur des Sinus cavernosus 5) Ganglion trigeminale 6) Felsenbeinfirst (Margo superior partis petrosae) 7) Sinus frontalis 8) M. obliquus superior 9) Cellulae ethmoidales 10) N. trochlearis 11) Sinus sphenoidales 12) Chiasma opticum 13) Clivus 14) M. levator palpebrae 15) M. rectus superior

図 4.15 眼筋運動神経の走行：背面像

M. rectus medialis，上直筋 M. rectus superior，下直筋 M. rectus inferior，下斜筋 M. obliquus inferior である．さらに眼瞼挙上筋 M. levator palpebrae を支配する核もここに存在している（Warwick によるサルでの模式図を参照のこと）（**図 4.16**）．

▶ **これらの核からの線維**は一部交叉し，一部は非交叉のまま副交感神経核よりの線維と一緒になって腹側へと向かい，赤核 Nucleus ruber を横切り，脚間窩 Fossa interpeduncularis の外側部分で脳幹から出て動眼神経となる．

さらにこれから後の走行は，まず上小脳動脈と後大脳動脈の間を通り（**図 4.17**），小脳テント Tentorium cerebelli の自由縁のそばを通って海綿静脈洞 Sinus cavernosus を通り，最終的には上眼窩裂 Fissura orbitalis superior を通って眼窩へと達している（**図 4.15**，**図 4.17**）．ここで副交感神経は分かれて毛様体神経節 Ganglion ciliare へと向かっている．この神経節で節前線維は短い節後線維へと連絡している．この節後線維が内眼筋を支配している．

動眼神経の体性線維は 2 本に分かれ，上枝は眼瞼挙上筋，上直筋に行き，下枝は内直筋，

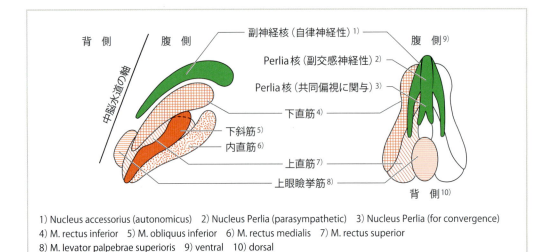

図 4.16 動眼神経複合体（Warwick による）

下直筋および下斜筋に行っている．

滑車神経 N. trochlearis（第Ⅳ脳神経）

▶ **滑車神経**の核は下丘で中脳水道周辺灰白質の腹側で，動眼神経の直下にある．神経線維は中心灰白質の周りを巡って，上髄帆で交叉し，下丘のところで脳幹の背側から出る唯一の脳神経として中脳被蓋のところから出ている．この後は大脳脚を回って腹側に向かい，動眼神経と一緒に眼窩に達し，上斜筋 M. obliquus superior に達している．上斜筋は眼球を下方に向け内側へ回旋させ，ごくわずか外転させる．

外転神経 N. abducens（第Ⅵ脳神経）

▶ **外転神経核**は，橋の尾側被蓋で，第四脳室底の直下にある．この神経核は第Ⅶ脳神経，つまり顔面神経の線維により取り囲まれている（顔面神経丘 Colliculus facialis）．外転神経線維は橋を通り抜けて延髄と橋の間から出ている．さらに脳底動脈のそばを橋に接して上行し，他の眼球運動神経と一緒になる．海綿静脈洞内ではこれら3つの眼筋支配神経は三叉神経のⅠ枝，Ⅱ枝および内頸動脈と隣り合うように走行している（図 4.17）．さらにこれらの神経は蝶形骨洞および篩骨洞の上部および外側部と近接している（図 4.15）．

外転神経が障害されると，患者は眼を外へ向けることができないので，内斜視が生じることになる．

図 4.18 は基本的な眼球運動の際のそれぞれの眼筋の関与を示している．図 4.19 を見ると，

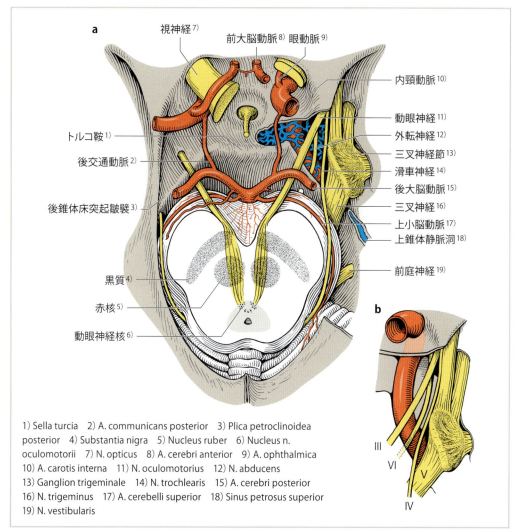

図4.17　眼筋運動神経，内頸動脈，三叉神経節の局所解剖　三叉神経の枝は海綿静脈洞内にある
a：赤核・黒質を通る水平断における諸構造物の位置関係を示す．
b：海綿静脈洞内での内頸動脈と眼筋運動神経・三叉神経の位置関係を示す．

それぞれの眼筋が麻痺した場合の眼球の位置と，その際にみられる複視像がわかる．

眼筋麻痺

1つあるいは複数の眼筋が障害されると障害側の眼球の動きが障害され，ある特定の方向への注視ができなくなる．対光反射において，眼に当てる光を眼球の真ん中に掲げて患者の眼の

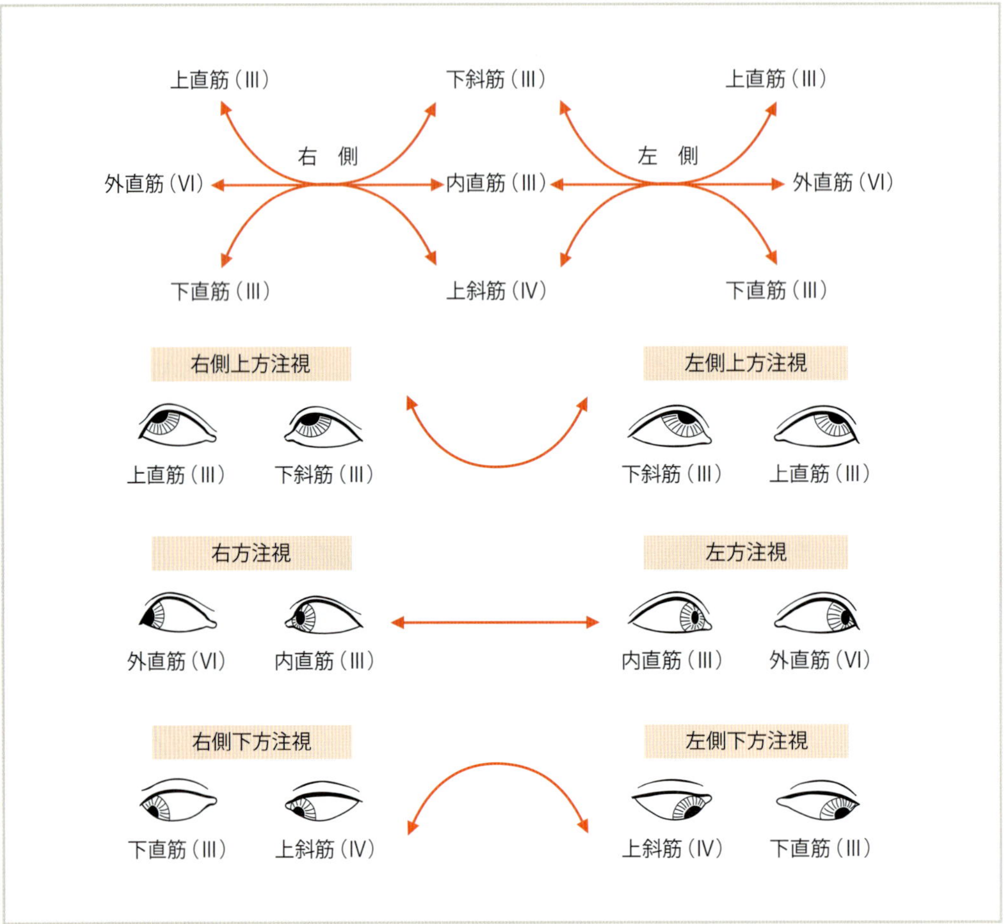

図 4.18 6つの方向を注視した場合にみられる眼球の位置
それぞれにおいて，1つあるいは複数の外眼筋の麻痺が最も容易に確認できる．

位置を確かめてみると，患側の眼球の軸が偏位していることが見てとれる．赤・緑メガネと光棒を使った検査では，麻痺眼の複視像は，正常であればその眼が向かなければならない方向を注視した際に明瞭なものとなる．複視像の距離は今述べた方向を見たときに最大となり，最も外側に認める像が麻痺眼によるものである（図4.19）．

　眼球の位置が水平方向にずれている場合，内側方向にずれていれば内斜視 esotropia と呼ばれ，外側方向にずれていれば外斜視 exotropia と呼ばれる．これに対して垂直方向に偏位した場合で，上の方へずれたものを上斜視 hypertropia，下の方へ偏位しているものを下斜視 hypotropia と呼んでいる．

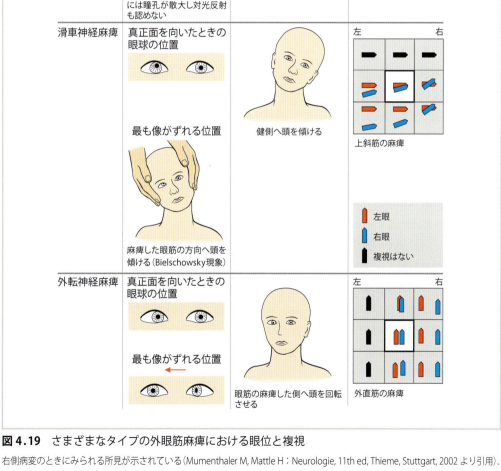

図 4.19 さまざまなタイプの外眼筋麻痺における眼位と複視

右側病変のときにみられる所見が示されている（Mumenthaler M, Mattle H：Neurologie, 11th ed, Thieme, Stuttgart, 2002 より引用）．

眼球運動に関与する脳神経がその核の部分で障害されても，その症状は神経が末梢で損傷された症状とほとんど同様のものが出現する．両者を鑑別する方法は，核性の場合には通常は脳幹部におけるその他の神経の障害を伴うことが多いことを参考に判断することとなる．

[動眼神経麻痺]

▶ **完全な動眼神経麻痺**では以下のような症候群がみられる（**図 4.19**）．

- 眼瞼下垂 ptosis：これは眼瞼挙上筋が麻痺し，かつ顔面神経により支配されている眼輪筋 M. orbicularis oculi が優位になるため（前頭筋が収縮しているために眼裂は少し開いた形になっている）．
- 眼球は下外方を向いて固定する：これは外直筋（第Ⅵ脳神経支配），上斜筋（第Ⅳ脳神経支配）が優位に立つため．
- 瞳孔の散大（動眼神経の副交感神経により支配される瞳孔括約筋の収縮の消失による），対光反射および調節反射の消失（毛様筋の収縮の消失による）．

完全な動眼神経麻痺，すなわち外眼筋麻痺と内眼筋麻痺がそろったものは，どちらかと言うとまれなものである．

▶ 内眼筋の単独の麻痺，例えば瞳孔括約筋や毛様筋などは，**内眼筋麻痺 internal ophthalmoplegia** と呼ばれる．眼球自体は完全に動くのであるが，瞳孔が完全に麻痺しており，対光反射は直接・間接いずれの反射も消失して，調節反射が障害されるために物はぼやけて見える．内眼筋麻痺は動眼神経の副交感神経線維のみが障害されたために生じる．

▶ **外眼筋麻痺 external ophthalmoplegia** とは眼球運動は障害されるが，副交感神経支配は温存されている状態である．

動眼神経麻痺は眼球運動障害のおおよそ 30％程度を占めている（外転神経麻痺が最も多く，約 40～50％を占めている）．眼瞼下垂の症状の原因としては末梢での神経損傷によるものが通常であり，脳幹部での核性病変によるものはまれである．脳幹を出た後では瞳孔括約筋へと向かう線維が神経鞘の中では最も表層に近いところを走行している．このために神経の外からの圧迫性病変，例えば腫瘍，外傷，動脈瘤などにおいて最も損傷されやすくなっている．同じ理由により，虚血性血管障害においては，瞳孔括約筋は最も障害されにくくなっている（例えば糖尿病など）．動眼神経が単独で障害される原因として多いものは，動脈瘤（約 30％），脳腫瘍（約 15％），血管障害（糖尿病を含む）（約 15～20％）となっている．

[滑車神経麻痺]

滑車神経が障害されると上斜筋が麻痺する．眼球は上方へ，健側の方向へ，いくらか内側へと偏る（**図 4.19**）．複視は患者が下方，内側，健側へと向いたときに最も著明となる．患側の眼球における偏位と複視をよりはっきりと確認する検査法としては，患者の頭を少し患側へ傾けさせ，健側の眼で物を注視させる方法がある（Bielschowsky test）．

滑車神経麻痺の原因として最も多いものが外傷であり（30〜60％），その他血管障害，腫瘍などがある．

> **症例提示 2** 脳幹梗塞による核性滑車神経麻痺
>
> 患者は46歳の男性会社員．ある日の午後，会社で仕事中に軽い嘔気を覚えた．会社の同僚達は彼が少しの間ボーッとしていることに気付いたが，彼自身は異常だとは気付かなかった．嘔気はやがて治まったが，これに引き続いて直後から複視が出現した．これは下方を向いたときに最も著明であり，患者自身は階段を下りるときに気付いた．これらの症状が続いたので精査の目的で病院を受診した．
>
> 眼球の位置と動きの検査を受けたところ，左の上斜筋の麻痺が複視の原因であることが判明した．頭蓋内空間占拠性病変を除外する目的でMRI検査が行われ，左の滑車神経核の部分に病変が認められた（**図4.20**）．拡散強調画像と造影剤投与後のT1強調画像にて，同部の異常は認められなかった．放射線学的所見と，急激な嘔気の出現とそれに引き続き生じた複視という臨床所見とから，脳幹のラクナ梗塞と診断された．中枢神経系の炎症所見は認められなかった．
>
>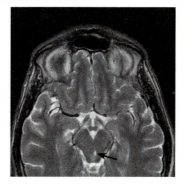
>
> **図 4.20** 急性の中脳梗塞により生じた左滑車神経核の病変で上斜筋麻痺を呈した．MRIのT2強調画像により中脳に高信号領域が認められる（矢印）．

［外転神経麻痺］

前方を見ると障害眼は内側へと向き，外側へ動くことができない．鼻側を注視すると障害眼は下斜筋が優位のために上内方を向く．

外転神経は通常は単独で障害されることが多く，脳血管障害や腫瘍によることが多い．全脳神経の中で，外転神経は最も長い距離を走行しているために，髄膜炎，クモ膜下出血や頭蓋内圧が亢進した場合などに損傷されやすくなっている．頭蓋内圧が亢進した場合，一側の外転神経のみが麻痺することもあるので，必ずしも病変の左右いずれかを指し示す所見ではない．腰椎穿刺にて脳脊髄液圧の異常が一時的に生じた場合にも，外転神経麻痺が出現することがある．

共同した両眼の動き

　物体が黄斑部上に両側性に正しい像を形成しうるためには，微妙な眼球運動の共同運動が必要である．両眼の作用筋と拮抗筋は同期して支配されねばならないし（Hering's law），作用筋が収縮する際には，拮抗筋はこれに同期して弛緩していなければならない（Sherrington's law）．両眼が共同して同じ方向を向くことを偏向運動 versive movement という．これに対して両眼が異なる方向へと向かうことを輻湊運動 vergence movement と呼ぶ（convergence と divergence）．単眼の動きは回旋性運動（duction あるいは torsion）と呼ばれる．

［水平方向と垂直方向への注視］

▶ **共同した水平方向への注視**　眼球運動に関する中枢での中継核は**傍正中橋網様体 paramedian pontine reticular formation**（PPRF or pontine gaze center）の中に存在している．これは外転神経核の近くにある．PPRF は水平方向での共同した眼球運動に関与する神経連絡路の中枢であり，特に同側の外転神経核と対側の動眼神経核を結びつけて内直筋の動きを調整している．ここから出た神経線維は**内側縦束 Fasciculus longitudinalis medialis, medial longitudinal fasciculus**（MLF）内を走行している．この内側縦束は脳幹内を上下に中脳から脊髄まで走行している白質の線維束であり，正中近くで両側性にあり，眼球運動に関与する神経核を互いに結合している（図4.21）．さらにここは頸髄からのインパルス（頸部筋，項部筋），前庭神経核，大脳基底核，大脳皮質からのインパルスを受け入れたり，それらへ情報を届けたりしている．

▶ **共同した水平方向への注視障害**　内側縦束が例えば左側で障害されると，患者の左眼内直筋は神経支配がなくなるので，右方向を注視させた場合に，左眼は正中を越えて右へと向かうことができない．同時に，右眼では右の外転神経により右の外直筋の動きが促進されるので，外転位にある右の眼球には単眼性眼振がみられる．これらの所見は核間性眼筋麻痺 internuclear ophthalmoplegia（INO）（図4.22）と呼ばれている．INO では，神経核も末梢性神経のいずれもが損傷されていないことに注意を払うべきである．これらの患者では，輻湊反射の際には左眼も内転することが可能である．

　前述したように MLF は左右のものが正中近くで非常に接近して走行しているので，障害は通常の場合両側性に生じている．このため，上に記載した核間性の眼球運動障害は左右どちらを向いても，両側性に認められる．すなわち，内転する側の眼は正中を越えて向くことができず，他方，外転した眼には一側性の眼振が認められる．他のすべての眼球運動は正常であり，瞳孔反射も正常である．

　INO の原因としては，多発性硬化症によるものが最も多い．その他の原因としては脳炎があり，高齢者では血管障害も原因となることがある．

▶ **共同した垂直方向への注視**　中脳には垂直性注視運動を支配する特殊な領域が網様体内にあり，ここには次に述べるような核群が含まれている．すなわち上方視に関与するものは第三

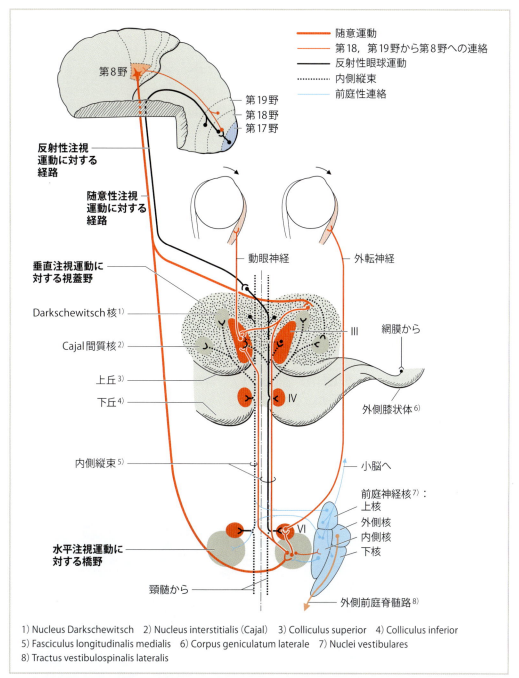

1) Nucleus Darkschewitsch 2) Nucleus interstitialis (Cajal) 3) Colliculus superior 4) Colliculus inferior
5) Fasciculus longitudinalis medialis 6) Corpus geniculatum laterale 7) Nuclei vestibulares
8) Tractus vestibulospinalis lateralis

図 4.21 眼筋運動神経核，内側縦束，前庭神経核複合体と随意運動性，反射性眼球共同運動に対する核上性および核下性神経路 (一部は Hassler による)

図 4.22 内側縦束の障害による核間性眼筋麻痺

> **症例提示 3** 急性脳幹梗塞による核間性眼筋麻痺

患者は生来健康であった 48 歳男性．急に嘔気，嘔吐，複視が出現したために入院した．神経学的には典型的な核間性眼筋麻痺の症状（前述したもの）が認められたが，他の症状は何もなかった．この症状は経過中にほとんど消失した．臨床症状と放射線学的検査所見から内側縦束に生じたラクナ梗塞が原因と考えられた．中枢神経系の炎症所見はみられなかった．塞栓の原因となるような病変は見つからなかった（図 4.23）．

図 4.23 急性中脳梗塞の患者にみられた核間性眼筋運動麻痺の MRI

a：T2 強調水平断像．中脳水道の近傍で右傍正中部に高信号領域を認める（矢印）．
b：拡散強調画像にて同部に新鮮な梗塞巣を認める（矢印）．
これら 2 つの画像所見は脳梗塞病変であることを示している．

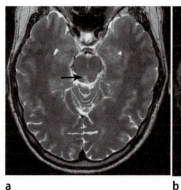
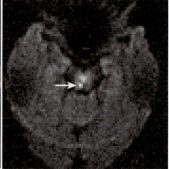

a　　　　　　　　　　b

脳室後壁内にあり，Hassler により間質前核 Nucleus praestitialis と名付けられた．下方視に関しては後交連核 Nucleus commissurae posterior があり，回転性注視に関しては Cajal 間質核 Nucleus interstitialis (Cajal) と Darkschewitsch 核 Nucleus Darkschewitsch とがある．

▶ **その他の注視運動に関する中枢**　上丘にも注視運動に関与する領域がある．上方注視に関しては，上丘の前縁が関与している．この部分が障害されると，上方注視麻痺(Parinaud 症候群)がみられる．

後頭葉からのインパルスは対側の橋の中にある注視中枢（外転神経傍核 Nucleus paraabducens）にも行っており，側方への共同注視を引き起こす．実験的に第 18 野と第 19 野を刺激すると，特に側方への注視運動が生じる．しかし，下方や上方への注視運動が生じることもある（側方注視は最もしばしば認められるので，ヒトでは最も重要な働きをしているのは間違いがない）（図 4.21）．

随意的な眼球運動は Brodmann の第 8 野にある前頭眼野により支配されている（おそらく第 6 野，第 9 野も部分的に関与しているのであろう）．この部分は中心前回の前に位置している（図 4.21）．この部を刺激すると，眼球はしばしば対側を注視する（共同偏視 Déviation conjuguée）（図 4.24）（患者は刺激から遠ざかる方向を注視する）．この眼球運動には時には頭を対側に向ける動作が伴うことがある．

前頭眼野 frontal eye field から眼筋神経核までの神経路はまだ完全には解明されていない．この線維は皮質核路とともに内包および大脳脚を通り，脳神経核へと向かっているが，これは直接行っているのではなくて，網様体内の介在ニューロンや内側縦束を経由して到達しているのであろう（図 4.21）．

随意的な眼球運動はすべて反射弓による影響を受けている．一部は視性の影響であるが，その他に聴覚性，前庭性，固有知覚性（脊髄視蓋路および内側縦束を介する頸筋や項筋からのもの）の影響を受けている．

▶ **注意中枢の病変**　第 8 野を一側で破壊すると対側のものが優勢となるので，患側への共同偏視がみられる（患者は患側をにらむ）．時にはこの注視運動と，頭を患側へと向ける動作が伴うことがある．患者はもはや眼球を随意的に動かすことはできない．しかし眼球は反射的には動きうる．例えば，物体を視野の中でゆっくりと動かすと，患者はそれを眼で追うことができる．しかも随意的に注視しえない方向へも動かすことができるのである．前頭眼野の障害による注視障害はしばらくすると回復する．破壊性病変と異なり，第 8 野の刺激性病変（例えばてんかん発作など）では共同注視は病変から遠ざかる方向となる．

橋での病変ではこの注視方向は逆になる（図 4.24）．これは，皮質橋路が交叉しているからである．橋部病変のときの注視麻痺が完全に回復することはまれである．

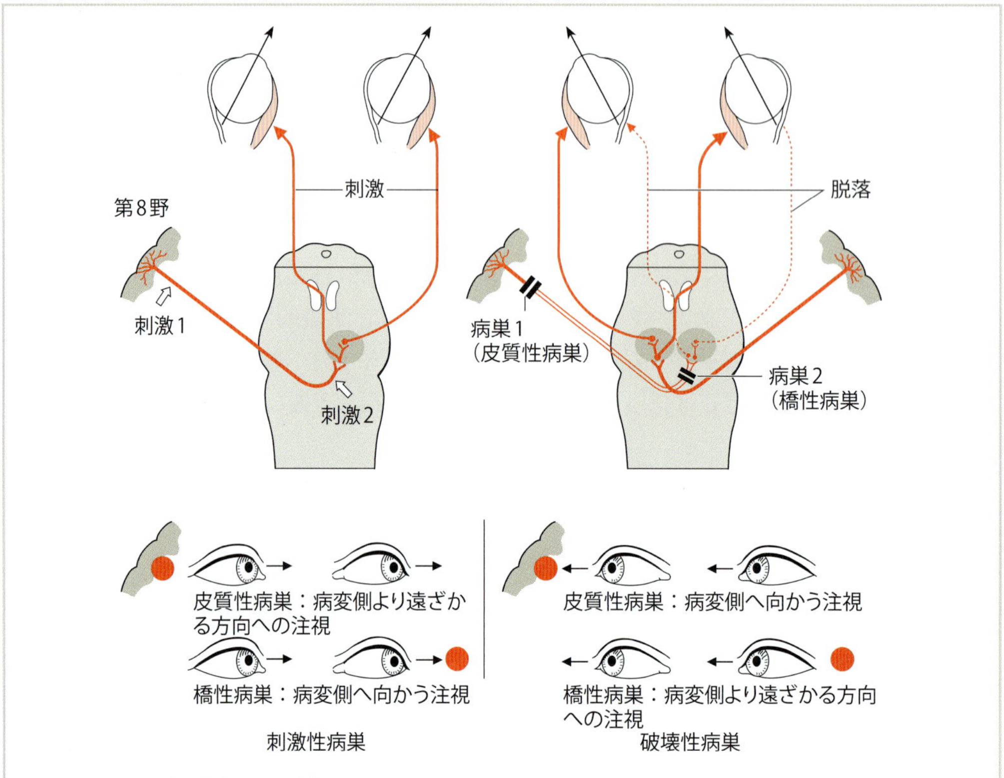

図 4.24 皮質病巣と橋病巣による共同偏視（刺激性病変と破壊性病変）

［反射性共同注視運動］

▶ **固視反射 fixation reflex**　ヒトは対象を意識的に注視することができるが，たいていの眼球運動は不随意的に（反射的に）行われている．ある物体が視野の中に入ってくると，われわれの注視と注意は無意識のうちにその物に向けられる．その物が動くと，眼はひとりでにそれを追い，その物を最も鮮明に見える場所，すなわち両側の黄斑部に保とうとする．もしわれわれが興味をそそる物を意識的に注視し続けようとする場合には，それを自動的に"眼の中"，つまり最もよく見える部分にもっていっている．興味あるものが移動した場合にも無意識のうちに眼も動いてそうしている．つまりすべての随意的眼球運動には，不随意の反射によるものが加わっているのである．英語圏の文献では，このような反射，つまり興味ある対象を網膜の最もよく見える部分で像を作り，それを保持しようとする反射のことを，固視反射 fixation reflex と名付けている．

　この反射弓の求心路は網膜から始まり，視神経を経て視覚野（第17野）に行っている．ここからのインパルスは第18野，第19野にさらに伝わる．ここからの遠心路がおそらく視放線

を経て（正確な走行はまだ不明であるが），対側の中脳および橋にある注視中枢へと向かっている．ここからそれぞれの眼筋運動神経核へと行っている．たぶん遠心路の一部は直接脳幹の注視中枢へ行っており，他のものは第8野を経由して行っているのであろう．

[**固視反射が障害される病変**] 固視反射に関係する後頭葉が障害されると，反射による眼球運動がうまくいかなくなる．随意的にはあらゆる方向へ眼球を動かしうるが，物を追いかけることができない．対象物はすぐに最も鮮明に像を結ぶ部分よりはみ出してしまうので，眼球を意識的に動かして，対象をつかみ直す必要が生じてくる．

▶ **視運動性眼振 optokinetic nystagmus** ある物に注意が向けられると，その物の像は両眼の最も鮮明に見える部分に形成されることになる（fusion）．対象はあらゆる方向に動き，近くなったり遠くなったりする．このときも絶えず，像が黄斑部からずれると，直ちに網膜からインパルスが視覚路を介して視覚野に達し，後頭視蓋線維を介して，それぞれの眼筋運動神経核に達し，像を再び黄斑部に結ぶようにする（視運動性過程）．この場合，眼球は急激な運動を示す（視運動性眼振 optokinetic nystagmus）．この眼振は走っている電車から外を眺めているときとか，読書時とか，白と黒の縞が交互に描かれた円筒をゆっくり動かし，これを見つめた場合などに実験的に認めることができる．素早い眼球運動は，注視した方向と逆方向に向かって生じる．先ほど述べた反射弓のどこで障害されても，視運動性眼振は消失する．視運動性眼振の消失は常に病的なことを意味する．

輻湊 convergence と調節 accommodation

視野の中で，どんどんと眼に近づいてくる物体を見つめるときには，もう少し違った反射過程，すなわち輻湊反射と調節反射がみられる．この場合には3つの異なった過程が同時に進行している．

- 輻湊：両側の内直筋が同時に収縮する．そのために両眼の眼軸は対象物に正しく向くことになる．このようにして像は網膜上の良好な位置，つまり最も鮮明な像を形成するところ（黄斑部）に結ばれることになる．
- 調節：毛様体筋が収縮すると，レンズの緊張がとれてレンズは厚みを増す．こうすることにより近くにある対象物の像は網膜上に正しく形成される．同様の機序が働き，遠くの対象物を見る際には，毛様体筋の緊張がとれてレンズは平たくなり，遠くの対象物の像は網膜上に形成されることとなる．
- 瞳孔の収縮：瞳孔は光学的な効果を高め，最も鮮明な像を網膜上に形成できるように収縮する（鮮明な画像を得るためには，カメラで絞りを狭くするのと同様である）．

以上3つの反応は随意的に行うことができ，このようにして対象を固定している．しかしながら，この過程は，突然遠くのものが近づいて来る際には，反射的にも行われている．

▶ **輻湊反射と調節反射の解剖学的裏付け（図4.25）**　網膜より求心性インパルスが生じ視覚野に達し，ここから視蓋前野 Area praetectalis を通って副交感神経核に行く．この核は Perlia 核 Nucleus Perlia と呼ばれ，Edinger-Westphal 核の内側で腹側にある．この核より出たインパルスは両側の内直筋核に行き（輻湊反射を引き起こす），Edinger-Westphal 核およびそこから毛様体神経節を経て毛様体筋へ行き（調節反射を行う），瞳孔括約筋に向かう（瞳孔収縮を引き起こす）（図4.26）．毛様体筋および瞳孔括約筋に対する神経路はおそらく別々の経路をとるのであろう．というのは，調節反射と対光反射は別々に消失することがあるからである．例えば，梅毒の場合には，Argyll-Robertson 瞳孔，つまり対光反射は消失するが，輻湊反射と調節反射は保持される状態がみられる．

対光反射 light reflex

網膜に入る光の量により，瞳孔の大きさは変化する．明るいと瞳孔は収縮し，暗いと瞳孔は散大する．対光反射は瞳孔の大きさを変化させることにより網膜に入る光の量を調節している．こうすることにより，光受容器を強すぎる光から防いでおり，また対象物が網膜上に鮮明に像を結ぶように作用している．これはカメラの絞りで光量を加減しているのと同様である．この反射は皮質下のレベル，つまり無意識に行われている．

▶ **対光反射の求心路**　対光反射の求心路は視神経および視索中を走り外側膝状体にまで達するが，ここには入らずにさらに上丘の方向に進んで視蓋前野内の核に終わっている．ここから介在ニューロンが両側の Edinger-Westphal 副交感神経核に行っている（図4.26）．このような結合により，インパルスは両側の Edinger-Westphal 核に伝わっている．そのために両側の共同した対光反射がみられることになる（一眼を光刺激すると，対側の瞳孔も収縮する）．

［**求心路の病変**］　視放線，視皮質や上丘が障害されても当然のことながら対光反射は何の影響も受けない．Edinger-Westphal 核への神経路はまだ完全には解明されていない．上丘を破壊しても対光反射は何の影響も受けないが，視蓋前野を障害すると対光反射は消失するので，この反射の求心路はこの領域に入っていると考えられている．同様に，視神経が障害されると反射弓としての視覚路における求心路が断たれるので，障害された側の眼に光刺激を与えても瞳孔は収縮しない．他の側の眼に光刺激を与えると，両側の瞳孔が収縮する．

▶ **対光反射の遠心路**　遠心路は Edinger-Westphal 核に始まり動眼神経とともに眼窩に行っている．ここで副交感神経の節前線維は分岐し，毛様体神経節の中で短い節後線維に連絡している．この節後線維は眼球の中に入り，瞳孔括約筋を支配している（図4.26）．

［**遠心路の病変**］　動眼神経あるいは毛様体神経節が障害されると，Edinger-Westphal 核よりのインパルスは同側の瞳孔括約筋に達することができなくなる．散瞳および対光反射の消失がみられる．

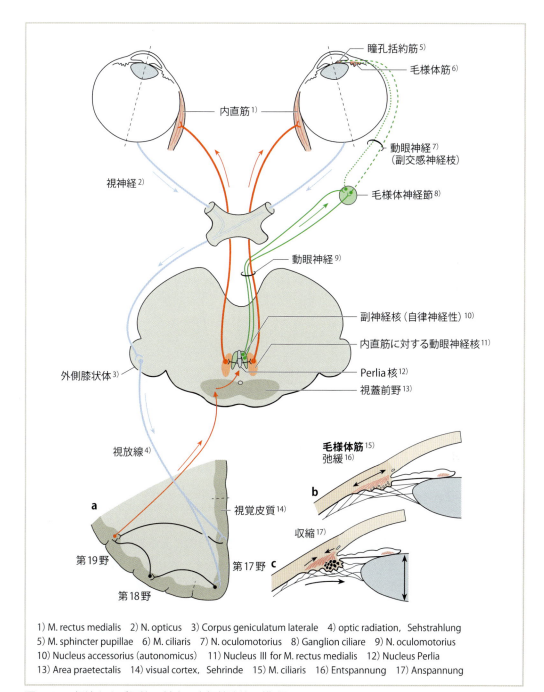

1) M. rectus medialis　2) N. opticus　3) Corpus geniculatum laterale　4) optic radiation, Sehstrahlung
5) M. sphincter pupillae　6) M. ciliaris　7) N. oculomotorius　8) Ganglion ciliare　9) N. oculomotorius
10) Nucleus accessorius (autonomicus)　11) Nucleus III for M. rectus medialis　12) Nucleus Perlia
13) Area praetectalis　14) visual cortex, Sehrinde　15) M. ciliaris　16) Entspannung　17) Anspannung

図 4.25　輻湊および調節に対する中枢性連絡の模式図（**a**）

毛様体筋は遠くの物を見つめる際には弛緩（**b**），近くの物を見つめる際には収縮（**c**）．

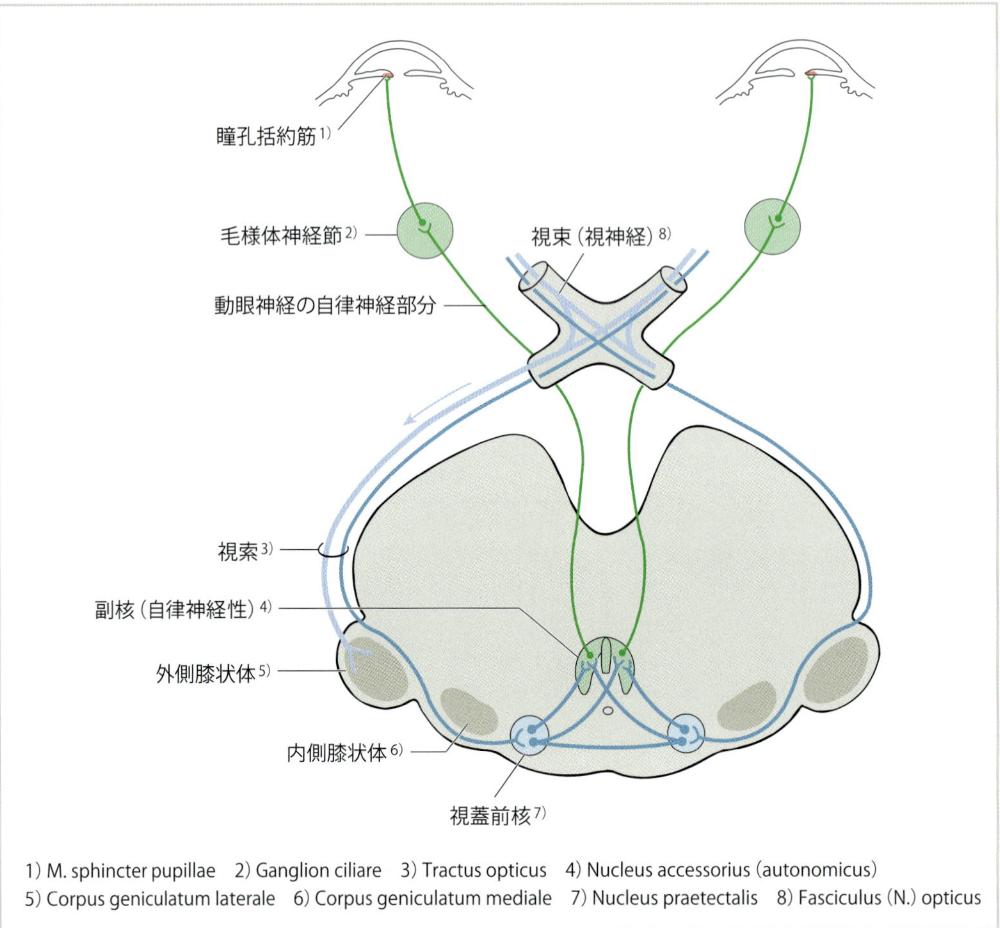
瞳孔括約筋1)
毛様体神経節2)
視束（視神経）8)
動眼神経の自律神経部分
視索3)
副核（自律神経性）4)
外側膝状体5)
内側膝状体6)
視蓋前核7)
1) M. sphincter pupillae 2) Ganglion ciliare 3) Tractus opticus 4) Nucleus accessorius (autonomicus)
5) Corpus geniculatum laterale 6) Corpus geniculatum mediale 7) Nucleus praetectalis 8) Fasciculus (N.) opticus

図 4.26　対光反射弓の模式図

▶ **瞳孔の大きさに影響を及ぼすその他の刺激**　瞳孔の拡大は眼に入る光によってのみ左右されているのではなくて，眼以外からの刺激も瞳孔の大きさを変化させうる．強い痛覚刺激，例えば項部筋に加えられた刺激とか，強度の精神的興奮は瞳孔の大きさを拡大させる．今までこのような場合に生じる散瞳は交感神経系の影響，すなわち交感神経により支配されている瞳孔散大筋 M. dilatator pupillae の収縮によると考えられてきたが，今ではこの考え方は疑問視されている．最近の研究では，副交感神経系の抑制によることの方がより重要な因子であろうと考えられている．

▶ **瞳孔不同 anisocoria**　左右の瞳孔の大きさが異なる状態を意味している．軽度の瞳孔不同は正常人でも時に認めることがある（生理的瞳孔不同）が，著明な瞳孔不同は（一側の）空間占拠

性病変により一側の動眼神経が圧迫されていることを示唆している．臨床的には，瞳孔不同は一眼のみに縮瞳薬か散瞳薬を投与したときにも生じる現象であることを忘れてはならない（このために，昏睡状態の患者などにこれらの薬は使うべきでない）．

眼の交感神経・副交感神経支配

▶ **眼の副交感神経支配**（図 4.27）　瞳孔括約筋と毛様体筋の副交感神経支配については対光反射と調節反射の項ですでに記載しておいた．眼への副交感神経性活動が高まると，瞳孔の収縮（縮瞳 miosis）と近寄ってくる物体に対しての調節反射となって現れる．

▶ **眼の交感神経支配**（図 4.27）　眼へと向かう交感神経の中枢，いわゆる毛様体脊髄中枢 Centrum ciliospinale は第 8 頸髄～第 2 胸髄レベルの脊髄白灰質内の側角内にある．ここから節前線維が上頸神経節 Ganglion cervicale superius まで行き，ここで節後線維に連絡している．この節後線維は内頸動脈，次いで眼動脈に沿って眼窩にまで達し，最終的には瞳孔散大筋，上・下眼瞼板筋 M. tarsalis superior et inferior，眼窩筋 M. orbitalis にまで達している．他の交感神経線維は同側の顔面の汗腺，血管を支配している．

　毛様体脊髄中枢の求心路：網膜からの求心性線維は視床下部（視交叉上核）へと向かう．ここから中枢性交感神経路が始まっている．ここからの線維は中脳レベルで対側へと交叉し，脳幹内，脊髄内を下行し毛様体脊髄中枢に達している．

▶ **Horner 症候群 Horner syndrome**（図 4.28）　中枢性交感神経路，毛様体脊髄中枢，上頸神経節およびこれより眼球までの節後線維のうちのどの箇所で障害されても Horner 症候群が生じる．このときに出現する 3 徴候は，1)眼裂の狭小化（上眼瞼板筋の麻痺），2)縮瞳 miosis（瞳孔散大筋の麻痺，瞳孔括約筋が優位に立つ），3)眼球陥凹 enophthalmos（眼窩筋の麻痺）がみられる．さらに毛様体脊髄中枢とそこから出る遠心路が障害されると，障害側顔面の発汗障害と血管拡張がみられる．

視性防御反射

　物体が突然眼の前に現れると反射的に眼瞼は閉じられる（**瞬目反射 blink reflex**）．この反射の求心路は網膜から直ちに中脳蓋 Tectum mesencephali へと行き，ここからさらに視蓋核路 Tractus tectonuclearis を経て顔面神経核へ向かう．ここから両側の眼輪筋 M. orbicularis oculi が支配されている．インパルスはまた視蓋脊髄路を介して頸髄前角細胞に行っており，これにより頭をそらす動作が生じている．

4.3.5　三叉神経 N. trigeminus（第 V 脳神経）

　三叉神経は混合神経である．顔面の知覚に関与する太い知覚性要素（大部 Portio major）と

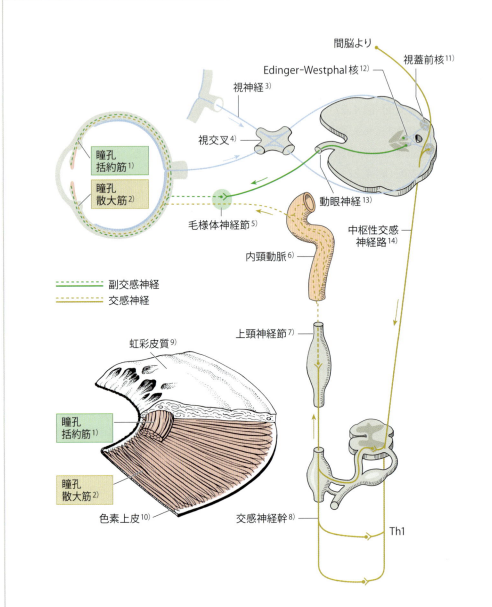

1) M. sphincter pupillae 2) M. dilatator pupillae 3) N. opticus 4) Chiasma opticum 5) Ganglion ciliare 6) A. carotis interna 7) Ganglion cervicale superius 8) Truncus sympathicus 9) Stroma iridis 10) Pigmentepithel 11) Nucleus praetectalis 12) Nucleus Edinger-Westphal 13) N. oculomotorius 14) zentrale Sympathikusbahn

図 4.27 内眼筋の副交感神経および交感神経支配

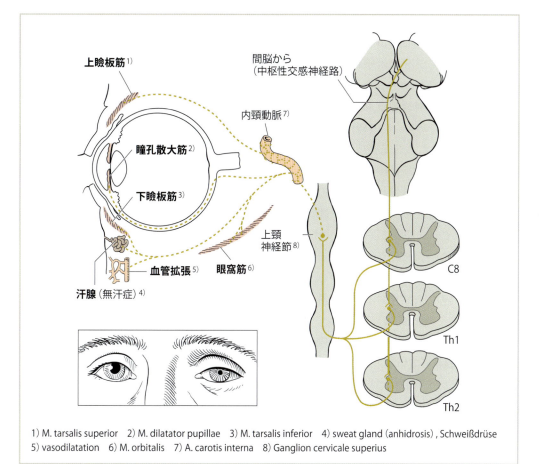

1) M. tarsalis superior　2) M. dilatator pupillae　3) M. tarsalis inferior　4) sweat gland (anhidrosis), Schweißdrüse
5) vasodilatation　6) M. orbitalis　7) A. carotis interna　8) Ganglion cervicale superius

図 4.28　Horner 症候群および顔面の汗腺の神経支配と血管の収縮性神経支配

咀嚼筋へ行く細い運動性要素（小部 Portio minor）から成り立っている．

▶ **三叉神経節と脳幹での三叉神経諸核**　三叉神経節 Ganglion trigeminale（Ganglion Gasseri）は脊髄神経節に相当する．この神経節では，脊髄神経節でみられたと同様に，末梢枝は触覚，識別覚，圧覚，痛温覚の受容器へと行っており，中枢枝は**三叉神経主知覚核 Nucleus sensorius principalis n. trigemini**（触覚，識別覚）および**三叉神経脊髄核 Nucleus spinalis n. trigemini**（痛覚，温度覚）に終わっている．**三叉神経中脳路核 Nucleus tractus mesencephalicus n. trigemini** は特別である．というのはこの細胞は脊髄神経節細胞に相当するのである．いわばこの核は中枢神経系の中に潜り込んだ神経節と考えられる．この細胞由来の神経線維が咀嚼筋の筋紡錘内の受容器および圧覚に対する受容器へと行っている．これらの核領域に病巣があると玉ねぎの皮状に知覚障害領域が出現するが，この範囲は中枢での支配領域に相当している．

上述した3つの脳神経核は**図4.30**に示すごとく，頸髄から中脳の領域に広がって存在している．三叉神経節は**図4.6**に示すごとく，頭蓋底で錐体骨先端にかぶさるように存在している．三叉神経節の末梢枝は眼窩裂から出る**眼神経 N. ophthalmicus**，正円孔から出る**上顎神経 N. maxillaris**，卵円孔から出る**下顎神経 N. mandibularis** を形成する．

▶ **体性知覚性三叉神経線維 somatosensory trigeminal fibers**　これらの神経の末梢での走行は**図4.29**に示してある．この神経によって支配される知覚領域は顔面および頭頂部に及んでいる．**図4.30**はこれら3末梢枝により支配される皮膚領域の境界を示している．三叉神経により支配される皮膚領域に接して，第2，3頸髄神経のデルマトームがある．第1頸髄神経は運動枝のみであり，頭蓋骨と上部頸椎の間の項筋を支配している．

これ以外に口腔粘膜，鼻腔粘膜，副鼻腔粘膜，上・下顎の歯および硬膜の大部分（前・中頭蓋窩のもの）も三叉神経により支配されている．耳の部分では耳介の前の部分，外耳道の前部分，鼓膜のみが三叉神経支配を受けている．外耳道の他の部分は中間神経 N. intermedius，舌咽神経，迷走神経の支配を受けている．

咀嚼筋からの固有知覚および硬口蓋からの固有知覚は下顎神経により伝えられる．これらは咀嚼の力具合を調節している．

すべての三叉神経の体性知覚性線維は**三叉神経主知覚核 Nucleus sensorius principalis n. trigemini** に終わっている．この神経核は橋の背外側にある（延髄における後索に相当する部分である）．ここからの2次ニューロンの軸索は正中を越えて対側の内側毛帯を上行し，視床の後内側腹核（Nucleus ventralis posteromedialis）に終わっている（**図4.30**）．

三叉神経の体性知覚性線維は幾つかの重要な反射弓の構成要素となっている．

[**角膜反射 corneal reflex**]　三叉神経主知覚核に伝えられる眼粘膜からのインパルスは，この核でニューロンを替えて，角膜反射の求心路として顔面神経核に達する．この反射の遠心路は顔面神経の末梢ニューロンである．角膜反射は，角膜を触れると両側の眼が閉じるという反射であるが，この反射弓が求心性の三叉神経，あるいは遠心性の顔面神経の部分で障害されるとこの反射は消失する．

[**クシャミ反射 sneeze reflex と吸呑反射 suck reflex**]　鼻粘膜より三叉神経へと向かっている他の求心路は，クシャミ反射の求心路に相当する．遠心路はさまざまな神経より成り立っている．すなわち第Ⅴ，Ⅶ，Ⅸ，Ⅹ脳神経の他に，呼気運動に関与するさまざまな神経もこの反射の遠心路を構成している．吸呑反射についてなお触れておく必要がある．この反射は乳飲み子の口に触れてみると乳児は物を吸う動作を示す．

▶ **三叉神経の痛覚・温度覚線維**　痛覚・温度覚を伝える線維は**三叉神経脊髄路 Tractus spinalis n. trigemini** として尾側に向かい，頸髄にまで広がっている**三叉神経脊髄核 Nucleus spinalis n. trigemini** に終わる．頸部の尾側に行くにつれて，三叉神経脊髄核は上部頸髄節よりの痛み

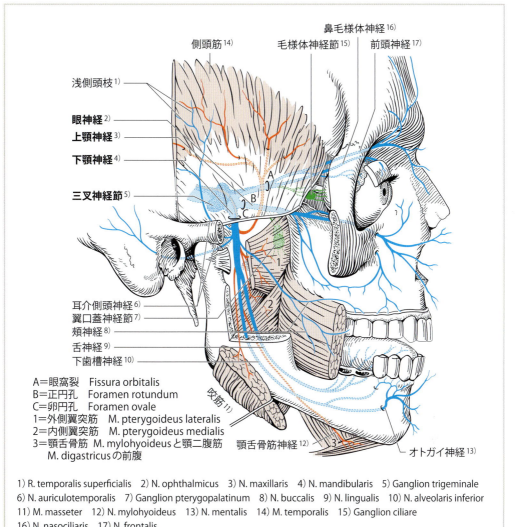

図 4.29 三叉神経の知覚枝，運動枝の末梢での走行

のインパルスが入っている Lissauer 帯 Lissauer's zone や後角の膠様質 Substantia gelatinosa への突起を形成するようになる．

　三叉神経脊髄核の尾側（尾部 Pars caudalis）では，だいたい体性局在性配列がみられる．最下部は眼神経の痛覚線維，その頭側には上顎神経のもの，その上には下顎神経のものと続く．三叉神経脊髄路には第Ⅶ，第Ⅸ，第Ⅹ脳神経からの線維も入っており，これらは耳，舌の後ろ

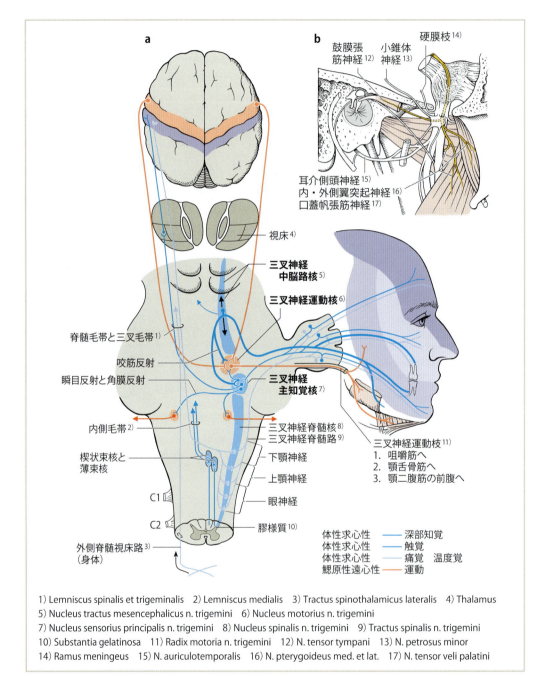

図 4.30　三叉神経核・神経路と他の神経系の関係
a：三叉神経路とこれを支配する神経核の中枢での連絡路（模式図）．
b：三叉神経運動性線維．

1) Lemniscus spinalis et trigeminalis　2) Lemniscus medialis　3) Tractus spinothalamicus lateralis　4) Thalamus
5) Nucleus tractus mesencephalicus n. trigemini　6) Nucleus motorius n. trigemini
7) Nucleus sensorius principalis n. trigemini　8) Nucleus spinalis n. trigemini　9) Tractus spinalis n. trigemini
10) Substantia gelatinosa　11) Radix motoria n. trigemini　12) N. tensor tympani　13) N. petrosus minor
14) Ramus meningeus　15) N. auriculotemporalis　16) N. pterygoideus med. et lat.　17) N. tensor veli palatini

1/3，喉頭，咽頭からの痛覚刺激を伝えている（図 4.48，図 4.49）．

　三叉神経脊髄核の中間部 Pars interpolaris および吻側部 Pars rostralis にはおそらく，圧覚と触覚を伝える求心性線維が入っている．この部における神経核の機能解剖はまだ十分には解明されていない．中間部には歯茎からの痛覚刺激も入っている．

　三叉神経脊髄核から出た2次ニューロンは広い範囲に広がりながら対側へと向かい，橋を通って外側脊髄視床路と一緒に視床へと向かい，後内側腹側核 Nucleus ventralis posteromedialis（VPM核）に終わっている（図 4.30）．

　視床から出た3次ニューロンは内包の後脚を通って中心後回の最下部に行っている（図 2.19）．

▶ **三叉神経運動性線維**　三叉神経運動枝（小部 Portio minor）の核は，橋の被蓋外側で，三叉神経主知覚核の内側にある．運動枝は下顎神経とともに頭蓋骨より出て咬筋 Mm. masseter，側頭筋 M. temporalis，外側・内側翼突筋 M. pterygoideus lateralis et medialis，口蓋帆張筋 M. tensor veli palatini，顎舌骨筋 M. mylohyoideus，顎二腹筋 M. digastricus の前腹を支配している（図 4.29，図 4.30）．

　運動核，つまるところ咀嚼筋は皮質核路 Tractus corticonuclearis を介して中枢よりの支配を受けている．これは主として対側からの支配であるが，同時に同側からの支配も受けている．それゆえに一側性に核上性障害が生じても咀嚼運動にはほとんど何の麻痺もみられない．

　核上性経路は中心前回最下部の細胞から由来している（図 3.2，図 4.30）．

[**三叉神経運動性線維の病変**]　核性および末梢性に運動神経線維が障害されると，咀嚼筋の弛緩性麻痺および萎縮が生じる．歯を両側でしっかり噛み合わせて，顎を触れてみると麻痺筋がわかるので，一側性麻痺の存在を知りうる．口を開け下顎を前方に出させてみると，下顎は麻痺側へ偏る．これは健側の翼突筋が優勢になるからである．この場合，開口した状態で咬筋をハンマーでたたくと，正常では口を閉じる反射（咬筋反射 masseter reflex）がみられるが，これが消失する．

[**三叉神経に生じる幾つかの疾患**]

▶ **三叉神経痛 Trigeminal neuralgia**　典型的な三叉神経痛の場合には，顔面における三叉神経の1本あるいは複数の枝の領域に発作的に激烈な痛みが出現する．この痛み発作は顔面の1ヵ所あるいは数ヵ所にある疼痛誘発領域（trigger zone）を触れることにより誘発される．三叉神経痛を誘発する動作としては，洗顔，髭剃り，歯磨きなどがある．この痛み発作は昔からフランス語での tic douloureux という言葉でも知られている．神経学的な検査を行ってもこの痛み発作以外に認めるものはなく，顔面での知覚障害もみられない．

　三叉神経痛の病態生理についてはまだ十分には解明されていない．末梢性あるいは中枢性の機序が想定されている（以前に用いられていた本態性 idiopathic という言葉は今はあまり使わ

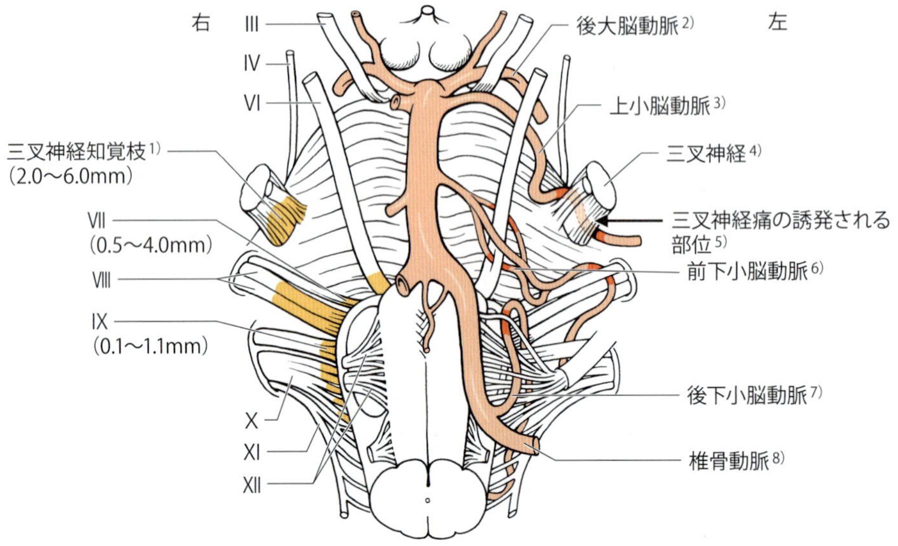

図 4.31 橋と延髄の腹側をそこに出入りする脳神経とともに示す

右側：黄色の部分は神経根のうち中枢性の無髄部分を示す．左側：神経根のこれらの部分に近接して走行する蛇行した血管を示す．蛇行した上小脳動脈により三叉神経が圧迫されることが，三叉神経痛の原因となっていることを示唆している．

1) V. sensibel　2) A. cerebri posterior　3) A. cerebelli superior　4) N. trigeminus
5) Auslösestelle der Trigeminusneuralgie　6) A. cerebelli inferior anterior　7) A. cerebelli inferior posterior
8) A. vertebralis

れなくなっている）．Gardner（1959年），また最近ではJannetta（1982年）は，三叉神経痛の原因として，三叉神経が脳幹部より出た直後の部分で髄鞘のない箇所で，ループした血管（主に上小脳動脈）により圧迫されることが原因であると提唱している（**図4.31**）．この説は，三叉神経痛に対して行われた脳神経外科的手術により80％程度の患者で痛みが消失することにより正しいことが裏付けられている．この手術は微小血管減圧術 microvascular decompression という名称で呼ばれる術式であり，開頭術により三叉神経の起始部にみられる圧迫血管を小さなスポンジなどを用いて神経から移動させ，三叉神経と血管が接触しないようにする手術である．

　三叉神経痛は薬物によっても80〜90％の患者で痛みが減弱したり消失したりすることが可能である．使用される薬物はカルバマゼピンであり，また最近導入されたガバペンチンである．脳神経外科的療法は薬物療法が無効の症例の場合に適応となる．三叉神経痛の治療法としては，これら薬物療法，脳神経外科的手術以外に，経皮的に行う高周波熱凝固療法 percutaneous thermocoagulation がある．

症候性三叉神経痛 symptomatic trigeminal neuralgia の原因として最も多いものが，多発性硬化症である．多発性硬化症では患者の 2.4％に三叉神経痛が出現し，14％は両側性にみられる．

その他の症候性三叉神経痛の原因としては，歯の疾患，副鼻腔炎，骨折，小脳橋角部腫瘍，口腔内や鼻の腫瘍などがある．眼や前頭部の痛みは緑内障や虹彩炎なども疑う必要がある．急性の緑内障の痛みは典型的な三叉神経痛発作と似ることがある．

▶ **鑑別診断**　鑑別診断に際しては，顔面領域に生じる他の疼痛性疾患を考慮しなければならないが，ここではこれらのうちで頻度の高い 2, 3 の病態につき述べるにとどめておく．

Tolosa-Hunt 症候群では眼窩周辺に痛み発作が繰り返し，著明な動眼神経麻痺が出現する．コルチゾンが奏効する．

Gradenigo 症候群 Gradenigo syndrome では三叉神経前頭枝の領域に痛みがあり，外転神経麻痺を伴っている．錐体骨先端にある含気細胞での炎症が原因と考えられている．

[**Charlin 神経痛 Charlin neuralgia**]　内眼角鼻根部に痛みがあり，流涙を伴う症候群のことである．原因として毛様体神経節 Ganglion ciliare への刺激が考えられている．

[**群発頭痛 cluster headache**]　これは，Bing-Horton 症候群 Bing-Horton syndrome，顔面紅痛症 erythroprosopalgia，あるいはヒスタミン頭痛とも呼ばれている．この場合の疼痛発作は眠っているとき，あるいはもっぱら夜間に多く起こる．発作時間は短い．また痛みのある側で，顔面紅潮，流涙，鼻汁分泌があり，しばしば Horner 症候群を伴っている．痛みを誘発する要因としては，高所に登った場合，アルコール摂取，ニトログリセリンを内服した場合などが知られている．この場合の頭痛は群発し，1 週間からそれ以上持続し，2 週間以上頭痛がみられない期間を挟んでいる．原因はまだ不明である．治療法としては経験的なものであり，酸素投与，トリプタンなどの薬物投与が行われる．

▶ **他の顔面痛**　ここでは詳しくは述べないが，顔面痛を引き起こすまれな疾患としては以下のようなものがある．

側頭動脈炎，SUNCT 症候群（Short-lasting Unilateral Neuralgiform Headache Attacks with Conjunctival Infection and Tearing），海綿静脈洞症候群，筋顔面疼痛症候群，Raeder 症候群，非典型的顔面痛などがある．

4.3.6 顔面神経 Nervus facialis（第Ⅶ脳神経）と中間神経 Nervus intermedius

顔面神経には 2 つの要素が含まれている．大きい方は運動性要素のみからなり顔面の表情筋を支配している（図 4.32）．これが本来の顔面神経である．これ以外に顔面神経には，いわゆる中間神経といわれる細い神経も含まれており，内臓求心性線維・体性求心性線維とともに

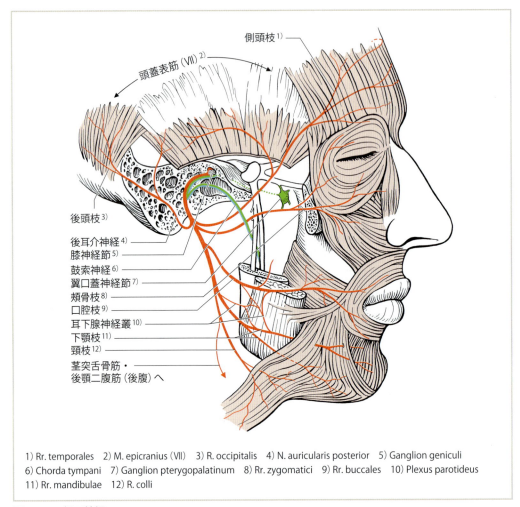

1) Rr. temporales　2) M. epicranius (Ⅶ)　3) R. occipitalis　4) N. auricularis posterior　5) Ganglion geniculi
6) Chorda tympani　7) Ganglion pterygopalatinum　8) Rr. zygomatici　9) Rr. buccales　10) Plexus parotideus
11) Rr. mandibulae　12) R. colli

図 4.32　顔面神経

内臓遠心性線維も含んでいる（**表 4.1**）．

顔面神経の運動枝

▶ **運動枝の核**は橋被蓋の腹外側にある（**図 4.2**，**図 4.3**，**図 4.33**）．この運動性神経核は脊髄における運動性前角細胞に相当するが，第 2 鰓弓由来のものである．これの神経線維は複雑な経路を走行する．まず外転神経核の周りを回り（内顔面神経膝 Genu n. facialis interna）（**図 4.2**），菱形窩に小さな隆起を形成する（顔面神経丘 Colliculus facialis）（**図 4.1**）．この線維は

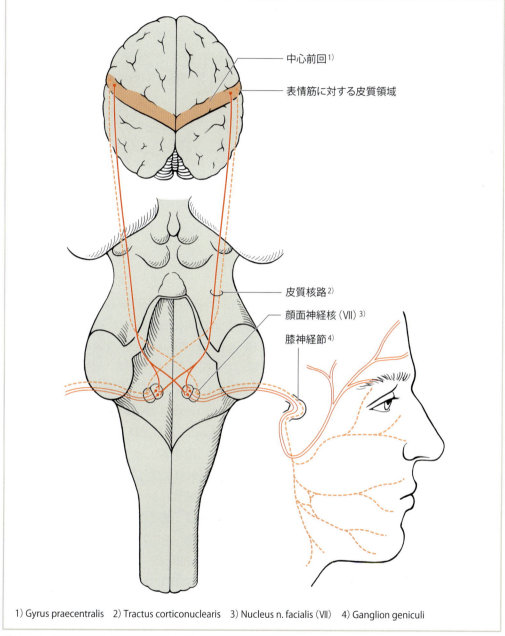

1) Gyrus praecentralis　2) Tractus corticonuclearis　3) Nucleus n. facialis（Ⅶ）　4) Ganglion geniculi

図 4.33　顔面神経の中枢性連絡路の模式図（前額部は両側性支配）

前額筋の動きに関与する核は，両側の大脳半球から神経支配を受けている．このように両側性の支配を受けているので，一側の皮質核路での病変では前額筋麻痺の症状は出現しない．患側の顔面神経核は対側の大脳半球から生じたインパルスのみにより刺激される．一側の皮質核路の病変の場合には，前額を除いた対側の表情筋麻痺の症状が出現する．

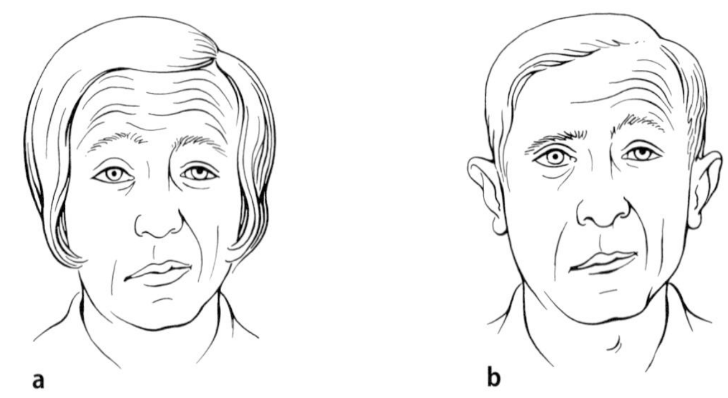

図 4.34　顔面神経麻痺
a：中枢性麻痺（前額筋は障害されない），b：末梢性麻痺（前額筋も障害される）．

密集して 1 つの線維束を形成し，橋下端の腹外側より出て，中間神経および第Ⅷ脳神経と一緒に内耳孔へ入っている．内耳孔内では顔面神経および中間神経は第Ⅷ脳神経から分かれてさらに外側に向かい，顔面神経管内の膝神経節 Ganglion geniculi へと進む．この部分で顔面神経は急に下方へと曲がっている（外顔面神経膝 Genu n. facialis externa）．この管の下部で顔面神経は茎乳突孔 Foramen stylomastoideum を通って頭蓋骨より出ている．ここから個々の運動枝は顔面に広がっている．例えば，耳下腺を通り抜けた枝は，第 2 鰓弓由来の顔面表情筋に分布している（口輪筋・眼輪筋 M. orbicularis oris et occuli，頬筋 M. buccinator，後頭筋 M. occipitalis，前頭筋 M. frontalis，アブミ骨筋 M. stapedius，広頸筋 Platysma，茎突舌骨筋 M. stylohyoideus および顎二腹筋 M. digastricus の後腹）（図 4.32）．

▶ **顔面神経が関与する反射弓**　顔面神経はさまざまな反射弓に関与している．**角膜反射**についてはすでに記載した．上丘からは視蓋延髄路を介して視覚性インパルスが来ているので，強い光の際に瞼を閉じる反応が起こる（**瞬目反射 blink reflex**）．聴覚性インパルスも台形体背側核 Nucleus dorsalis corporis trapezoidei を経て顔面神経核に達しており，音の強弱に応じてアブミ骨筋の緊張を調節している（**アブミ骨反射 stapedius reflex**）．

▶ **顔面神経の支配領域にみられる運動性麻痺**　前額部の筋は顔面神経からは核上性に両側性支配を受けているが，その他の表情筋は対側の皮質から支配されているのみである（図 4.33）．一側性障害，例えば脳卒中のときには前額筋は麻痺から免れる（図 4.34a）．これに対して核性あるいは末梢性障害のときには同側のすべての顔面表情筋の麻痺が生じる（図 4.34b）．患者の顔貌から，中枢性の麻痺か末梢性の麻痺であるのかを鑑別することが可能である．顔面神経の核性麻痺が単独で出現することはきわめてまれであり，たいていの場合は脳幹に存在する

他の脳神経核やそこを走行する神経路の障害を伴っている.

　顔面神経運動核は中心前回から影響を受けているのみでなく，間脳によってもまた支配されていることは間違いがない（感情による表情筋の動き）．さらに，大脳基底核からも影響を受けている．これらの部分が障害されると，表情欠乏症 hypomimia，あるいは無表情症 amimia（Parkinson 病）となる．まれにはジスキネジア症候群がみられることもある（顔面痙攣 hemifacial spasm，顔面ジスキネジア facial dyskinesia，眼瞼スパズム blepharospasm などがみられる）．これらの異常運動がどの部位の病変により生じているのかはまだ不明である.

▶ **特発性顔面神経麻痺 idiopathic facial nerve palsy（Bell 麻痺）**　顔面神経を障害する疾患で最も頻繁にみられる病態であり，年間 10 万人あたり 25 名程度の割合で出現する．この原因はまだ不明である．前額筋を含めて一側の顔面筋がすべて弛緩性麻痺となり，病変の部位に応じていろいろなこれ以外の症状が出現する．顔面神経管内のそれぞれの部位で顔面神経が障害された場合に出現する症状については図 4.35 にまとめてある．また特発性顔面神経麻痺の MRI 所見は図 4.36 に示してある．顔面神経が急に麻痺した場合には，すべての症例が特発性顔面神経麻痺ではないので鑑別診断を慎重に行うことが必要である．急性顔面神経麻痺の 10 % は帯状ヘルペスによるものであり，4 % は中耳炎が原因であり，2 % はさまざまな腫瘍（耳下腺腫瘍，神経鞘腫，その他）による．両側性麻痺の場合には Guillain-Barré 症候群あるいは神経ボレリア症 neuroboreliosis（この場合には一側性に発症することが多いが，症例の 50 % では両側性に発症する）を疑う必要がある.

　全患者の 60～80 % で自然に症状は完全に回復する．顔面神経麻痺の発症後 10 日以内にステロイド（プレドニゾロンを体重 1 kg あたり 1 mg を 5 日間）を投与すれば，神経回復が早まり，90 % の患者で完全な回復が得られるとのデータが数多く報告されている.

　末梢性顔面神経麻痺の後で，神経再生が不十分であったり，あるいは誤って再生されたために，時に顔面拘縮 facial contracture や表情筋の異常な共同運動（synkinesia）がみられることがある．誤った再生のときには "ワニの涙症候群 syndrome of crocodile tears" となる．これは涙腺へと向かうべき線維が変性を起こし，この線維を包んでいる Schwann 鞘の中へ，唾液腺へと向かうべき線維が誤って入っていくために，口を動かしたときに涙が出る現象が生じていると考えられている.

中間神経 N. intermedius

中間神経には種々の求心性および遠心性要素が含まれている（表 4.1）.

▶ **味覚性求心路**　味覚に関する求心性線維の細胞体は膝神経節にあって，脊髄神経節細胞と同様に偽単極性細胞を有している．これら求心性線維の一部は舌の前 2/3 の味蕾 buds から由来する（図 4.37）．この線維はまず三叉神経の 1 枝である舌神経 N. lingualis とともに走

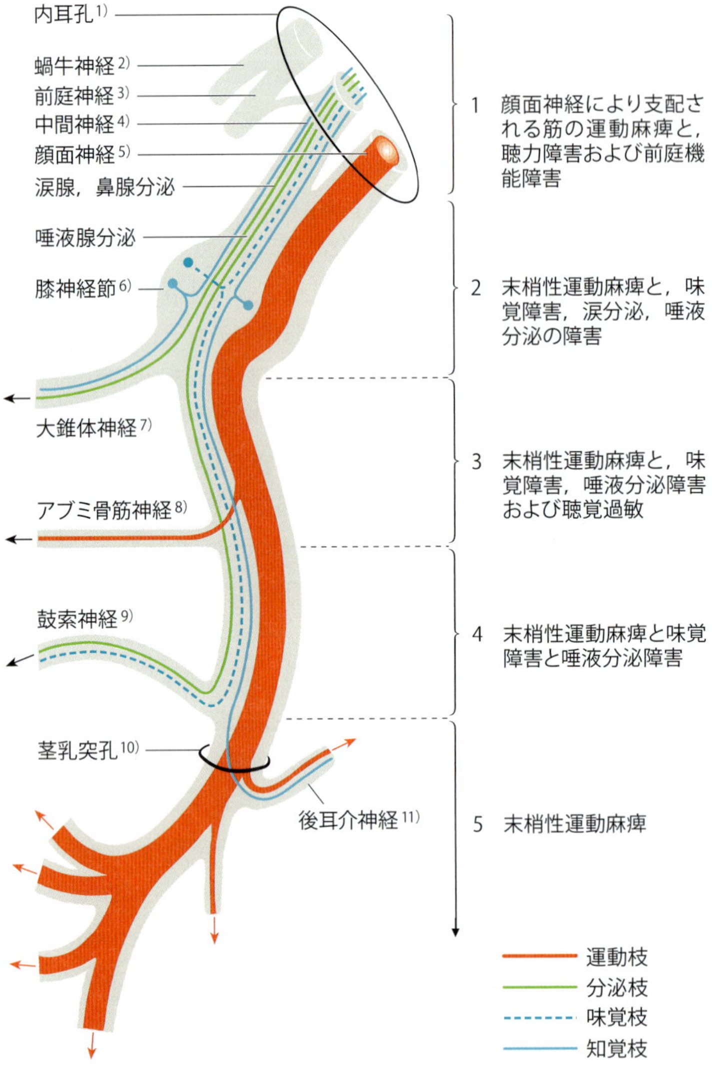

160　第4章 脳 幹

1 顔面神経により支配される筋の運動麻痺と，聴力障害および前庭機能障害

2 末梢性運動麻痺と，味覚障害，涙分泌，唾液分泌の障害

3 末梢性運動麻痺と，味覚障害，唾液分泌障害および聴覚過敏

4 末梢性運動麻痺と味覚障害と唾液分泌障害

5 末梢性運動麻痺

凡例：
- 運動枝
- 分泌枝
- 味覚枝
- 知覚枝

ラベル：
- 内耳孔 1)
- 蝸牛神経 2)
- 前庭神経 3)
- 中間神経 4)
- 顔面神経 5)
- 涙腺，鼻腺分泌
- 唾液腺分泌
- 膝神経節 6)
- 大錐体神経 7)
- アブミ骨筋神経 8)
- 鼓索神経 9)
- 茎乳突孔 10)
- 後耳介神経 11)

1) Porus acusticus internus　2) N. cochlearis　3) N. vestibularis　4) N. intermedius　5) N. facialis
6) Ganglion geniculi　7) N. petrosus major　8) N. stapedius　9) Chorda tympani　10) Foramen stylomastoideum
11) N. auricularis posterior

図 4.35 顔面神経諸枝の模式図と，それぞれの枝が傷害されたときに出現する脱落症状

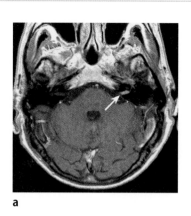 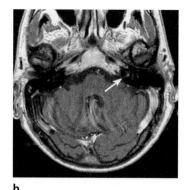

図 4.36 左の無痛性の完全な顔面神経麻痺を呈した 73 歳男性の MRI（特発性顔面神経麻痺，Bell 麻痺）
a：造影剤投与後の T1 強調水平断像．左の顔面神経は神経の走行に沿って著明に増強されている（矢印）．正常な右の顔面神経と比較のこと．
b：顔面神経の増強は錐体骨内に入っても続いていることがわかる（矢印）．直ちにコルチゾンが投与され，顔面神経麻痺は 3 週間以内に完全に消失した．

り，鼓索神経 Chorda tympani を通って膝神経節へ行き，ここからさらに孤束核 Nucleus tractus solitarii へと行く．この核には舌咽神経由来の味覚線維（舌の後ろ 1/3，有郭乳頭 Papillae vallatae）や迷走神経由来のもの（喉頭蓋 epiglottis）も入っている．味覚は 3 つの脳神経（第Ⅶ，Ⅸ，Ⅹ脳神経）により両側性に中枢へと伝えられているので，脳神経障害により完全な味覚脱失 ageusia になることはきわめてまれである．

孤束核は中間神経，舌咽神経，迷走神経の味覚枝がシナプスを替える場所である．ここから味覚のインパルスは対側の視床へと向かっており，後内側腹側核 Nucleus ventralis posteromedialis（VPM 核）の最も内側部分に終わっている．視床から出た線維は島の上にある中心前回の尾側に達している（図 4.37）．

[体性求心路] 外耳のうちの小区域，つまり外耳道や鼓膜の外表面からの幾つかの求心性線維は顔面神経に随伴して走行し，膝神経節を経て三叉神経核に入っている．耳の帯状疱疹のときに現れる水疱がこれらの関係を示してくれる（つまり，水疱がこれらの領域に現れる）．

▶ **遠心性分泌線維** 中間神経には遠心性副交感神経性線維も含まれている．この線維の核は上唾液核 Nucleus salivatorius superior（図 4.38）であり，顔面神経運動核の尾側，内側に位置している．この線維の一部は膝神経節のところで顔面神経本幹から分かれて，翼口蓋神経節 Ganglion pterygopalatinum を通って涙腺および鼻粘膜内の腺へと行っている．さらに別の枝は下方へ進み，鼓索神経，舌神経を通って顎下神経節 Ganglion submandibulare へと行き，こ

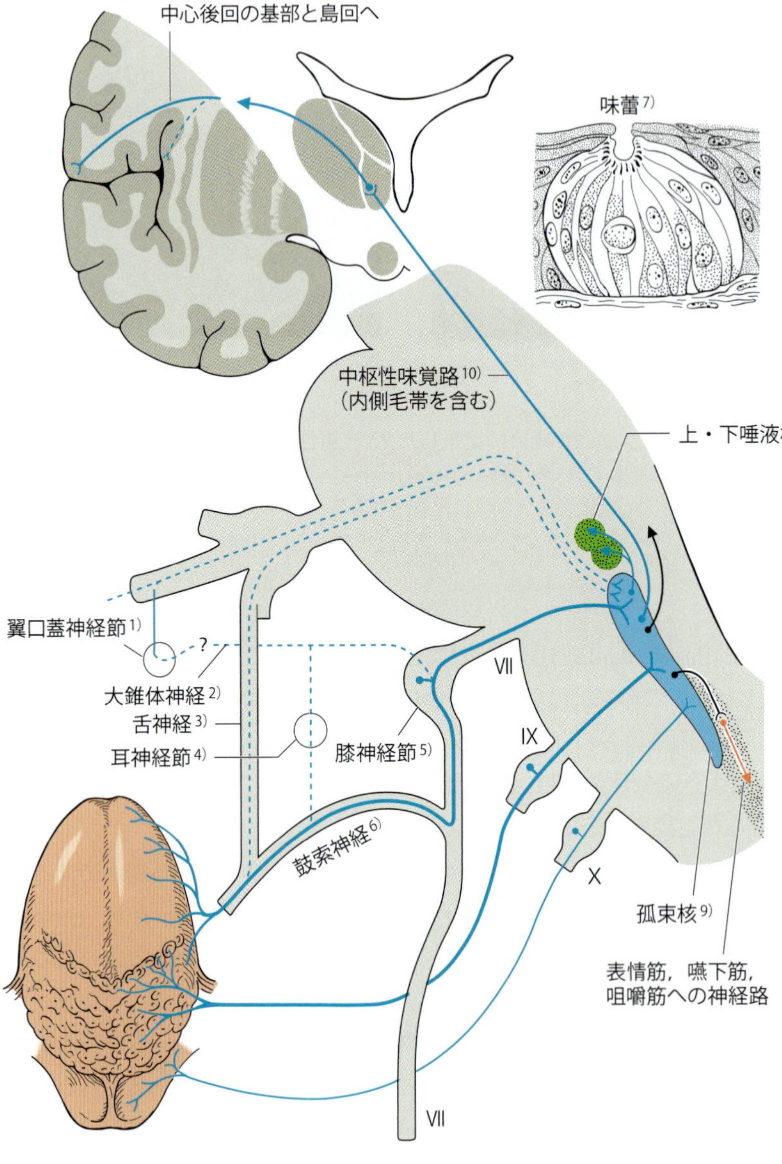

1) Ganglion pterygopalatinum 2) N. petrosus major 3) N. lingualis 4) Ganglion oticum 5) Ganglion geniculi
6) Chorda tympani 7) taste bud, Geschmacksknospe 8) Nucleus salivatorius superior et inferior
9) Nucleus tractus solitarii 10) zentrale Geschmacksbahn

図4.37　味覚に関する求心性線維と神経路

末梢受容器(味蕾)，味覚路の末梢での経路(中間神経，舌咽神経，迷走神経を介する)および脳幹にある核と中枢での神経路．

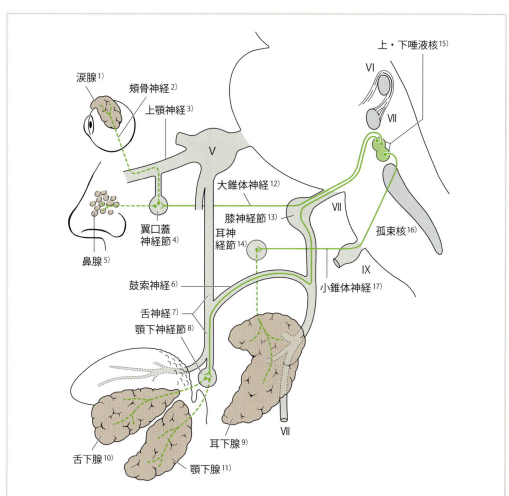

1) Glandula lacrimalis 2) N. zygomaticus 3) N. maxillaris 4) Ganglion pterygopalatinum 5) Glandulae nasales
6) Chorda tympani 7) N. lingualis 8) Ganglion submandibulare 9) Glandula parotis 10) Glandula sublingualis
11) Glandula submandibularis 12) N. petrosus major 13) Ganglion geniculi 14) Ganglion oticum
15) Nucleus salivatorius superior et inferior 16) Nucleus tractus solitarii 17) N. petrosus minor

図4.38 顔面部分の腺支配の模式図

こでシナプスを替え，さらに舌下腺および顎下腺へと向かい（**図4.38**），唾液分泌を行っている．すでに述べたように，上唾液核には背側縦束 Fasciculus longitudinalis dorsalis を介して嗅覚系よりのインパルスが入っている．食欲をそそる匂いは反射的に唾液分泌を引き起こす．涙の分泌は網様体を介する視床下部よりの刺激（感情）や三叉神経脊髄核（角膜刺激）による中枢よりの支配を受けている．

中間神経に関しては，2つのまれにみられる神経痛について触れておく必要がある．
1. Sluder 神経痛 Sluder neuralgia は，たいていは副鼻腔に炎症が広がって翼口蓋神経節が侵されることにより生じる．症状としては，眼，鼻根部，上顎，口蓋部に痛みがあり，項部や肩に放散する．涙および唾液分泌の障害もみられる．
2. Hunt 神経痛 Hunt neuralgia は，膝神経節が侵されることによる．症状としては，耳の有痛性ヘルペスと外耳道，耳介後部の水疱形成，さらに進むと末梢性顔面神経麻痺がみられ，時には耳鳴や難聴，味覚障害，涙や唾液分泌の障害がみられる．

4.3.7 前庭蝸牛神経（第Ⅷ脳神経）─蝸牛神経と聴覚器

体のバランスと聴力に関係する器官は発生学的に単一のものからできあがっており，錐体骨の中にある．すなわち卵形嚢からは 3 つの半規管を有する前庭系が作られ，球形嚢 Sacculus からは，蝸牛管 Ductus cochlearis を有する聴覚器官が作られる（図 4.39）．

▶ **音の受容**　音，言葉，歌，音楽，雑音などにより生じた音波は，外耳道を通って鼓膜 Membrana tympani に達する．鼓膜は外耳と中耳の隔壁となっている（図 4.39）．

［**中耳**（図 4.39）］　中耳は空気を含んでおり，耳管 Tuba auditiva（Eustachio 管 Tuba Eustachii）によって，鼻腔（外界）とつながっている．中耳は粘膜でおおわれた骨による腔，すなわち前庭 Vestibulum より構成されている．中耳の内側の壁にはコラーゲン組織で閉鎖された 2 つの孔が存在する．1 つが卵円窓 Fenestra ovale（前庭窓 Fenestra vestibuli）で，もう 1 つが正円窓 Fenestra rotunda（蝸牛窓 Fenestra cochleae）である．これらの孔は中耳をリンパ液で満たされた内耳から隔絶している．中耳にはさらに 2 つの小さな筋が存在している．鼓膜張筋 M. tensor tympani（第Ⅴ脳神経支配）とアブミ骨筋 M. stapedius（第Ⅶ脳神経支配）である．これらの筋は収縮することにより耳小骨の興奮性に影響を与え，激しい音により生じた過剰な振動から Corti 器官を保護するように働いている．音波は鼓膜から 3 つの耳小骨（ツチ骨 Malleus，キヌタ骨 Incus，アブミ骨 Stapes）により，卵円窓に伝わり，振動に変換される．

［**内耳**］　内耳の聴覚に関する部分は骨性部分と膜性部分とから成り立つ（図 4.39，図 4.40a）．骨性部分は 2 巻き半している管から構成されており，「かたつむり」を思わせる形状から蝸牛と名付けられている．蝸牛の構造について手短に述べることとする．蝸牛は前庭と上皮におおわれた骨性の管から構成されている．この管はラセン神経節 Ganglion spirale を含み，蝸牛軸 Modiolus の周りに円錐形に渦を巻いた形となっている．この蝸牛の断面を見てみると，その内部は 3 つの部分に分かれていることが見て取れる．すなわち，前庭階 Scala vestibuli，鼓室階 Scala tympani，と Corti 器官を含む中間階 Scala media（蝸牛管 Ductus cochlearis とも呼ばれている）である（図 4.40b）．前庭階と鼓室階は外リンパにより満たされているが，Corti 器官は血管繊毛 Stria vascularis で作られる内リンパを含んでいる．Corti 器官は前庭盲端 Cae-

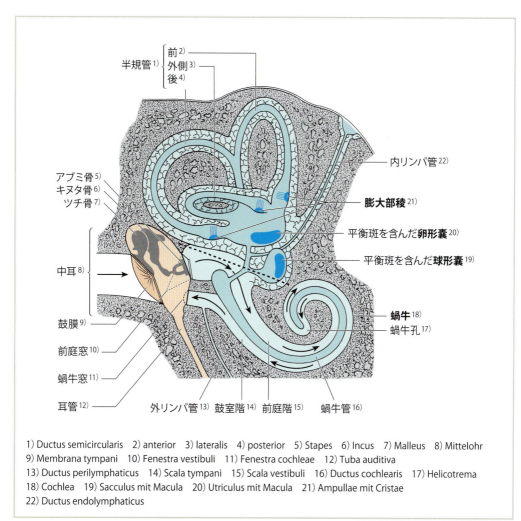

1) Ductus semicircularis 2) anterior 3) lateralis 4) posterior 5) Stapes 6) Incus 7) Malleus 8) Mittelohr
9) Membrana tympani 10) Fenestra vestibuli 11) Fenestra cochleae 12) Tuba auditiva
13) Ductus perilymphaticus 14) Scala tympani 15) Scala vestibuli 16) Ductus cochlearis 17) Helicotrema
18) Cochlea 19) Sacculus mit Macula 20) Utriculus mit Macula 21) Ampullae mit Cristae
22) Ductus endolymphaticus

図 4.39 聴覚器官および平衡器官の模式図

cum vestibulare から始まり，頂盲端 Caecum cupulare に終わっている．Corti 器官の上壁は非常に薄い Reissner 膜 Reissner membrane となっている．この膜のために内リンパと外リンパは混在しないようになっている．しかしながら前庭階の中の波動は伝わるので，基底膜を振動させることが可能となっている．波動は外リンパ中を卵円窓から前庭階を経て蝸牛の先端まで伝わる．そこで細い開口部（蝸牛孔 Helicotrema）を介して鼓室階と交通し，それから中耳とは膜でもって分けられている正円窓まで戻っている．

Corti 器官は前庭から先端に至るまで蝸牛の全長にわたって基底膜の上に存在している（**図**

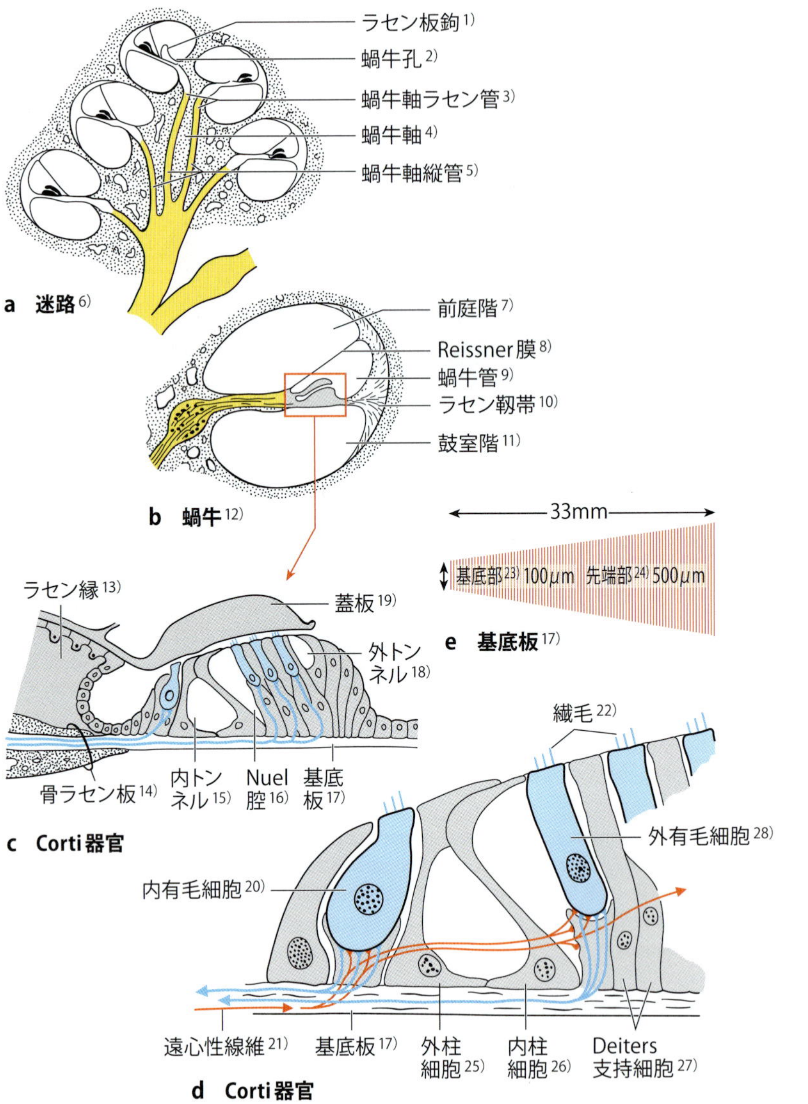

図 4.40 聴覚器の微細構造

a：迷路，**b**：蝸牛，**c**, **d**：有毛細胞を含んだ Corti 器官，**e**：基底板．

1) Hamulus laminae spiralis 2) Helicotrema 3) Canalis spiralis modioli 4) Modiolus
5) Canalis longitudinalis modioli 6) Labyrinth 7) Scala vestibuli 8) Reissnersche Membrane
9) Ductus cochlearis 10) Ligamentum spirale 11) Scala tympani 12) Schneckengang 13) Limbus spiralis
14) Lamina spiralis ossea 15) innerer Tunnel 16) Nuel-Raum 17) Lamina basilaris 18) äußerer Tunnel
19) Membrana tectoria 20) innere Haarzelle 21) efferente Fasern 22) Stereocilia 23) Basis 24) Apex
25) äußere Pfeilerzelle 26) innere Pfeilerzelle 27) Deiters-Stützzelle 28) äußere Haarzelle

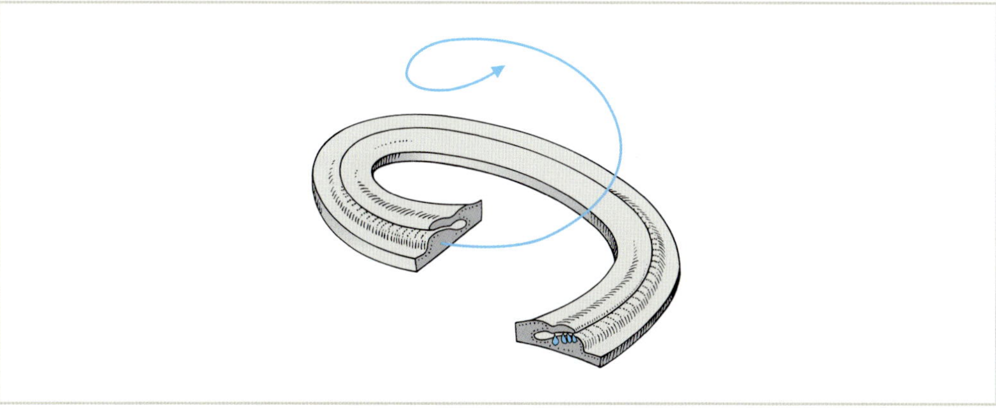

図 4.41 Corti 器官を含む基底板の走行

4.41). Corti 器官は有毛細胞と支持細胞とから成り立っている（図 4.40 c, d）．有毛細胞は機械的なエネルギーを化学的電気的な活動電位に変換する能力を有する特別に分化した聴覚器官の受容器である．この細胞は内有毛細胞と外有毛細胞に分けられる．内有毛細胞は 1 列に並んでいるが（3,500 個），外有毛細胞は 3 あるいはそれ以上の列に配列している（12,000〜19,000 個）．有毛細胞はおよそ 100 本の繊毛を有しており，この繊毛の先端は蓋膜 Membrana tectoria の中に潜り込んだ形となっている．基底膜が振動した際には，有毛細胞の繊毛は振動しない蓋膜によりねじ曲げられることとなり，このような機序により，おそらく聴覚受容器としてのインパルスを発生させていると考えられている．Corti 器官には，知覚細胞（有毛細胞）以外にさまざまな支持細胞がある．例えば Deiters 細胞 Deiters cells や Corti トンネルなどである（この機能についてはこれ以上ここでは触れないが，図 4.40 d に示してある）．卵円窓に付着するアブミ骨が内側へ偏位することにより，波動の進行方向に対して，これを横切るように配列している基底膜の上を次から次へと伝わっていく波動が生じる．それぞれの音には，基底膜上に最大の変化を生じさせるような固有の部位が決まっている．周波数の高い音は起始部で反応し，低い周波数の音は先端部で反応するように配列されている．基底膜は先端の方が起始部よりも広くなっている（図 4.40 e）．

ラセン神経節には約 25,000 個の双極神経細胞と約 5,000 個の単極神経細胞が存在している（図 4.42）．これらの細胞は中枢・末梢の神経突起があり，末梢の突起は内有毛細胞と連結し，中枢の突起は蝸牛神経となっている．

▶ **蝸牛神経と聴覚路** 中枢枝は蝸牛神経となり，前庭神経とともに内耳孔を通り抜け，小脳橋角部のところで下小脳脚の後ろの部分で脳幹に入っている．蝸牛神経腹側核 Nucleus co-

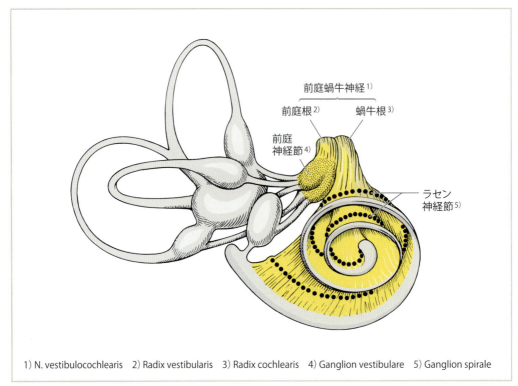

1) N. vestibulocochlearis   2) Radix vestibularis   3) Radix cochlearis   4) Ganglion vestibulare   5) Ganglion spirale

図 4.42　ラセン神経節

chlearis ventralis の高さのところで蝸牛神経線維は T 字形に分岐し，一部は蝸牛神経腹側核，他のものは蝸牛神経背側核 Nucleus cochlearis dorsalis で 2 次ニューロンに結合している．2 次ニューロンはいろいろな経路を通り，また，中断しながら中枢へと向かい下丘，さらに内側膝状体 Corpus geniculatum mediale へと向かっている（**図 4.43**）．

　蝸牛神経腹側核からの軸索は台形体線維となり対側へ向かっている．一部の線維は台形体 Corpus trapezoideum でニューロンを替えるが，他のものは上オリーブ核 Nucleus olivaris superior，外側毛帯核 Nucleus lemnisci lateralis あるいは網様体でニューロンを替える．さらにそれから聴覚刺激は外側毛帯を経て下丘へ，さらに一部のものは直接内側膝状体へと向かっている．

　蝸牛神経背側核からの線維は下小脳脚から後ろで対側へと向かい，一部は髄条 Striae medullares として，他のものは網様体を通って腹側核からの線維と外側毛帯で一緒になり，下丘に向かっている．

　下丘では視床の**内側膝状体**へと向かうニューロンにシナプス結合している．内側膝状体から

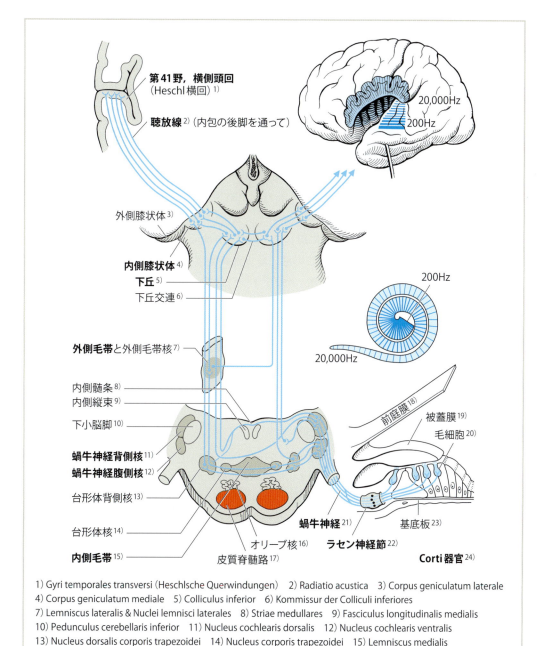

図 4.43　蝸牛神経の中枢性連絡路の模式図

は内包後脚を通る**聴放線 Radiatio acustica** を経て（図 3.2），最終的には横側頭回 Gyri temporales transversi（Brodmann の第 41 野）内の第 1 次皮質野——これは Heschl 横回 transverse gyri of Heschl とも呼ばれる（図 9.10）——へと聴覚刺激は行っている．Corti 器官から聴覚野においては，視覚系でみられた体性局在（網膜局在 retinotopia）と同様に，音周波数に対応してインパルスは規則的に配列していると考えられており，音局在 tonotopia と呼ばれている（図 4.43）．

[**聴覚性インパルスの両側性投射**]　これらの線維はすべてが脳幹部で対側に交叉するのではなくて，一部は同側性に走行するので，外側毛帯が一側で障害されても完全な"聾"にはならずに，対側のある程度の聴力低下と，音のする方向を聞き分ける能力が障害される程度にとどまることが多い．

▶ **聴覚性刺激の連合野**　第 1 次皮質野に接して，側頭葉外側面（第 42 野，第 22 野，図 9.26）には，第 2 次聴覚野が存在している．この部で聴覚性刺激は分析，区別され過去の聴覚の体験と比較され，音の種類，大きさ，音調，メロディー，言葉，文章などがどんなものであるかが判断される．この部の皮質が障害されると音を理解したり，言葉を理解する能力が失われる（知覚性失語 sensory aphasia）．

　Corti 器官から皮質へと 4～6 個のニューロンを介して進んでいく間に，さまざまな部分（上オリーブ核，網様体，外側毛帯核，下丘）で側副枝が出ており，これがさまざまな反射弓の構成要素となっている．

- 幾つかのインパルスは小脳へ向かい，他のものは内側縦束を介して眼球運動神経核へ行き，音のする方向へと共同注視するように働いている．
- 他のものは下丘，上丘を経て視蓋前野 Area praetectalis へ向かい，さらに視蓋延髄路 Tractus tectobulbaris を経て種々の脳神経核，例えば顔面神経核（アブミ骨筋）に行き，また，視蓋脊髄路 Tractus tectospinalis を経て頸髄の前角細胞へと向かっている．これらは音のする方向へ頭を向けたり，またこれよりそらしたりするように作用している．
- また上行性賦活系を上行するインパルスは網様体の中に入っている（覚醒反応に関与する）．
- 他のインパルスは外側毛帯を通って下行しており，介在ニューロンを介して基底板の緊張を調節している．一部は抑制性影響を与えているはずである．このような支配により，その近くの周波数のものが抑制されて，ある周波数の音が鮮明に聞こえるようになっていると考えられている．

▎聴覚障害

[**伝音性難聴と神経性難聴**]

難聴は臨床的に 2 つに分類される．1 つは中耳性あるいは伝音性難聴であり，もう 1 つは

内耳性あるいは神経性難聴である．
▶ **伝音性難聴** conductive hearing loss は外耳道あるいはもっと多くの場合，中耳における病変により生じる．空気の振動はごく一部しか，あるいは全く内耳，Corti 器官に伝わらない．骨を介する振動は Corti 器官に伝わるので聞き取ることが可能である．

　原因としては，鼓膜の欠損，滲出性中耳炎，中耳内血腫，外傷，耳硬化症 otosclerosis，真珠腫，腫瘍（Glomus tumor，よりまれではあるが耳道癌など）による．
▶ **内耳性あるいは神経性難聴**は Corti 器官，蝸牛神経，これの中枢での連絡路の障害により生じる．

　原因としては，先天的な奇形，薬物（抗生物質），産業由来の毒物（ベンゼン，アニリン，有機溶剤など），感染（おたふく風邪，麻疹，ヘルペス），代謝疾患，外傷（骨折，音響外傷）などが原因となる．
▶ **聴覚障害の検査法**　Rinne テスト Rinne test では，空気伝導，骨伝導のどちらがよりよく知覚されるかを調べることができる．振動している音叉をまず乳様突起の上に置く．この振動が骨伝導でもはや聞こえなくなったときに，その音叉を患者の耳のところへもって行き，まだ振動音が聞こえるかどうかを調べる．正常ではまだ聞こえるものである（Rinne テスト陽性．正常である）．これに対して，中耳障害では骨伝導の方が空気伝導より長く聞こえる（Rinne テスト陰性．病的所見である）．

　Weber テスト Weber test では，振動している音叉を患者の頭頂部に置く．正常人では音は正中で聞こえる．一側の伝音性難聴では患側の方に偏って聞こえる．一側の神経性難聴では健側に偏って聞こえる．

［**その他の検査法**］　中耳障害による難聴は耳鼻科医の領域であるが，蝸牛神経やこれより中枢での障害による難聴は神経内科医の領域である．

　上に記載した検査法はベッドサイドで行えるものではあるが，正確な検査を行うためには**聴力検査** audiometry が必要である．これにより，聴力を数値として測定しうるし，繰り返すことが可能である．伝音性と神経性聴力がいろいろな周波数において調べられる．伝音性難聴では，空気伝導に対する閾値が骨伝導に対するものより悪くなっている．神経性難聴では，病気が何であるかによって所見は異なってくる．高齢者や，他の急性あるいは慢性の聴力障害では高周波数の音が聞こえにくくなる．一方，Ménière 病では低周波数の音が聞こえにくくなる．
▶ **聴力障害を引き起こす神経疾患**　Ménière 病 Ménière disease は内耳の疾患であり，聴力障害や他の神経症状が出現する．臨床的には 3 徴候として，嘔気と嘔吐を伴う回転性めまい，変動する一側の聴力障害，耳鳴である．内リンパにおける浸透圧の平衡障害により生じ，内リンパと外リンパの間の隔壁が破綻することが原因である．治療法としては，抗めまい薬の投与やいろいろな薬液をリンパ腔内へ注入する方法がある．予防的にはベータ・ヒスチジン投与が

行われる．

突発性難聴では通常は耳鳴を伴う．原因としてはウイルス感染症や迷路動脈領域の虚血が考えられている．

聴覚系の中枢での経路のいずれの部位にも病変が生じうる．原因としては，血管障害，炎症，腫瘍などがある．脳幹では聴覚路が両側で障害されたときのみに完全な両側の聴力消失がみられる．

聴神経腫瘍 acoustic neurinoma はよく使われる用語ではあるが，前庭神経から生じる腫瘍の名前としては正確なものではない．この腫瘍は，組織学的には Schwann 細胞腫 schwannoma である．この腫瘍については次節の前庭神経のところで記載する．

4.3.8 前庭蝸牛神経（第Ⅷ脳神経）―前庭神経と平衡系

平衡感覚をうまく保つためには，3つのシステムが必要である．すなわち，1）前庭系，2）固有知覚系（筋および関節より），3）視覚系の3つのシステムである．

前庭系 vestibular system は，迷路 Labyrinth と中枢への連絡路からなる．

▶ **迷路**は側頭骨錐体部にあり，卵形嚢 Utriculus，球形嚢 Sacculus および3つの半規管 Canalis semicircularis よりなる（図 4.39）．膜迷路 Labyrinth membranaceous は外リンパ Perilympha を含む間隙により骨迷路より隔離されている．膜迷路自体は内リンパ Endolympha で満たされている．

卵形嚢，球形嚢および半規管膨大部には受容器があり，平衡感覚に携わっている．

3つの半規管はそれぞれ違った平面に存在している．外側半規管 Ductus semicircularis lateralis は水平面に存在しており，残りの2つの半規管は垂直面にあり，かつ互い同士が直角の位置にある．後半規管 Ductus semicircularis posterior は錐体骨の軸に沿っているが，前半規管 Ductus semicircularis anterior は錐体骨の軸に斜めの位置をとる．左右の錐体骨自体が正中に対して 45°傾いているので，一側の前半規管は対側の後半規管と同じ面にあり，逆もそうである．左右の外側（水平）半規管は同じ平面にある．

3つの半規管は卵形嚢と結合している．それぞれの半規管の端には膨隆した部分，膨大部があり，この中には受容器である膨大部稜 Crista ampullaris が認められる（図 4.44）．膨大部稜の感覚毛もまたゼリー状物体の中に埋まっているが，これは平衡石 statoliths は含んでいなくて，高くそびえており，頂 Cupula と呼ばれている．半規管の内リンパの移動により膨大部稜の知覚毛が刺激されることになる．これは動的受容器 kinetic receptor となっている．

卵形嚢と球形嚢には受容器としての卵形嚢斑 Macula utriculi および球形嚢斑 Macula sacculi がみられる（図 4.45）．卵形嚢斑は頭蓋底に平行に卵形嚢底部に存在しており，球形嚢斑は球形嚢の内側壁に頭蓋底に垂直に配列している．嚢斑内の有毛細胞はカルシウムの結晶でできて

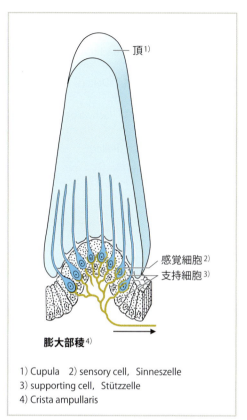

1) Cupula 2) sensory cell, Sinneszelle
3) supporting cell, Stützzelle
4) Crista ampullaris

図 4.44 膨大部稜

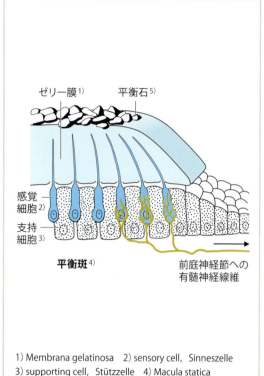

1) Membrana gelatinosa 2) sensory cell, Sinneszelle
3) supporting cell, Stützzelle 4) Macula statica
5) Otolithen

図 4.45 平衡斑

いる平衡石を含んでいるゼリー状膜に埋まっており，支持細胞により支えられている．

　この受容器により位置覚，つまり頭がどんな位置にあるのかというインパルスが中枢へ伝えられる．この情報は筋トーヌスに影響を与える．

　迷路内受容器により伝えられるインパルスは，眼球，項部筋，躯幹筋を共同して働かすための反射弓の求心路であり，頭の保持や動きの際の平衡感覚を司っている．

▶ **前庭蝸牛神経 Nervus vestibulocochlearis**　前庭系におけるインパルス伝達の次の段階が前庭蝸牛神経である．内耳道には**前庭神経節 Ganglion vestibulare（Scarpa）**がある．これには双極細胞が含まれており，末梢枝は前庭器官内の受容器と結合しており，中枢枝は**前庭神経 N. vestibularis** となっている．この神経は蝸牛神経とともに内耳孔を通り小脳橋角部のところでクモ膜下腔を走行し，延髄と橋の移行部で脳幹に入り第四脳室底部にある前庭神経核に行っている．

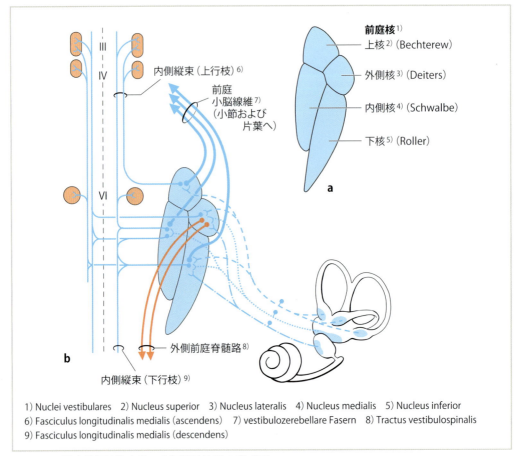

1) Nuclei vestibulares 2) Nucleus superior 3) Nucleus lateralis 4) Nucleus medialis 5) Nucleus inferior
6) Fasciculus longitudinalis medialis (ascendens) 7) vestibulozerebellare Fasern 8) Tractus vestibulospinalis
9) Fasciculus longitudinalis medialis (descendens)

図 4.46　前庭神経核複合体の中枢性連絡路の模式図
a：前庭神経核の構成要素，**b**：個々の前庭神経核構成要素の中枢との連絡．

▶ **前庭神経核複合体**（図 4.46）は以下のものから構成されている．
- 上前庭核 Nucleus vestibularis superior（Bechterew）
- 外側前庭核 Nucleus vestibularis lateralis（Deiters）
- 内側前庭核 Nucleus vestibularis medialis（Schwalbe）
- 下前庭核 Nucleus vestibularis inferior（Roller）

前庭神経線維はそれぞれの前庭神経核群に入る前に枝分かれし，その後2次ニューロンにシナプス結合している（図 4.46）．

▶ **前庭神経核の求心路と遠心路**　それぞれの核の求心路および遠心路の正確な解剖学的関係はまだ完全には解明されていない．最近の知見は以下のようなものである（図 4.47）．

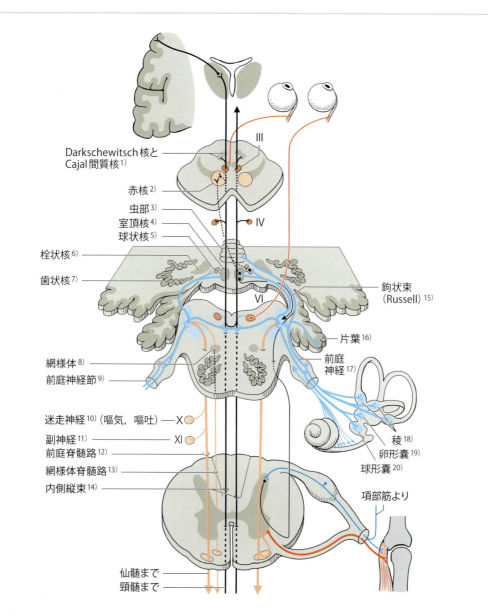

1) Nucleus Darkschewitsch et interstitialis (Cajal)　2) Nucleus ruber　3) vermis, Wurm　4) Nucleus fastigii
5) Nucleus globosus　6) Nucleus emboliformis　7) Nucleus dentatus　8) Formatio reticularis
9) Ganglion vestibulare　10) N. vagus　11) N. accessorius　12) Tractus vestibulospinalis
13) Tractus reticulospinalis　14) Fasciculus longitudinalis medialis　15) Fasciculus uncinatus (Russell)
16) Flocculus　17) N. vestibularis　18) Cristae　19) Utriculus　20) Sacculus

図 4.47　前庭神経の中枢性連絡路の模式図

- 前庭神経のうちの幾つかの線維は下小脳脚のそばを走る傍索状体路 Tractus juxtarestiformis を経て小脳の**片葉小節葉 Lobus flocculonodularis（古小脳 Archicerebellum）**へと直接向かっている．さらにここから室頂核 Nucleus fastigii を経て，遠心性線維が鉤状束 Fasciculus uncinatus（Russell）を経て前庭神経核，前庭神経，さらに迷路の有毛細胞へと返っている．この部でこの遠心路はもっぱら抑制性の影響を与えている．さらに，古小脳には上・内側・下前庭核からも神経線維が入っており（図 4.46，図 4.47），またこれらの前庭神経核へ線維を戻しており，さらに小脳網様体路や網様体脊髄路を介して脊髄前角細胞へも遠心性線維を出している．
- 外側前庭核 Nucleus vestibularis lateralis（Deiters）からは重要な線維である外側前庭脊髄路 Tractus vestibulospinalis lateralis が出ており，同側の脊髄前索内の**γ-およびα-運動細胞**に行っており，これは仙髄にまで達している．この線維路により伸展反射は促進的影響を受け，平衡性を保つのに必要な全身における筋トーヌスが保持されている．
- 内側前庭核の線維は両側の内側縦束に入り，**頸髄の前角細胞**へと行き，さらに内側前庭脊髄路 Tractus vestibulospinalis medialis として胸髄上部に行っている．頸髄ではこの線維は前正中裂 Fissura mediana anterior 近くの前索内を縁溝束 Fasciculus sulcomarginalis となって下行し**頸髄と胸髄上部の前角細胞**に終わっている．この線維は頭をいろいろな位置に保つときに必要なそれぞれの項部筋のトーヌスに影響を及ぼしており，おそらく，このときに頭と同時に手をもうまく動かして平衡を保とうとする反射の一要素でもあると考えられている．
- すべての前庭神経核は内側縦束を介して**眼筋運動神経核**と関連している．幾つかの線維は Cajal の核群（間質核 Nucleus interstitialis）や Darkschewitsch 核 Nucleus Darkschewitsch へと行き，さらに視床まで行っている（図 4.47）．

前庭神経核は小脳の片葉小節部分と一緒になって一種の複合体を構成している．この複合体は項部筋の平衡機能やトーヌスの保持の際に非常に重要なものである．平衡保持のためには別の系，つまり脊髄小脳系および大脳小脳系が関与するが，これについては第 5 章小脳で記載することとする．

▌平衡機能障害

▶ めまい dizziness, vertigo, Schwindel とふらつき（平衡失調）dysequilibrium, Gleichgewichtsstorungen は，頭痛に次いで，患者が病院へ行く契機になる症状として頻度の高いものである．"めまい dizziness, vertigo" という言葉は非常に幅広い意味で使われている．"真のめまい" とは，回転性の，ある方向への移動するような感覚のことである．患者によっては，揺れているボートに乗っている感じとか，動きかけのあるいは止まりかけのエレベータに乗っている感じと訴えることもある．しかしながら，たいていの患者は，めまいという言葉をもっと

大雑把な感じで使っている．例えば，少しクラッとする場合とか，少し気が遠くなる感じとか，うまく立つことができないとき（高齢者では多い訴えである）でもこの言葉を用いている．それゆえに，患者が「めまいがする」と訴えている場合には，その内容がどのようなものであるのかにつき，詳細に把握することが肝要である．

めまい（回転性めまい）vertigo とは，周りは静止しているが，自分が動いていると思う異常な，不都合な感覚のこと（subjective vertigo）であり，あるいは，自分は静止しているが周りが動いていると感じること（objective vertigo）と定義される．vertigo を訴える患者はまた**動揺視 oscillopsia**（物が前後に揺れて見える現象）を伴うことが多い．めまいが厳密な意味での vertigo であれば，前庭系あるいは視覚系，あるいは両系の障害による可能性が高いために，神経内科医による評価が必要となる．これに対して，不安定感とか少し頭がぼーっとする感じなどの症状は，循環器系疾患，中毒，うつなどにおける非特異的な訴えであることがはるかに多いものである．

▶ **vertigo の原因**　たいていの場合は，体の動きに関するインパルスを伝えている3つの系統，すなわち視覚系，前庭系，体性知覚系の3経路におけるアンバランスによる．これが，**知覚の不一致 sensory conflict** あるいは**多知覚性ミスマッチ polysensory mismatch** と呼ばれる仮説である．

正常人においても，いろいろな種類の動きが vertigo を引き起こすことができる．乗り物酔いのときにみられる症状のほとんどのものは，自律神経性のものである（嘔気，顔面蒼白，低血圧，あくびを伴う疲労感，冷汗，最後には嘔吐など）．一方，vertigo そのものは患者を苦しめることは少なく，時にはほとんど気付かれないこともある．正常人でも「知覚の不一致」が著明な場合には，激しい乗り物酔いに苦しむこともありうる．例えば大きな船の甲板の下にいるときなどである．この場合には，視覚からの情報としては，周りは静止しているとの内容が伝えられている．一方これに対して，前庭系からは周りは絶えず動いているとの情報が伝えられている．乗り物酔いの症状は，刺激が取り除かれると，その後24時間ほどかけて徐々に治まっていく．

前庭系障害では非特異的なふらつきよりも，vertigo を生じることの方が多い．病変の部位は前庭系（これは前庭器官，前庭神経，前庭神経核，中枢での連絡路を含む）のいずれに生じるものであってもよい．前庭性めまいは回転性（三半規管が関与する）であるか，転倒性（平衡石が関与する）のものであり，**眼振 nystagmus** を伴う．一側の前庭器官あるいは前庭蝸牛神経の病変では，両側の前庭神経核レベルにおける活動に左右差が生じる．この差は前庭系の中枢ではより活動の盛んな方向へと向かう動作を行うようにとの指示であると解釈される．この結果，前庭眼球反射 vestibuloocular reflex（VOR）がみられ，眼振が出現する（急速相が健常側を向き，緩徐相が患側を向く．前庭性眼振ではしばしば回転性（捻転性）の眼振がみられる．こ

の眼振は Frenzel のメガネで固視することを妨げるとより明瞭に観察することができる．この眼振は急速相の方向へと注視させた場合により著明なものとなる（Alexander の法則）．

　前庭性 vertigo では嘔気，嘔吐が，少なくとも最初の段階では出現し，それとともに病変側へと倒れる傾向がみられる．眼振が出現した場合には，患者は周りの風景が揺れていると感じる（動揺視 oscillopsia）．そのため，患者は目を閉じたままでいようとし，頭をそれ以上動かして前庭系を刺激することを避けようとする．第四脳室底にある前庭神経核を障害するような病変でも同様の症状がみられる．

　次に記載したような実験を行ってみると，前庭系に病変がある場合にどのような感じになるかを実感することができる．

前庭性めまいを誘発させる実験

　実験：床に何か小さい物，例えば硬貨を置きその横に立ち，その硬貨を見つめられるように，約30°腰をかがめる．次にその硬貨を注視しながら右方向に5〜6回急速にその硬貨を中心にして回る．その後，急に回ることを停止して，直立し両手を水平に前にあげる．何が起こるだろうか？ヒトは左向きに自分が回転しているように感じ，右へ向かう転倒傾向がみられ，手は右へ偏る．この検査のときには転倒する危険があるので，介助者がそばにいて注意する必要がある．また，嘔気が生じたり，実際に嘔吐することもある．回転方向と逆に向かう眼振もみられる．

　解説：頭を前屈させることにより，水平半規管を回転方向に一致させている．急速な回転により，内リンパの移動が生じる．急に回転を中止しても，惰性によりリンパは同じ方向に流れ続けるために，膨大部稜は刺激される．この結果，ヒトはまだ回転し続けているものと錯覚してしまう．

　この検査では，半規管から生じたインパルスは眼運動神経核（眼振），脊髄（転倒傾向，歩行および起立時のふらつき），網様体内の自律神経中枢へと到達している．

▶ **固有知覚性めまい**（あるいは，より正確には固有知覚性不安定）は通常，動いているときにのみ生じる「めまい」であり，頸髄を上行している固有知覚の異常が原因となっているものである．このタイプのめまいは，末梢性神経症や後索での病変でも，下肢からの固有知覚が伝わらなくなっているので，同様にみられることがある．下肢からのインパルスが伝わらなくなっているタイプの固有知覚性不安定では，特に歩行時に不安定性は著明となり，眼振を伴わないのが特徴的である．この場合の歩行障害は，患者に閉眼を命じたり，暗い室内を歩かせた場合に著明となる．なぜならば，このような状況下では固有知覚が脱失している状況を視覚性情報によって補うことができないからである．

末梢性前庭神経系障害

［頭位性めまい positional vertigo］

　良性発作性頭位めまい benign paroxysmal positional vertigo（BPPV）は，一定方向への運動感を伴うめまい発作の中で最も頻度の高いものであり，これらの症例のおおよそ20％ほどを占めている．たいていは特発性のものであるが，まれに外傷性の場合（17％），あるいは前庭神経炎後などにみられる（15％）．男性よりも女性に多く発生し，高齢者に好発する．通常は数週から数カ月の経過で自然寛解に至る．10％程度のものが1年以上続くとされている．特発性の10％，外傷性の20％の症例は両側性の，たいていは左右非対称性の頭位性めまいを呈する．再発することは比較的多い（約30％）．

　BPPVの患者は典型的な場合，**頭の位置を急に変換させた場合**，例えば頭を後ろに倒した場合とか，寝返りを打った場合（患側の耳を上にしたとき）などに，**激しい一過性の回転性めまい**を覚える．このめまいは10〜60秒後には消失する．このタイプのめまいは平衡石が平衡膜から外れることにより生じる．重力の影響で，平衡石は迷路の最も低い場所に集まり，そこのところで，患者が仰臥位で寝ていると平衡石は後半規管の中に入り込んでいく．はがれた平衡石はまれではあるが外半規管の中に入り込むこともある．

　症状出現の原因となる半規管の存在する平面での動きにより，平衡石はその半規管の中で行ったり来たりの運動をすることとなり，その結果内リンパに動きが生じる（**半規管内平衡石移動 canalolithiasis**，ピストン運動）．この動きは頂Cupulaに伝わる．症状出現の原因となる半規管に生じたインパルスは，半規管の存在する面での動きの感覚と眼振を生じさせる．この症状は頭位変換後，しばらくして生じ，60秒以内に消失する．めまいを誘発する頭位を繰り返していると，めまい発作はだんだんと出なくなっていく（受容器の馴化 receptor habituation）．

　治療は，症状出現の原因となる半規管の存在する平面で頭の位置を急いで戻すことである．この方法により平衡石を半規管の中から引き戻すことができる．

［前庭神経症 vestibular neuropathy］

　単一の前庭器官や前庭神経が急激にその機能を消失してしまう病態（前庭神経症 vestibular neuropathy あるいは前庭神経炎 vestibular neuritis）は，回転性めまいの原因として，次に頻度の高いものである．ほとんどの症例で，本当の原因を同定することは困難ではあるが，通常は顔面神経麻痺（Bell 麻痺）や突発性難聴と同様に，ウイルス感染症であろうという証拠が多数の研究により示されている．

　前庭神経症の主な症状は，**急激に発症する激しい回転性めまい**であり，数日間持続し，頭の位置を変えることにより増強される．この回転性めまいの症状に加えて，水平性の回旋性眼振がみられ，この眼振は病変側から遠ざかるような方向へ向かう．その他に，患側への転倒傾

向，嘔吐，激しい倦怠感がみられる．本格的な回転性めまいが生じる数日前に，前兆として軽い，短時間続くふらつき感が先行してみられることが時々ある．聴力は通常障害されない．しかしながら聴力障害を合併している場合には，他のさまざまな疾患を鑑別する必要がある．これら鑑別すべき病態としては，おたふく風邪，麻疹，単核症 mononucleosis，ボレリア症 borreliosis，神経梅毒，帯状ヘルペス感染，聴神経腫瘍，迷路動脈領域の虚血，Ménière 病などがある．前庭神経症は 30～60 歳代のヒトによくみられ，高齢者ではあまり多くはない．このことは，この病態が血管障害性でないことを示唆している．確定診断は，カロリックテストにより患側の耳における反応が誘発されないこと，および他の神経症状（例えば他の脳神経麻痺，小脳症状，脳幹症状など）を伴っていないことから得られる．回転性めまいの症状と歩行の不安定性は 1～2 週間で徐々に回復に向かうことが多く，通常は発症後 3 週間経過すれば完全に回復する．治療法としては，発症後 2～3 日間はベッド上で休養をとらせ，抗めまい薬を投与することが勧められる．患者はできるだけ早期より特別な，目的を定めた体操プログラムを開始すべきであり，特に簡単なバランス運動を指導してもらい，家で実行する必要がある．これによりめまい症状の回復が促進される．

▶ **BPPV と鑑別すべき病態**としては，第四脳室底部で前庭神経核やそれの結合路が障害される**中枢性頭位めまい** central positional vertigo がある．例えば小脳脚の病変の場合には頭を下に向けたときに，下へ向かう頭位眼振がみられる．中枢性頭位めまいでは，時には激しい嘔吐が伴うことがあるが，通常は軽い嘔気程度の症状がみられる．中枢性頭位めまいでは，BPPV と異なり，眼振とめまいの症状はしばしば解離している．すなわち，眼振は患者が頭の位置を元の位置に戻すスピードには関係なく出現しているし，より長い時間持続する傾向がある．眼振の方向は，患者の頭の位置により変化し，注視や追視の異常などの他の神経症状も通常合併している．

急性の前庭神経症状の鑑別に際しては，中枢性めまいを考慮しなければならない．これはたいていの場合，椎骨脳底動脈灌流障害により第四脳室近傍や小脳内前庭神経核が障害されることが原因となっている．例えば小脳脚の病変の場合には頭を下に向けたときに下へ向かう頭位眼振がみられる．中枢性めまいでは時に激しい嘔吐を伴うことがあるが，通常は軽い嘔気程度の症状がみられる．

中枢性めまいでは BPPV と異なり眼振とめまいの症状はしばしば乖離している．すなわち，眼振は患者が頭の位置を元の場所に戻すスピードに関係なく出現しているし，より長い時間持続する傾向がある．眼振の方向は患者の頭位により変換し，注視や追視の異常などの他の脳神経症状も合併していることが多い．

ベッドサイドでの診察に際しては HINTS（Head-Impulse-Nystagmus-Test of Skew）が有用である．このテストでは，まず Head-Impulse が調べられる．末梢性前庭神経障害では 1 方向性

の水平性眼振が生じる．いろいろな方向に向かう眼振や複雑な眼振（例えば垂直性眼振）がみられたり，あるいは，眼軸偏位などが出現した場合には，中枢性病変が疑われる．中枢性障害の場合には他の局在徴候，例えば躯幹失調・索路障害を思わせる症状や後頸部痛や後頭部痛をしばしば伴う．

[聴神経腫瘍]

すでに述べたように，「聴神経腫瘍 acoustic neuroma」という言葉は，非常に広く用いられてはいるが，正確ではない．この腫瘍は前庭蝸牛神経のうちの前庭神経線維から生じた神経鞘腫である．腫瘍はごくゆっくりとこの線維を破壊していき，患側の前庭器官の興奮性を徐々に障害していく．進行がきわめてゆっくりしたものなので，たとえ前庭線維が障害されてもより高次の前庭系において機能の代償機構が働くために，患者はほとんどめまいの症状に苦しむことはない．しかしながらカロリックテストを行えば，前庭系の左右における興奮性の差異を検出することができる．腫瘍が大きくなるにつれて，蝸牛神経が障害されることとなり，遅かれ早かれ高音域での聴力障害がみられるようになる．聴神経腫瘍の補助検査法における所見としては，聴力検査における**高音域の低下**，脳幹聴性誘発電位による伝導時間の延長などがある．腫瘍の診断は MRI 検査により確定する．しかしながら，聴力障害と腫瘍の大きさの間には信頼のおける直接的な関係はない．

腫瘍がさらに大きくなると近傍の諸構造物が次第に障害されていく（脳幹，顔面神経，三叉神経）．さらに鼓索神経の障害による涙の分泌低下や味覚低下もみられるようになり，ついには小脳症状や脳幹症状も出現する．

両側性に聴神経腫瘍が出現した場合には，Neurofibromatosis type II によることがほとんどである．

聴神経腫瘍の治療法については，脳神経外科医の中でも意見が分かれている．以前は手術により摘出されていた腫瘍のほとんどのものは，現在では定位放射線照射療法（ガンマナイフや定位的リニアック療法）により，同等のあるいは手術より優れた成績で治療可能となっている．

4.3.9 迷走神経系 vagal system（第IX脳神経，第X脳神経および第XI脳神経頭蓋枝）

舌咽神経 Nervus glossopharyngeus（第IX脳神経）

舌咽神経は中間神経 N. intermedius，迷走神経 N. vagus および副神経 N. accessorius の頭蓋根とともに働くことが多いので，これらを総称して"迷走神経系 vagal system"と呼んだ方が無駄な繰り返しを避けるのに役立つと思われる．

迷走神経系は混合神経であり，核の幾つかのものは脳幹由来のもの（疑核 Nucleus ambiguus と孤束核 Nucleus solitarius）を含んでいる（表 4.1，図 4.2，図 4.3）．

▶ **解剖と分布**（図 4.48）　舌咽神経は迷走神経，副神経とともに頸静脈孔 Foramen jugulare を

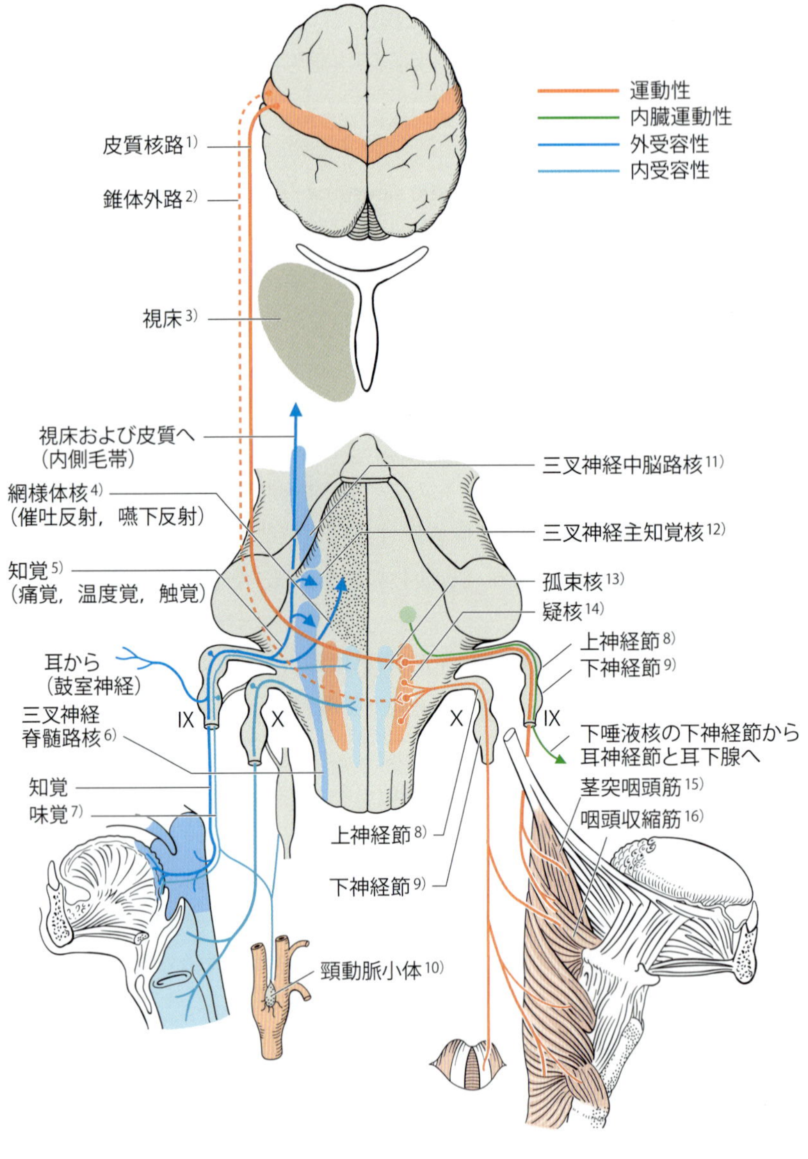

182 第4章 脳　幹

凡例：
- 運動性
- 内臓運動性
- 外受容性
- 内受容性

ラベル：
- 皮質核路 1)
- 錐体外路 2)
- 視床 3)
- 視床および皮質へ（内側毛帯）
- 網様体核 4)（催吐反射，嚥下反射）
- 知覚 5)（痛覚，温度覚，触覚）
- 耳から（鼓室神経）
- 三叉神経脊髄路核 6)
- 知覚 味覚 7)
- 上神経節 8)
- 下神経節 9)
- 頸動脈小体 10)
- 三叉神経中脳路核 11)
- 三叉神経主知覚核 12)
- 孤束核 13)
- 疑核 14)
- 上神経節 8)
- 下神経節 9)
- 下唾液核の下神経節から耳神経節と耳下腺へ
- 茎突咽頭筋 15)
- 咽頭収縮筋 16)

1) Tractus corticonuclearis　2) extrapyramidal tract　3) Thalamus　4) Nucleus substantiae reticularis
5) Sensibilität　6) Nucleus tractus spinalis n. trigemini　7) taste，Geschmack　8) Ganglion superius
9) Ganglion inferius　10) Glomus caroticum　11) Nucleus tractus mesencephalicus n. trigemini
12) Nucleus sensorius principalis n. trigemini　13) Nucleus tractus solitarii　14) Nucleus ambiguus
15) M. stylopharyngeus　16) M. constrictor pharyngis

図 4.48　舌咽神経，迷走神経の中枢性連絡路の模式図

通って頭蓋外へ出る．ここには２つの神経節，すなわち上神経節 Ganglion superius（頭蓋内）と下神経節 Ganglion inferius（頭蓋外）がある．頸静脈孔を通り抜けた後，舌咽神経は内頸動脈と頸静脈の間を茎突咽頭筋 M. stylopharyngeus へと行き，この筋と茎突舌筋 M. styloglossus の間を舌根部および咽喉の粘膜へと向かい，扁桃や舌の後ろ 1/3 に行く．この走行中，次のような枝が出ている（**図 4.48**）．

- 鼓索神経 N. tympanicus：下神経節から出て鼓室および鼓室神経叢 Plexus tympanicus（Jacobson），さらには小錐体神経 N. petrosus minor となり，耳神経節 Ganglion oticum を経て耳下腺 Glandula parotis に向かっている（**図 4.38**）．この枝は鼓室および耳管（Eustachio 管 Tuba Eustachii）の粘膜の知覚を司っている．
- 茎突咽頭枝 Rr. stylopharyngei：茎突咽頭筋 M. stylopharyngeus へ行く．
- 咽頭枝 Rr. pharyngei：迷走神経からの枝と一緒になり咽頭神経叢 Plexus pharyngeus を形成し，咽頭の横紋筋を支配している．
- 頸動脈洞枝 Rr. sinus carotici：頸動脈とともに頸動脈洞 Sinus caroticus および頸動脈小体 Glomus caroticum へ行っている．
- 舌枝 Rr. linguales：舌の後ろ 1/3 からの味覚を伝える．

［舌咽神経障害］

舌咽神経単独の障害はまれであり，たいていは迷走神経，副神経とともに障害される．

舌咽神経障害の原因：頭蓋骨骨折，S状静脈洞血栓症，後頭蓋窩腫瘍，椎骨動脈あるいは脳底動脈の動脈瘤，手術操作によるもの，髄膜炎，神経炎など．

▶ **舌咽神経障害時の症候群**
- 舌の後ろ 1/3 の味覚脱失（無味覚症）ageusia
- 催吐反射と口蓋反射の消失
- 咽頭の上半分，扁桃，舌根部における知覚脱失 anesthesia，および痛覚脱失 analgesia
- 軽度の嚥下障害
- 耳下腺からの分泌障害

▶ **舌咽神経痛 glossopharyngeal neuralgia**　舌咽神経に生じる神経痛は三叉神経痛の 1/100 程度の頻度でみられる．三叉神経痛 trigeminal neuralgia と同様に激痛であり，**発作性に起こり，たいていの場合短時間で終わる**．痛みは**舌根部で扁桃周辺や軟口蓋の辺り**から始まり，耳の方へと放散する．この痛み発作は嚥下障害，咀嚼，クシャミ，会話などにより誘発される．患者は痛みが生じるために，摂食することを恐れるようになり，急激に体重が減少していく．この痛みの発作は通常は 6 ヵ月以内に自然に治まることが多い．痛み発作がこれ以上繰り返すときには，咽頭部分の悪性腫瘍を疑う必要がある．三叉神経痛におけるのと同様に，舌咽神経痛においてもまずはカルバマゼピンやガバペンチンによる薬物治療が試みられる．これらの薬

物が無効の場合には，圧迫血管を舌咽神経から移動させる脳神経外科的手術が行われる（Jannetta，1977年）．

▍迷走神経 Nervus vagus（第Ⅹ脳神経）

舌咽神経と同様に，迷走神経にも2つの神経節があり，上神経節 Ganglion superius（頸静脈神経節 Ganglion jugulare）と下神経節 Ganglion inferius（節状神経節 Ganglion nodosum）であり，これらは頸静脈孔のところにある．

▶ **解剖学的走行** 迷走神経は第4鰓弓およびそれ以下の鰓弓由来の神経であり，節状神経節の下から内頸動脈，総頸動脈に沿って下行し胸郭上口を通って縦隔に入る．ここでは，右の迷走神経幹は鎖骨下動脈，左のものは大動脈弓を越えて肺の基部の後ろを走行する．それから後は食道に密接して走り，右側の枝は食道の後ろ側を，左側は前面を走る．これらは食道神経叢 Plexus oesophageus を形成する．最終枝は食道に沿って下行し横隔膜の食道裂孔 Hiatus oesophageus を通って腹腔内に入る．

［**迷走神経枝**］ 腹腔へ至るまでに迷走神経は以下のような枝を出している（図4.48, 図4.49, 図6.15）．

- 硬膜枝 R. duralis：上神経節から出て逆戻りし頸静脈孔を通って後頭蓋窩硬膜へと向かう．
- 耳介枝 R. auricularis：上神経節から出て耳介後面，および外耳道後下壁の皮膚の知覚を司る．この枝は迷走神経の唯一の皮膚枝である．
- 咽頭枝 Rr. pharyngei：舌咽神経および交感神経幹よりの線維と一緒になって咽頭神経叢 Plexus pharyngeus を作り，咽頭および軟口蓋の筋を支配している．
- 上喉頭神経 N. laryngeus superior：下神経節から出て喉頭へと行っている．外枝は咽頭収縮筋 M. constrictor pharyngis へ向かい，さらに輪状甲状筋 M. cricothyreoideus を支配している．内枝は知覚枝で，喉頭から声帯に至るまでの粘膜，さらに口蓋垂の粘膜の知覚を司っている（この枝はさらに口蓋垂からの味覚線維や腺に対する副交感神経線維も含んでいる）．
- 反回神経 N. laryngeus recurrens：右側では鎖骨下動脈を，左側では大動脈弓を巻いている（図4.49b）．その後は気管と食道の間を上行し，喉頭まで行っている．この枝は輪状甲状筋以外の内喉頭筋の運動を支配しており，声帯より下の喉頭の粘膜の知覚を司る．
- 上頸心臓枝 Rr. cardiaci cervicales superiores と胸心臓枝 Rr. cardiaci thoracici：交感神経とともに心臓神経叢を経て心臓へ向かっている．
- 気管枝 Rr. bronchiales：気管壁において肺神経叢 Plexus pulmonalis を形成する．
- 前・後胃枝 Rr. gastrici anteriores et posteriores，肝枝 Rr. hepatici，腹腔枝 Rr. coeliaci および腎枝 Rr. renales：腹腔神経叢 Plexus coeliacus と上腸間膜動脈神経叢 Plexus mesentericus superior を経て交感神経線維とともに腹腔臓器へ向かう（胃，肝臓，脾臓，膵臓，腎臓，

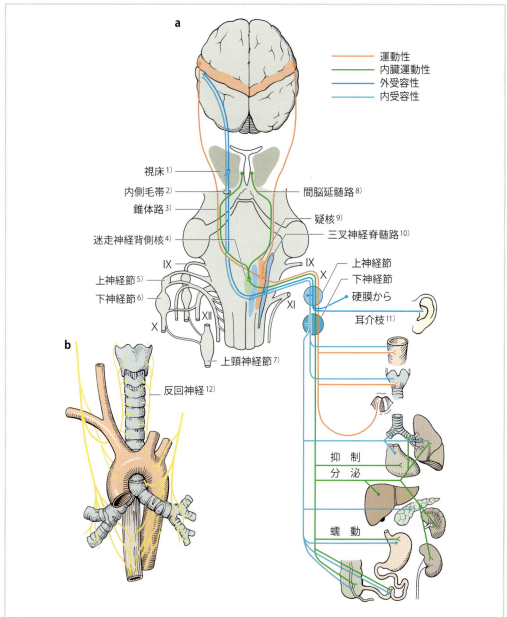

1) Thalamus 2) Lemniscus medialis 3) Tractus pyramidalis 4) Nucleus dorsalis n. vagi 5) Ganglion superius 6) Ganglion inferius 7) Ganglion cervicale superius 8) dienzephalobulbäre Bahn 9) Nucleus ambiguus 10) Tractus spinalis n. trigemini 11) R. auricularis 12) N. laryngeus recurrens

図 4.49 迷走神経

a：全体像，b：反回神経の走行と周辺諸器官との位置関係．

副腎，小腸および大腸の初めの部分）．左右の迷走神経は腹腔内で交感神経系線維と一緒になっているので，はっきりと互いを区別することができない．

[一側性迷走神経障害時にみられる症状]
完全な一側性迷走神経障害は以下のような症状を示す．
- 障害側の軟口蓋は下垂し，咽頭反射は減弱する．鼻腔と口腔の間の閉鎖ができないために，鼻声になる．咽頭収縮筋 M. constrictor pharyngis の麻痺のために，発声時に口蓋帆は健側へ引っ張られる．
- 声帯の麻痺のために嗄声となる（反回神経障害によるものであり，輪状甲状筋 M. cricothyreoideus 以外の内喉頭筋麻痺による）．
- さらに嚥下障害と頻脈，不整脈がみられる．

▶ 原因
1. 頭蓋内のもの：先天奇形（Chiari 奇形，Dandy-Walker 症候群など），腫瘍，出血，血栓症，感染，炎症，筋萎縮性側索硬化症，動脈瘤など
2. 末梢性のもの：神経炎，腫瘍，腺障害，外傷，大動脈瘤など

副神経 Nervus accessorius の頭蓋根（第XI脳神経）

副神経には2つの神経根がある．すなわち頭蓋根 Radices craniales と脊髄根 Radices spinales である（図4.50）．頭蓋根の神経細胞は疑核内にあり，迷走神経のそれの傍にある．副神経の頭蓋根は脊髄根と異なり，その核の存在する部位や機能は迷走神経のものと似ているので，むしろ迷走神経の一部と考えた方がよいかもしれない（一方，副神経の脊髄根は全く異なる機能を有している）．また，この枝は頸静脈孔のところで脊髄根と分かれてしまい，迷走神経と合流している．つまりこの頭蓋根はいわゆる"迷走神経系"に属しているのである．脊髄根については後ほど述べる．

第IX脳神経と第X脳神経に共通している核領域について

[疑核 Nucleus ambiguus]
疑核は舌咽神経，迷走神経，副神経頭蓋根の共通した運動神経核である（図4.48，図4.49，図4.50）．この核は両側の大脳より皮質核路 Tractus corticonuclearis を介して核上性の支配を受けている．そのためこれらの中枢が一側性に障害されても何の脱落症状も出ない．疑核より出た神経線維は舌咽神経，迷走神経，副神経頭蓋根となり，軟口蓋，咽喉頭の筋，および食道上部の横紋筋へと向かいこれらを支配している．疑核には三叉神経脊髄核および孤束核よりの求心線維が入っており，呼吸器および消化器路よりの粘膜から生じて，咳や嘔気，嘔吐を生じさせるところの反射弓の一部となっている．

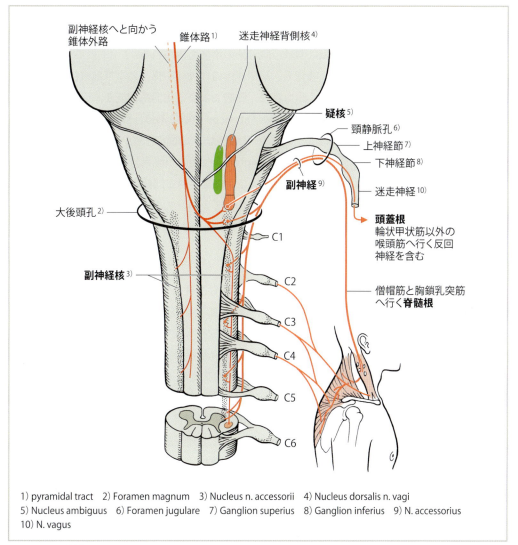

1) pyramidal tract 2) Foramen magnum 3) Nucleus n. accessorii 4) Nucleus dorsalis n. vagi
5) Nucleus ambiguus 6) Foramen jugulare 7) Ganglion superius 8) Ganglion inferius 9) N. accessorius
10) N. vagus

図 4.50 副神経

[第IX脳神経と第X脳神経の副交感神経核]

　副交感神経性運動神経核には迷走神経背側核 Nucleus dorsalis n. vagi と下唾液核 Nucleus salivatorius inferior がある．上唾液核 Nucleus salivatorius superior は中間神経 N. intermedius の副交感神経核である（図 4.48，図 4.49）．

▶ **迷走神経背側核**からの線維は節前線維として迷走神経内を進み，頭，胸，腹部内のいろいろな神経節に向かっている．短い節後線維となって呼吸器，胃腸管から左結腸曲 Flexura coli sinistra の平滑筋，さらに心筋にまで運動性インパルスを送っている．迷走神経性副交感神経線維を刺激すると，徐脈，気管支平滑筋の収縮，気管支内への腺分泌の増加がみられる．また，胃腸の蠕動の亢進や，胃や膵臓における腺分泌の増加もみられる．

　迷走神経背側核には，視床下部，嗅覚系，網様体内自律神経中枢，および孤束核より求心性線維が入っている．これらの結合は心臓血管系，呼吸および消化器系機能を調節するための反射弓の重要な構成要素である．頸動脈洞 Sinus caroticus の壁にある圧受容器 baroreceptor より生じて舌咽神経を介して伝えられるインパルスは動脈圧の調節に役立っている．頸動脈小体 Glomus caroticum にある化学受容器 chemoreceptor は血液内の酸素分圧の調節に関与している．大動脈弓および傍大動脈体 Corpora paraaortica の受容器も同様の作用をしており，これらからのインパルスは迷走神経を通って中枢へ向かっている．

▶ **下唾液核**から生じて舌咽神経内を走り，耳下腺へと向かう副交感神経線維についてはすでに述べた（163 頁，182 頁）．

[第Ⅸ脳神経と第Ⅹ脳神経の特殊内臓求心性線維]

▶ **特殊内臓求心性線維**　舌咽神経の特殊内臓求心性味覚線維は下神経節にその細胞があり（偽単極性 pseudounipolar），迷走神経のそれは下神経節（節状神経節）にある．この両者は舌の後ろ 1/3 および喉頭蓋よりの味覚受容器由来の味覚のインパルスを伝えている．舌咽神経の方が主たる味覚神経である．中枢枝は孤束路 Tractus solitarius 内を孤束核 Nucleus tractus solitarii へと向かっている．この核には舌の前 2/3 由来の味覚のインパルスが中間神経を介して入っている（図 4.37）．孤束核を出た味覚のインパルスは視床の VPM 核（Nucleus ventralis posteromedialis）へと行き，さらに中心後回にある皮質味覚野に終わっている．

▶ 舌咽神経の**内臓求心性線維 visceral afferent fibers** は上神経節の偽単極細胞を通っていき，迷走神経のそれは下神経節を通っていく．これらの線維は舌の後ろ 1/3，咽頭（第Ⅸ脳神経），胸腔・腹腔内内臓（第Ⅹ脳神経）の粘膜からのインパルスを伝えている（図 4.48，図 4.49）．

[第Ⅸ脳神経および第Ⅹ脳神経の体性求心性線維]

▶ **痛覚と温度覚の線維**　舌の後ろ 1/3，咽頭上部，耳管，中耳などの粘膜からの痛覚，およびたぶん温度覚も舌咽神経と上神経節を経て**三叉神経脊髄路核 Nucleus tractus spinalis n. trigemini** へ伝えられている．一方，咽頭の下半分，喉頭，耳の後ろ，外耳道，鼓膜などの粘膜，さらに後頭蓋窩の硬膜からの痛温覚のインパルスは，迷走神経と上神経節（頸静脈神経節）を経て三叉神経脊髄路核 Nucleus tractus spinalis n. trigemini に伝えられている．

▶ **触覚の線維**　今述べた部分からの触覚を伝える線維はたぶん，三叉神経主知覚核 Nucleus sensorius principalis n. trigemini に終わっているのであろう．ここから内側毛帯 Lemniscus medialis を通り視床，さらに中心後回へと行っている．

副神経 Nervus accessorius の脊髄根（第XI脳神経）

　副神経の脊髄根は純粋に運動性線維であり，第2頸髄から第5あるいは6頸髄に及ぶ脊髄前角の前外側部分にある細胞柱から始まっている（図4.50）．これは側索内を1～2髄節上行した後に脊髄側面で歯状靱帯 Lig. denticulatum の背側から出て，前根，後根の間をクモ膜下腔内を上行する．この上行する途中で高位レベルの髄節からの神経根と次々に合流し，1本の共通路となり吻側へ向かい，大後頭孔を通って頭蓋内へと入っている．ここで副神経の頭蓋根と少しの間だけ一緒に走行している．1本の副神経として頸静脈孔 Foramen jugulare を通り抜けるとすぐに脊髄根は頭蓋根より分かれて外枝となるが，一方頭蓋根は迷走神経と一緒になっている．**外枝**は頸部を下行し**胸鎖乳突筋 M. sternocleidomastoideus** と**僧帽筋 M. trapezius** を支配している．第2～4頸髄までの体性遠心性線維が加わっている．僧帽筋が副神経および第2～4頸髄神経根により支配されているという考えに疑いをもっている研究者たちもいる．ある人々は副神経は主として，僧帽筋の下部を支配していると考えているが，他の人々は吻側を支配していると考えている．副神経障害のときには，まず筋の吻側の萎縮が起こる．外枝には幾つかの求心性線維もみられ，固有知覚を中枢へと伝えている．

[副神経の脊髄根の病変]

▶ **原因**　副神経が頭蓋外部分で障害される原因として最も多いものが，胸鎖乳突筋の後ろにあるリンパ節を生検したときに生じる医原性のものである．これに続いて，圧迫によるもの，放射線照射によるものなどがある．他の原因としては頭蓋底骨折を伴ったり，伴わなかったりする外傷，大後頭孔部の腫瘍，頭蓋頸椎移行部での奇形などが続く．

　髄内病変としては，第1～4頸髄前角灰白質の一側性障害では，胸鎖乳突筋と僧帽筋の同側性弛緩性麻痺が生じる（脊髄空洞症，筋萎縮性側索硬化症，ポリオなど）．

▶ **典型的な症状**　外枝が頸静脈孔から出て，一側性に障害されたときには，胸鎖乳突筋と僧帽筋の両者がいろいろな程度に障害される．胸鎖乳突筋は完全な弛緩性麻痺となるが，僧帽筋は第3および4頸神経によっても支配されているので，上半分のみが麻痺する．胸鎖乳突筋より末梢で損傷されると僧帽筋のみが麻痺する．副神経の脊髄根は純運動性であるので知覚障害はみられない．

　胸鎖乳突筋が一側で麻痺すると，頭を対側に向けるのが困難になる．両側で障害されると頭を直立位に保持するのが困難となり，仰臥位で頭をもち上げることができなくなる．僧帽筋が一側性に麻痺すると障害側の肩は少し下がり，肩甲骨は外下方に偏位する．腕を側方に90°以上もち上げるのが困難となる．というのはこの動作を行う際に，僧帽筋は前鋸筋 M. serratus anterior を助けるように働いているからである．副神経障害をもつ患者を診てみると，胸鎖乳突筋の高まりはみられず，肩は下がっている．

▶ **中枢性麻痺**　副神経脊髄根は皮質核路および皮質脊髄路を介して主として対側の皮質より

中枢性支配を受けている．脳出血や脳梗塞のときには対側の痙性麻痺が胸鎖乳突筋と僧帽筋にみられるが，同側性支配もあるのでそれほど目立った麻痺ではなく，時々は見逃されてしまうこともある．

▶ **頸静脈孔症候群 Foramen jugulare syndrome**　頸静脈孔症候群では頸静脈孔あるいはその近傍で第 IX, X, XI 脳神経が障害されたための症状が出現する．原因としては，例えば頭蓋底骨折，腫瘍，炎症あるいは内頸動脈の動脈瘤などがある．

4.3.10 舌下神経 Nervus hypoglossus（第XII脳神経）

▶ **舌下神経核**（図 4.2, 図 4.3, 図 4.51）は，延髄の下 1/3 のところで正中近く，菱形窩の底部に接してある（舌下神経三角 Trigonum hypoglossi）．多くの核群よりなり，そのおのおのが決まった舌筋を支配している．細胞そのものは脊髄の運動性前角細胞に相当する．

▶ **舌下神経核に対する核上性支配**　随意性支配は皮質核路 Tractus corticonuclearis を介して行われているが，この神経路は中心前回から生じて内包内を皮質脊髄路とともに走行している．

舌下神経核は主として対側の皮質よりの線維により支配されているが，幾つかの線維は同側から由来している．その他この核には網様体，孤束核（味覚），中脳（視蓋脊髄路 Tractus tectospinalis），三叉神経核などからの求心路が入っており，嚥下，咀嚼，しゃぶる運動，なめる運動を行う際の反射弓の一部になっている．

舌筋は両側の筋が 1 つの機能単位を形成しており，両側の皮質から支配されているので，一側性の核上性病変ではほとんど症状としては現れない．

▶ **舌下神経の走行**　舌下神経は体性遠心性神経である．軸索は延髄を通って下方へと進み，神経根となって前外側溝 Sulcus lateralis anterior のところで，下オリーブと錐体の間から脳幹より出ている（図 4.1）．舌下神経は舌下神経管 Canalis hypoglossi を通って頭蓋腔より出ており（図 4.6，図 4.51），頸静脈と内頸動脈の間で頸部下部領域を，上から 3 番目までの頸髄神経根の線維と一緒に走行している（舌下神経ワナ Ansa hypoglossi）．この線維は直ちに再び舌下神経から分かれて（舌下神経とは細い連絡はもっているが），舌骨下筋群，つまり甲状舌骨筋 M. thyrohyoideus，胸骨舌骨筋 M. sternohyoideus，肩甲舌骨筋 M. omohyoideus を支配している．

舌下神経自体は舌筋，つまり茎突舌筋 M. styloglossus，舌骨舌筋 M. hypoglossus，オトガイ舌筋 M. genioglossus を支配している．

▶ **舌下神経麻痺**　一側性の舌下神経麻痺では，舌を前に突き出させてみると，舌は通常は麻痺側に偏る．オトガイ舌筋は舌を前へ突き出す動作を行っている（図 4.51）．一側のオトガイ舌筋が障害されると，健側の方が優位となり舌は麻痺側へ偏る．片麻痺のときには，会話は初

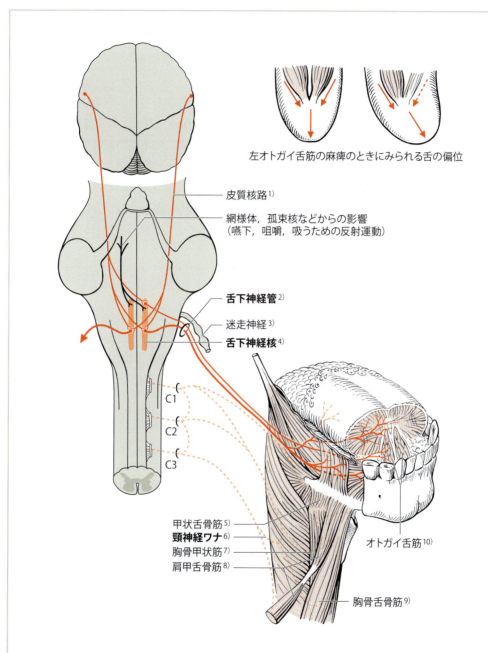

1) Tractus corticonuclearis 2) Canalis hypoglossi 3) N. vagus 4) Nucleus n. hypoglossi 5) M. thyrohyoideus
6) Ansa cervicalis 7) M. sternothyroideus 8) M. omohyoideus 9) M. sternohyoideus 10) M. genioglossus

図 4.51　舌下神経

めは幾分困難であるが，嚥下運動は全く障害されない．両側性核上性麻痺のときには，会話も嚥下運動も同様に障害される（仮性球麻痺 pseudobulbar palsy）．一側性の核上性舌下神経麻痺は，いろいろな原因による片麻痺とともにみられる（出血，脳梗塞，腫瘍，多発性硬化症，梅毒など）．

　核性麻痺の場合には，左右の舌下神経核は互いに接近して存在しているので，たいていの場合両側性弛緩性麻痺を呈し，萎縮と束状攣縮 fasciculation がみられる．高度に障害された場合には，舌は口腔底に弛緩状態で存在し，強い束状攣縮を示す．嚥下と会話は高度に障害される．これの原因としては，進行性球麻痺，筋萎縮性側索硬化症，延髄空洞症，ポリオ，血管障害などがある．

　舌下神経の**末梢性障害**の場合には，核性障害のものと同様の結果となるが，このときは麻痺はたいていは一側性である．原因としては，腫瘍，感染，炎症，血管障害などがある．

4.4 脳幹の局所解剖

　今まで，脊髄内における上行路あるいは下行路について，さらに脳神経核，これらの線維および中枢との連絡について学んできたが，次に脳幹内をどのように諸経路が走っているのかについて，また，これらの脳神経核領域について検討することが必要になってきた．これらは，延髄，橋，中脳などにおける病変の臨床症候群をよりよく理解するにはぜひ必要なことである．

4.4.1 脳幹の内部構造

　脳幹にはまた，網様体，オリーブ，赤核，黒質や他の重要な核群があるが，これらについては個別に詳しく検討する必要がある．また，これらの核群は互い同士連絡しているし，大脳，小脳，脊髄とも結合している．

　図 4.52 と図 4.53 は脳幹の横断面上に，それぞれの脳神経核，上行および下行路を示している（図 4.52a の 1, 2, 3, 4 が図 4.52b の数字に対応し，図 4.53a の 5, 6, 7, 8 が図 4.53b の数字に対応している）．

　図 4.54 と図 4.55 は脳幹を横および背側から眺めたときの空間的位置関係を示している．

▌延髄 Medulla oblongata

　灰白質および白質に関していえば，脊髄と比較して著明な変化が錐体交叉（図 4.52）のレベルで早くも生じている．前角はまだ認められる．ここには第 1 頸神経の運動性核とともに副神経核が含まれている．錐体を通って下行してきた皮質脊髄路の線維はこの部分で大部分が交

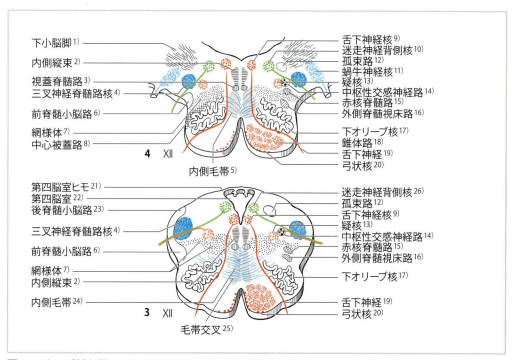

1) pyramidal tract　2) Medulla oblongata　3) Lemniscus medialis

図 4.52 a　延髄の 1〜4 のレベルでの切断

図 4.52 b　延髄を図 4.52 a の 3, 4 のレベルで切断したときの局所解剖

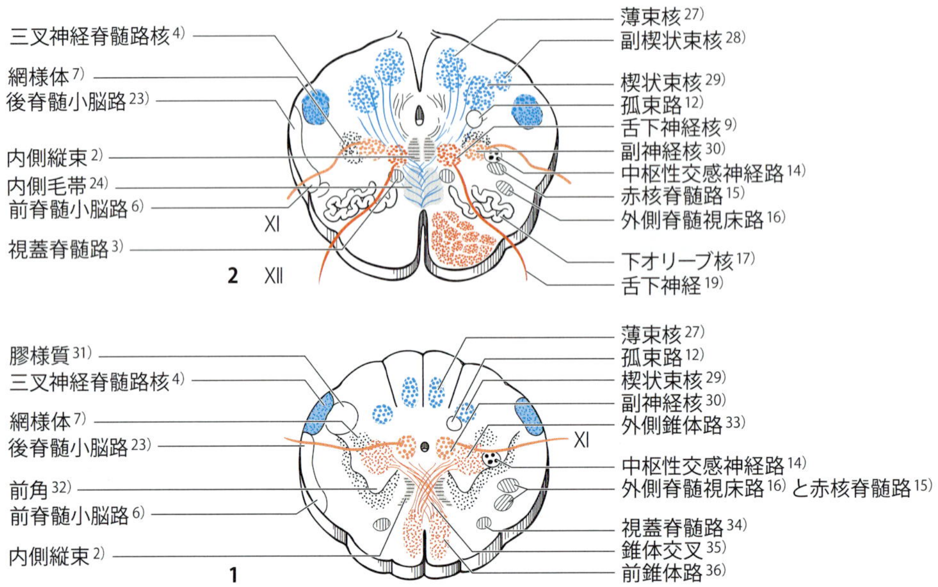

1) Pedunculus cerebellaris inferior 2) Fasciculus longitudinalis medialis 3) Tractus tectospinalis
4) Nucleus tractus spinalis n. trigemini 5) Lemniscus medialis 6) Tractus spinocerebellaris anterior
7) Formatio reticularis 8) Tractus tegmentalis centralis 9) Nucleus n. hypoglossi 10) Nucleus dorsalis n. vagi
11) Nucleus n. cochlearis 12) Tractus solitarius 13) Nucleus ambiguus 14) zentrale Sympathikusbahn
15) Tractus rubrospinalis 16) Tractus spinothalamicus lateralis 17) Nucleus olivaris inferior
18) Tractus pyramidalis 19) N. hypoglossus 20) Nuclei arcuati 21) Taenia ventriculi quarti 22) 4th ventricle
23) Tractus spinocerebellaris posterior 24) Lemniscus medialis 25) Decussatio lemniscorum
26) Nucleus dorsalis n. vagi 27) Nucleus gracilis 28) Nucleus cuneatus accessorius 29) Nucleus cuneatus
30) Nucleus n. accessorii 31) Substantia gelatinosa 32) Cornu anterius 33) Tractus pyramidalis lateralis
34) Tractus tectospinalis 35) Decussatio pyramidalis 36) Tractus pyramidalis anterior

図4.52b（つづき）　延髄を図4.52aの1, 2のレベルで切断したときの局所解剖

叉して脊髄内を錐体側索路となって下行する．後索内には核群，つまり楔状束核 Nucleus cuneatus と薄束核 Nucleus gracilis がみられるようになる．ここで後索線維は2次ニューロンにシナプス連絡し，インパルスは内側毛帯により対側の視床へと伝わる．楔状束核と薄束核内には体性局在性配列がみられる．つまり，楔状束核内には上肢からの線維が入っており，薄束核内には下肢からの線維が終わっている．このような体性局在性配列（点と点の対応）は，内側毛帯や視床，さらに皮質においても保たれている．図4.55cは内側毛帯が回転しながら走行している様子を示している．この際，脚からのインパルスを含む線維は最外側にあり，腕からの線維はより内側に位置している．

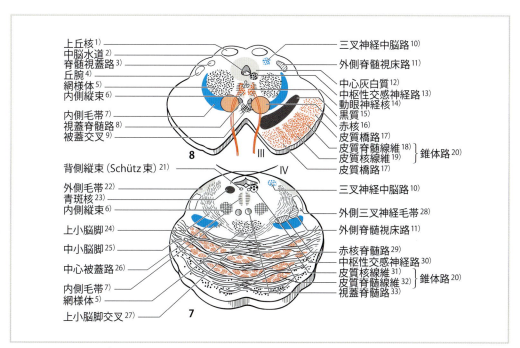

1) pyramidal tract　2) Mesencephalon　3) Pons　4) Lemniscus medialis

図 4.53 a　橋および中脳の 5〜8 のレベルでの切断

図 4.53 b　橋および中脳を図 4.53 a の 7, 8 のレベルで切断したときの局所解剖

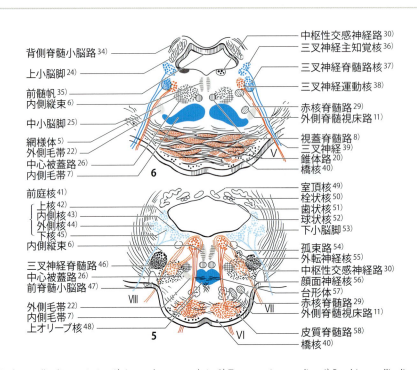

1) Nucleus colliculi superioris   2) Aquaeductus cerebri   3) Tractus spinotectalis   4) Brachium colliculi
5) Formatio reticularis   6) Fasciculus longitudinalis medialis   7) Lemniscus medialis   8) Tractus tectospinalis
9) Decussatio tegmenti   10) Tractus mesencephalicus n. trigemini   11) Tractus spinothalamicus lateralis
12) Substantia grisea centralis   13) zentrale Sympathikusbahn   14) Nucleus n. oculomotorii   15) Substantia nigra
16) Nucleus ruber   17) Tractus corticopontinus   18) Fibrae corticospinales   19) Fibrae corticonucleares
20) Tractus pyramidalis   21) Fasciculus longitudinalis dorsalis (Schütz)   22) Lemniscus lateralis
23) Locus coeruleus   24) Pedunculus cerebellaris superior   25) Pedunculus cerebellaris medius
26) Tractus tegmentalis centralis   27) Decussatio pedunculorum cerebellarium superiorum
28) Lemniscus trigeminalis lateralis   29) Tractus rubrospinalis   30) zentrale Sympathikusbahn
31) Fibrae corticonucleares   32) Fibrae corticospinales   33) Tractus tectospinalis   34) Tractus spinocerebellaris posterior   35) Velum medullare anterius   36) Nucleus sensorius principalis n. trigemini   37) Nucleus tractus spinalis n. trigemini   38) Nucleus motorius n. trigemini   39) N. trigeminus   40) Nuclei pontis   41) Nuclei vestibulares   42) Nucleus superior (Bechterew)   43) Nucleus medialis (Schwalbe)   44) Nucleus lateralis (Deiters)
45) Nucleus inferior (Roller)   46) Tractus spinalis n. trigemini   47) Tractus spinocerebellaris anterior
48) Nucleus olivaris superior   49) Nucleus fastigii   50) Nucleus emboliformis   51) Nucleus dentatus
52) Nucleus globosus   53) Pedunculus cerebellaris inferior   54) Tractus solitarius   55) Nucleus n. abducentis
56) Nucleus n. facialis   57) Corpus trapezoideum   58) Tractus corticospinalis

図 4.53 b（つづき）　橋および中脳を図 4.53 a の 5, 6 のレベルで切断したときの局所解剖

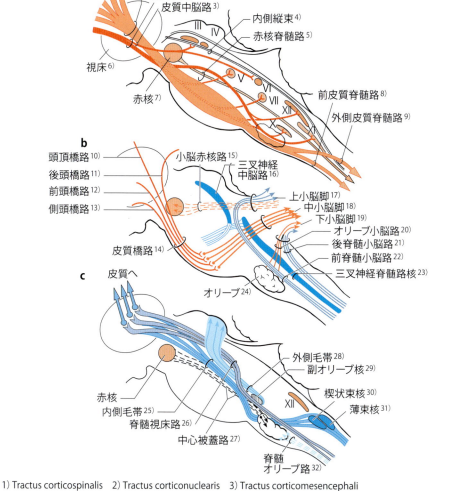

図 4.54　延髄，橋，中脳を通る神経路

a：遠心路，**b**：小脳路，**c**：求心路の側面像．

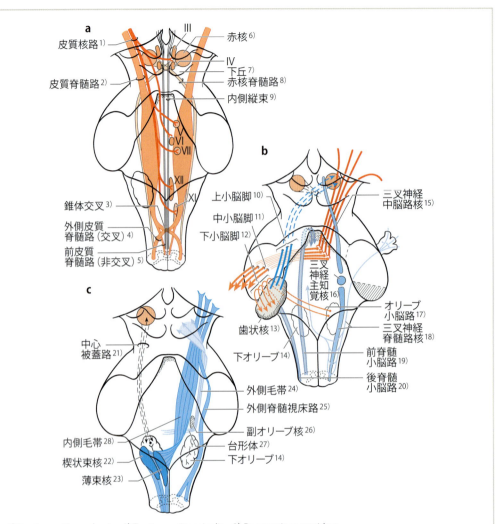

1) Tractus corticonuclearis 2) Tractus corticospinalis 3) Decussatio pyramidum
4) Tractus corticospinalis lateralis (crossed) 5) Tractus corticospinalis anterior (uncrossed) 6) Nucleus ruber
7) Colliculus inferior 8) Tractus rubrospinalis 9) Fasciculus longitudinalis medialis
10) Pedunculus cerebellaris superior 11) Pedunculus cerebellaris medius 12) Pedunculus cerebellaris inferior
13) Nucleus dentatus 14) Oliva inferior 15) Nucleus tractus mesencephalicus n. trigemini
16) Nucleus sensorius principalis n. trigemini 17) Tractus olivocerebellaris
18) Nucleus tractus spinalis n. trigemini 19) Tractus spinocerebellaris anterior
20) Tractus spinocerebellaris posterior 21) Tractus tegmentalis centralis 22) Nucleus cuneatus
23) Nucleus gracilis 24) Lemniscus lateralis 25) Tractus spinothalamicus lateralis 26) Nucleus olivaris accessorius
27) Corpus trapezoideum 28) Lemniscus medialis

図4.55 図4.54と同じ神経路の背面像

a：遠心路，b：小脳路，c：求心路．

外側脊髄視床路 Tractus spinothalamicus lateralis（痛温覚）や**前脊髄視床路** Tractus spinothalamicus anterior（触圧覚）は延髄の底部にあり，**脊髄視蓋路** Tractus spinotectalis（四丘体へ行く）も同様である．

　広い範囲にわたって存在する核群である**外側網様体核** Nucleus reticularis lateralis には，脊髄網様体からの線維が終わっている．この核群は下オリーブ核 Nucleus olivaris inferior の背側にある．脊髄網様体線維は皮膚や内臓からのインパルスを伝えている．脊髄内ではこの線維はかなり分散して走っており，一部は脊髄視床路と一緒になっている．

　Clarke 柱 Clarke's column（胸核 Nucleus thoracicus）から由来し，同側の脊髄内を上行してきた**後脊髄小脳路** Tractus spinocerebellaris posterior は延髄内ではまず底部にあるが，次にだんだんと背側へ向かい，ついには下小脳脚 Pedunculus cerebellaris inferior を通ってオリーブ小脳路 Tractus olivocerebellaris とともに小脳に達している（図 4.54b，図 4.55b）．**前脊髄小脳路** Tractus spinocerebellaris anterior もすでに一部交叉しているが，延髄，橋を通り，最終的には上小脳脚 Pedunculus cerebellaris superior，上髄帆 Velum medullare superius を通って小脳へ行っている（図 4.54b，図 4.55b）．

　延髄の吻側には**オリーブ核複合体** olivary nuclear complex がみられる．下オリーブ Oliva inferior（図 4.54，図 4.55）は灰白質がシワの寄った袋状の花弁のようになった部分のことをいい，次の求心路を含んでいる．すなわち中心被蓋路 Tractus tegmentalis centralis を通って中脳の赤核からのインパルスが入っている．さらに線条体，中脳水道周囲の中心灰白質，網様体，皮質からのインパルスが，皮質脊髄路と一緒に走る皮質オリーブ路 Tractus corticoolivaris を介して入っている．下オリーブからは，主要遠心路が交叉後，オリーブ小脳路 Tractus olivocerebellaris として下小脳脚を経て小脳へ行っており（図 4.54b，図 4.55b），さらに新小脳 Neocerebellum の皮質全体に達している．この経路は随意運動を円滑に精巧に行う際に重要なものであるが，第 5 章小脳，第 8 章大脳基底核にて検討することとする．

　副オリーブ Oliva accessoria は，発生学的には下オリーブより古い．これは古小脳 Archicerebellum と関係があり，平衡覚の維持に役立っている．

　下オリーブや中心被蓋路の障害のときには，軟口蓋，咽頭，時には横隔膜のリズミカルな痙攣（病的筋リズム myorhythmia，筋クローヌス myoclonus，しゃっくり hiccup，singultus）がみられる．これは例えばオリーブや中心被蓋路の軟化のときなどにみられる．

　皮質脊髄路および**皮質核路**の走行については，脳幹のさまざまな横断面で知りうるが，特に図 4.54a と図 4.55a はこれをよく示している．

　延髄内を走行するものとしてはさらに**赤核脊髄路** Tractus rubrospinalis がある．この線維は中脳の赤核 Nucleus ruber より始まり，核から出てすぐに対側へ向かい，腹側被蓋交叉 Decussatio tegmenti ventralis（Forel）内で交叉している．この線維は外側皮質脊髄路とともに脊

髄へ向かう（図 4.55）．

　視蓋脊髄路 Tractus tectospinalis は中脳被蓋にある核群より出てすぐに中脳水道周囲の灰白質を回り対側へ向かい，背側被蓋交叉 Decussatio tegmenti dorsalis（Meynert）で交叉し，傍正中を下行する．その後徐々に腹側，外側へと方向を変え，延髄内では赤核脊髄路 Tractus rubrospinalis と同様に腹外側に位置するようになる．この走行中，視蓋脊髄路は眼球運動神経核，顔面神経核，小脳へと側副枝を出し最終的には頚髄に終わっている．

　機能：上丘には網膜からの求心路が入っており，さらに下丘からの聴覚性インパルスも入っている．強い視性および聴性刺激を加えると視蓋延髄路および視蓋脊髄路を介して反射的に閉眼，頭をそらす，時によっては腕をもち上げる動作（防御姿勢）などが引き起こされる．以前に述べたように，後頭葉は上丘と密接な関係がある．この結びつき，および視蓋脊髄路も加わることにより，動いている物体を眼と頭で自動的に追いかけることが可能となっている．

　延髄，橋，中脳におけるさまざまな断面において，それぞれの核や上行・下行路の間にさまざまな大きさの核が広範に広がって網状構造を作っているのがわかる．これはここの断面では核群を作るほど密集している．この互いに網状になって存在している細胞群がいわゆる"**網様体** Formatio reticularis"である．これの重要な意義については Moruzzi と Magoun により1949 年に初めて明らかにされた．網様体は脊髄から延髄，橋を経て中脳の吻側にまで存在している（図 4.52，図 4.55）．これの意義については後ほど記載する．

　延髄には注目に値する核群として**迷走神経背側核** Nucleus dorsalis n. vagi が第四脳室底部にある（図 4.1b）．ここには自律神経系の運動ニューロン（すなわち副交感神経性）が存在しており，第 1 胸髄から第 2 腰髄までの脊髄側角の交感神経ニューロンと類似したものとなっている．これのさらに外側にある**孤束核** Nucleus tractus solitarii は体性知覚性核領域である．この核群の吻側には味覚を伝える第Ⅶ，Ⅸ，Ⅹ脳神経の線維が入っている．これの尾側には胸腔内臓，腹腔内臓よりの求心路が入っており，迷走神経背側核や網様体内の内臓中枢と関係があり，脊髄側角内の植物神経性核へ遠心路を送っている網様体内の細胞とも連絡がある．このような連絡により上述した核群は，心臓血管系，呼吸，消化や他の植物性機能を調整し支配しているところの反射弓の構成要素となっている（図 4.56）．

　舌下神経核と**疑核**は脳神経の項で記載したし，**前庭神経核**や**三叉神経脊髄路核**についても述べた．正中線の近くの背側には内側縦束がみられ，これの腹側には視蓋脊髄路があり，さらに腹側には内側毛帯がある（図 4.52）．

▌橋 Pons

　橋は 2 つの部分に分かれる．すなわち背側の被蓋 Tegmentum と呼ばれる部分と，腹側の橋腹側部 Pars ventralis pontis である．

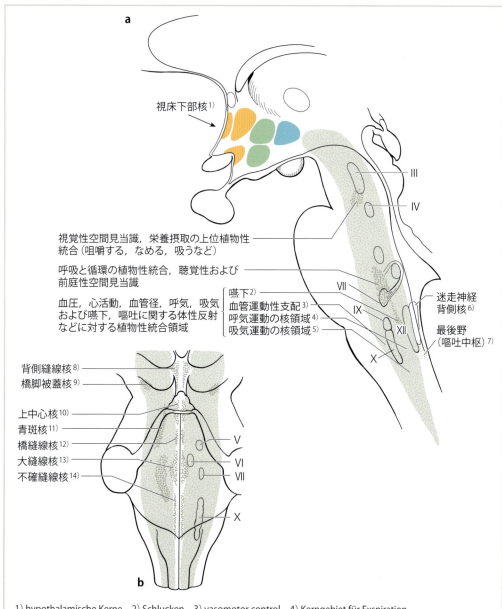

図 4.56 網様体の側面像（**a**）と背面像（**b**）

a：延髄，橋，中脳における重要な調節中枢を示す．**b**：縫線核の位置を示す．

▶ **腹側部分**には多数の線維束が一側から対側へと橋を横切って走っている．この線維が走行するために下行性の皮質脊髄路は多数の小さな線維束に分断された形となっている（図 4.53）．この線維束があるために，橋の外観（つまり腹側へと膨隆した形）ができあがっている．これらの線維は橋底部の核より由来しており，この核は皮質橋小脳路の２次ニューロンに相当する．この核には同側の皮質橋線維が終わっており，この線維は大脳脚内では皮質脊髄路，皮質核路の両脇に位置している．この線維は前頭葉，頭頂葉，側頭葉内の皮質から由来している．橋小脳線維の２次ニューロンは対側へと交叉し中小脳脚 Pedunculus cerebellaris medius を経て小脳皮質へ達している．橋核はそのほか錐体路からの側副枝によっても影響を受けている．

大脳皮質内で生じ，随意運動を起こさせるすべての興奮は橋核を介して，ほとんどそっくり小脳皮質へ伝えられる．このようにして小脳皮質に生じた活動は，直ちに歯状核 Nucleus dentatus，結合腕，視床を通る反射回路により大脳皮質へと戻っている（図 5.6）．これらは随意運動を円滑かつ精巧なものにするのに役立っている．

▶ **橋被蓋**には延髄でみられたのと同様の構造がある．**内側毛帯 Lemniscus medialis** は，ここでは横に走る線維束として被蓋の最腹側にある（図 4.53b，図 4.55c）．この線維束は回転しながら走行しているために，楔状束核の線維はさらに内側に，薄束核の線維はより外側に位置するようになる．それゆえ体性局在性からみると，外側から内側に向かって，足，躯幹，腕，首と並ぶようになる．**脊髄視床路**は外側に寄り（図 4.55c），**外側毛帯 Lemniscus lateralis**（聴覚路）も外側に寄る．橋の尾部には対側へと交叉している線維束，いわゆる**台形体 Corpus trapezoideum** があり，後に外側毛帯となっている（図 4.53b，図 4.55）．これは蝸牛神経核から由来しており，一部は直接，一部は間接的に聴覚インパルスを下丘に伝えている．第四脳室底部の最外側に**前庭神経核複合体 vestibular nuclear complex** がある（図 4.53b）．外側前庭核 Nucleus vestibularis lateralis は前庭脊髄路となって脊髄に線維を送っている．前庭神経核はさらに脳幹部の体性運動性核群，内臓運動性核群と関係があり，特に内側縦束を介して連絡している（図 4.46）．

橋の中間には三叉神経の脊髄部分が終わっている．これの吻側には主要核である**三叉神経主知覚核**が位置している．これの腹外側には咀嚼筋に行く三叉神経の運動核がある．三叉神経脊髄核（痛温覚）と三叉神経主知覚核（識別覚）の２次ニューロンは**腹側三叉神経視床路 Tractus trigeminothalamicus ventralis** となって交叉しており，主知覚核からの一部は非交叉のまま**背側三叉神経視床路 Tractus trigeminothalamicus dorsalis** として視床へ向かっている．**三叉神経中脳路核 Nucleus tractus mesencephali n. trigemini** は吻側へ向かい，中脳へと続いている（図 4.55b）．すでに述べたように三叉神経中脳路核は，その１次ニューロンがここにみられるが，他の２つの三叉神経核の１次ニューロンは三叉神経節（Gasseri）内にみられるという点で，他の三叉神経核とは異なっている．この核の求心線維はもっぱら咀嚼筋や顎関節内の受容

器と関連があり，固有知覚を伝えている．

中脳 Mesencephalon, midbrain

橋の吻側に中脳がある．中脳の内部構造は図4.53bに示してある．中脳は4つの部分に分けられる．1) 中脳水道 Aquaeductus cerebri を通るラインより上にあって四丘体 Corpora quadrigemina を含む**中脳蓋 Tectum**, 2) 黒質と中脳蓋の間の**被蓋 Tegmentum**, 3) **黒質 Substantia nigra**, 4) **大脳脚 Crura cerebri**.

▶ **中脳蓋 Tectum** 四丘体は上丘 Colliculi superiores と下丘 Colliculi inferiores よりなる．四丘体，ことに上丘は非常に分化した構造物であり，7層の細胞構築と多数の遠心性ならびに求心性結合を有している．これについてはここではこの程度の記載にとどめておく．

下丘の領域には聴覚路（外側毛帯 Lemniscus lateralis）からの多数の線維が終わっている．聴覚路はさらに下丘腕 Brachia colliculi inferiores を経て内側膝状体 Corpus geniculatum mediale に向かい，さらに側頭葉内の聴覚野（Heschl 横回 transverse gyri of Heschl）に行く．

上丘には視覚路からのニューロンが終わっているが，さらに大脳皮質（後頭葉），脊髄（脊髄視蓋路 Tractus spinotectalis），下丘からの線維も終わっている．上丘からの遠心路は脊髄（視蓋脊髄路 Tractus tectospinalis），脳神経核（視蓋核路 Tractus tectonuclearis）および赤核や網様体へと向かっている．

[**上丘と下丘が関与する反射回路**] 下丘から上丘へ向かう線維は音のする方向へ眼と頭を向ける反射弓の一部である．網膜から外側膝状体を通り上丘へと向かう線維は，突然視覚刺激が生じた場合に眼を閉じ，時には頭をそらす動作を引き起こす反射弓の一部であり，視蓋延髄路と視蓋脊髄路によって伝わっているのであろう．

中脳蓋の上丘のすぐ前で外側に小さな核群がみられる．これが視蓋前核 Nuclei praetectales である．ここで網膜からの線維がシナプスを替えており，中脳水道周辺灰白質の周りを回って副交感神経性の Edinger-Westphal 核へ向かい，光の強さに応じて瞳孔の大きさを調節する，いわゆる対光反射の反射弓の一要素となっている．

▶ **被蓋 Tegmentum** では，黒質と中心灰白質の間に大きな卵円形の核域があり，新鮮な断面では豊富な血管構築と鉄を多く含むために赤く見える．これがいわゆる**赤核 Nucleus ruber** である．これは2つの部分からできており，尾側の大細胞部分 Pars magnocellularis と吻側の小細胞部分 Pars parvocellularis である．赤核には小脳から，すなわち栓状核 Nucleus emboliformis や歯状核 Nucleus dentatus から結合腕（上小脳脚 Pedunculi cerebellares superiores）を経て求心路が入っている．発生学的にはより古い栓状核から来た線維は姿勢保持と運動に役立つ反射弓の要素である．ヒトでは特に発達している歯状核からの線維は，小脳から赤核，視床を経て大脳皮質へと戻る反射弓の一部にあたり，随意運動を円滑にかつ正確に遂行するのに役

立っている．他の部分は主に赤核の小細胞部分に終わっている．すべての小脳赤核線維は中脳内で上小脳脚交叉 Decussatio pedunculorum cerebellarium superiorum で交叉している．その他の線維が，大脳皮質（皮質赤核路 Tractus corticorubralis），中脳蓋から入っている．

　赤核内に入ってきたさまざまなインパルスは，遠心路（赤核脊髄路 Tractus rubrospinalis と赤核網様体路 Tractus rubroreticularis）を介して脊髄運動細胞に影響を与えている．赤核脊髄路および赤核網様体路も直ちに腹側被蓋交叉 Decussatio tegmenti ventralis（Forel）で交叉している．中心被蓋路 Tractus tegmentalis centralis を介して赤核オリーブ遠心路もみられ，これは小脳へ戻っている．

[**中脳被蓋にみられるその他の核と神経路**]　被蓋にはさらに，外側部分に三叉神経中脳路 Tractus mesencephalicus n. trigemini, 三叉神経毛帯 Lemniscus trigeminalis, 内側毛帯 Lemniscus medialis, 脊髄視床路 Tractus spinothalamicus がみられ，これらは視床に行っている．下丘のすぐ下では滑車神経線維が交叉しており，背側から出て大脳脚を回り脳底へと向かっている．上丘のレベルでは中脳水道の下で中心灰白質内で内側縦束の内側に動眼神経核，副交感神経性の Edinger-Westphal 核，および Perlia 核がある．第Ⅲ脳神経の線維は脚間窩 Fossa interpeduncularis から出ているが，一部は赤核を通り抜けている．前庭核よりのインパルスは内側縦束 Fasciculus longitudinalis medialis―いろいろな線維系の複合束―を通って脊髄方向へ，また橋や中脳の正中近くを通り第四脳室底部や中脳水道中心灰白質を通って上行している．これらの線維の一部は眼筋運動神経核（動眼神経，滑車神経，外転神経）に向かっており，これらを互いに結び付けている．さらに，これらの線維は網様体の核とも連絡している（間質核 Nucleus interstitialis と Darkschewitsch 核）．

　交感神経の中心路は（おそらく視床下部内や網様体から由来しているが），中脳水道や第四脳室底部の腹側を通って，中脳，橋を通過している．延髄では外側に認められ，最終的には脊髄側角に達している．この線維が障害されると Horner 症候群が生じる．

▶ **黒質 Substantia nigra** は大きな運動性核群であり，被蓋と大脳脚の間にある．黒質の黒い色は神経細胞内に含まれているメラニン色素による．黒質は錐体外路の一部であるので，これについては後ほど第8章大脳基底核のところで詳しく記載する．

▶ **大脳脚 Crura cerebri** は皮質脊髄線維，皮質核線維，および皮質橋線維から成り立っている（図 3.7，図 4.53b）．これらの線維は内包からやってきており，途中ここの狭い部分に集中していることとなる．皮質脊髄線維と皮質核線維の両脇を皮質橋線維が走っている（図 4.53b）．

[**網様体 Formatio reticularis**]
　網様体では核と軸索が網状になって脳幹内を走行しており，脳神経諸核，オリーブ，上行路，下行路の間の領域を埋めている（図 4.52b，図 4.53b，図 4.56a）．ここには脊髄，脳神経核，小脳，大脳半球からの求心路が入っており，逆にこれらの領域にインパルスを送ってい

る．網様体の一部の核からは下行路を介して脊髄における運動や自律神経機能に対して影響が及んでいる．

▶ **上行性網様体賦活系 ascending reticular activating system（ARAS）**　網様体内の他の核群，ことに中脳のものはより高位中枢へ投射している．すなわち主として視床の髄板内核 Nuclei intralaminares thalami を介して，また腹側視床 Subthalamus を介して行っている．これらの核はいろいろな上行性線維群より側副枝を得ており（脊髄視床路 Tractus spinothalamicus, 三叉神経脊髄路 Tractus spinalis n. trigemini, 孤束核 Nucleus tractus solitarii, 前庭核，蝸牛神経核，視覚系，嗅覚系），これらをさらに多数の多シナプス結合を介して広い範囲の皮質へ伝えており皮質を賦活するように作用している．動物実験ではこの核群を刺激すると"覚醒反応"がみられ，眠っていた動物が目を覚ます．Moruzzi と Magoun の研究（1949 年）や他の多数の研究者による知見から，この系はヒトにとって非常に重要な機能を果たしており，**意識のレベル**や，周囲に注意を払っている覚醒状態，**覚醒と睡眠のリズム**などに関して重要なものであると考えられている．この系は上行性網様体賦活系 ascending reticular activating system（ARAS）と呼ばれる．この系が障害されると意識消失までに至るさまざまな意識障害が生じる．ARAS に入力している核グループとしては，コリン作動系とノルアドレナリン作動系（縫線核，**図 4.56 b**）およびグルタミン酸作動系ニューロンがある．さらに，最近の研究により一酸化窒素（NO）も関与していることがわかってきている．ARAS に存在する多くのニューロンがギャップ・ジャンクションを介して互いに密に連結されているおかげで，網様体内のネットワークでの情報が素早く伝えられるようになっている．

　これらの詳細について記載することは本書の範囲を越えている．意識消失状態には脳のさまざまな部分の障害が関与している．

▶ **下行性網様体路 descending reticular pathways**　下行性網様体路（腹側・外側網様体脊髄路 Tractus reticulospinalis ventralis et lateralis）には，脊髄運動細胞に促進的影響を与えるものと，抑制的効果を与えているものとがある．これらの核群も皮質，ことに前頭葉，小脳，大脳基底核からの影響を受けており錐体外路系に属している．脳幹（網様体外側部，特に橋や中脳からのもの）からの賦活性インパルスは網様体脊髄路 Tractus reticulospinalis や前庭脊髄路 Tractus vestibulospinalis を介して脊髄前外側索に達しているが，抑制性インパルスはもっぱら延髄腹側の内側部分から生じ，外側網様体脊髄路 Tractus reticulospinalis lateralis を通って皮質脊髄路中で多シナプス性に脊髄運動細胞へと達している．これらの促進性，抑制性の両者とも介在ニューロンを経て主として γ - 細胞に行っている．脊髄反射弓に影響を与えていることにより，網様体は歩行，起立，平衡機能維持の際に適当な筋トーヌスを保つうえで重要な役目を果たしていることになる．

▶ **自律神経核と神経路**　網様体内の多くの細胞は自律神経的機能をもっている．これらの細

胞は橋や延髄内に散らばっているので，体性脳神経核は網様体の自律神経性核群と密接な関係を有することになる（図4.56）．これらの核は視床下部 Hypothalamus から影響を受けており，これらを脳神経核，さらに脊髄へと伝えている．

　唾液の分泌は，上・下唾液核 Nucleus salivatorius superior et inferior によりコントロールされている．味覚や芳香により反射的に唾液が分泌されることはすでに述べた．精神的な影響によっても唾液分泌は抑制され，口渇感が生じることになる．

［**血圧の調節**］　他の核群により血圧はコントロールされている．頸動脈洞 Sinus caroticus より生じたインパルスは舌咽神経や迷走神経を介して，延髄内で第IX脳神経核，第X脳神経核の近くにあるこれらの核群（血圧，心臓活動，血管径に対する自律神経中枢）へと向かっている．迷走神経を通る遠心路は心活動を抑制し徐脈となり，血圧が低下する．

［**他の自律神経機能の調節**］　他のインパルスは血管径を調節している交感神経系核に対して脊髄を介して抑制的に作用し，血管拡張をもたらす．下オリーブの背側にある網様体核群は呼吸を調節している．これらは呼気中枢と吸気中枢に分けられている．他の網様体核群は腸管運動を調節している．反射的に起こっている嚥下運動は実は複雑な過程である．嚥下運動に関与する筋は，食べ物が口から胃へとうまく送られるように適当な強さで順序よく収縮するように支配される必要がある．嚥下運動が円滑に行くように種々の筋をうまく支配するには，さまざまな神経系を統括するような箇所が必要であるが，これに相当するものとして，種々の運動性脳神経核の近くで延髄の中にいわゆる嚥下中枢と呼ばれるものがある．ここには催吐反射 gag reflex を引き起こす核群もある．最後野 Area postrema には嘔吐に関与する重要な統合領域がある．青斑核 Locus coeruleus には呼吸や循環に関する統合領域があると考えられており，中脳には栄養を吸収するための高位中枢（咬む，なめる，吸う）が存在すると考えられている（図4.56a）．

4.5　脳幹病変

4.5.1　虚血性脳幹症候群

　脳幹の動脈支配については図4.57に示してあり，個々の動脈が延髄，橋，中脳のどの部分を支配しているのかに関しては図4.58に示してある．脳幹の動脈支配および静脈還流の詳しい内容に関しては第11章で記載してある．この項では，血管性症候群を理解するのに必要な血流支配の知識について記載する．

　脳幹の血流障害は一過性のこと（例えば鎖骨下動脈盗血症候群 subclavian steal syndrome, 以下参照）もあるし，時には永久的なこともある（脳組織の壊死，すなわち脳梗塞となる）．脳梗塞は通常は動脈閉塞が原因となっている．どの血管が閉塞するかにより，さまざまに異なっ

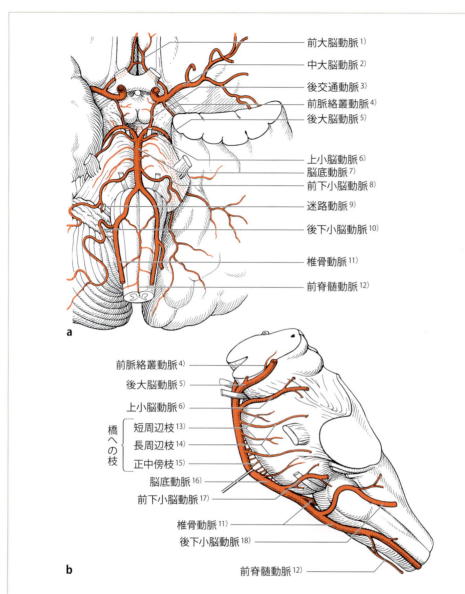

1) A. cerebri anterior　2) A. cerebri media　3) A. communicans posterior　4) A. choroidea anterior
5) A. cerebri posterior　6) A. cerebelli superior　7) A. basilaris　8) A. cerebelli inferior anterior　9) A. labyrinthi
10) A. cerebelli inferior posterior　11) A. vertebralis　12) A. spinalis anterior　13) R. circumferentes brevis
14) R. circumferentes longus　15) Rr. paramedianae　16) A. basilaris　17) A. cerebelli inferior anterior
18) A. cerebelli inferior posterior

図 4.57　脳幹部の血管支配
a：腹側より見たところ．b：側面像．

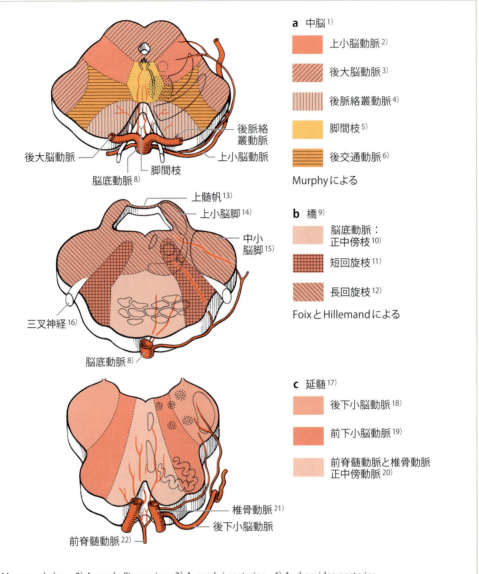

1) Mesencephalon 2) A. cerebelli superior 3) A. cerebri posterior 4) A. choroidea posterior
5) Rr. interpedunculares 6) A. communicans posterior 8) A. basilaris 9) Pons
10) Rr. paramedianae 11) Rr. circumferentes breves 12) Rr. circumferentes longus
13) Velum medullare superius 14) Pedunculus cerebellaris superior 15) Pedunculus cerebellaris medius
16) N. trigeminus 17) Medulla oblongata 18) A. cerebelli inferior posterior 19) A. cerebelli inferior anterior
20) A. spinalis anterior & Aa. paramedianae vertebrales 21) A. vertebralis 22) A. spinalis anterior

図4.58　脳幹内部の血管支配
a：中脳，**b**：橋，**c**：延髄．（7）は欠番）

た神経症状がみられる（血管症候群）．脳幹における脳神経核と神経線維は数多くあり，かつ狭い領域に存在しており，それぞれの機能が高度に特殊化しているので，出現する症候群もそれぞれに特徴のあるものとなる．それぞれの血管症候群を理解するためには，脳幹における複雑な局所解剖を十分に理解しておく必要がある．これが第 11 章「中枢神経系の血管支配と血管障害」で，他の脳血管障害と一緒に記載するのではなくて，脳幹の解剖の後でこれの血管障害についてここで記載する理由である．

一過性脳血管障害の例としてまず鎖骨下動脈盗血症候群 subclavian steal syndrome について記載する．脳幹の主な動脈閉塞時の症候群についてはその後で記載する．

鎖骨下動脈盗血症候群 subclavian steal syndrome

この症候群は，右あるいは左側の鎖骨下動脈が，椎骨動脈を分岐するところより中枢部分で閉塞することが原因となる．鎖骨下動脈が閉塞しても，同側の上肢の血流は同側の椎骨動脈を逆行性に流れる血流により保持される．すなわち，対側の椎骨動脈を上行し脳底動脈まで達した血液は，ここで対側の椎骨動脈の中に入りこれの中を逆行性に流れ，患側の上肢へと流れる．まれな場合，例えば上肢を盛んに動かした場合に，本来は脳底動脈へ行き脳幹部へと向かう血流が減少し，脳幹部の血流が相対的に少なくなり，この部の虚血が生じることとなる．鎖骨下動脈盗血症候群の診断はこの臨床症状と脳血管撮影により，この椎骨動脈を逆行性に流れる所見の両者が確認された場合に確定する．鎖骨下動脈盗血症候群の治療は上肢の血流障害が著明な場合，あるいは脳虚血により意識消失発作やめまいが頻回に生じる場合に必要となる．

以前から使われてきた，椎骨脳底動脈循環不全症 vertebrobasilar insufficiency なる用語はその内容が曖昧なものであるので，今後は使うべきではない．

灌流障害時の個々の脳幹症候群

椎骨脳底動脈領域の虚血も，頸動脈系におけるのと同様に，通常は塞栓が原因となる．塞栓の原因は心臓由来のもの，椎骨動脈の粥状プラークが原因となるもの，動脈解離により生じた血栓形成が原因となるものなどがある．以前は，睡眠中に椎骨動脈が折れ曲がり，これが原因となって椎骨脳底動脈領域に虚血が生じるという説がよく唱えられたが，最近ではこの考え方は支持されていない．

臨床症状と放射線学的所見から多数の血管障害性脳幹症候群が区別されている．最近では，高磁場の MRI 検査法により，T2 強調画像や拡散強調画像により，脳幹梗塞の急性期を画像的に診断することが可能となってきている．個々人により血管分布の個人差はみられるが，脳幹の血管構築はほぼ一定のものがあり，個々の動脈に起因する臨床症状というものはほぼ一定のものが出現する．

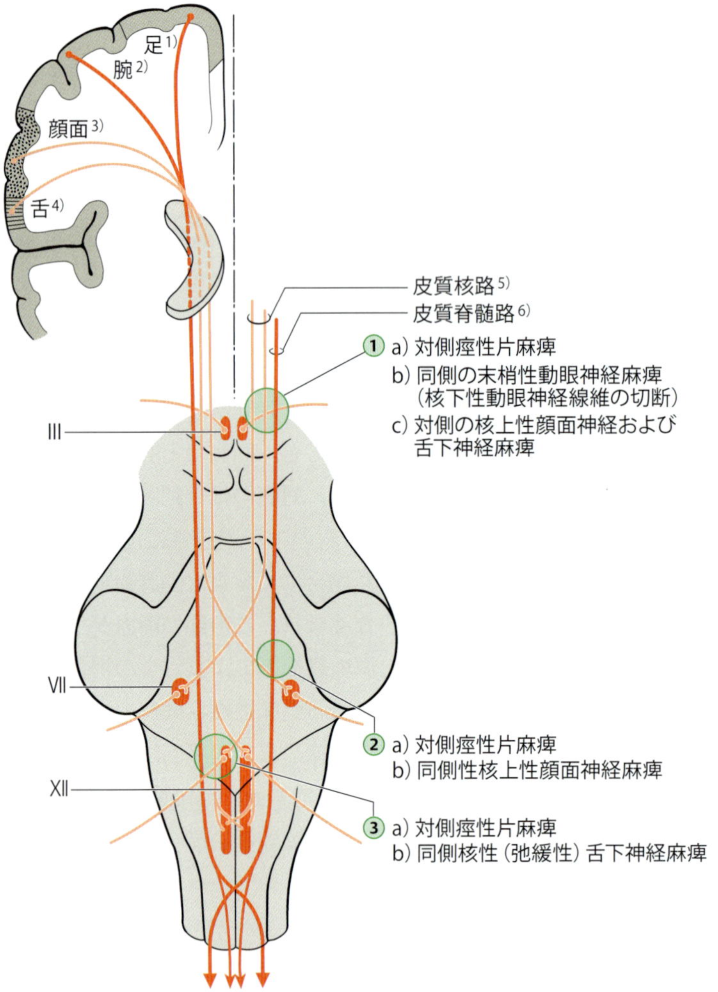

足 1)
腕 2)
顔面 3)
舌 4)

皮質核路 5)
皮質脊髄路 6)

① a) 対側痙性片麻痺
b) 同側の末梢性動眼神経麻痺
（核下性動眼神経線維の切断）
c) 対側の核上性顔面神経および
舌下神経麻痺

III

VII

XII

② a) 対側痙性片麻痺
b) 同側性核上性顔面神経麻痺

③ a) 対側痙性片麻痺
b) 同側核性（弛緩性）舌下神経麻痺

1) leg, Bein 2) arm, Arm 3) face, Gesicht 4) tongue, Zunge 5) Tractus corticonuclearis
6) Tractus corticospinalis

図 4.59 交代性片麻痺の例

　脳幹梗塞の臨床症状として特徴的なものは "交代性片麻痺 alternating hemiplegia" がしばしばみられることである．この場合，脳神経麻痺は血管病変の生じた側にみられ，一方，対側の手足に片麻痺が出現する．図 4.59 には，3 つのタイプの交代性片麻痺症候群が示されている．それぞれは脳幹のそれぞれ特定の領域の虚血性病変によるものであり，それぞれ異なる症候群

を示している．

　さて，それぞれの症状は多彩であるが，単純化してみれば交代性片麻痺の変種と考えられる幾つかの症候群を数えあげることができる．記述をできるだけ明瞭なものとするために，以下の各症候群の記載では，原則として，原因，症状，障害された神経核や神経路について記載し，次いで障害された部位を脳幹の解剖図の上で示し，最後に出現する症状につき模式的に図示するやり方で記述してある．

▶ **延髄背外側症候群（Wallenberg 症候群）**（図4.60，図4.61）　**原因**：後下小脳動脈あるいは椎骨動脈の血栓症による．**臨床症状**：突然発症するめまい，眼振（下前庭核 Nucleus vestibularis inferior）と下小脳脚 Pedunculus cerebellaris inferior），嘔気と嘔吐（最後野 Area postrema），構音障害 dysarthria と発声困難 dysphonia（疑核 Nucleus ambiguus），しゃっくり hiccup, singultus（網様体にある呼吸中枢）などがみられる．より詳しい症状については図4.60を参照のこと．

▶ **延髄内側症候群（Déjérine 症候群）**（図4.62，図4.63）　**原因**：椎骨動脈傍正中枝 Rr. paramedianae あるいは脳底動脈の閉塞による（図4.58）．しばしば両側性である．**臨床症状**：同側性の弛緩性舌下神経麻痺，対側の片麻痺（痙性ではない）と Babinski 反射の陽性，対側の後索障害（触覚，振動覚，圧覚，位置覚），眼振（内側縦束も障害された場合）．

▶ **橋底尾側症候群（Millard-Gubler 症候群あるいは Foville 症候群）**（図4.64）　**原因**：脳底動脈周辺枝 Rr. circumferentes の閉塞，腫瘍，膿瘍など．**臨床症状**：同側の外転神経麻痺（末梢性）と顔面神経麻痺（核性），対側の片麻痺と痛覚脱失 analgesia，温度覚脱失 thermanesthesia，さらに触覚，位置覚，振動覚の低下．

▶ **橋被蓋尾側症候群**（図4.65）　**原因**：脳底動脈枝の閉塞（短・長周辺枝 Rr. circumferentes brevis et longus）．**臨床症状**：同側の核性外転神経および顔面神経麻痺，眼振（内側縦束），病巣側への注視障害，同側の片側失調 hemiataxia と協同運動不能 asynergia（中小脳脚），対側の痛覚脱失 analgesia と温度覚脱失 thermanesthesia（外側脊髄視床路），対側の位置覚，振動覚の障害（内側毛帯 Lemniscus medialis），同側の口蓋帆 Velum と咽頭 Pharynx の筋リズム異常（中心被蓋路 Tractus tegmentalis centralis）．

> **症例提示 4**　**延髄背外側症候群（Wallenberg 症候群）**
>
> 　典型的な Wallenberg 症候群の MRI 所見である．患者は 56 歳男性．突然めまい感と不安定性を覚え，左への転倒傾向が出現した．神経学的所見として左側の失調と協同運動不能，右側身体の固有知覚の障害が認められた．同時に行われた CT scan は正常であった．MRI は発症 20 時間後に撮像された（図4.61）．

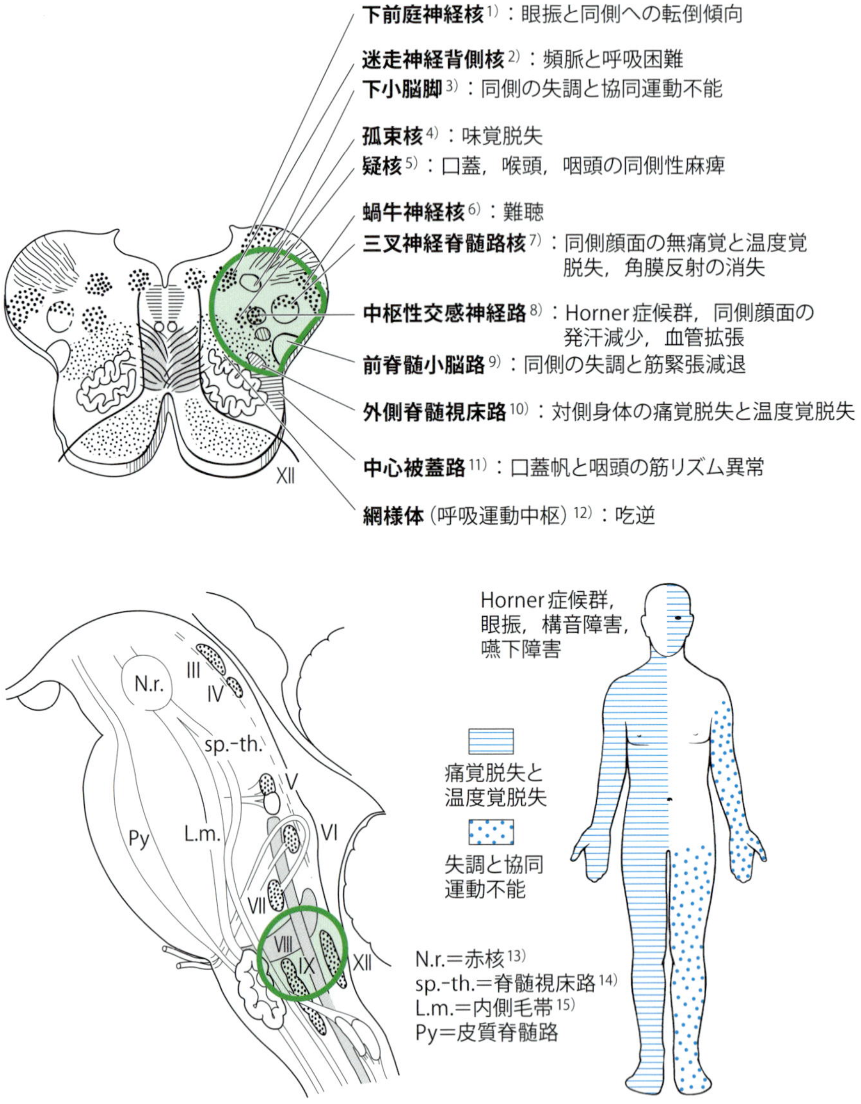
下前庭神経核[1)]：眼振と同側への転倒傾向
迷走神経背側核[2)]：頻脈と呼吸困難
下小脳脚[3)]：同側の失調と協同運動不能
孤束核[4)]：味覚脱失
疑核[5)]：口蓋，喉頭，咽頭の同側性麻痺
蝸牛神経核[6)]：難聴
三叉神経脊髄路核[7)]：同側顔面の無痛覚と温度覚脱失，角膜反射の消失
中枢性交感神経路[8)]：Horner症候群，同側顔面の発汗減少，血管拡張
前脊髄小脳路[9)]：同側の失調と筋緊張減退
外側脊髄視床路[10)]：対側身体の痛覚脱失と温度覚脱失
中心被蓋路[11)]：口蓋帆と咽頭の筋リズム異常
網様体（呼吸運動中枢）[12)]：吃逆
XII
N.r.
III
IV
sp.-th.
V
Py
L.m.
VI
VII
VIII
IX
XII
Horner症候群，
眼振，構音障害，
嚥下障害
痛覚脱失と
温度覚脱失
失調と協同
運動不能
N.r.＝赤核[13)]
sp.-th.＝脊髄視床路[14)]
L.m.＝内側毛帯[15)]
Py＝皮質脊髄路

1) Nucleus vestibularis inferior　2) Nucleus dorsalis n. vagi　3) Pedunculus cerebellaris inferior
4) Nucleus tractus solitarii　5) Nucleus ambiguus　6) Nucleus n. cochlearis　7) Nucleus tractus spinalis n. trigemini
8) zentrale Sympathikusbahn　9) Tractus spinocerebellaris anterior　10) Tractus spinothalamicus lateralis
11) Tractus tegmentalis centralis　12) Substantia reticularis (Respirationszentrum)　13) Nucleus ruber
14) Tractus spinothalamicus　15) Lemniscus medialis

図 4.60　延髄背外側症候群（Wallenberg 症候群）

Chapter 4

図 4.61　Wallenberg 症候群の MRI

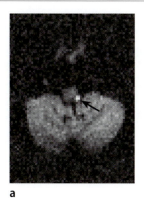
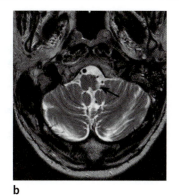

a：拡散強調画像にて延髄の左背外側に病巣が認められる（矢印）．
b：T2 強調画像でも同部に高信号領域が認められる（矢印）．
左椎骨動脈の閉塞による左後下小脳動脈領域の梗塞であることが判明した．

症例提示 5　延髄内側症候群（Déjérine 症候群）

　典型的な延髄内側症候群の MRI 所見である．患者は 58 歳女性．突然，弛緩性の右片麻痺と識別覚の障害，左舌下神経麻痺を呈した．CT scan では異常は認めなかった．MRI は発症 19 時間後に撮像された（図 4.62）．

図 4.62　延髄内側症候群の MRI

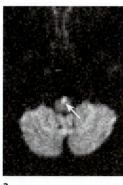
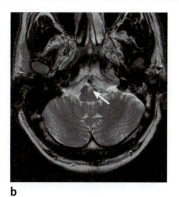

a：拡散強調画像にて延髄の傍正中部吻側に高信号領域が認められる（矢印）．
b：T2 強調画像でも同部に高信号領域を認める（矢印）．

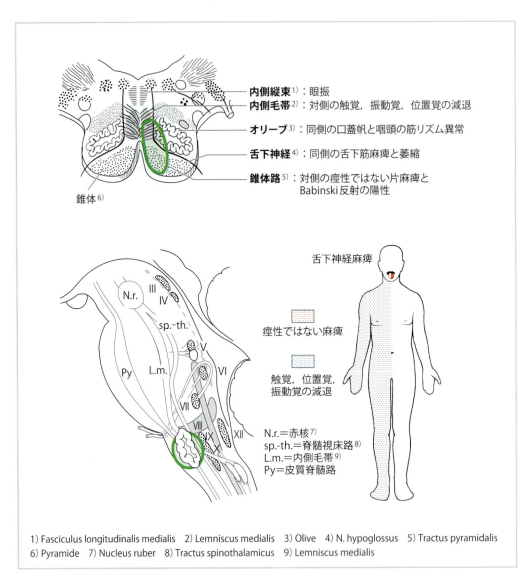

図 4.63　延髄内側症候群（Déjérine 症候群）

▶ 橋被蓋吻側症候群（図 4.66）　原因：脳底動脈長周辺枝 Rr. circumferentes longus の閉塞あるいは上小脳動脈の閉塞．臨床症状：同側顔面の知覚障害（すべての三叉神経線維の障害），咀嚼筋麻痺（三叉神経運動核），片側失調 hemiataxia，企図振戦 intention tremor, 拮抗反復機能障害 adiadochokinesis（上小脳脚），対側の全知覚障害．

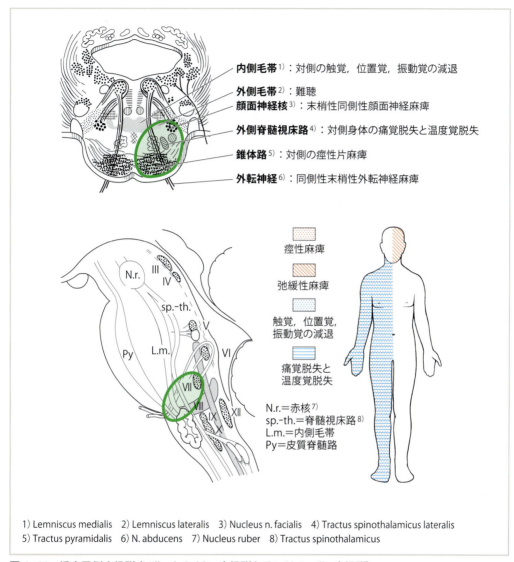

1) Lemniscus medialis 2) Lemniscus lateralis 3) Nucleus n. facialis 4) Tractus spinothalamicus lateralis
5) Tractus pyramidalis 6) N. abducens 7) Nucleus ruber 8) Tractus spinothalamicus

図 4.64　橋底尾側症候群（Millard-Gubler 症候群あるいは Foville 症候群）

▶ **橋底中部症候群**（図 4.68）　**原因**：脳底動脈傍正中枝 Rr. paramedianae あるいは短周辺枝 Rr. circumferentes breves の閉塞による．**臨床症状**：同側の弛緩性咀嚼筋麻痺，顔面の知覚減退 hypesthesia，痛覚脱失 analgesia，温度覚脱失 thermanesthesia，同側の片側失調 hemi-ataxia と協同運動不能 asynergia，対側の痙性片麻痺．

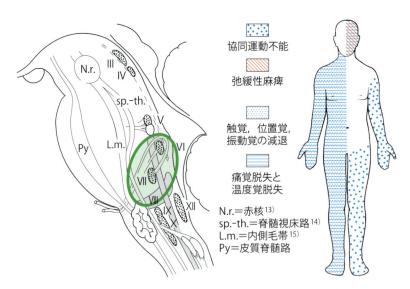

内側縦束[1]：眼振，病巣側への注視麻痺
外転神経核[2]：同側性核性外転神経麻痺
中小脳脚[3]：片側失調，企図振戦，拮抗反復機能障害，小脳性発語
前庭神経核[4]：眼振，回転性めまい
中枢性交感神経路[5]：Horner症候群，同側の発汗減少と血管拡張
三叉神経脊髄路核[6]：同側顔面の痛覚脱失と温度覚脱失
顔面神経核[7]：同側性核性顔面神経麻痺（萎縮）
中心被蓋路[8]：同側の口蓋帆と咽頭の筋リズム異常
前脊髄小脳路[9]：同側の協同運動不能と低緊張症
外側毛帯[10]：難聴
外側脊髄視床路[11]：対側身体の痛覚脱失と温度覚脱失
内側毛帯[12]：対側の触覚，振動覚，位置覚の減退（失調）

1) Fasciculus longitudinalis medialis   2) Nucleus n. abducentis   3) Pedunculus cerebellaris medius
4) Nuclei vestibulares   5) zentrale Sympathikusbahn   6) Nucleus tractus spinalis n. trigemini   7) Nucleus n. facialis
8) Tractus tegmentalis centralis   9) Tractus spinocerebellaris anterior   10) Lemniscus lateralis
11) Tractus spinothalamicus lateralis   12) Lemniscus medialis   13) Nucleus ruber   14) Tractus spinothalamicus
15) Lemniscus medialis

図 4.65　橋被蓋尾側症候群

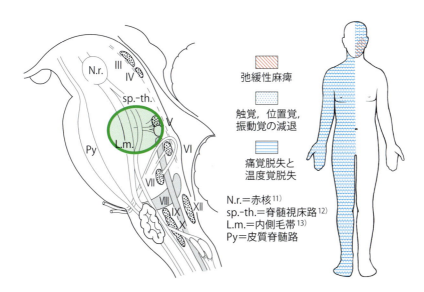

図 4.66 橋被蓋吻側症候群

1) Pedunculus cerebellaris superior   2) Nucleus sensorius principalis n. trigemini
3) Nucleus tractus spinalis n. trigemini   4) Nucleus motorius n. trigemini   5) Tractus tegmentalis centralis
6) Tractus tectospinalis   7) Tractus spinothalamicus lateralis   8) Lemniscus lateralis   9) Lemniscus medialis
10) Tractus corticonuclearis   11) Nucleus ruber   12) Tractus spinothalamicus   13) Lemniscus medialis

症例提示 6　傍正中橋部梗塞

典型的な傍正中橋部梗塞の MRI 像である．患者は突然，左の片麻痺と固有知覚障害と識別覚障害を呈した．MRI は発症 12 時間後に撮像された（図 4.67）．

図 4.67　橋の傍正中部梗塞の MRI

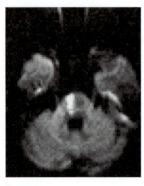
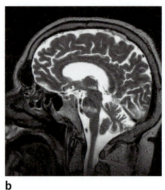

a：拡散強調水平断像．橋の右傍正中部に楔形の病巣が認められる．このレベルで脳幹から出ている三叉神経は損傷を免れていることが読み取れる．
b：T2 強調矢状断像では，橋における梗塞巣は典型的な形状をしており，橋の穿通枝のうちの 1 本の支配領域に一致している．

▶ **赤核下部症候群（Benedikt 症候群）（図 4.69）**　**原因**：脳底動脈，後大脳動脈の脚間枝 Rr. interpedunculares の閉塞．**臨床症状**：同側の動眼神経麻痺（散瞳を伴う）（動眼神経線維の障害），対側の触覚，位置覚，振動覚，識別覚の低下（内側毛帯），対側の多動症 hyperkinesia（振戦 tremor，舞踏病 chorea，アテトーゼ athetosis）（赤核），対側の強直 rigor（黒質 Substantia nigra）．

▶ **中脳底部症候群（Weber 症候群）（図 4.70）**　**原因**：後大脳動脈，後脈絡叢動脈 A. choroidea posterior の脚間枝の閉塞，まれに腫瘍（グリオーマ）による．**臨床症状**：同側の動眼神経麻痺，対側の痙性片麻痺，対側の強直 rigor（Parkinson 病）（黒質 Substantia nigra），対側の運動不能 dystaxia（皮質橋路），時に核上性線維の障害による第Ⅶ，Ⅸ，Ⅹ，Ⅻ脳神経麻痺の症状．

▶ **橋吻側部梗塞**　橋吻側に，穿通枝の閉塞により小梗塞が生じた場合には，さまざまな限局した一過性の神経脱落症状が出現しうる．脳底動脈に動脈硬化性病変がある場合には，脳幹の両側に多数の小梗塞が次から次と出現し，最後には微小血管性の仮性球麻痺の状態になることもある．この場合における構音障害 dysarthria と嚥下障害 dysphagia は脳神経核に対する核

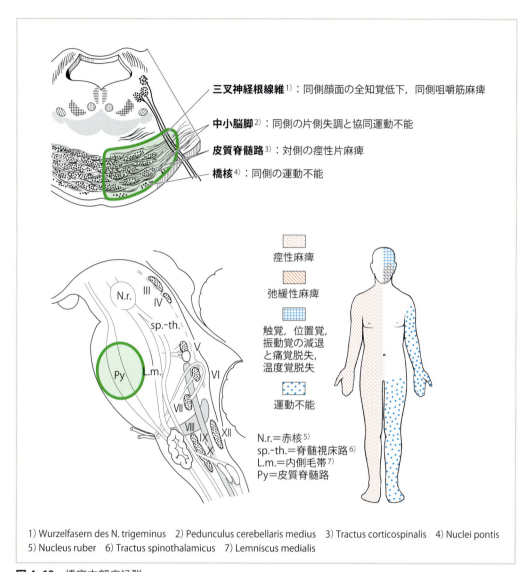

1) Wurzelfasern des N. trigeminus　2) Pedunculus cerebellaris medius　3) Tractus corticospinalis　4) Nuclei pontis
5) Nucleus ruber　6) Tractus spinothalamicus　7) Lemniscus medialis

図4.68　橋底中部症候群

上性支配が障害されることが原因となっている．脳幹の微小血管障害病変は高血圧が背景にあることが多いので，通常は小脳テントより上の構造物の障害による他の症状を伴っている．

出 血

▶ **橋出血**　**原因**：高血圧症 hypertension, 糖尿病 Diabetes mellitus, 動脈硬化 arteriosclero-

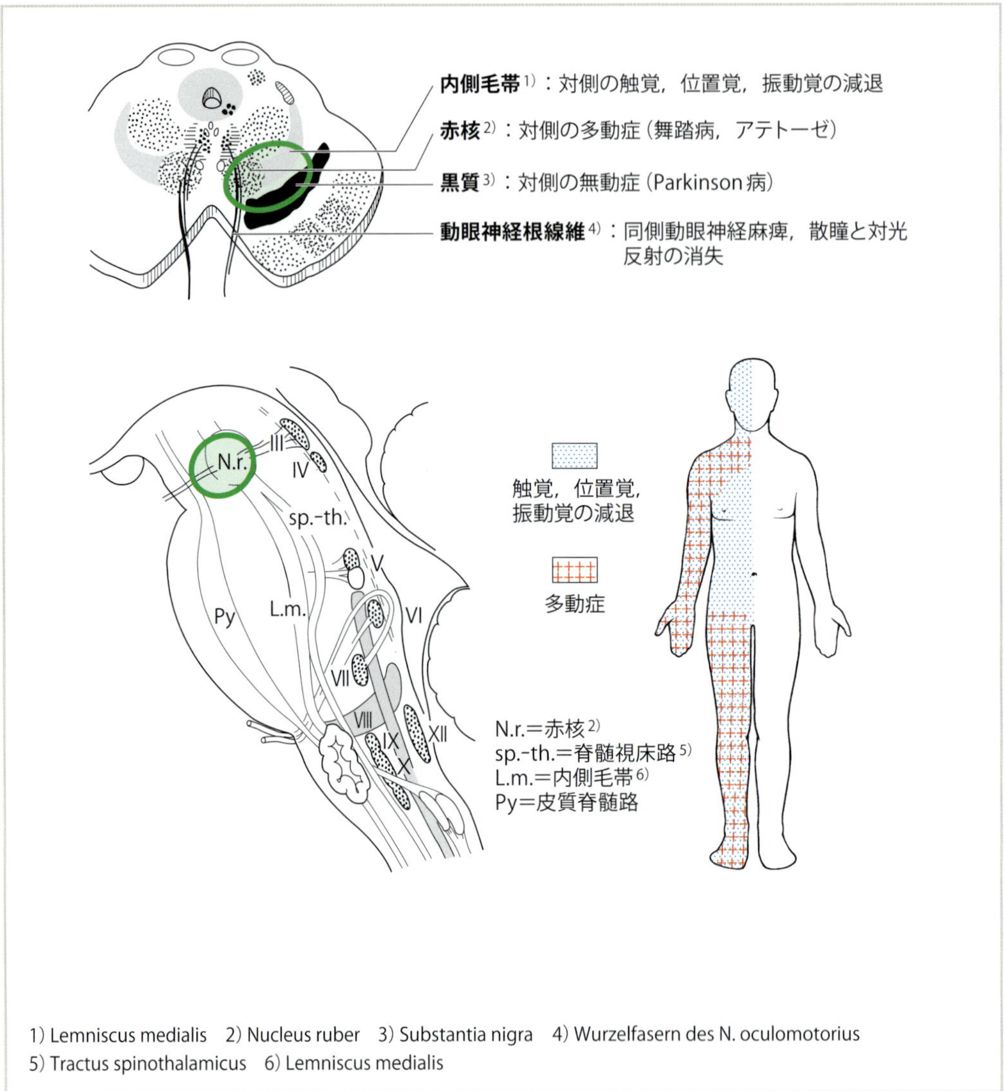
内側毛帯1)：対側の触覚，位置覚，振動覚の減退
赤核2)：対側の多動症（舞踏病，アテトーゼ）
黒質3)：対側の無動症（Parkinson 病）
動眼神経根線維4)：同側動眼神経麻痺，散瞳と対光反射の消失
N.r.
III
IV
sp.-th.
V
VI
Py
L.m.
VII
VIII
IX
X
XII
触覚，位置覚，振動覚の減退
多動症
N.r.＝赤核2)
sp.-th.＝脊髄視床路5)
L.m.＝内側毛帯6)
Py＝皮質脊髄路
1) Lemniscus medialis　2) Nucleus ruber　3) Substantia nigra　4) Wurzelfasern des N. oculomotorius
5) Tractus spinothalamicus　6) Lemniscus medialis

図 4.69　赤核下部症候群（Benedikt 症候群）

sis，動脈瘤 aneurysm が多い．場所はたいてい橋背部である．**臨床症状：**脳卒中発作の形で始まり，片麻痺，四肢麻痺がみられる．呼吸障害，血圧上昇，中枢性高熱がみられる．脳室へ穿破すると，除脳硬直と昏睡が生じる．死亡する場合はたいてい 24 時間以内である．

大脳半球内の大出血などの場合のような，急性の空間占拠性疾患によって，中脳がヘルニア

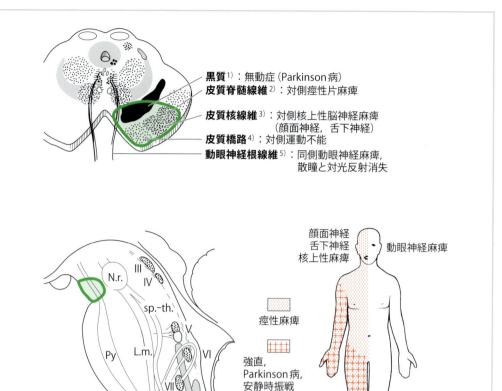

図 4.70 中脳底部症候群（Weber 症候群）

により圧迫され，2次的に橋の吻側部に小さな出血巣が生じる．この出血は静脈の還流障害により生じている．出血した部分に応じていろいろな橋症候群がみられるが，これは特定の血管支配領域に一致したものではない．両側性障害のときには，仮性球麻痺 pseudobulbar paralysis の症状がまれならずみられる．

脳幹部での病変を考える際に，狭窄とか血栓症とかは確かに頻度の高いものであるが，これらの血管病変を考えるだけでは不十分である．脳幹部では血管病変と間違ってしまいそうなさまざまな病態，例えば，多発性硬化症 multiple sclerosis，脳炎 encephalitis，梅毒 syphilis, lues，結核腫 tuberculoma，腫瘍（星状神経膠細胞腫 astrocytoma，海綿芽腫 spongioblastoma，髄芽腫 medulloblastoma，多形性膠芽腫 glioblastoma multiforme，転移性癌 metastatic carcinoma）などがあり，これらを念頭に置く必要がある．

腫　瘍

▶ **腫瘍**　腫瘍の場合は外部から脳幹へ向かって発育するものがあり，これらは特に小脳，小脳橋角部，第四脳室から由来することが多い．しかしながら脳幹内で一次性に発生する腫瘍もあり，ことに橋や延髄から発生する．この腫瘍は比較的まれなもので，もっぱら子どもに発生するが，成人でみられることもある．橋グリオーマ pontine glioma は徐々に橋を肥大させる．初発症状は，しばしば項部痛，後頭部痛，嘔吐，めまい感である．うっ血乳頭 choked disc は長い間，出現しない．外転神経麻痺，注視麻痺のために複視がみられ，腫瘍が縦方向に成長するために他の脳神経脱落症状がみられるようになる．経過は進行性であり，症状はある特定の血管支配域に一致しない．遅かれ早かれ，麻痺，知覚障害，平衡機能障害が出現する．患者は呼吸障害や中枢性高熱 central hyperthermia により危険にさらされる．

ある種の腫瘍（髄膜腫，神経線維腫，脳室上衣腫）や，まれには動脈瘤などは，後頭蓋窩に発生し，大後頭孔へと発育し，延髄や頸髄上部を圧迫することがある．圧迫される部位により，下位脳神経（舌下神経 N. hypoglossus，副神経 N. accessorius など）の脱落症状や，後頭部痛を伴った脳圧亢進症状が出現する．後になると，痙性，運動麻痺，知覚障害も認められるようになる．前脊髄動脈 A. spinalis anterior の圧迫により，時には弛緩性麻痺もみられることがある．

▶ **Parinaud 症候群 Parinaud syndrome（四丘体症候群）**　**原因**：この症候群は主として腫瘍（例えば松果体腫瘍 Pinealoma）によって生じる．**臨床症状**：典型的な場合は上丘核 Nucleus colliculi superioris を含んだ中脳蓋 Tectum mesencephali への圧迫により上方注視麻痺が生じる．

人形の頭症候群 doll's head syndrome：頭を前屈させると眼は反射的に上を向く．腫瘍が中脳被蓋 Tegmentum mesencephali へと大きくなると，動眼神経の核性麻痺がみられ瞳孔反射は消失し，第Ⅳ脳神経も麻痺する．中脳水道が圧迫され，閉塞性水頭症 Hydrocephalus occlusus が生じる．下丘核 Nucleus colliculi inferioris 障害では，難聴となる．上小脳脚 Pedunculus cerebellaris superior と小脳が障害されるために，対側へ倒れやすくなり失調性動揺がみられる．時には，テントヘルニアにより伸張強直発作がみられる．視床下部や第三脳室へと進展すると，間脳症候群（尿崩症 Diabetes insipidus など）が出現する．

▌テント切痕および大後頭孔ヘルニアの症候群

　硬膜の一種である小脳テント Tentorium cerebelli は大脳と小脳を分けている．大脳鎌 Falx cerebri は正中線上で小脳テントと結合している．大脳鎌によりこれはテント状に少しもち上げられている．側方では側頭骨錐体骨頂 Felsenbeinfirst と横静脈洞 Sinus transversalis の間に広がっている．テントには比較的狭い裂孔（テント切痕 Incisura tentorii）が開いており，これの前方は蝶形骨により境されている．この切痕内に中脳が存在している．中脳とテント端の間の狭い空間が，テント上下のクモ膜下腔を結ぶ唯一の連絡路である．脳脊髄液 liquor は後頭蓋窩よりテント切痕を通って大脳のクモ膜下腔へ行き，ここで吸収される．脳底槽 Cisterna basalis は中脳の腹側にあり，中脳とテント縁の間を迂回槽 Cisterna ambiens となって中脳を取り囲むように後方に向かい，中脳の背側で横槽 Cisterna transversa（大大脳静脈槽）とつながっている．テント上あるいはテント下の空間占拠性病変では脳の一部がこの切痕内に入り込んでいわゆるテント切痕ヘルニアが生じることになる．このヘルニアの結果，中脳水道狭窄と中脳圧迫が生じる．このとき，単に圧迫されるだけでなく，テント上空間占拠性病変では，下方へ後頭蓋窩へと引き伸ばされることになる．この際，静脈は閉塞され動脈は伸展される．動眼神経は後大脳動脈 A. cerebri posterior が下方へ引き伸ばされるために，巻き添えを食って障害される．この際まず副交感神経の部分が障害される．まず最初一側の縮瞳が一過性にみられ，最終的には両側の散瞳，対光反射の消失となる．これは予後の不良なことを示している．この時点で何らかの外科的減圧処置がなされないと，患者の予後は絶対的に不良で死亡する．中脳水道の狭窄，テント切痕部でのクモ膜下腔のブロックによって脳圧はますます高まり，ヘルニアは増強するので，意識障害，眼筋麻痺や，まず初めは同側の片麻痺（まだ交叉していない対側の錐体路がテント切痕部で障害されるため）（Kernohan 症候群 Kernohan syndrome），次いで四肢麻痺 quadriplegia，伸張発作がみられるようになる．動静脈の閉塞により二次性出血性壊死，貧血性壊死が後頭葉内側底部，中脳，橋，延髄に生じる．テント縁に沿った部分で後大脳動脈および Ammon 角へと向かう血管が圧迫されると，限局性の神経細胞壊死が生じ，Ammon 角硬化となる．前脈絡叢動脈から分岐し淡蒼球へと向かう枝が圧迫されると，淡蒼球内側部分の軟化がまれならず生じる．

　中脳および橋吻側部分の壊死を伴う浮腫，二次性出血は致死的である．

　中枢性呼吸障害がみられなくて，生き延びた患者には，中脳に加わった圧の多少に応じて，いろいろな症状が残ることになる．二次性変化により，中脳が強く障害された場合には，患者は残りの人生を昏睡状態のままで生き永らえることになってしまう．

▶ **除脳硬直 decerebration**　　すでに述べたように，中脳が圧迫されると除脳硬直という伸張発作がみられる．頭は後ろへそり返り（弓そり緊張 opisthotonus），腕を伸展し内転させ，手関節と手指は屈曲し，足は伸展し内転しており，足関節と足趾は足底へと屈曲している．中脳が

周りから圧迫されて，下位の運動性反射弓に対する抑制がなくなると，除脳硬直（decerebration, Enthirnungsstarre）が生じる．例えばネコで上丘と下丘の間で中脳を切断すると，網様体の吻側外側部と前庭神経核が健在である限り，ネコに除脳硬直がみられ，躯幹および項部の伸張筋の強い高緊張 hypertonia が生じる．テント切痕ヘルニアおよび二次性うっ血性出血によって，さらに植物神経系症状，ことに呼吸障害と循環障害がみられ，ついには死に至る．

このようなテント切痕ヘルニアはたいていテント上空間占拠性病変により生じる（大出血および外傷，腫瘍，炎症，代謝障害などの際の脳浮腫による）．両側のテント切痕ヘルニアの原因として，最もよくみられるものは，大脳半球の両側の腫脹である．いかなる原因によるものであれ，急性のショックの場合には広範囲に及ぶ脳腫脹がしばしばみられる．

テント上の圧が高度に亢進するとテント切痕ヘルニア以外に大後頭孔ヘルニアも生じる．頭蓋内圧が亢進している際に腰椎穿刺を実施することは，脊柱管内の圧を下げることにより大後頭孔ヘルニアを助長させることになるので非常に危険である．

しかしながら小脳の大出血などのような後頭蓋窩病変もテント切痕ヘルニアを引き起こす場合がある．小脳虫部の上方部分（山頂 Culmen）は，上方へと偏位し，小脳テント上へと圧排されてしまう．動眼神経が障害されることは例外的であり，そのために，対光反射などの瞳孔変化は，通常は保たれている．その代わりに，他の障害，例えば眼球運動障害などがみられる．これは特に橋被蓋への圧迫が生じた場合にみられる．この場合には大後頭孔 Foramen magnum 内へのヘルニアも同時にみられ，小脳扁桃 Tonsilla の部分が大後頭孔に入って延髄が締め付けられることになる．このため，四肢麻痺，身体の無感覚症 anesthesia が生じ，ついには呼吸が停止する．このヘルニアは中脳ヘルニアと違って突然，急激に生じる．患者には悪くなるような前兆はみられない．

▶ **失外套症候群 apallic syndrome**　中脳の絞扼はいわゆる失外套症候群 apallic syndrome の第1期に相当する場合もある．重篤な頭部外傷後に強度の意識障害が生じ，その後ある潜伏期を経てから，出血や脳浮腫による空間占拠性変化のために中脳絞扼の症状が出てくる．屈曲あるいは伸張発作，強直や動眼神経麻痺，片側性あるいは両側性錐体路障害がみられる．

この時期を生き延びると，数週間後には脳が全体にわたって障害されるための症状が目立ってくる．覚醒しているかのような状態（覚醒昏睡 Coma vigile）にもかかわらず，意識消失状態は悪化する．患者は開眼して横たわっており，外界の刺激に対し無関心であり，これに反応しない．明らかな錐体路あるいは錐体外路症状がみられる．偽自発性運動 Pseudospontanbewegungen, 筋クローヌス myoclonus，反復 iteration，強制把握 forced grasping，姿勢固持 Haltungsverharren，口自動症 oral automatism などを示す無動症 akinesia あるいは多動症 hyperkinesia が出現する．血圧上昇，頻脈，呼吸障害，体温上昇，発汗，唾液分泌などを伴った植物神経発症 vegetative crisis により死亡することがある．

この時期を生き延びると，ゆっくりと症状は軽快していき，患者は徐々に外界と接触をもつことができるようになる．しかしながら広範囲にわたる大脳障害のために，普通はいろいろな病巣の症状を示す高度の器質性変化の病態が残ってしまう．時には，若い患者の場合は驚くほどの回復がみられることもある．

　この失外套症候群は網様体をも含めた中脳の強度の障害によると考えられている．さらに大脳では脳腫脹が持続した結果として，しばしば両側性に髄鞘の広範囲の障害がみられる．

　心停止：心臓が短期間停止して蘇生した後では，動脈支配の境界領域 border zone で組織の障害がみられるが，この際心臓から一番遠いところである頭頂後頭領域が特に障害される．

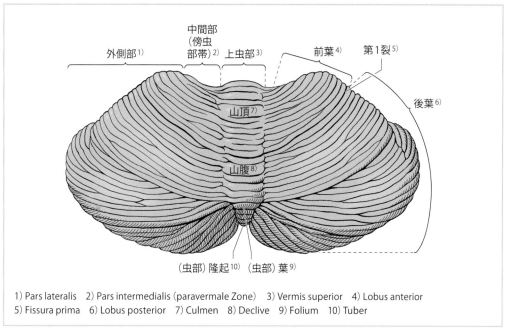

1) Pars lateralis   2) Pars intermedialis (paravermale Zone)   3) Vermis superior   4) Lobus anterior
5) Fissura prima   6) Lobus posterior   7) Culmen   8) Declive   9) Folium   10) Tuber

図 5.1　小脳（背面像）

gendii）を介してクモ膜下腔とつながっている．中・下小脳脚の尾部には片葉 Flocculus と呼ばれる 1 対の構造物がある．左右の片葉は小脳虫部の一部である虫部小節 Nodulus により互いが結合している．これらは一緒になって片葉小節葉 Lobus flocculonodularis を形成している．

　小脳虫部および小脳半球は，以前，解剖学上種々の名前により分類されていたが（図 5.1，図 5.2），これらの分類は臨床上，また機能上何の役にも立たないものであった．今日では発生学的に，また機能的に 3 つの部分に分類している．

▶ **古小脳 Archicerebellum**　これは発生学的には小脳内で最も古い部分であり，前庭器官と密接な関係がある．求心性インパルスのほとんどのものを脳幹にある前庭核から受けているので，**前庭小脳 Vestibulocerebellum** とも呼ばれている．解剖学的には片葉と虫部小節とから成り立っている（片葉小節葉 Lobus flocculonodularis）．

▶ **旧小脳 Paleocerebellum**　古小脳の次に古い部分であり，ほとんどの求心性インパルスを脊髄から得ているので，**脊髄小脳 Spinocerebellum** とも呼ばれている（本書の以下の部分ではこの用語が用いられる）．これは虫部の前葉部分（山頂 Culmen，中心小葉 Lobus centralis）と虫部の下方部分である虫部垂 Uvula と錐体 Pyramis とから成り立っている．さらにいわゆる傍

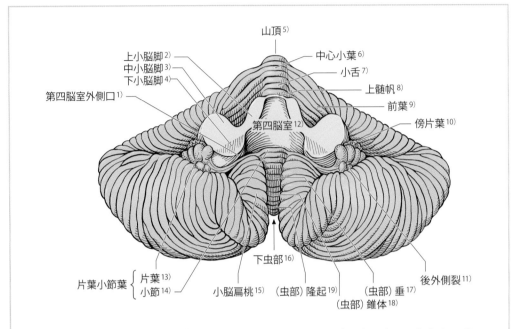

図 5.2　小脳（腹面像）

片葉 Paraflocculus も含まれる．大雑把に言えば，脊髄小脳は小脳虫部の大部分と小脳虫部のそばの部分とから成り立っていると考えてもよい（中間部 Pars intermedialis）．

▶ **新小脳 Neocerebellum**　これは発生学的に最も新しい部分であり，小脳の最も大きい領域を占めている．これは大脳の発育とともに，また，直立歩行の能力が備わるに従って出現してくる．両側の小脳半球からできあがっており，大脳皮質と密接な関係があり，橋核を介して連絡している．このために，新小脳は別名では，橋小脳 Pontocerebellum あるいは大脳小脳 Cerebrocerebellum とも呼ばれている．本書の以下の部分ではこの用語を使用する．

5.3　内部構造

小脳は脳全体の重量の約 10 % 程度を占めるにすぎないが，脳の全ニューロンの 50 % 以上を含んでいる．これらのニューロンは複雑な脳回の皮質の中と，深部白質の中にある 4 つの

3 内部構造　231

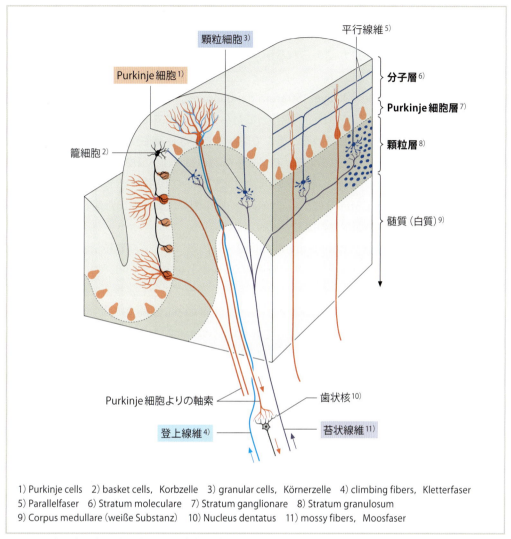

1) Purkinje cells　2) basket cells, Korbzelle　3) granular cells, Körnerzelle　4) climbing fibers, Kletterfaser
5) Parallelfaser　6) Stratum moleculare　7) Stratum ganglionare　8) Stratum granulosum
9) Corpus medullare (weiße Substanz)　10) Nucleus dentatus　11) mossy fibers, Moosfaser

図 5.3　遠心路，求心路を含む小脳皮質構造の模式図

小脳核に存在している．

5.3.1 小脳皮質

　小脳皮質は 3 層から成り立つ（**図 5.3**）．外層から深部に進んでみると，以下の 3 層となっている．

▶ **分子層** molecular layer（Stratum moleculare）　この層は主として細胞の突起からなってお

り，主に顆粒細胞の軸索（平行線維 parallel fiber，以下参照）と Purkinje 細胞 Purkinje cell の樹状突起より成り立っている．これらの線維の間に少しの神経細胞（星状細胞 stellate cell，籠細胞 basket cell，Golgi 細胞）が認められるが，これらの細胞は抑制性介在ニューロンとして機能している．

▶ **Purkinje 細胞層 Purkinje cell layer (Stratum ganglionare)**　この薄い層には Purkinje 細胞の大きな細胞体のみが存在しており，列を作って並んでいる．この細胞からの豊富な樹状突起は表層へ向かい分子層へと達している．そこで個々の Purkinje 細胞から由来した樹状突起は葉の長軸に垂直な面の中に存在している．Purkinje 細胞の軸索は小脳皮質から出る唯一の遠心性線維である．Purkinje 細胞からの投射線維は主として深部の小脳核へと向かっており，抑制性の神経伝達物質である GABA を放出している．前庭小脳の皮質から出た遠心性線維は深部の小脳核を経ないで直接小脳以外の部分へ投射している．

▶ **顆粒層 granule cell layer (Stratum granulosum)**　この層には小さな顆粒細胞の細胞体が緻密に充満している．この細胞は小脳の神経細胞の 95% 以上を占めている．この細胞の軸索は主として分子層に存在しており，個々の葉で平行線維となって走行し，垂直に配列されている Purkinje 細胞の樹状突起にシナプス結合している（1 個の Purkinje 細胞に対しておおよそ 200,000 本の平行線維がシナプスを形成している）．小脳の顆粒細胞はグルタミン酸作動性であり，小脳皮質にあるニューロンの中で唯一興奮性インパルスを伝えている．

小脳皮質への求心路

小脳皮質への求心性インパルスは主に同側の前庭神経核（一部は前庭器官そのものから介在シナプスの連係を受けることなく，直接に）から，また同側の脊髄から，対側の橋脳神経核（このようにして，対側の大脳皮質）から，対側の延髄にあるオリーブ核複合体から入っている．オリーブ核からの線維がいわゆる**登上線維 climbing fibers** と呼ばれるもので，Purkinje 細胞の樹状突起をツタのように登りながら，小脳皮質の Purkinje 細胞に終わっている．その他の求心性線維は**苔状線維 mossy fibers** となって小脳皮質内の顆粒細胞に終わっている．ここからは軸索（分子層の平行線維）が出て Purkinje 細胞の樹状突起にインパルスを伝えている．登上線維と苔状線維からは，皮質へ向かう途中で深部白質内の小脳核に対して重要な側副路が出ている．

もっぱら小脳皮質へと連絡している第 3 の求心性線維があり，これは網様体内に存在しているモノアミン作動性脳幹核（とりわけセロトニン作動性縫線核とノルアドレナリン作動性青斑核）から由来している．ここからのインパルスは小脳核を興奮させるように作用している．しかしながら，後述する小脳間におけるニューロン連鎖環には直接的に結合はしていないと考えられている．

苔状線維と顆粒細胞（すなわち，小脳のシナプスの 90% 超）はグルタミン酸作動性であるこ

とを考慮に入れれば，小脳病変のある患者にグルタミン酸拮抗薬を投与した場合に著明な小脳機能障害が生じても何ら驚くべきことではない．

5.3.2 小脳核

小脳半球を水平に切ってみると，それぞれの半球内に4つの小脳核があることが見てとれる（図5.5）．**室頂核 Nucleus fastigii** は最も内側にあり，第四脳室の天井にある．片葉小節葉 Lobus flocculonodularis（前庭小脳 Vestibulocerebellum）のPurkinje細胞からの求心性線維を受けている．この核からの遠心性線維は前庭核へと直接向かう（室頂延髄路 Tractus fastigiobulbaris）か（図5.5），対側の小脳へと交叉し，さらに網様体と前庭核へと向かっている（鉤束 Fasciculus uncinatus）．

室頂核の少し外側には2つの小さな核群，すなわち**球状核 Nucleus globosus**（通常は2～3のさらに小さな核群に分けられる）と**栓状核 Nucleus emboliformis** がある．これらの核には傍虫部と虫部（脊髄小脳）からの求心路が入っており，対側の赤核へと遠心路が出ている（図5.5）．

小脳核の中で最大の大きさのものが**歯状核 Nucleus dentatus** であり，それぞれの小脳半球の深部白質の外側部分に位置している．ここへの求心路は主として小脳半球（大脳小脳 Cerebrocerebellum）から由来しているが，これ以外に傍虫部の皮質からも入っている．ここからの遠心路は上小脳脚を通り対側の赤核と視床（視床外側腹側核 Nucleus ventralis lateralis thalami）へと向かっている（図5.5）．視床はシナプス結合する中継地点であり，ここからさらに大脳皮質の運動野（Brodmannの第4野と第6野）へと向かっている（図6.4）．

5.3.3 小脳皮質と小脳核の求心路と遠心路

小脳内のシナプス伝達は一定の様式に従って行われている（図5.4）．すなわち，脳橋の神経核，脊髄，前庭核，オリーブ核などから出て小脳へとやってきた求心路が小脳皮質へと伝えられるが，側副路を介して，一部は深部白質内小脳核へと直接到達する．小脳皮質では，複雑な多シナプス性の経路を経て，最終的にはPurkinje細胞に集結している．このPurkinje細胞からは，深部白質内の小脳核へと抑制性のGABA作動性インパルスを伝えている．小脳核では，小脳へと入ってきた求心路からの側副路を介する情報と，Purkinje細胞からの修飾を受けた情報が統合され，最終的な結果が小脳からの遠心路となって視床，赤核，前庭核，網様体などへと向かっている．

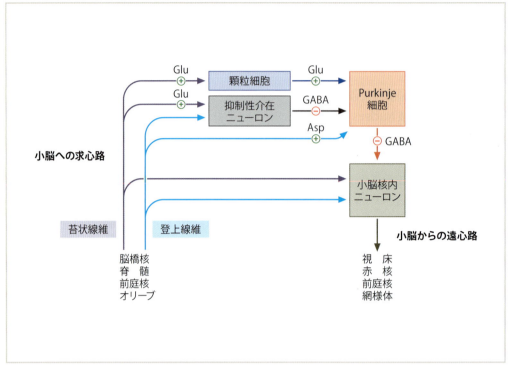

図 5.4　小脳における神経連絡の基本的模式図

5.4　小脳と他の神経系との連絡

　空間におけるオリエンテーションをつけるのに必要なすべての知覚（前庭覚，触覚，固有知覚，視覚，聴覚）は小脳へ伝えられている．体の広い範囲に存在している知覚器からの情報を3つの小脳脚を介して小脳は受け取っており，白質深部にある小脳核からすべての運動野へと遠心性インパルスを送っている．

　この節では，小脳の多くの求心路と遠心路につき記載し，さらに小脳脚におけるこれらの経路の分布状態につき記述する．これらの神経路のうちで重要なものに関しては図 5.5 で模式的に示してある．

5.4.1　下小脳脚 Pedunculus cerebellaris inferior

　下小脳脚には次のような求心路が含まれている．
- 前庭神経および前庭核 N. et Nucleus vestibularis からの線維は片葉小節小葉と室頂核へと行

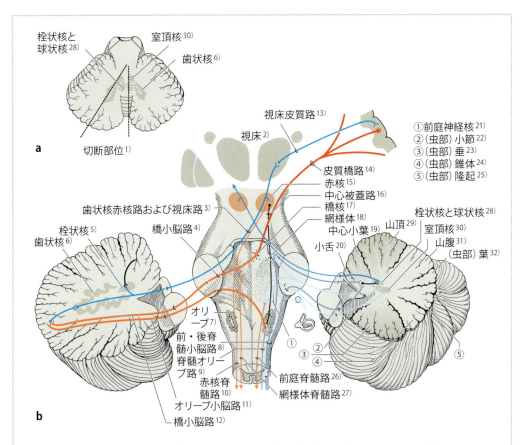

図 5.5　小脳の求心性，遠心性連絡路の模式図（b）
a：切断図（左側は歯状核を通っており，右側は虫部を通る）．

1) Lage der Schnitte　2) Thalamus　3) Tractus dentatorubralis et thalami　4) Tractus pontocerebellaris　5) Nucleus emboliformis　6) Nucleus dentatus　7) Olive　8) Tractus spinocerebellaris anterior et posterior　9) Tractus spinoolivaris　10) Tractus rubrospinalis　11) Tractus olivocerebellaris　12) Tractus pontocerebellaris　13) Tractus thalamocorticalis　14) Tractus corticopontinus　15) Nucleus ruber　16) Tractus tegmentalis centralis　17) Nuclei pontis　18) Formatio reticularis　19) Lobulus centralis　20) Lingula　21) Nuclei vestibuli　22) Nodulus　23) Uvula　24) Pyramis　25) Tuber　26) Tractus vestibulospinalis　27) Tractus reticulospinalis　28) Nucleus emboliformis et globosus　29) Culmen　30) Nucleus fastigii　31) Declive　32) Folium

く（図5.5，図4.47）．

- 対側のオリーブからの軸索はオリーブ小脳路 Tractus olivocerebellaris として，いわゆる登上線維を介して直接小脳のすべての Purkinje 細胞の樹状突起に達している（下オリーブ核の線維は主に大脳小脳へと投射しているが，一方副オリーブ核からの線維は前庭小脳と脊髄小

- 脳へと投射している）．
- 後脊髄小脳路 Tractus spinocerebellaris posterior は後角の基部にあるいわゆる Clarke 柱 column of Clarke（胸核 Nucleus thoracicus）より生じている（図 2.16，図 2.17）．この経路はもっぱら下肢および躯幹の筋紡錘からのインパルスを前・後葉の傍虫部へ伝えている．
- 胸核より上の頸髄から由来した軸索は，楔状束の外側部分を上行し延髄にある副楔状束核 Nucleus cuneatus accessorius でシナプスを替えて，後脊髄小脳路の軸索とともに小脳へ達している．
- 網様体からの線維（図 5.5 には示されていない）．

下小脳脚に含まれる遠心路としては，
- 室頂延髄路 Tractus fastigiobulbaris（下小脳脚を通る最大の遠心路）が前庭神経核群へ向かっており，これにより前庭・小脳性の反射回路ができあがっている．この反射回路により，小脳は脊髄による運動機能に影響を与えている．
- 室頂核から網様体へ出ており（小脳網様体路 Tractus cerebelloreticularis），歯状核からはオリーブへ出ている（小脳オリーブ路 Tractus cerebelloolivaris）．

5.4.2 中小脳脚 Pedunculus cerebellaris medius
中小脳脚にはもっぱら求心路のみが含まれている
- 橋小脳路 Tractus pontocerebellaris の線維は橋で交叉後，太い線維束となりながら小脳半球へ進んでいる．これらの神経線維は脳橋の神経核から由来しており，大脳から小脳へと向かう線維が，シナプスを形成した後のものに相当している．これらの線維は大脳のすべての領域から来ているが，特に前頭葉からのものが最も多い．これらの線維は脳橋にある中継核から出た直後に正中部で交叉している．
- モノアミン作動性の縫線核 Nuclei raphae からの求心路は中小脳脚を通って小脳へ向かっている．

5.4.3 上小脳脚 Pedunculus cerebellaris superior（Brachium conjunctivum）
▶ **遠心路**　上小脳脚は小脳から出る遠心性線維のほとんどのものを含んでいる．これらの線維は深部白質内にある小脳核から出ており，以下の部分へと向かっている．
すなわち
- 対側の視床（視床外側腹側核［VL 核］と中心内側核．図 6.4，図 6.6）
- 対側の赤核
- 網様体

［視床への遠心路］　上小脳脚を通り視床へと向かう線維の大部分は歯状核（大脳小脳 Cerebro-

1) Cortex cerebri　2) Tractus thalamocorticalis　3) Tractus dentatorubralis et thalami　4) Nucleus dentatus
5) Neocortex　6) Tractus corticospinalis　7) Tractus corticopontinus　8) Nuclei pontis
9) Tractus corticospinalis et rubralis　10) Thalamus　11) Nucleus ruber　12) Tractus tegmentalis centralis
13) Olive　14) Tractus olivocerebellaris

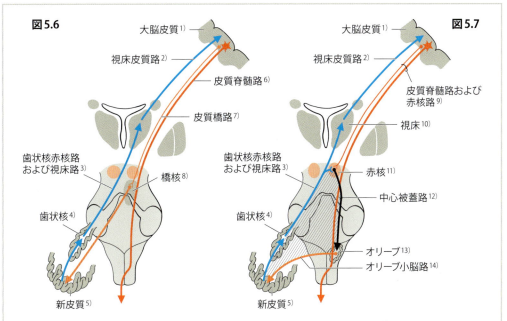

図 5.6　橋核に対する小脳性反射回路

図 5.7　Guillain-Mollaret 三角（赤核-中心被蓋路-オリーブ-小脳-赤核）を含むオリーブを介しての小脳性反射回路

cerebellum）から生じている．視床でシナプスを作り中継された後で，大脳皮質の運動野，運動前野へと向かっている．次いでここからは逆に皮質橋路となり脳橋内の神経核へと向かっている．このようにして，大脳皮質から始まり，脳橋核に向かい，小脳皮質，歯状核，視床へと向かい，大脳皮質へと戻る長い距離を走る規制回路が形成されている（**図 5.5**，**図 5.6**）．

［**赤核と網様体へと向かう遠心路**］　これ以外の規制回路として，いわゆる Guillain-Mollaret 三角 triangle of Guillain-Mollaret がある．この回路では赤核からの線維が中心被蓋路 Tractus tegmentalis centralis を介してオリーブへ至り，次いで小脳へ返り，赤核へと戻っている（**図 5.7**）．赤核と網様体から脊髄へと向かう線維と結びつくことにより，小脳は脊髄での運動機能に影響を与えている（**図 3.5**）．

▶ **求心路**　上小脳脚を通る遠心路は多くないが，これの 1 つが前脊髄小脳路 Tractus spinocerebellaris anterior である．この経路は後脊髄小脳路と同じ領域（脊髄小脳 Spinocerebellum）に終わっている．これらの神経路は末梢からの固有知覚，例えば筋紡錘や Golgi 腱器官，関節受容器からの情報を伝えている．

　中脳蓋 Tectum からのインパルスは中脳蓋小脳路 Tractus tectocerebellaris となって小脳虫部へと伝えられている．この神経路は上小脳脚の真ん中部分を走行しており，上小脳脚が上髄帆 Velum medullare superius へと移行する部分に位置している．この線維は下丘からの聴覚性情報とおそらくは上丘からの視覚性情報を伝えていると考えられている．

5.4.4 小脳性求心路の局所配列

　それぞれの小脳半球は身体の同側の動きの制御に関与している．遠心性線維の幾つかのものは二重に交叉している．例えば小脳赤核路でみてみると，背側から脳幹に入ったすぐのところで対側へ向かうが，赤核脊髄路は赤核から出たすぐのところで再び正中を越えて対側へと向かっている（Forel の交叉）．同様に，小脳視床路の線維も，一側の小脳から起こり，対側の視床へと向かい，同側の大脳皮質へと向かうが，ここからの遠心路は錐体路となりもう一度交叉し，最初と同じ側の脊髄へと達している．

5.5　小脳の機能と小脳症状

　小脳の機能を十分に理解するためには，3つの基本的なことを把握しておく必要がある．すなわち，

- 小脳には一般的な知覚，あるいは特殊な知覚に関する膨大な量の情報が入ってきているが，これらを意識のレベルに達する程度に受け止めたり，知覚を細かく区別するという過程には小脳は関与していない．
- 小脳は運動機能に関与はするが，小脳が障害された場合に麻痺が生じることはない．
- 小脳はほとんどの認識過程においては何ら機能を発揮していないが，それにもかかわらず運動機能を学習したり記憶する際には重要な役目を果たしている．

　本質的に，小脳は協同運動の中枢であることは疑いの余地がない．すなわち，小脳は反射回路と複雑なフィードバック機構により，**平衡保持**と**筋トーヌスの調整**を行っており，さらに**すべての運動が正確で精巧に遂行される**ように機能している．運動過程における小脳の共同作用はすべて意識されずに行われている．

　小脳のそれぞれの部分（前庭小脳，脊髄小脳，大脳小脳）は運動過程においてそれぞれ異なる機能を担っている．これらの小脳機能に関しての知見は，あるものは動物実験から得られた

ものであり，またあるものは小脳病変を有する患者の観察から得られたものである．これから述べる小脳症状は純粋な形で現れることはまれである．この理由は，幾つかの小脳の機能が単独で障害されることはまれなことが原因であり，また，良性の腫瘍の場合などのように病変がゆっくりと大きくなる際には，機能の代償ということが生じるからである．場合によっては，脳の他の部分が障害された小脳の機能のある部分を代行することもありうる．しかしながら，病変が小脳皮質のみでなく，深部にある小脳核までもが障害されると，機能回復はほんのわずかしか期待できないことが多い．

　そうは言っても，教育的な観点からは，小脳の3つの部分における機能とそれぞれが障害された場合に生じうる症状を，それぞれに分けて論じることはやはり最良のやり方であると考える（図5.8）．

5.5.1 前庭小脳 Vestibulocerebellum

▶ **機能**　前庭小脳は頭の位置と運動に関する情報を伝えている前庭器官からのインパルスを受け取っている．ここからの遠心路は眼球と体の運動機能に対して影響を与えており，これによりどのような位置であれ，どのような動きであれうまく体の平衡が維持されるようになっている．

▶ **シナプス結合**　次に述べるような反射回路が体の平衡を維持するのに役立っている．前庭器官からはインパルスが直接，あるいは前庭核を介して間接に，前庭小脳皮質に到達し，さらに室頂核 Nucleus fastigii に至っている．前庭小脳皮質はインパルスを前庭核へと戻しており，さらに網様体へも送っている．これら前庭核，網様体からはそれぞれ前庭脊髄路 Tractus vestibulospinalis と網様体脊髄路 Tractus reticulospinalis，内側縦束 Fasciculus longitudinalis medialis が脳幹へと向かいさらに脊髄へと向かっており，眼球運動と脊髄による運動機能をコントロールしている（図5.5）．これらの反射回路は立位，歩行，眼球の位置の安定化に役立っており，物を注視するのを可能にしている．

前庭小脳の病変

　前庭小脳あるいは室頂核が障害されると重力の場でヒトは方向性を保てなくなり，頭を動かした場合に静止している物体を注視し続けることができなくなる．

▶ **平衡失調 dysequilibrium**　患者はまっすぐ立っていることが困難となり（**失立，起立保持不能 astasia**），うまく歩けなくなり（**失歩，歩行不能 abasia**），歩行は大股歩行で不安定なものとなり，酔っ払いのような歩き方になる（**躯幹失調 truncal ataxia**）．踵と爪先をつなげて歩くことができなくなる．この不安定性は固有知覚性のインパルスが意識レベルに到達しないことが原因になっているのではなくて，むしろ重力に抗しての筋肉運動がうまく協同して行えなく

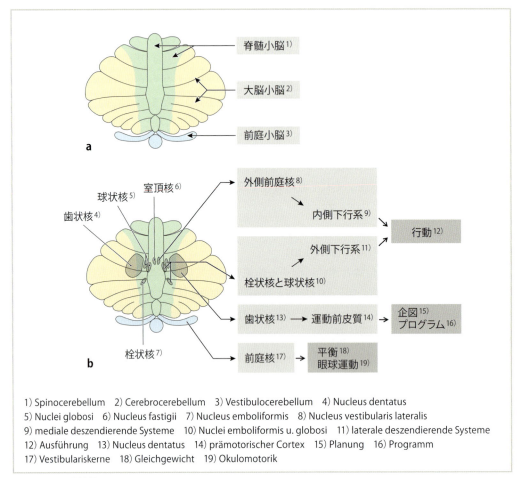

図 5.8　小脳機能
a：求心路の由来に応じた小脳の機能区分，b：小脳核から生じる遠心路．
(Schünke M et al：PROMETHEUS Kopf, Hals und Neuroanatomie, Thieme, Stuttgart, 2012 より引用)

なっていることが原因であると考えられる．

▶ **眼球運動障害，眼振 nystagmus**　小脳が障害された場合の眼球運動障害の症状としては，静止している物体や動いている物体を注視することができなくなる（片葉 Flocculus と傍片葉 Paraflocculus の病変）．その結果，眼球には**衝動性追従運動 saccadic pursuit movements** と**注視誘発性眼振 gaze-evoked nystagmus** がみられる．患者が動いている物を眼で追いかけようとすると，眼球には角ばった急な動きが観察される．この場合，眼で追視させた場合に通常生

じる，眼球の小さな衝動性の動きの振幅が異常に大きいものとなるために，検者はこの現象を見て取ることができる．注視誘発性眼振は小脳の病変がある側へ眼球が動いた際により著明となり，その側へ注視を続けると幾分か減少していく．眼球を正中部へと戻した場合には，反対側へと向かう眼振がみられることがある（反跳眼振 rebound nystagmus）．

前庭小脳の病変では，前庭眼球反射 vestibulo-ocular reflex（VOR）を抑えることができなくなることもありうる．この場合には頭位を変換させると眼球の衝動性の急な動きが出現する．健常人であれば，物体を注視し続けることが可能であるので，この反射を抑えることができるが，前庭小脳に病変がある患者ではできない（前庭眼球反射の抑制の障害）．さらに，小節 Nodulus と垂 Uvula が障害された場合には周期性交代性眼振 periodic alternative nystagmus がみられ，2～4分ごとに方向が変わる．

小脳病変ではこれ以外の複雑なタイプの眼振がみられる．例えば，眼球クローヌス opsoclonus（眼球がさまざまな方向を注視する）や眼球粗動 ocular flutter（水平方向のみの眼球クローヌス）などがある．これらの症状の正確な病変部位はまだ明らかになっていない．

5.5.2 脊髄小脳 Spinocerebellum

▶ **機能**　脊髄小脳は立位の保持や歩行に際して，筋緊張をコントロールしたり拮抗筋の活動を調整したりしている．ここからの遠心性インパルスは抗重力筋の活動に影響を与えており，動きにより引き起こされた筋力の程度を調整している（慣性力や求心力など）．

▶ **神経連絡**　脊髄小脳の皮質はその求心性インパルスを，後脊髄小脳路 Tractus spinocerebellaris posterior，前脊髄小脳路 Tractus spinocerebellaris anterior，楔状束小脳路 Tractus cuneocerebellaris（副楔状束核 Nucleus cuneatus accessorius）を介し得ている．傍虫部域は栓状核 Nucleus emboliformis，球状核 Nucleus globosus に投射しており，虫部の皮質は室頂核 Nucleus fastigii に向かっている．これらの核からの遠心路は上小脳脚を経て赤核と網様体へ行っており，ここから赤核脊髄路 Tractus rubrospinalis，赤核網様体路 Tractus rubroreticularis，網様体脊髄路 Tractus reticulospinalis を介して同側の脊髄運動細胞にインパルスを与えている（図 5.5）．身体のそれぞれ左右半分は，同じ側の小脳皮質の支配を受けているが，それほど厳密な体性局在の配列をなしているのではない．近年の研究によれば，小脳皮質における細胞構築は正確な体性局在というよりも，むしろモザイク状の配列をしているということが判明してきている．

栓状核からの幾つかの遠心性線維は視床を経由して運動野，そのうちでも特に，手足の近位部分の筋（骨盤や肩関節など）や躯幹の動きを支配する領域へと向かっている．この理由により，脊髄小脳はこれらの筋の随意運動に影響を及ぼしている．

脊髄小脳の病変

小脳虫部と傍虫部の病変のときにみられる主な症状は以下のようなものである．

小脳虫部の上部分が正中あるいは正中近くで障害されると立位の保持が不安定となり，失調性の歩行となる．この部の病変で生じる歩行の障害は，立位保持障害よりも程度が強いものである．患者の歩行は大股歩行で，不安定なものとなり，病変側へと歩く方向が偏る傾向があり，そちらへと転倒する傾向がみられる．立位の保持障害はRombergテストにて検査することができる．患者に閉眼させて立たせ，軽く胸を押してみると，患者は2〜3 Hzの振幅で前・後ろへ揺れる．もし病変が小脳虫部の上部分に限局している場合には，指-鼻テストや踵-膝テストは正確に行える場合もある．

小脳虫部の下部分が障害されると，歩行の不安定性よりも立位の保持の不安定性の方が著明となってくる．患者は座位を保持したり，立位を保持することが困難となっており，Rombergテストを行ってみると後ろ・前へとゆっくりと揺れる．

5.5.3 大脳小脳 Cerebrocerebellum

▶ **神経連絡** 大脳小脳は大脳の広い範囲から，主に第4野と第6野（運動野と運動前野）から，皮質橋路 Tractus corticopontinus を介して，間接的にインパルスを受けている（図5.6）．これより少ない線維ではあるがオリーブ核からオリーブ小脳路を介して入っている（図5.7）．小脳はこれから行おうとするあらゆる随意運動に関する情報をあらかじめ得ており，これを修正したり正しくしたりするインパルスを，**歯状核視床皮質路 dentatothalamocortical pathway** を介して直ちに大脳皮質へとフィードバックしている（図5.5，図5.6）．歯状核からは赤核の小細胞領域へも投射線維が送られている．赤核の他の部分と異なり，この部は赤核脊髄路を介して脊髄へと情報を送っていなくて，中心被蓋路 Tractus tegmentalis centralis を介して下オリーブへとインパルスを届けており，これが再び大脳小脳へと戻っている．この**歯状核-赤核-オリーブ-小脳のフィードバック回路 dentato-rubro-olivo-cerebellar neural feedback loop** は大脳小脳におけるインパルス伝達において重要な役目を果たしている．

▶ **機能** 大脳小脳における複雑な神経連絡により，すべての随意運動を円滑にかつ正確に遂行することが可能となっている．脊髄小脳路を介して末梢における運動に関するリアルタイムの情報が，素早く小脳へと伝えられている．このおかげで，随意運動における間違いを直ちに修正することが可能となっており，随意運動を円滑で正確に遂行することが可能となっている．おそらくコンピュータと同様に，いろいろな行動パターンというものが，人生を経験するにつれて小脳内に蓄積され，また，これがいつでも必要に応じて直ちに呼び出されるようになっていると考えられる．このようなメカニズムにより，小脳は間髪を入れずに諸動作をコントロールしているので，ある期間の繰り返しにより動作が身につくと，それ以降は複雑な運動

でも何ら考えることなしに自動的に行うことが可能となっている．今まで知られているごとく小脳が突然なくなっても随意運動自体は消失しないが，これを円滑に実施することが困難となる．

大脳小脳障害時の臨床症状

前節で小脳の機能について記述したが，このことから大脳小脳が障害された場合には，運動麻痺はみられないが，随意運動を円滑に行うことがとても困難になることが予想される．症状が出現する側は，常に小脳病変が存在する側と同一側である．

▶ **随意運動の障害**　手足の運動は失調性となり，協同した動きがなくなり，ジスメトリーとなり，拮抗反復機能が障害され，企図振戦がみられるようになる．足よりも手の症状の方が著明であり，単純な運動よりも複雑な運動の方がより障害されやすい．

[ジスメトリー，測定異常 dysmetria]　目標の前で正確に止めることができない．指を動かしてみると目標を通り過ぎてしまう（測定過大 hypermetria）．

[協同収縮異常 dyssynergia]　ある動作を行う際に，いろいろな筋が正確に協同して作用しえなくなる．個々の筋群がバラバラに収縮してしまい，目的をもった動作がうまく行えない．

[拮抗反復機能障害 dysdiadochokinesia]　拮抗筋がうまく協同して作用しない．例えば手を素早く回内，回外させると，ゆっくりとした，ぎこちない，リズムの狂ったものとなる．

[企図振戦 intention tremor あるいはもっと正確には行動時振戦 action tremor]　何か方向をもった動きのときに生じるものであり，指が目標に近づくにつれて，振戦は著明となる．時には2～3Hzの安静時振戦も同時に出現することがある．これは患者の腕を伸ばさせ回外させながら水平に保持させたときに特に明瞭に認められる．

[反跳現象 rebound phenomenon]　患者に全力でもって検者に抗して腕を曲げるように命じる．検者が急にこれを離すと，患者は急に腕の力にブレーキをかけて止めることができないために，患者の腕は自分の顔を打ったり，後方へ飛んで行ってしまう．

[筋の低緊張 hypotonia と腱反射減弱 hyporeflexia]　小脳半球の急性の障害では，受動的動きに対する筋抵抗は減弱し，手などに異常な肢位がみられる．低緊張になった筋での腱反射は減弱する．

[断続性構音障害 scanning dysarthria と構音障害性失声症 dysarthrophonia]　この症状は主として傍虫部領域の病変によるものであり，発声筋の協同運動不能による．発声はゆっくりで，よどんでおり，個々の音節もまちまちの強さで発音される．

5.6 小脳病変

5.6.1 小脳梗塞と出血

小脳への動脈血は3本の動脈から供給されている．上小脳動脈，前下小脳動脈と後下小脳動脈である．これらの動脈の解剖とこれらが閉塞した場合の臨床症状については第11章で記載してある．小脳出血の場合の典型的な臨床症状に関しては477頁に記載してある（図11.31）．

5.6.2 小脳腫瘍

小脳腫瘍が小脳のsubdivisionの1つに限局して存在していることはきわめてまれである．

▶ **良性小脳腫瘍** 毛様性星細胞腫 pilocytic astrocytoma のような良性小脳腫瘍は，小脳の可塑性のために，時には症状を呈する頃には非常に大きく発育していることがある．頭蓋内圧亢進を間接的に示唆する症状であるうっ血乳頭は，長期間出現しないことがありうる．これは特に成人の患者の場合に当てはまる．小児では患者の約75%にこれが認められる．90%の患者で，初発症状は後頭痛と頸部痛であり，胃の内容物が何もないのに嘔吐を繰り返すこともよくみられる初発症状の1つである．頭を強制的に傾ける症状は，大後頭孔における小脳扁桃ヘルニアが進行しつつあることを示唆する所見である．空間占拠性病変や特に小脳梗塞では急性の閉塞性水頭症および小脳扁桃ヘルニアを呈することが多く，この場合には後頭骨を削除することによる外減圧術や脳室ドレナージなどを緊急に行うことが必要となる．

▶ **髄芽腫 medulloblastoma**（図5.9）は子どもと若年者に好発する悪性脳腫瘍であり，この年齢層に生じる脳腫瘍のおおよそ1/3を占めている（全年齢における脳腫瘍の約8%を占めている）．第四脳室の天井から発生することが多く，片葉小葉の虫部へと進展していき，たぶん脳脊髄液の流れに沿って，他の脳領域や脊髄へと転移していく（drop metastasis）．この腫瘍は前庭小脳に最初に出現することが多いので，典型的な場合の初発症状は平衡機能障害である．患児は大股歩行となり，動揺するような，おぼつかない歩き方を示す．腫瘍が大きくなり小脳の外側部分（小脳半球）を障害するようになると，その他の小脳症状として，失調，ジスメトリー，協同運動不能，拮抗反復機能障害，企図振戦などが出現してくる．腫瘍がより大きくなり進行した段階では第四脳室か中脳水道が閉塞するために閉塞性水頭症が出現し，頭蓋内圧亢進症状がみられる．

▶ **星細胞腫 astrocytoma と血管芽腫 hemangioblastoma** 毛様性星細胞腫 pilocytic astrocytoma は正中部に発生する特徴的な後頭蓋窩腫瘍であり，髄芽腫と同様の症状がみられる．一方，von Hippel-Lindau病のときにみられる血管芽腫や囊胞性星細胞腫は小脳半球内に発生することが多い．このため典型的な臨床症状としては，失調と注視誘発性眼振が認められる．

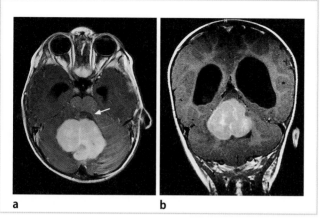
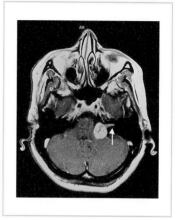

図 5.9 髄芽腫　造影剤を投与した後に撮像した MRI の T1 強調画像

a：大きな，著明に均一に造影される腫瘍が虫部の上の部分に認められる．腫瘍は第四脳室を圧迫（矢印）して閉塞性水頭症を来しており，側脳室が著明に拡大していることがわかる．
b：前額断像において，腫瘍は虫部の上部分から由来していること，側脳室が著明に拡大していることがわかる．

図 5.10 聴神経鞘腫　造影剤を投与後に撮像された T1 強調画像

内耳孔レベルでの断面．内耳道内への進展（矢印）と小脳橋角部での小脳方向への進展がきれいに描出されている（ice-cream cone 所見）．

▶ **聴神経鞘腫 acoustic neurinoma（前庭神経鞘腫）（図 5.10）**　この腫瘍は第Ⅷ脳神経（通常は前庭神経）の Schwann 細胞から由来しており，小脳橋角部 cerebellopontine angle に存在している．この腫瘍はゆっくりと大きくなり，時にはかなりのサイズにまで成長することがある．この腫瘍における典型的な症状が 181 頁に記載されている．

5.6.3 遺伝性あるいは代謝性小脳疾患

成人でゆっくりと出現し徐々に進行してくる，立位保持が困難となる失調症状の原因として最も頻度の高いものは慢性アルコール中毒である．他の代謝性疾患（例えば Refsum 病やビタミン欠乏症），ミトコンドリア症，遺伝性失調症（いわゆる脊髄小脳失調症や Friedreich 失調），傍腫瘍性症候群 paraneoplastic syndrome などと鑑別する必要がある．

Chapter 6

第 6 章
間脳と自律神経系

- 6.1 概　説　　　　　　　　　　　　　　　　248
- 6.2 間脳の解剖と構成要素　　　　　　　　　249
- 6.3 視　床　　　　　　　　　　　　　　　　251
- 6.4 視床上部　　　　　　　　　　　　　　　260
- 6.5 腹側視床　　　　　　　　　　　　　　　260
- 6.6 視床下部　　　　　　　　　　　　　　　261
- 6.7 自律神経系　　　　　　　　　　　　　　278

第6章
間脳と自律神経系

6.1 概　説

　間脳は脳幹と終脳の間に位置している．間脳は4つの構造物より構成されている．すなわち視床 Thalamus，視床上部 Epithalamus，腹側視床 Subthalamus，視床下部 Hypothalamus である．

　視床 Thalamus は第三脳室の両脇に認められ，異なる機能を有する多数の神経核よりなる．ここは大脳皮質へと至るほとんどの求心路の中継地点である．インパルスのうち幾つかのもの（例えば疼痛性インパルスなど）は，視床レベルで受け止められ，統合され，何らかの修飾を施されているが，意識的な体験というものは大脳皮質に達した後に作り出されている．さらに，視床は大脳基底核，脳幹，小脳，大脳の運動領域と幅広く結合しており，運動規制回路の重要な構成要素となっている．

　腹側視床 Subthalamus の最も重要な核が視床下核 Nucleus subthalamicus であり，大脳基底核と機能的に重要な関連がある．

　視床上部 Epithalamus は主として松果体 Epiphysis と手綱核 Nucleus habenulae からなり，日内変動リズムの調節に重要な役割を果たしている．

　間脳の最も底部にあるのが**視床下部 Hypothalamus** であり，生命維持に必要な，呼吸，循環，水分バランス，体温調節，栄養摂取などを司っており，自律神経系を規制する最高位の中枢となっている．また，視床下部は視床下部-下垂体経路を介して内分泌活動にも影響を及ぼしている．

　自律神経系 autonomic nervous system は内臓臓器，血管，汗腺，唾液腺，涙腺の神経支配に関与している．この系のほとんどが意識とは無関係に働いているので，「自律」と呼ばれている．時には植物神経系 vegetative nervous system と呼ばれることもある．この神経系における遠心路は末梢部分では，解剖学的，また機能的に異なる2つの系に分かれている．これが交感神経系 sympathetic nervous system と副交感神経系 parasympathetic nervous system である．求心路はこのようには分かれていない．

　間脳はこのように多種類の機能を有しているので，これが**障害**された場合に出現する症状は，その障害部位とそれの広がりにより多種多様である．視床が障害された場合には，片側の運動麻痺，片側の知覚障害，運動異常，意識障害，疼痛症候群などが出現しうる．一方視床下部

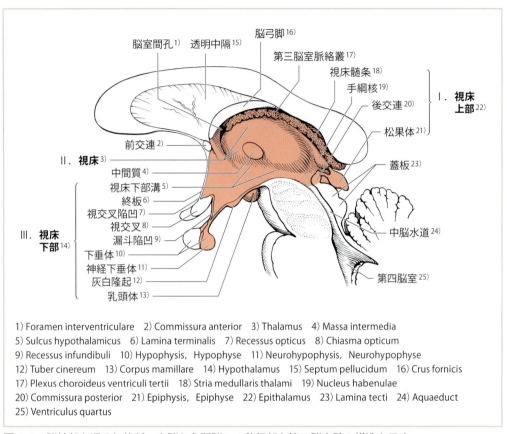

1) Foramen interventriculare 2) Commissura anterior 3) Thalamus 4) Massa intermedia
5) Sulcus hypothalamicus 6) Lamina terminalis 7) Recessus opticus 8) Chiasma opticum
9) Recessus infundibuli 10) Hypophysis, Hypophyse 11) Neurohypophysis, Neurohypophyse
12) Tuber cinereum 13) Corpus mamillare 14) Hypothalamus 15) Septum pellucidum 16) Crus fornicis
17) Plexus choroideus ventriculi tertii 18) Stria medullaris thalami 19) Nucleus habenulae
20) Commissura posterior 21) Epiphysis, Epiphyse 22) Epithalamus 23) Lamina tecti 24) Aqueduct
25) Ventriculus quartus

図 6.1 脳幹部を通る矢状断　中脳から間脳への移行部と第三脳室壁の構造を示す

が障害されると生命維持に必要な機能がさまざまに障害されたり，内分泌異常などがみられる．

6.2　間脳の解剖と構成要素

▶ **解剖**　間脳は中脳のすぐ吻側に位置している．間脳は脳幹の長軸よりも前に傾いた位置をとっており，大脳の長軸とほぼ同じ向きに走行している（図 6.1）．間脳は脳の中心部にあり，前頭葉の腹側尾側に位置しており，第三脳室の下部を両脇から包む形となっている（図 6.2）．

視床は第三脳室壁の上部分を構成しており，視床下部がこれの下部分を構成している．間脳は背側では脳梁 Corpus callosum，側脳室，大脳半球によりおおわれている（図 6.2）．第三脳室の天井は薄い第三脳室脈絡叢ヒモ Tela choroidea ventriculi tertii で構成されており，第三脳室脈絡叢 Plexus choroideus ventriculi tertii が含まれている．吻側には終板 Lamina terminalis

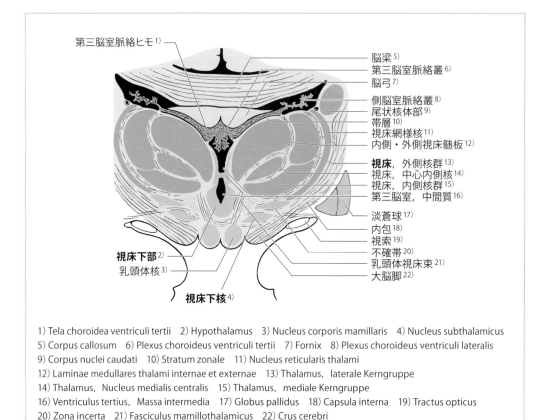

1) Tela choroidea ventriculi tertii 2) Hypothalamus 3) Nucleus corporis mamillaris 4) Nucleus subthalamicus
5) Corpus callosum 6) Plexus choroideus ventriculi tertii 7) Fornix 8) Plexus choroideus ventriculi lateralis
9) Corpus nuclei caudati 10) Stratum zonale 11) Nucleus reticularis thalami
12) Laminae medullares thalami internae et externae 13) Thalamus, laterale Kerngruppe
14) Thalamus, Nucleus medialis centralis 15) Thalamus, mediale Kerngruppe
16) Ventriculus tertius, Massa intermedia 17) Globus pallidus 18) Capsula interna 19) Tractus opticus
20) Zona incerta 21) Fasciculus mamillothalamicus 22) Crus cerebri

図6.2 間脳を通る切断面

と前交連 Commissura anterior があり，尾側には後交連 Commissura posterior，手綱交連 Commissura habenularum，松果体がある．視床の吻側で，脳弓の下のところには脳室間孔（Monro孔）があり，左右の側脳室と第三脳室をつないでいる．間脳の底面は，間脳の中で唯一外から眺めることができる箇所である．この部分は，視交叉 Chiasma opticum，視索 Tractus opticus，大脳脚 cerebral peduncle に囲まれている．この部で外から眺めうる間脳に属する構造としては，乳頭体 Corpora mamillaria，灰白隆起 Tuber cinereum，下垂体へとつながる漏斗 Infundibulum である（図4.8）．

左右の視床はおおよそ70〜80％のヒトでは，脳室間橋 Massa intermedia により互いが結合されている（図6.1）．これは神経線維よりなるものではなくて，互いの皮質同士がつながったものである．間脳の外側部分には内包 Capsula interna が走行している．

淡蒼球 Globus pallidus は胎生学的には間脳の一部分と考えられるが，内包により境されて

おり（**図8.4**），大脳基底核の中に含まれている．これについては第8章の大脳基底核のところで記載してある．同様に視床下部と漏斗によりつながっている下垂体については，自律神経系のところを参照してほしい（**278頁**）．

▶ **さらなる分類**　間脳は次のような4つの部分に分けられる（**図6.1**）．
- **視床上部**は手綱，手綱核，手綱交連，松果体，後交連からなる．
- **視床**は間脳の4/5を占めており，多数の神経核よりなる．
- **視床下部**は視床下部溝 Sulcus hypothalamicus により視床から分けられており，さまざまな機能を有する神経細胞群よりなる．自律神経系の最高次の中枢である（いわゆる head ganglion）．視床下部の外側壁を貫いて脳弓が下行し乳頭体へと向かっている（**図6.8**）．
- **腹側視床**は視床下核 Nucleus subthalamicus（Corpus Luysii，**図6.2**）よりなり，視床の下で乳頭体の背外側に位置している．

6.3　視　床

6.3.1　核

第三脳室の両脇におおよそ3×1.5 cmの大きい卵形の神経細胞群が左右1個ずつ認められる．これが視床である．視床は均一の細胞が集まったものではなくて，独自の機能を有し，独自の求心路と遠心路をもつさまざまな神経核が集合したものである．視床はY字形をした白質からなるシート状の層（内側髄板 Laminae medullares internae）により3つの大きな領域に分けられる（**図6.3**）．前には**前核 Nuclei anteriores**，外側には**腹側外側核 Nuclei ventrolaterales**，内側には**内側核 Nuclei mediales**がある．腹側外側核はさらに，腹側核群 ventral nuclear groups と外側核群 lateral nuclear groups に分けられる．腹側核群には前腹側核 Nucleus ventralis anterior（VA核），外側腹側核 Nucleus ventralis lateralis（VL核），後外側腹側核 Nucleus ventralis posterolateralis（VPL核），後内側腹側核 Nucleus ventralis posteromedialis（VPM核）がある．外側核群は背側外側核 Nucleus lateralis dorsalis と後外側核 Nucleus lateralie posterior とからなる．さらに尾側には**視床枕 Pulvinar thalami**があり，この下面には**内側および外側膝状体 Corpus geniculatum mediale et laterale**がある．内側髄板の中には小さな幾つかの神経細胞群（**髄板内核 Nuclei intralaminares**）と，1つのほぼ中心部分に位置するより大きな核群（**中心内側核 Nucleus centromedianus**）がある．外側部分には外側髄板 Laminae medullares externae があり，視床を内包から分けている．**視床の網様核 Nucleus reticularis thalami**は外側髄板の近くにある細胞よりなる薄い層である（**図6.2**）．

3つの核群（前核，腹側外側核，内側核）は細胞学的・機能的に120ほどの小さな群に分けられてきた．これらのうちの最も重要なものについては**図6.3**に示してある．視床の核の名

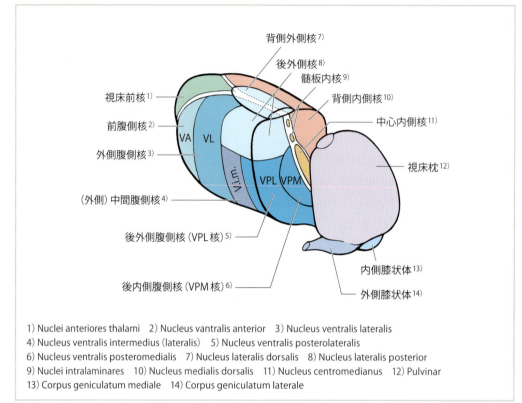

図 6.3 視床核

称として，基準となるものはまだ作られていない．図 6.3 に示してある命名は Nomina Anatomica によるものである．

6.3.2 求心路および遠心路における視床核の位置付け

すでに述べてきた諸章において脊髄，脳幹，小脳から生じ皮質領域へと至る線維につき，視床に達するまでの経路をたどってきた．視床は嗅覚路を介するインパルス以外の，他のすべての求心性インパルスが皮質領域へ至るまでの最も主要な最終中継地点となっている．図 6.4 には，いろいろな求心性インパルスが特定の視床核群に終わり，次いでこれに対応する皮質領域へと向かっている様子を示している（これ以上の詳しいことに関しては以下の部分を参照のこと）．

脊髄と脳幹（例えば内側毛帯）におけるのと同様に，視床の核と視床皮質線維路の間には厳密な意味での 1 対 1 の体性局在が認められる．

3 視床　253

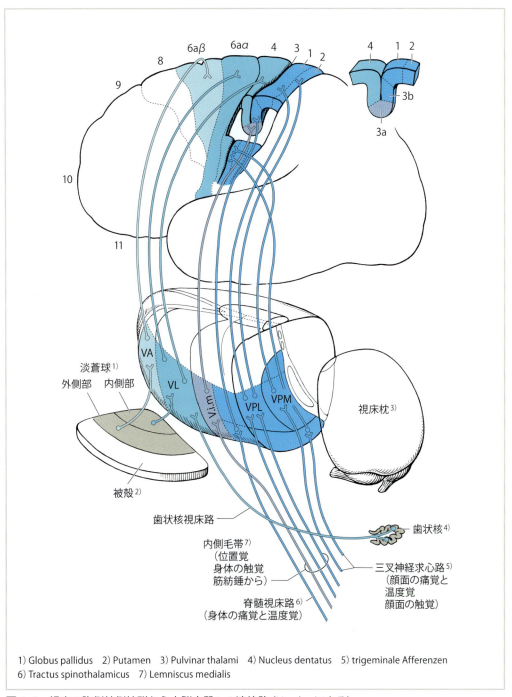

1) Globus pallidus　2) Putamen　3) Pulvinar thalami　4) Nucleus dentatus　5) trigeminale Afferenzen
6) Tractus spinothalamicus　7) Lemniscus medialis

図 6.4　視床の腹側外側核群から大脳皮質への連絡路（Hassler による）

▶ **特殊投射線維と非特殊投射線維**　身体の末梢の限局された領域からのインパルスを受け取り，皮質の対応する限局した領域（1次性投射野）へとインパルスを伝えている核は**特殊視床核 specific thalamic nuclei**（あるいは1次性視床核 primary thalamic nuclei）と呼ばれる．皮質の単モードと多モードの皮質連合野へと投射している視床核もまた特殊核に属している．特殊核の際立った特徴は大脳皮質へ直接投射線維を送っている点である．

これに対して**非特殊視床核 nonspecific thalamic nuclei** は多数の知覚器官からのインパルスを，通常は網様体や1次性視床核でシナプスを形成した後に受け取っている．大脳皮質へは他の領域，例えば大脳基底核などを経た後に，連合野を含む皮質領域へ間接的に向かっている．

特殊視床核と神経連絡

［1次性皮質領域と結合している神経核］

▶ **後外側腹側核 Nucleus ventralis posterolateralis（VPL核）と後内側腹側核 Nucleus ventralis posteromedialis（VPM核）**　内側毛帯 Lemniscus medialis，脊髄視床路 Tractus spinothalamicus，三叉神経視床路 Tractus trigeminothalamicus などを上行してきたすべての体性知覚性線維は，視床の後腹側核群にある中継地点に終わっている．VPL核は内側毛帯からのインパルスに対する中継点であり，VPM核は三叉神経路からのインパルスに対する中継点である．これらの核は，次に，皮質の体性知覚性皮質の限局した領域に投射している（第3a野，第3b野，第1野，第2野，図6.4）．

さらに，孤束核 Nucleus solitarius からの味覚に関する線維は VPM 核の内側先端部分に終わっており，ここから島回の上にある中心後回に投射している（図4.37）．

▶ **内側および外側膝状体 Corpus geniculatum mediale et laterale**　内側および外側膝状体もまた特殊視床核に属している．視索は外側膝状体に達しているが，ここでは視覚インパルスが網膜局在性に中継されており，ここからさらに視放線を経て視覚皮質（第17野）へと伝わっている．聴覚インパルスは外側毛帯 Lemniscus lateralis を介して内側膝状体へと音局在性に中継され，聴放線を介して，側頭葉にある聴覚皮質（Heschl の横回，第41野）へと伝えられている（図6.5）．

▶ **吻側腹側核と前腹側核**　後吻側腹側核 Nucleus ventralis oralis posterior（v.o.p.核，外側腹側核の一部分）は歯状核 Nucleus dentatus と赤核 Nucleus ruber からのインパルスを歯状核視床路 Tractus dentatothalamicus を介して受けており（図6.4），運動野（第4野）へと伝えている．一方，前吻側腹側核 Nucleus ventralis oralis anterior（v.o.a.核）と前腹側核（VA核）は，ともに腹側核群に属しているが，淡蒼球からインパルスを受けており，運動前野（第6aα野と第6aβ野）へ投射している（図6.4）．

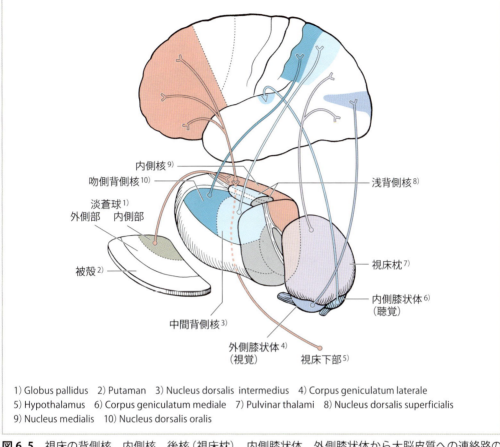

1) Globus pallidus 2) Putaman 3) Nucleus dorsalis intermedius 4) Corpus geniculatum laterale
5) Hypothalamus 6) Corpus geniculatum mediale 7) Pulvinar thalami 8) Nucleus dorsalis superficialis
9) Nucleus medialis 10) Nucleus dorsalis oralis

図6.5 視床の背側核，内側核，後核（視床枕），内側膝状体，外側膝状体から大脳皮質への連絡路の模式図

［大脳皮質の連合野へ投射している核］

　前核，内側核，視床枕は第2，3次の視床核である（**図6.5，図6.6**）．すなわち単モードあるいは多モードの皮質連合野へと投射している特殊視床核である（**372頁参照**）．これらの核はほとんどのものは，末梢からのインパルスを直接ではなく，シナプス中継をした後に受け取っている．これらのシナプスは通常は前述した1次性視床核に存在している．皮質との結合は双方向性である．そのため皮質は視床における中継機能に直接影響を及ぼしている．腹側部分は視覚領域と結合し，背側部分は側頭・頭頂・前頭領域と結合している．これらの機能としては，注意して物を見つめる動作や，視覚と運動系を統合するように働いていると考えられている．

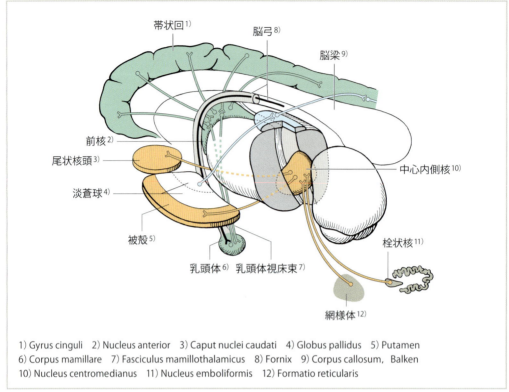

1) Gyrus cinguli 2) Nucleus anterior 3) Caput nuclei caudati 4) Globus pallidus 5) Putamen
6) Corpus mamillare 7) Fasciculus mamillothalamicus 8) Fornix 9) Corpus callosum, Balken
10) Nucleus centromedianus 11) Nucleus emboliformis 12) Formatio reticularis

図 6.6　視床の前核，中心内側核の遠心路，求心路の模式図

▶ **前核 Nucleus anterior**（図 6.6）は乳頭体視床束 Fasciculus mamillothalamicus（Vicq d'Azyr 束 bundle of Vicq d'Azyr）を介して乳頭体と脳弓と双方向性に結合している．これは帯状回 Gyrus cinguli（第 24 野）と双方向性に，点と点が対応するように連絡しており，このようにして大脳辺縁系の一部分を構成している．これの構造と機能については第 7 章で記載されている．

▶ **内側核 Nucleus medialis thalami** は前頭葉の連合野および運動前野領域と双方向性に，点と点が対応するように連絡している．ここへは，視床の他の核（腹側核と髄板内核），視床下部，中脳核，淡蒼球からインパルスが入っている（図 6.5）．

視床内側核が腫瘍や他の病変により破壊された場合には前頭葉症候群 frontal lobe syndrome が出現する．この場合には人格の変化（Hassler により記載されたところの，自己表出の欠如 [loss of self-presentation]）がみられる．これは今ではほとんど行われていないが，脳神経外科的に前頭葉白質切断術 frontal leukotomy を行い，前頭葉の深部白質を切断した場合に出現する症状と同様のものである．視床下部からこの核に到達した内臓からのインパルスは

ヒトの気分に影響を及ぼし，落ち着いた状況にあるのか落ち着かない状況にあるのかなどの感覚を呼び起こしており，また，良い気分であるのか悪い気分であるのかなどの気分の変化にも影響を及ぼしている．
- **視床枕 Pulvinar thalami** は頭頂葉と後頭葉の連合野と双方向性の，点と点が対応するような形で連絡している（図6.5）．これらの連合野は1次性体性知覚皮質，視覚皮質，聴覚皮質に取り囲まれており，これらの異なる知覚系からの入力を結合させるのにおそらく役立っていると考えられる．視床枕には他の視床核，特に髄板内核 intralaminar nuclei からのインパルスも入っている．
- **外側核群 lateral nuclear groups**　背側外側核と後外側核には視床以外の他の領域からの入力はなく，もっぱら視床内の他の核からのインパルスのみが入力している．このため，これらは統合性核 integrative nuclei として知られている．

非特殊視床核と神経連絡

- **髄板内核 intralaminar nuclei**　髄板内核は非特殊視床投射系の中で最も重要なものである．これらの核は内側髄板の中にあり，これらの中で最も大きいものが**中心内側核 Nucleus centromedianus** である．これらは，脳幹網様体，小脳の塞栓核，淡蒼球内節，視床の他の核などからの求心性インパルスを受けている．ここからの投射線維は皮質へ向かっているのではなくて，尾状核，被殻，淡蒼球へと行っている（図6.6）．また，遠心路はおそらく視床のすべての核へも広範に達しており，次いで皮質の広範な2次性領域へと向かっている．中心内側核は髄板内細胞複合体の重要な構成要素であり，上行性網様体賦活系（ARAS，205頁参照）の視床部分を構成している．この賦活系の他の部分には腹側視床と視床下部もたぶん含まれていると考えられている．

6.3.3 視床の機能

前述のように，視床には多種類の核があり，また求心路と遠心路が多数あるために，その機能はきわめて複雑なものとなっている．
- まず第1に，視床はすべての外界からの知覚情報と身体の中からの固有知覚に対する皮質下での最大の集積地である．
- さらに，皮膚や内臓から生じたあらゆるインパルスに対する中継地点であり，また視覚，聴覚からのインパルス，視床下部，小脳，脳幹網様体からのインパルスに対する中継地点である．これらのインパルスは他の地点へ伝えられる前に視床に届けられている．視床からの遠心路の一部のものは線条体へと向かっているが，大部分のものは大脳皮質へと向かう．嗅覚性インパルス以外の他のすべての知覚情報は意識のレベルに達する前に視床を通過しなけれ

ばならない．このために，視床は以前から「意識への関門」と呼ばれてきた．
- しかしながら，視床は単に中継地点にとどまっているのみでなく，統合と共同作業の重要な中枢でもある．視床において体のさまざまな部位からやってきた，あらゆる種類のインパルスは統合され，いろいろな色付けを施されている．痛みや，不快，快適などのある種の基本的な感情や気分などは，皮質へ達する以前に視床レベルですでに表出されている．
- 大脳の運動野と双方向性の結合をしており，これらの一部は大脳基底核や小脳を介して進んでいるので，視床は運動機能も規制していることとなる．
- 視床の核のあるものは脳幹の網様体に広範囲に分布している神経核から由来する上行性網様体賦活系（ARAS）の構成要素の一部となっている．ARAS からの賦活性インパルスは視床の核（前腹側核，髄板内核［特に中心内側核］，網様核）にて中継され，それから新皮質へ伝わっている．意識が正常であるためには ARAS が無傷でなければならない．

6.3.4 視床病変での症候群

視床の核は多岐にわたっているために，視床病変のときに現れる症状は，どの核群がどの程度にわたり障害されているのかにより，さまざまに異なっている．

▶ **前腹側核 Nucleus ventralis anterior（VA 核）と髄板内核 intralaminar nuclei の病変**　VA 核，髄板内核と網様核は非特殊賦活系核である．これらの核は前頭葉（VA 核，図 6.4），すべての皮質領域（髄板内核）へと投射しており皮質における反応を修飾するように作用している．これらの線維は上行性網様体賦活系（ARAS）の構成要素となっている．これらの領域が障害された場合，特に両側性に損傷された場合には，意識障害と注意力の低下がもたらされる．もし病変が中脳被蓋にまで及んだ場合には，垂直性注視麻痺 vertical gaze palsy がみられる．それほど多いものではないが，傍正中部に病変があれば，興奮，不穏，急激な混乱状態などがみられる．VA 核が単独で障害され前頭葉の活動が低下した場合には随意運動の障害がみられる，と報告されている．右側の VA 核が障害された場合には，気分のさらに複雑な障害がみられ，例えば躁状態や非常に多弁，あるいは混乱した不適当な振る舞いを伴った混迷状態がみられるとも報告されている．両側に障害がある場合には一過性の健忘症が生じ，病態失認 anosognosia を伴うこともある．

▶ **腹側核 ventral nuclei の病変**　先に記載したように，後腹側核は特殊知覚性インパルスに対する中継地点の役割を果たしており，ここからそれぞれ対応する 1 次皮質領域へ投射している．これらの核群が障害されると，次に述べるような，ある種の，あるいは幾つかの種類の知覚系の障害が出現する．

- 後外側腹側核（VPL 核）の病変では，反対側の身体における触覚，固有覚が障害され，手足が痺れ，手足が腫れたような感覚が生じ異常に重たく感じられるようになる．

- VPL核の底部分の病変と（あるいは）後内側腹側核（VPM核）の病変では感覚障害に加え，著明な疼痛症状がみられる（しばしば無痛領域に痛みが出現する．いわゆる「視床痛 thalamic pain」，**症例提示1を参照**）．
- 外側腹側核（VL核）の障害では，これらの核が主に1次性あるいは2次性運動領域，小脳，大脳基底核と連絡があるので，主に運動系の症状が出現する．
- VL核とこれの近傍にある視床下核が同時に急激に障害された場合には，著明な中枢性筋力低下（central weakness）が出現する．この場合には個々の筋の筋力自体は保持されている（例えば負荷を加えてテストした場合など）（視床性失立 thalamic astasia）．患者は病変の反対側へと倒れてしまい，介助なしでは座れないこともある．これらの症状は単独で出現することもあるし，あるいは視床性無視 thalamic neglect の症状を伴うこともある．この場合には病変より反対側での知覚および運動機能が無視される．視床性無視の症状は頭頂葉へと投射する視床頭頂葉線維の障害による症状であり，通常は短期間しかみられず，ほとんどの場合完全に回復する．
- v.o.p.核の歯状核赤核視床線維に病変がある場合には，対側の半身失調 hemiataxia が生じ，運動時振戦 action tremor，ジスメトリー dysmetria，拮抗反復機能障害 dysdiadochokinesia，病的跳ね返り現象 pathological reboud がみられる．これらの症状は小脳病変と間違われるようなものである．

症例提示1　大脳基底核部出血後に生じた視床痛

患者は51歳の男性学校教師．同僚の葬式に出ているときに突然倒れ，嘔気と拍動性の頭痛を覚えた．故人に対する賞賛の言葉が述べられている間，暑い日中に立ち続けていたので，葬儀に参列した人たちは，患者が少し立ちくらみがしたのだろうと考えた．10分経過しても介助なしでは立ち上がれず，なおも頭痛を訴えていたので，救急車を呼んだ．現場で診察した医師により血圧が220/120mmHgと著明に上昇しており，左半身の麻痺が認められたために病院へ搬送された．入院時の診察の結果，中枢性の左片麻痺，腱反射の亢進，左半身の痛覚・触覚の低下，位置覚の低下が認められた．CT scanにより右の大脳基底核部の脳内出血が確認された．6ヵ月間の経過中に患者の左半身麻痺と左半身の知覚障害はかなりの程度改善し，テニスを楽しむことができるほどであった．しかしながら，同じ頃から，以前知覚が低下していた左半身の部分に，発作的な痛みとびりびりとする感覚を覚えるようになってきた．これらの異常な感覚は一部電撃痛のようなものであった．MRIを行ったが，以前に出血していた右の視床内に小さな囊胞形成を認めるのみであった．これらの痛みはカルバマゼピンとアミトリプチリンの内服で軽快したが，内服を中断すると直ちに再発した．その後3年間かかって徐々に薬を減量していくことができた．

6.3.5 視床の血管障害

視床は 4 本の血管により支配されている．これらの血管の閉塞によりそれぞれ特徴的な臨床症状が出現するが，これについては第 11 章に記載してある．

6.4 視床上部 Epithalamus

視床上部は**手綱核 Nuclei habenulae** を含む**手綱 Habenula**，**手綱交連 Commissura habenularum**，**髄条 Stria medullaris**，**松果体 Epiphysis** よりなる．手綱と手綱核は嗅覚性インパルスの重要な中継地点となっている．嗅覚性求心路は視床髄条 Stria medullaris thalami を経由して手綱核に達し，ここから脳幹部の自律神経系神経核（唾液分泌）に遠心路を送っている．このようにして栄養摂取の面で重要な役割を果たしている．

▶ **松果体**には松果体細胞 pinealocyte と呼ばれる特別な細胞が存在している．15 歳以降になると松果体内にはカルシウムとマグネシウムが沈着するようになり，単純 X 線撮影でも確認しうるほどのものとなる（これは CT scan や MRI が導入される以前には，正中偏位を示唆する重要な指標であった）．子どもで松果体部に腫瘍が生じると，時には思春期早発症 Pubertas praecox の症状がみられることがある．このことから，松果体は性成熟の過程を抑制しており，松果体が破壊されるとこの抑制がなくなると考えられている．下等脊椎動物では，松果体は光感受性器官として働いており，日内リズムを司っている．哺乳動物では光は頭蓋骨を貫くことはできないが，明るい暗いのサイクルに関して視覚情報を介して間接的に松果体は情報を得ている．網膜から生じた求心性インパルスは視床下部の**視交叉上核 Nucleus suprachiasmaticus** に達し，ここから**中間質外側核 Nucleus intermediolateralis** に向かい，頸部交感神経幹の神経節後線維を介して松果体へと達している．

6.5 腹側視床 Subthalamus

▶ **解剖と構成要素**　腹側視床（視床腹側部，視床腹部，視床下域）は，胎生期の早い時期には視床のすぐ尾側に位置しているが，成長するにつれてより外側に移動していく．腹側視床は**視床下核 Nucleus subthalamicus** から成り立っており，淡蒼球の一部となっている．腹側視床には，これを貫いて視床へと向かう多数の神経路が認められる．例えば，内側毛帯 Lemniscus medialis，脊髄視床路 Tractus spinothalamicus，三叉神経視床路 Tractus trigeminothalamicus などである．これらの神経線維はすべて視床の後腹側領域に終わっている（**図 6.4**）．腹側視床の近くには黒質 Substantia nigra と赤核 Nucleus ruber がある．歯状核視床路 Tractus dentatothalamicus の線維は赤核の前にある Forel の H 1 野を走行して視床の v.o.p. 核（視床の外側

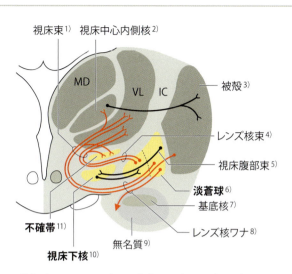

図 6.7 腹側視床における神経連絡

腹側核 Nucleus ventralis lateralis，VL 核の一部）へ向かっている．淡蒼球からの線維はレンズ核束 Fasciculus lenticularis（Forel の H2 束）を通り，v.o.a. 核（VL 核のもう 1 つの核群）と前腹側核 Nucleus ventralis anterior（VA 核）へと向かっている．これらの神経路はより吻側部分で互いがレンズ核ワナ Ansa lenticularis により結合されている．腹側視床には中脳の網様体の吻側の延長である不確帯 Zona incerta が含まれている．被殻，淡蒼球，腹側視床，視床の間の結合については図 6.7 にまとめて描いてある．

▶ **機能** 視床下核 Nucleus subthalamicus（Luys 体 Corpus Luysii）は機能的な観点から言えば大脳基底核に属するものであり，淡蒼球と双方向性の結合を有している（321 頁）．視床下核が障害されると対側のヘミバリスム hemiballism が生じる（332 頁）．

6.6　視床下部 Hypothalamus

6.6.1　解剖と構成要素

視床下部（図 6.8）は第三脳室の外側壁を構成する灰白質で視床下部溝より下の部分，第三脳

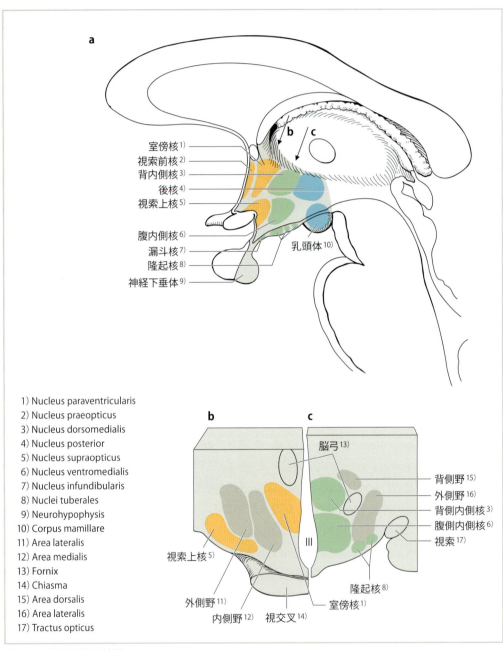

図 6.8　視床下部の核群

a：側面像．b, c：2つの異なった前額断における視床下部核．
（b, c はそれぞれ，a における b, c での前額断）

室底，漏斗および乳頭体から成り立っている．**下垂体後葉（神経下垂体 Neurohypophysis）** は視床下部の一部と考えられている．この構造物はある意味，漏斗が延長した尾側端と考えられる．一方，下垂体前葉は神経外胚葉由来ではなく，むしろ Rathke's pouch から由来していると考えられる．これは原始腸管の吻側端が飛び出したものである．下垂体の前葉と後葉は互いに隣り合って位置しているが，機能的には何ら関係がない．Rathke's pouch の遺残物がトルコ鞍内で大きくなり腫瘍となることがある．例えば，頭蓋咽頭腫 craniopharyngioma などが発生する．

　左右の脳弓は視床下部を貫いて乳頭体へと進んでいくが，このため視床下部は脳弓により**内側部分 medial segment** と**外側部分 lateral segment** に分けられる（図6.8）．外側部分は幾つかの線維束を含んでいる．例えば前頭葉底面の嗅覚野から中脳へと向かう内側前頭束 medial forebrain bundle が含まれる．またここには外側隆起核 lateral tuberal nuclei（以下参照）も含まれる．これに対して，内側部分には，はっきりと区別される多数の神経核が存在している（図6.8a～c）．これらは**前核（吻側核）群 anterior nuclear group（rostral nuclear group）**，**中間核（隆起核）群 middle nuclear group（tuberal nuclear group）**，**後核（乳頭体核）群 posterior nuclear group（mamillary nuclear group）** に分けられる．

6.6.2 視床下部の核

▶ **前核群 anterior nuclear group**　このグループの中で重要なものは，視索前核 Nucleus praeopticus, 視索上核 Nucleus supraopticus, 室傍核 Nucleus paraventricularis である（図6.8）．後の2つの核からの線維は，視索上核下垂体路 Tractus supraopticohypophysialis を通り神経下垂体（下垂体後葉）に達している（図6.10, 図6.11）．

▶ **中間核群 middle nuclear group**　このグループの中で重要な核は，漏斗核 Nucleus infundibularis, 隆起核 Nuclei tuberales, 背側内側核 Nucleus dorsomedialis, 腹側内側核 Nucleus ventromedialis と外側核 Nucleus lateralis（隆起乳頭体核 Nucleus tuberomamillaris）である（図6.8）．

▶ **後核群 posterior nuclear group**　このグループには乳頭体核 Nuclei mamillares（乳頭体上核 Nucleus supramamillaris, 乳頭体核 Nucleus mamillaris など）と後核 Nucleus posterior が含まれる（図6.8）．この領域は Hess により起動帯 dynamogenic zone と名付けられた．ここからの指令により，もし必要であれば，自律神経系は直ちにその機能を発揮することができる．

6.6.3 視床下部への求心路とここからの遠心路

　視床下部における神経連絡路は多種多様で，複雑である（図6.9, 図6.10）．身体における自律神経系機能の統合中枢としての機能を発揮するために（**278頁参照**），視床下部は遠心性，

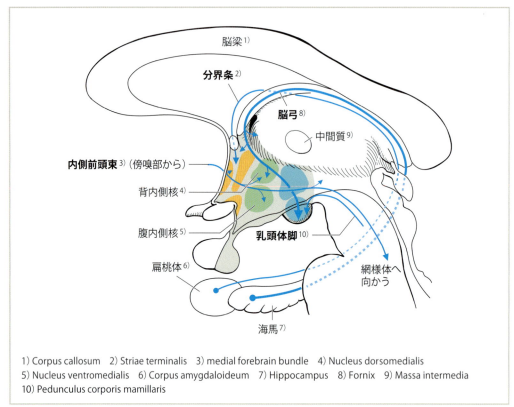

図 6.9 視床下部の主要な求心性結合

求心性経路を介して広範に及ぶ領域と結合することが必要となっている．外界からの刺激は，視覚系，嗅覚系からの情報，そしてたぶん聴覚系からのインパルスも視床下部に伝わっている．大脳皮質領域からも視床下部へ求心路が入っていることは，視床下部は上位からの影響を受けていることを示唆している．視床下部からの主な遠心路としては，帯状回，前頭葉，海馬体，視床，大脳基底核，脳幹，脊髄へと向かうものがある．

もっと重要な幾つかの求心路（図 6.9）について次のところで記載しておく．

求心路

▶ **内側前頭束 medial forebrain bundle** は前頭葉底面にある嗅覚野と中隔核 septal nuclei から発し，神経細胞のつながりとなって視床下部を通り抜け中脳の網様体まで達している．途中で，視索前核，背側内側核，腹側内側核へと側副枝を出している．内側前頭束は嗅覚野，視索前核，中脳の間の双方向性結合を可能にしている．この神経路は嗅覚-内臓系の機能と嗅覚-体

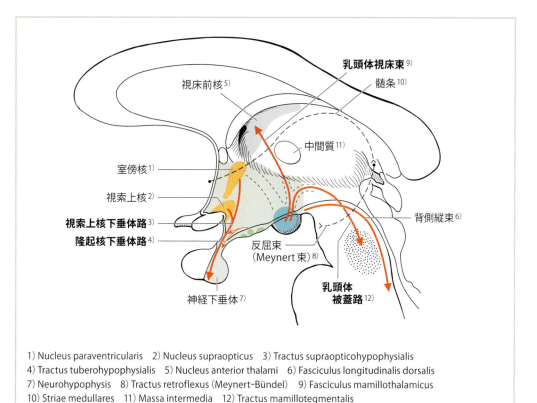

図 6.10 視床下部の主要な遠心性結合

性機能を有している．
▶ **分界条 Striae terminales** は側頭葉にある扁桃体から生じ，視床の上を弧を描きながら走行し，視索前領域 preoptic area と視床下部前核に終わっている．この線維は嗅覚情報と，気分や衝動に関係するインパルスを伝えていると考えられている．
▶ **脳弓 Fornix** は海馬と海馬台 Subiculum で生じた皮質乳頭体線維を乳頭体へと伝えている．途中で，視索前核，視床前核，手綱核へと側副路を出している．脳弓は大脳辺縁系の中で重要な経路である（**301 頁**）．視床枕の背側を乗り越えて走行しているときに，線維の幾つかのものが正中を越えて対側の脳弓へと結合している（脳弓交連 Commissura fornicis，脳琴 Psalterium）．

　脳琴 Psalterium のところでは，両側の脳弓は脳梁膨大部の下に隠れているので外からは眺めることはできない．この部では，両側の脳弓は互いに接近しているので，病変時に両側性に傷害されやすい．大脳辺縁系が両側性に損傷された場合の重篤な機能障害については **313 頁**

に記載してある．

▶ **上行性内臓性インパルス**　末梢の自律神経系や孤束核 Nucleus solitarius（味覚）から由来した上行性内臓性インパルスはさまざまな経路を経て視床下部に到達する．すなわち，脳幹部の網様体内の中継核を介して，被蓋核と脚間核を介して，内側前頭束にある双方向性の神経路を介して，背側縦束 Fasciculus longitudinalis dorsalis を介して，さらに乳頭体脚を介して入っている（図 6.9，図 6.10）．外生殖器や乳頭などからの体性知覚のインパルスもこれらの経路を使って視床下部に達しており，自律神経系の反応を引き起こしている．

▶ **その他の求心路**として，視床の内側核，眼窩前頭領域，淡蒼球からも視床下部へ求心路が入っている．

遠心路

▶ **脳幹への遠心路**　視床下部から脳幹へ向かう遠心路で最も重要なものが**背側縦束 Fasciculus longitudinalis dorsalis（Schütz 束）**である．この線維は双方向性に走行している．もう1つの重要な経路が**内側前頭束 medial forebrain bundle**（図 6.9，図 6.10）である．視床下部からのインパルスはこれらの経路を使って，主として網様体の中で多数のシナプス中継をしながら進み，最後には脳幹の中の副交感神経核に終わっている．これらの核としては，動眼神経核（縮瞳 miosis），上および下唾液核 Nucleus salivatorius superior et inferior（涙，唾液），迷走神経背側核がある．脳幹の自律神経中枢に達するインパルスとしては，これ以外に循環，呼吸，消化に関係するものなどがあり，また摂食や飲水を司る脳神経核へと向かうもの，三叉神経運動核へと向かうもの（咀嚼），顔面神経核（顔面の表情），疑核 Nucleus ambiguus（嚥下運動），舌下神経核へと向かうもの（なめる）などがある．視床下部から生じて網様体脊髄路 Tractus reticulospinalis を通り，脊髄へと向かう線維は，脊髄神経の活動に影響を与えており，体温調節に役立っている（戦慄 shivering）．

▶ **乳頭体被蓋束 Fasciculus mamillotegmentalis**（図 6.10）は乳頭体から出て中脳被蓋に向かい，さらに網様体へと達している．

▶ **乳頭体視床束 Fasciculus mamillothalamicus（Vicq d'Azyr 束）**は視床下部と視床の前核 Nucleus anterior を双方向性に結合しており，さらに前核は帯状回と双方向性に結合している（図 6.6）．視床の前核と帯状回は大脳辺縁系の重要な構成要素である．大脳辺縁系の主な機能は個や種としてヒトが生存するために必要な行動を規制していると考えられている（MacLean, 1958 年，298 頁参照）．

▶ **視索上核下垂体路 Tractus supraopticohypophysialis** については，すでに神経下垂体への遠心路として記載しておいた．視索上核と室傍核の神経細胞からはオキシトシンとバゾプレシン（抗利尿ホルモン）が分泌されており，このホルモンは視索上核-下垂体路の軸索を通って神経

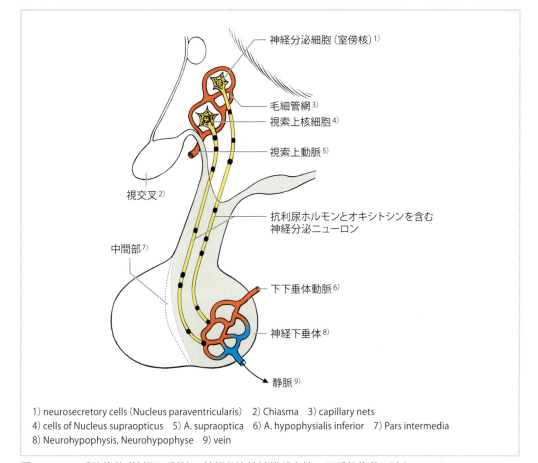

1) neurosecretory cells (Nucleus paraventricularis) 2) Chiasma 3) capillary nets
4) cells of Nucleus supraopticus 5) A. supraoptica 6) A. hypophysialis inferior 7) Pars intermedia
8) Neurohypophysis, Neurohypophyse 9) vein

図 6.11 下垂体後葉（神経下垂体）　神経分泌性線維が直接，下垂体後葉に達している

下垂体へと運ばれ，軸索の先端で放出され，血中へ入っている（**図 6.10**，**図 6.11**）．これらの神経核の神経細胞はこのように他の器官のホルモン産生細胞と似ており，神経分泌細胞と呼ばれている．オキシトシンとバゾプレシンは中枢神経系以外の細胞に作用する．すなわちオキシトシンには子宮の平滑筋の収縮と乳腺からの乳汁分泌作用があり，一方バゾプレシンには尿細管での水分吸収作用がある（**270 頁参照**）．

視床下部と腺下垂体（Adenohypophysis）との機能的な結合

視床下部の核と腺下垂体の間には直接的な神経線維性結合はない．しかしながら以前から視床下部は腺下垂体におけるホルモン産生細胞に大きな影響を与えていると考えられてきた．隆

起核 Nuclues tuberalis からの神経線維束がホルモン放出促進因子と放出抑制因子を正中隆起 Eminentia mediana まで軸索内輸送の形で運んでいる．次に，正中隆起は腺下垂体と血管網により結ばれている．このようなメカニズムで視床下部は腺下垂体におけるホルモン分泌作用を規制している（図 6.12）．

6.6.4 視床下部の機能

視床下部は自律神経系の最も高位の規制器官である（head ganglion）．生命維持に必要なさまざまな機能，すなわち，体温調節，心拍，血圧，呼吸，栄養摂取，水分補給などの機能調節に中心的な働きをしている．これらの規制的機能は意識とは無関係にこれより独立して，自律的に行われている．視床下部はまた，視床下部－下垂体間の連絡により内分泌系も規制しており，内分泌系と自律神経系の相互作用を司っている．以下の項では，視床下部により行われている基本的な諸機能につき手短に，かつ個別に記載しておく．

体温調節

視床下部の視索前部 anterior preoptic hypothalamus には内部体温を一定に保つための受容器が存在している（temperature homeostasis）．温度変化に対する身体の反応（温度が低下した場合には血管収縮と戦慄，温度が上昇した場合には血管拡張と発汗）は視床下部後部に存在する回路により調節されている．

▶ **体温調節の障害** 視床下部の視索前部の機能が障害されると（例えば外傷や出血），中枢性高熱 central hyperthermia となる．視床下部の後部分が障害されると低体温 hypothermia や変温性 poikilothermia（体温が短時間のうちに 2℃以上も上昇低下を繰り返す）がみられる．これの原因としては視床下部を傷害する腫瘍（頭蓋咽頭腫，グリオーマ），Wernicke 脳症，水頭症などがある．

心拍と血圧の調節

視床下部は下行性経路により自律神経系に対して直接影響を与えているが，これについては後ほど自律神経系の項で記載する（**278** 頁）．

交感神経系（**281** 頁）は視床下部の腹側内側部分と後ろ部分により規制されている．この部を刺激すると心拍の増加と血圧上昇がみられ，瞳孔の散大，毛細血管での血管収縮，骨格筋での血管拡張，恐怖の表情などが生じる．

副交感神経系（**284** 頁）は，これに対して，視床下部の脳室近傍，前，外側部分により規制されている．これらの領域を刺激すると心拍が減少し，血圧が低下し，瞳孔が縮小する．また膀胱への血流が増加し，骨格筋への血流が減少する．

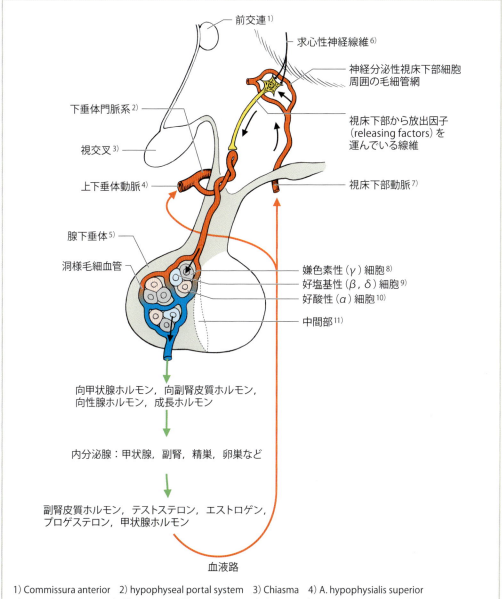

1) Commissura anterior 2) hypophyseal portal system 3) Chiasma 4) A. hypophysialis superior
5) Adenohypophysis 6) afferent nerve fiber 7) A. hypothalamica 8) chromophobic (γ-) cells
9) basophilic (β- & δ-) cells 10) eosinophilic (α-) cells 11) Pars intermedia

図 6.12 下垂体前葉

放出ホルモンと放出抑制ホルモンは視床下部で産生され，神経分泌線維を通って正中隆起の中にある1次毛細管網に達する．この部分でこれらのホルモンは血中に入り，さらにホルモン産生腺細胞のすぐそばに存在している2次毛細管網を介して腺下垂体に達している（下垂体門脈系）．このように，下垂体前葉によるホルモン分泌は血流により調整されている．

水分バランスの調節

視床下部の浸透圧受容器は視索上核 Nucleus supraopticus と室傍核 Nucleus paraventricularis にある．これらは細胞内の脱水が生じ細胞内ナトリウム濃度が上昇した状況で刺激される．また，細胞外の脱水が生じ，視床下部の毛細血管内でのアンギオテンシンⅡの濃度が上昇した場合にも刺激される．刺激されると抗利尿ホルモンであるバゾプレシンが分泌される．逆に，血管内ボリュームが増加すると末梢の受容器が刺激され，抗利尿ホルモンの分泌が抑制される．

▶ **水分バランスの障害**　視索上核と室傍核にある神経細胞の90％以上が破壊されたり，機能が低下すると(例えば肉芽性病変，血管障害，外傷，感染など)，抗利尿ホルモンの分泌が停止し尿崩症 Diabetes insipidus となる．この場合には著明な口渇，多尿，多飲がみられる．診断は低浸透圧性多尿を証明すれば確定する．この場合，尿量は1日3L以上であり，尿の浸透圧は50〜150mosm/Lである．抗利尿ホルモン製剤の投与が治療法となる．もし5IUの抗利尿ホルモン製剤を投与しても尿の浸透圧が50％以上改善しない場合には，患者は腎性尿崩症(血中の抗利尿ホルモンに腎臓が十分に反応しない状態)を患っていると考えられ，このような症例ではホルモン補充療法は役立たない．

多数の視床下部病変が口渇反応を障害し，著明な低カリウム血症となる

▶ **抗利尿ホルモン過剰分泌症候群 syndrome of inappropriate ADH（SIADH, Schwartz-Bartter 症候群）**　これは，通常は異所性ADH産生腫瘍(例えば気管支癌や他の悪性腫瘍など)が原因となっている．この場合の検査所見としては循環血液量の増加，低ナトリウム血症(130mmol/L以下)，低浸透圧血症(275mosm/kg以下)，高度の濃縮尿がみられる．臨床症状としては体重増加，筋力低下，嘔気，意識障害，てんかん発作などがみられる．SIADHは背景となっている原疾患の治療にて改善するが，対症療法として，水分摂取の制限とナトリウムバランスを補正して循環血液量の増加と低ナトリウム血症を治療することも有効である．

栄養摂取の調節

視床下部の腹側内側部の病変にて，多食 hyperphagia と運動不足により著明な肥満となることがある．より外側の病変では食思不振と異常な体重減少がみられる．栄養吸収も視床下部により調節されている．「空腹あるいは摂食中枢」は視床下部の隆起部の外側にあり，「満足中枢」は腹側内側核 Nucleus ventromedialis にあるとされている．動物で隆起部の外側を刺激すると摂食行動が起こり，腹側内側核を刺激すると動物は直ちに食事を中止する．これに対して腹側内側核に小さな病巣を作成すると，摂食中枢が優位になるために著明な摂食行動がみられるようになる．動物は必要以上に食べて，すぐに肥満してしまう．外側核 Nucleus lateralis に病巣を作成すると，逆に極端な食欲不振がみられ，るいそうとなる．ヒトでは隆起部の病変に

より，いわゆる Fröhlich 症候群（脂肪性器性異栄養症 Dystrophia adiposogenitalis）がみられる．この部分では向性腺ホルモンを産生している細胞も同時に障害されるために，肥満だけでなく，性腺機能減退 hypogenitalism も出現する．1990 年代に発見されたオレキシンによりこれらの症状の発症機序が解明されることとなった．オレキシンは神経ペプチドであり，視床下部の後外側部分に存在する神経において作られている．オレキシンは中枢神経系のさまざまな領域に放出されている．オレキシンは G タンパク結合性受容器と結合し食欲増進作用と覚醒作用を発揮する．この受容器が障害されるとナルコレプシーとなる．このようにオレキシンは栄養摂取と睡眠覚醒リズムの調整において重要な役目を果たしている．

神経内分泌と内分泌系の調節

前述したように，下垂体 Hypophysis には前葉（腺下垂体 Adenohypophysis）と後葉（神経下垂体 Neurohypophysis）がある．視床下部はこのどちらをも個別に統御している．

▶ **下垂体後葉によるホルモン分泌**　視索上核 Nucleus supraopticus と室傍核 Nucleus paraventricularis にある分泌細胞からオキシトシンとバゾプレシンが分泌され，軸索内を通って神経下垂体に達し，そこで血中に放出される．抗利尿ホルモンの作用についてはすでに記載した．オキシトシンは妊娠の最後数週間になって分泌される．このホルモンは子宮平滑筋の収縮を促し，また乳腺からの乳汁分泌を促している．乳首を触るなどの刺激を加えると，この情報が視床や大脳皮質経由で視床下部へ届けられ，ここからのオキシトシン分泌が増加する．この規制回路と感情が密接に関連していることは，母親が恐怖やストレスを感じると母乳の産生が減少するという事実により証明される．

▶ **下垂体前葉によるホルモン分泌**　視床下部の室傍核 Nucleus paraventricularis にあるホルモン産生細胞は，腺下垂体と軸索結合によりつながっているのではなくて，血管網によりつながれている．これらの神経細胞は下垂体に向かうホルモンとして，向性腺ホルモン放出ホルモン（GnRH），向甲状腺ホルモン放出ホルモン（TRH），向副腎皮質ホルモン放出ホルモン（CRH），成長ホルモン放出ホルモン（GHRH），メラノサイト刺激ホルモン（MSH）を調節する因子（MIF と MRF）を産生している．これらのホルモンは，血管を介して腺下垂体に到達した後は，そこからそれぞれのホルモンの分泌を調整している（図 6.12，図 6.13）．腺下垂体では，好酸性細胞 acidophil cells（α細胞）が成長ホルモンとプロラクチンを産生している．好塩基性細胞 basophil cells（β細胞）が向甲状腺ホルモン，向副腎皮質ホルモン，メラノサイト刺激ホルモン，黄体化ホルモン，卵胞刺激ホルモンを産生している．嫌色素性細胞 chromophobe cells（γ細胞）はホルモンを産生していないが，研究者の中にはこの細胞は向副腎皮質ホルモン合成に関与していると考えている人もいる．

下垂体で産生され血中に入ったホルモンはそれぞれ対応する内分泌器官に達し，そこからの

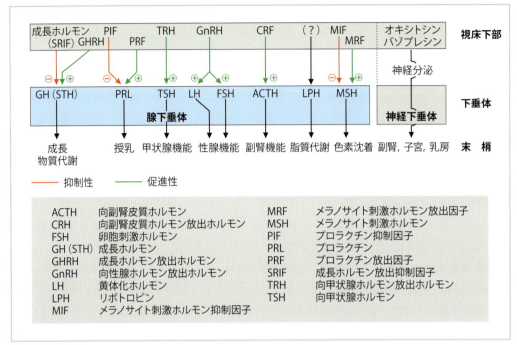

図6.13 内分泌調節，視床下部-下垂体

ホルモン放出を促している．これらのホルモンは血中を巡り，これの濃度が視床下部と下垂体でのホルモン産生に負のフィードバックをかけている．

[ホルモンバランスの障害：視床下部-下垂体系の障害]

下垂体における内分泌機能は，ホルモン産生腫瘍（例えば下垂体腺腫）により障害されることもあるし，ホルモンを産生しない腫瘍により下垂体細胞が破壊されても障害される．

▶ **汎下垂体機能低下症 panhypopituitarism** 全下垂体機能が消失すると，非常に重篤な症状となる．この場合には運動がなくなり，体を動かす動作が減少し，体重が減少し，性欲が減退し，徐脈となり，体の色素が少なくなり，腋窩と陰部の毛がなくなり，時には尿崩症もみられる（神経下垂体も障害された場合）．この症候群は，大きな，内分泌学的にはホルモン非産生性の下垂体腫瘍や漏斗，視床下部の腫瘍により生じることが多い（下垂体腺腫，転移性腫瘍，グリオーマ，頭蓋咽頭腫など）．治療法は外科的摘出術とホルモン補償療法である．下垂体機能不全はまた脳外傷後や脳神経外科的手術の合併症としても生じることがある．下垂体機能が突然停止し，引き続いて副腎皮質機能が停止した場合（急性副腎皮質不全 addisonian crisis）は，生命の危険がある．

▶ **ホルモン産生下垂体腫瘍** ホルモン産生細胞が腫瘍化した場合は，それぞれその細胞が分

泌するホルモンの過剰による症状が出現する．もし腫瘍の大きさが十分に大きい場合には視交叉が圧迫されるために，典型的な視野障害が出現する（通常は両耳側性半盲，**図4.9c**）．

[**プロラクチン産生腫瘍 prolactinoma**]　ほとんどの下垂体腺腫（60～70％）はプロラクチンを産生している．患者が女性であれば，ゴナドトロピン放出因子の分泌が抑制されるために **2次性無月経 secondary amenorrhea** となる（血中のプロラクチンレベルが40～100 ng/mL以上の場合）．また **乳汁分泌 galactorrhea** がみられ，時には多毛症となる．男性患者の場合には，高プロラクチン血症では，**インポテンス**，**女性型乳房 gynecomastia** と乳汁分泌がみられる．腫瘍が大きな場合には，外科的切除が治療の第一選択となる．腫瘍が小さくて，臨床症状も軽い場合にはブロモクリプチンのようなドーパミン作動薬による薬物療法も選択肢に入ってくる．ドーパミン作動薬はプロラクチン産生を抑制する．

[**成長ホルモン産生腫瘍**]　成長ホルモンが過剰に産生されると（5 ng/mL以上），末端肥大症 acromegaly となる．骨の末端部が肥大し（手，足，頭のサイズ），骨粗鬆となり，多汗，糖代謝異常，高血圧，心肥大，痛風，手根管症候群などのような絞扼性末梢神経障害，他のタイプの神経症，近位筋の筋症，睡眠障害（睡眠時無呼吸），神経精神症状（うつ，精神病）などがみられる．基本的な診断法は経口糖負荷テストであり，成長ホルモン濃度が過剰に上昇することが特徴的である．治療法は外科的摘出術である．

[**ACTH産生下垂体腺腫**]　Cushing症候群の原因となる．この場合には肥満，満月様顔貌，糖代謝異常，高血圧，浮腫，無月経，インポテンス，血栓塞栓の傾向，多尿，ステロイド筋症，神経精神的障害などがみられる．診断は24時間の蓄尿におけるコルチゾルの増加により行われる．治療法としては腫瘍の外科的摘出が行われる．

[**頭蓋咽頭腫 craniopharyngioma**]　嚢胞成分で第三脳室を圧迫し，いろいろな症状を呈した頭蓋咽頭腫の2例を以下に述べてみる．

症例：51歳の女性．1939年4月14日から7月15日まで，Frankfurt大学の神経内科に入院した．約7年前左眼が少し突出し，視力が低下した．左眼球の奥に腫瘍を認めたので，繰り返し穿刺が行われた．鼻からの手術により軽快した．1年前に糖尿病 Diabetes mellitus が見つかったので治療を受けた．入院5週間前から著明な記憶力障害がみられるようになり，患者は古い事柄は覚えているが，新しいことは5分後には忘れる状態であった．気分は抑うつ状態であった．入院3週間前には足が不自由となり，歩行がふらつくようになった．時々，頭痛を訴えていた．他院で頭部X線撮影を受け，トルコ鞍の上に小豆大の石灰化を指摘された．脳室空気撮影により脳室拡大を認めた．うっ血乳頭は認めなかった．

神経内科へ入院時には，その特異な精神症状によって目立っていた．患者は興奮しており，大声でののしり，激しく打ちまくり，看護師に食ってかかっていた．性的に非常に興奮してお

り，辺り構わずわいせつな格好をし，卑わいな言葉を叫び，性的なことをしばしば楽しんでいた．時には，不機嫌で泣いており，悲嘆に暮れていた．そうかと思えば，反対に異常に陽気であり，活発にしゃべったり，動いたりしており，口笛を吹いたりして躁状態を示していた．心身は多幸症 euphoria の状態にあった．夜も昼も口渇感に悩まされており，いつも水を欲しがっていた．患者はいつも「ああ，水をくれ．何か飲むものをくれ．私の口はカラカラなんだ．グラスいっぱいの水を飲んでみたい」と叫んでいた．昼間から時々，ウトウトすることがあったが，夜はいつも不穏状態にあり，起きていた．

所見：著明な肥満．血圧は 110/95 mmHg，血糖は 270 mg/dL．神経学的には頭蓋の叩打過敏，三叉神経圧痛あり，顔面の痛覚過敏，軽度左眼球突出，糖尿病性網膜症，軽度の左口角の麻痺と舌振戦を除いては，Babinski 反射陽性と，軽度腱反射亢進（右側の方が高度）を認めるのみであった．完全な時間と空間に対する失見当識（患者は市役所にいると考えており，夏であるか冬であるかを知らなかった）を認めた．診察を受けているときは「この馬鹿」と罵り，「私は喉が渇いているんだ」と大声でわめいたりした．また診察中に眠ってしまったり，卑わいな言葉を叫んだりした．そのうちに患者は，四六時中，水を欲しがるようになってきた．患者は，不潔であった．別の日には，陽気で，歌ったり口笛を吹いたりしていた．時には，患者は，自分の家にいると考えて，子どもを起こしたり，食事をきちんと作ろうと欲したりした．またあるときは，同室の重篤な患者を自分の娘と考えて泣いていた．インスリンを増やしていったにもかかわらず，血糖は上昇し続けた．手を高く挙げて振り回すようになった（舞踏病様ではなかった）．最後に癰ができて高熱が出現し，入院の 3 ヵ月後に死亡した．

剖検では，脳底部で，橋，視交叉，両側側頭葉の間に硬い石灰化した腫瘍が認められた．乳頭体はもはや確認することができなかった．腫瘍は第三脳室底を傷害しており，嚢胞成分を含んだ腫瘍は下から第三脳室の中へと入っており，この中をほとんど充満していた．第三脳室灰白質は傷害されており，両側の被殻や淡蒼球も側方へ圧排されていた．前交連や嗅覚野近傍も傷害されていた．視床は肉眼的には変化を認めなかった．側脳室は拡大していた．組織像は，嚢胞，石灰化を伴った頭蓋咽頭腫であった．

この症例の臨床像においては，初めに，糖尿病，記銘力障害，時間的・空間的失見当識，抑うつ気分，傾眠傾向，肥満，多飲が前景に出ていた．続いて特徴のある精神症状，つまり激情的で興奮した状態が現れた．これらは視床下部障害を示唆する一連の症状であった．糖尿病がこれらの症状の初発症状として発見されたとき，これが視床下部の障害に基づいているとは考えられなかった（間脳の腫瘍では，しばしば糖尿病が認められるのではあるが）．乳頭体の障害のために失見当識と強い記銘力障害が生じたのは疑いがない．視床下部障害により，たぶん肥満が生じたのであろうが，その他尿崩症や激情性の精神症状や性行動の亢進もこれらによるものであろう．昼夜間違えた睡眠パターンやしきりに眠りたがる傾向は，おそらく視床下部尾

部で中脳水道周囲灰白質の前の部分，いわゆる Hess のいうところの向活動帯 dynamogenic zone の障害によって生じたものであろう．この部分は近くにある中脳の網様体と一緒になって大脳の活性化を図るための 1 つの機能単位を構成しており，これは覚醒の程度を決定する際に重要な役目を果たしている．患者の意識状態が悪かったために視野の測定はできなかったが，剖検時の所見により視野欠損があったことは確かである．

　視床下部領域の手術はその当時は不可能であった．腫瘍は前は視交叉，横は頸動脈，後ろは脳幹によって境され，周りを Willis 脳動脈輪により取り囲まれているので，そこへ到達するのはきわめて困難である．今日では，手術用顕微鏡の使用により，このような腫瘍も手術可能なまでに脳神経外科は進んでいる．

　もう 1 つの頭蓋咽頭腫の例では，第三脳室内に充満し閉塞性内水頭症を生じた大きな囊胞のために早期から頭蓋内圧亢進症状が認められた．

症例：51 歳女性．Frankfurt 大学神経内科に，1940 年 12 月 10 日から 12 月 30 日まで入院．生来健康であった．今回の病気の始まりは入院 6 ヵ月前に，強い疲労感と頭痛を訴えるようになってきた．患者は時々気分が沈んでおり，眠りたがり，考えるのを面倒がり，めまい感を訴えていた．倒れやすく失禁，失便がみられた．また嘔吐もあり，時間や空間に対する失見当識があり，非常に忘れっぽかった．

　入院時には，患者は鈍感で，思考力がなく保続の傾向がみられた．完全に見当識はなく，記銘力は著明に障害されていた．病歴についての本人の記憶は曖昧で，十分に聴けなかった．大柄で，肥満が著明であった．少し髭が生えていた．血圧は 140／80 mmHg，神経学的には，右側に大きい瞳孔不同．両側の眼底は境界不鮮明で約 2 ジオプトリー突出し，新鮮な出血を伴っていた．左口角麻痺，両側の手足の軽度筋力低下．右側トーヌス亢進．右側に強い企図振戦，両側手の振戦，両側把握反射，腱反射中等度亢進．左により著明な Babinski 反射（右もある）．歩行や起立は不能．

入院後の経過：患者は無動症 akinesia となった．自発的にはしゃべらず，時々昏睡状態となった．しばしば嘔気，嘔吐があった．12 月 21 日には手の戦慄が続発した．徐々に昏迷状態になった．脳血管撮影では，内水頭症を思わせる血管の緊張がみられた．最後は傾眠となり，非常に衰弱し返答しなくなった．高熱がみられ，12 月 30 日に死亡した．

剖検：脳底部で視交叉と乳頭体の間にクルミ大の腫瘍あり．乳頭体は尾側へ圧迫されており，視交叉は一部腫瘍により取り囲まれていた．視交叉の後ろで脳底部にある青色の腫瘍を横切って前額断を作ってみると，第三脳室内を囊胞でほぼ充満する硬い腫瘍を認めた．囊胞壁を破ると収縮した．大脳基底核は肉眼では異常を認めなかった．腫瘍は前方では嗅三角 Trigonum olfactorium まで達していた．乳頭体のすぐ前でさらに前額断を加えたところ腫瘍のすぐ後ろ

であった．第三脳室の前半部分には，縮んでしまった囊胞壁が認められた．脳室間孔が閉塞していたために，左に大きい側脳室の拡大があった（右側も拡大していた）．組織像は頭蓋咽頭腫であった．囊胞壁は多層の扁平上皮細胞からなっていた．囊胞内には多量の石灰，脂肪変性上皮が認められた．

　第1例と同様の腫瘍で，同じような場所に発生していたが，早期から閉塞性水頭症と頭蓋内圧亢進症状を認め，うっ血乳頭などもあったために，第1例とは全く違った症状を呈してきた．この腫瘍では，たいてい視神経萎縮がみられるが，時にはうっ血乳頭が生じる．脳圧亢進のために，患者は思考力がなく，鈍感であり，反応がのろい．また記銘力障害や，失見当識も同時に存在しているので，正確な病歴を得るのが不可能である．視床下部の障害を思わせる症状は，健忘症候群 amnestic syndrome，抑うつ気分，眠りたがる傾向ぐらいであった．おそらく肥満も視床下部性であろうと考えられた．

　この2つの症例は，中年の大人で，正確な病歴の聴取はもはや不可能なほどの病期にある患者であった．一般に大人では，視力障害についての訴えがまず出現する．このとき，しばしば側頭部の上1/4の同名性視野障害がみられ，中心性暗点や視神経萎縮がみられる．下垂体腺腫 pituitary adenoma ほどは典型的なものではないが，両耳側半盲もよくみられる．子どもと違って，大人ではうっ血乳頭はそれほど多くみられない．前頭部あるいは眼の奥の痛みが，しばしば訴えられ嘔吐を伴うことがある．

　頭蓋咽頭腫は15歳以前でもまれならずみられる．子どもは頭痛や嘔吐を訴える．しばしば成長障害がみられる．しばしば肥満しているが，一方では非常に痩せていることもまれではない．多尿のために夜尿症になりやすい．

　青年では初発症状として頭痛，視力障害，性成熟の障害などがみられる．性欲は低下するか消失し，第2次性徴としての発毛は乏しく，性器の成長は遅れる．女子の場合は月経はみられない．逆に，子どもでは時に思春期早発症 Pubertas praecox がみられる．これの原因はしばしば隆起部分の過誤腫 hamartoma（腫瘍様の過形成 tumor-like hyperplasia）である．これによるものは6歳までの子どもにみられる．この場合には，年齢の割に外性器が発育し第2次性徴が早く現れ，時には性欲が年齢よりも亢進する．思春期早発症はもう少し大きい子どもにもみられることがあるが，この場合は過誤腫以外の原因が考えられ，奇形腫 teratoma，頭蓋咽頭腫 craniopharyngioma や他の腫瘍，結核性髄膜炎などの炎症性疾患によることが多い．

症例提示 2　下垂体腺腫・プロラクチノーマ

患者は40歳の男性会社員．体に生じてきた妙な変化についてかかりつけ医に訴えた．ここ2～3年の間に体重が50kgほど増加し，靴のサイズも以前よりも2サイズ大きいものが必要となってきた．手の指がごつごつした感じとなってきた．最近のことであるが，横からやってくる車に気付かなかったために自動車事故を起こしていた．同じ理由で数日前も歩道に乗り上げてしまったことがあった．これらの事故と，運転中とても疲れやすくまた集中できないために，車の運転に自信を失ったとのことであった．仕事を続けるのが次第に困難となってきた．頭痛やリビドーの低下はなく，インポテンスも認めなかった．

かかりつけ医は診察して，体重が132 kg（以前は82 kg）であることを確認した．身長は以前と変わらず193 cmであった．患者の手足は異常に大きくなっていた（末端肥大症acromegaly）．対面式の視野検査法にて両耳側半盲が認められた．中等度の女性型乳房gynecomastiaが認められたが，乳汁分泌は誘発されなかった．血液検査にて，甲状腺に関するホルモン値（T3, T4, basal TSH, TRH test）はすべて正常で，ACTHとコルチゾルも正常であった．しかしながら，テストステロンの値は非常に低く（50 ng/mL），プロラクチン値は著明に上昇していた（590 μg/dL）．TRHを投与したところ，プロラクチン値は 2,020 μg/dLまで上昇した．

これらの所見からプロラクチン産生下垂体腺腫が疑われ，これにより部分的な下垂体機能低下がもたらされ前葉機能障害となり，特にゴナドトロピン系が障害されていると考えられた．

頭蓋単純X線撮影にてトルコ鞍は著明に拡大しており，鞍背とトルコ鞍底は一部壊されていた．MRIにて5×5×4 cmの腫瘍が確認された（図6.14）．この腫瘍は大きすぎて，経蝶形骨洞的に摘出することは困難と考えられた．前頭側頭開頭術が行われた．術中に，硬くて灰黄色で一部赤い部分のある腫瘍が認められた．腫瘍は中頭蓋底に癒着しており，内頚動脈の終末部分と接しており視神経交叉を圧迫していた．病理組織所見ではびまん性に増殖した上皮からなる腫瘍で，管腔構造はなく，ところどころ乳頭状papillaryな部分を有していた．免疫組織学的な検査を行ったところ，腫瘍細胞の30～40％でプロラクチンの増多が認められたが，ACTH, LH, GHに染まるものはごくわずかであった．成長ホルモンの過剰分泌が患者の末端肥大症の症状をもたらしたと考えられた．術後，患者は一過性の尿崩症を呈し，デスモプレシンによる治療を要した．術後も下垂体前葉ホルモン欠乏の状態は持続したので，ハイドロコルチゾンとサイロキシンによる補充療法を必要とした．

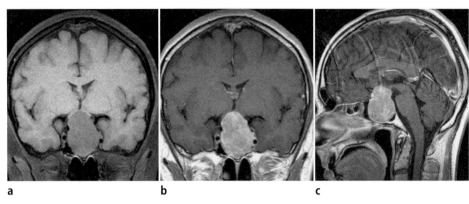

図6.14 40歳男にみられた大きな下垂体腫瘍（プロラクチノーマ）MRI画像

a：T1強調の前額断像．
b：T1強調で造影剤を投与した後の前額断像．
c：T1強調で造影剤を投与した後の矢状断像．

腫瘍はトルコ鞍内とトルコ鞍上に進展しており，視神経交叉が腫瘍により強く下から押し上げられている（**a**）．腫瘍は著明な増強効果を示している（**b**, **c**）．トルコ鞍は著明に拡大している（**c**）．

6.7 自律神経系 autonomic nervous system

6.7.1 基本的概念

　自律神経系は前述した内分泌系および脳幹にある種々の核群と協力して，生体のホメオスターシス homeostasis を維持するのに必須な機能を行っている．例えば，呼吸，循環，物質代謝，体温調節，水分出納，消化，分泌，生殖などである．これらの機能はすべて無意識下に行われているので，この系のことを自律神経系 autonomic nervous system と呼んでいる．

　すでに記載したように，視床下部が自律神経系を規制するのに最も重要な役割を担っている．視床下部は多数の身体機能に対して，一部は神経インパルスを介して，また一部は視床下部-下垂体系を使ったホルモンを介して統御している（前の項で記載したことを参照のこと．また内分泌学，生理学，解剖についての教科書を参照してほしい）．

　自律神経系における遠心路は2つの機能的に異なった働きをする部分から成り立っており，いろいろな器官内で抑制的なあるいは促進的な相反する作用を発揮している．これがいわゆる**交感神経系 sympathetic nervous system** と**副交感神経系 parasympathetic nervous system** と呼ばれるものである．これら両系の遠心性線維は主に内臓平滑筋，血管，腺を支配しており，内臓遠心性線維 visceral efferent fiber（内臓運動線維 visceromotor fiber）と通常は呼ばれており，知覚性の内臓求心性線維 visceral afferent fiber と区別されている．内臓求心性線維は2

種類には分けられていない.

▶ **交感神経系と副交感神経系の一般的な構造**　交感神経系・副交感神経系の両系ともに，最終の遠心路はつながり合った2つの神経細胞から成り立っている(図6.15).第1の神経細胞の細胞体は中枢神経系の中に存在している(1次ニューロン，**神経節前ニューロン first [preganglionic] neuron**).一方，第2の神経細胞の細胞体は末梢の神経節の中にある(2次ニューロン，**神経節後ニューロン second [postganglionic] neuron**).

交感神経系の1次ニューロンは胸髄と腰髄レベルの脊髄内に(Th1-L2の中間質外側細胞柱 intermediolateral cell column)にある.このため交感神経系は時には**胸腰髄系 thoracolumbar system** とも呼ばれている.副交感神経系の1次ニューロンのうち幾つかのものは第Ⅲ，Ⅶ，Ⅸ，Ⅹ脳神経核内に存在しているが，残りのものは脊髄の仙髄外側角(骨盤副交感神経系，S2-4)に認められるために，この系は時々**頭蓋仙骨系 craniosacral system** と呼ばれることがある.

交感神経系の2次ニューロンは椎体前あるいは椎体傍にある神経節鎖(交感神経鎖 sympathetic chain)に配列しているのに対して，副交感神経系の2次ニューロンは末梢での標的器官の壁の中に位置している(壁内神経節 intramural ganglia).これらの系の1次ニューロンの神経伝達物質はアセチルコリンである.副交感神経系では2次ニューロンの神経伝達物質もアセチルコリンである(そのため副交感神経系の別の名前を**コリン作動系 cholinergic system** と呼ぶこともある).これに対して，交感神経系2次ニューロンの神経伝達物質はノルアドレナリンである(**アドレナリン作動系 adrenergic system**).汗腺のみがこの原則を外れている.ここでは交感神経系の2次ニューロンは，副交感神経系と同じくコリン作動性である.

[交感神経系・副交感神経系に対する視床下部の支配]　視床下部の**吻側を刺激**すると**副交感神経系の活動**が高まり，1分間における心拍出量が減少し，徐脈となり，換気量が減少し，基礎代謝量が減少し，血管が拡張し，発汗がみられ，唾液が増加し，膀胱が収縮し，アドレナリン分泌が減少し，蠕動が亢進し，瞳孔が縮小する.これに対して視床下部の**尾側を刺激**すると**交感神経系の活動**が高まり，血圧上昇，頻脈，骨格筋・肺への血流の増加，消化管での毛細血管での血管収縮，腹部内臓への血流の減少，呼吸量の増加，血糖上昇，蠕動の減少，尿貯留，アドレナリン分泌の増加，眼裂の開大，瞳孔散大などがみられる.反応はこのように全身性に生じており，攻撃やストレスに対して体の全器官が最大限に備えられる方向に働いている.交感神経系は体を動かすように作用するが，副交感神経系は体を休めるように，回復する方向に作用している.しかしながら，このような一般的な原則はあるが，両系における区別は必ずしもクリアカットなものではない.

▶ **視床下部から末梢の自律神経系への神経連絡**　視床下部による自律神経系の支配は主として次の3つの下行路により行われている.すなわち内側前頭束 medial forebrain bundle(図

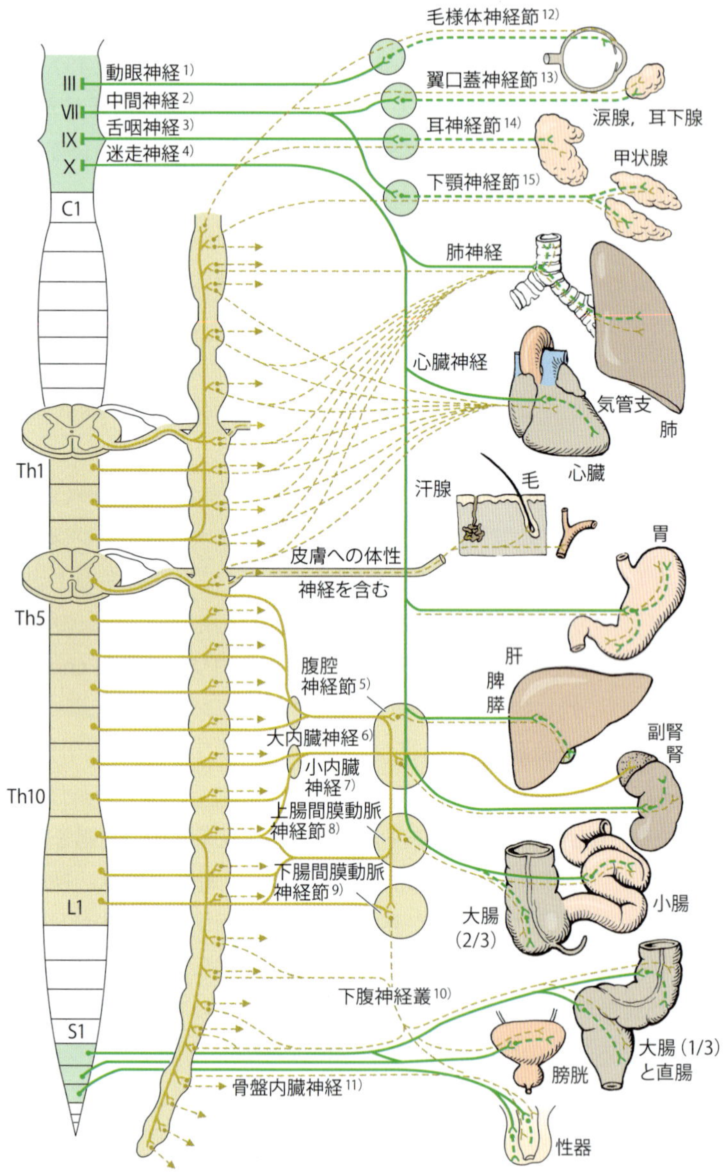

280 第6章 間脳と自律神経系

1) N. oculomotorius 2) N. intermedius 3) N. glossopharyngeus 4) N. vagus 5) Ganglion coeliacum
6) N. splanchnicus major 7) N. splanchnicus minor 8) Ganglion mesentericum superius
9) Ganglion mesentericum inferius 10) Plexus hypogastricus 11) Nn. splanchnici pelvini 12) Ganglion ciliare
13) Ganglion pterygopalatinum 14) Ganglion oticum 15) Ganglion submandibulare

図 6.15 末梢性自律神経系（交感神経を黄色，副交感神経を緑で示した）

6.9)，乳頭体被蓋路 Tractus mamillotegmentalis，背側縦束 Fasciculus longitudinalis dorsalis（Schütz 束）（図 6.10）により支配されている．

　これらの神経路は，視床下部と中脳の下行性網様体系 descending midbrain reticular system との結合路である．ここから，交感神経系・副交感神経系のさまざまな部分に対してインパルスが出ている．

6.7.2　交感神経系

▶ **機能**　交感神経系は，血管，腹部内臓，膀胱，直腸，毛根，瞳孔などの平滑筋，心筋，汗腺，涙腺，唾液腺，消化腺などを支配している．腹部内臓（膀胱，直腸を含む）の平滑筋や消化腺は抑制されるが，その他の部分には興奮性に促進的に作用している．

　身体の動脈の径は主に交感神経系により支配されている．交感神経系が亢進すると血管収縮が起こり，低下すると血管は拡張する．

▶ **解剖**　図 6.15 には，第 1〜12 胸髄および第 1，2 腰髄から節前線維が出る様子を示しており，一部は左右の交感神経幹の脊椎傍神経節でシナプスを替えているのが理解できる（絵には左の交感神経幹のみが描かれている）．他のものは交感神経幹を通り抜けて脊椎前神経節で初めて節後神経にシナプスを替えている．いずれの場合も 2 次ニューロンからの節後線維が交感神経性インパルスを標的器官へと伝えている．

▶ **交感神経幹 Truncus sympathicus**　図 6.16 は側角（中間質外側核 Nucleus intermediolateralis）から生じた節前線維が体性運動神経と一緒に前根となり，脊髄より出ていく様子を示している．脊髄神経節の高さでこの線維は体性運動神経と分かれ，有髄線維となって白交通枝 R. communicans albus を通って交感神経幹 Truncus sympathicus に入っている．この線維のうち一部のものはすでにここで近くにある節後線維にシナプス連絡をする．他のものは少しの髄節を上行あるいは下行し，シナプスを作るが，さらに他のものは，交感神経幹ではシナプスを作らずに通り抜け，椎体前神経節で初めて節後線維に連絡している．節後線維は無髄であり，灰白交通枝 R. communicans griseus となって交感神経幹を離れ，同じ髄節レベルで脊髄神経に再び合流し末梢神経となってそれぞれの支配するデルマトーム領域に達し，血管，立毛筋や汗腺を支配する．

▶ **頭と頸部における交感神経支配**　前述のごとく，節後線維の幾つかのものは脊髄神経と一緒に走行して末梢の標的器官に到達しているが，他のものは血管やそれの枝に沿って走行し標的器官に向かっている．特に頭部や頸部の交感神経ではこのような走行をしている．頸髄内には交感神経核が存在しないので，第 1〜4 ないし第 5 胸髄の側角（中間質外側核）より由来する線維が交感神経幹内を上行して，頸の部分で 3 つの神経節に終わっている．すなわち上頸神経節 Ganglion cervicale superius，中頸神経節 Ganglion cervicale medium，および頸胸神経

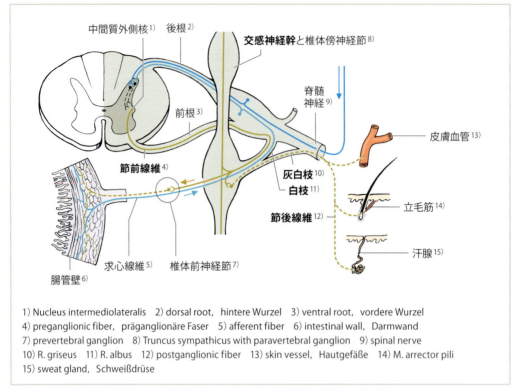

図 6.16 交感神経の節前および節後線維の走行，交感神経幹の構造の模式図

節 Ganglion cervicothoracicum（星状神経節 Ganglion stellatum）である．この神経節において節後線維にシナプス結合が行われる．ここから幾つかの線維が頸部のデルマトームのところへ脊髄神経とともに走行している．また上頸神経節からの無髄線維が外頸動脈神経叢 Plexus caroticus externus となって外頸動脈およびこれの分枝に沿って走行し，頭や顔面に向かい，この部での汗腺，毛根の平滑筋や血管を支配している．他の線維は内頸動脈神経叢 Plexus caroticus internus を介して眼（瞳孔散大筋 M. dilatator pupillae，眼窩筋 M. orbitalis，眼瞼板筋 M. tarsalis）や涙腺，唾液腺に到達している（図 4.27，図 4.28，図 6.15）．

▶ **心臓と肺の交感神経支配** 頸神経節および上から 4～5 番目までの上部胸髄神経節からは，心臓神経叢 Plexus cardiacus へ行く節後線維が心臓神経 Nn. cardiaci として出ており，肺神経 Nn. pulmonales として出るものは気管支や肺を支配している（図 6.15）．

▶ **腹部内臓と骨盤内臓の交感神経支配** 第 5～12 胸髄からは節前線維が内臓神経（大内臓神経 N. splanchnicus major，小内臓神経 N. splanchnicus minor）となって大動脈に沿って存在し

ている椎体前神経節（腹腔神経節 Ganglion coeliacum，上・下腸間膜動脈神経節 Ganglion mesentericum superius et inferius）に達している．ここで節後神経にシナプス結合し，腹腔内臓器，骨盤内臓器に行っている．節後線維は副交感神経と異なり非常に長い距離を走り，いろいろな神経叢を形成した後に内臓へと到達している（図6.15）．

▶ **副腎髄質**　副腎は交感神経系の中では特殊な位置を占めている．副腎はいわば交感神経節に相当し，これは節前線維により直接支配されている．節前線維は副腎の中にある2次ニューロンにシナプス結合している．この神経は幾分機能が変化しており，軸索を出す代わりにアドレナリンやノルアドレナリンを血中に放出している（図6.15）．交感神経系が活性化されると副腎からこれらアドレナリンとノルアドレナリンが分泌され，末梢における交感神経系の作用が発揮される．これらはストレス状態において特に重要な役割を果たしている．

交感神経系が損傷された場合の臨床症状

▶ **Horner症候群**　第4章（147頁参照）で述べたように，毛様体脊髄中枢 Centrum ciliospinale，交感神経幹（頸胸神経節，星状神経節），頭部や頸部の血管に沿って存在している自律神経叢などが障害されると同側のHorner症候群 Horner syndrome が生じる．この症候群では臨床的には3徴候がみられる．すなわち，**縮瞳 miosis**（瞳孔散大筋の収縮の消失による），**眼瞼下垂 ptosis**（眼瞼筋の収縮の消失による），**眼球陥凹 enophthalmos**（眼窩筋の収縮の消失による）が認められる．また同側の顔面の**発汗障害 anhidrosis** と血管拡張（血管収縮作用の消失による）がみられるために，患側の顔面は乾燥して赤くなっている．

▶ **Horner症候群の原因**　頭や頸部へと向かう交感神経がどこで障害されてもHorner症候群が生じることとなる．最も多い原因が肺尖部腫瘍（**Pancoast腫瘍 Pancoast tumor**）により頸部交感神経幹が障害される場合である．この腫瘍は，その他の症状が出現する前にHorner症候群の症状で病変が見つかる契機になることもある．

　内頸動脈の解離もHorner症候群の原因として重要である．この動脈の内膜が裂けると，血流がこの裂けた腔内に入り込み血管内腔が狭窄したり閉塞したりする．偽性動脈瘤が破裂することはまれである．内頸動脈解離の原因は多種多様である．外傷性のものもあるし，先天的に血管組織に異常があるもの，例えば線維筋異形成症 fibromuscular dysplasia なども原因となる．この場合には外傷により血管が損傷されやすくなっている．しかしながら，多くの場合で，内頸動脈の解離の原因は不明である．

　内頸動脈解離の場合に生じる交感神経機能障害のメカニズムについては未だよく解明されていない．1つの説として，血管内腔に形成された血腫により交感神経線維が圧迫されるためではないかと考えられている．他の考え方は，交感神経の虚血によるのではないかとされている．交感神経は内頸動脈からの細い穿通枝により血流を受けているが，内膜解離によりこの血

管が圧迫されたり閉塞するためではないかと考えられている．どちらの説も十分には納得できるものではない．

Horner 症候群は脳幹部分で交感神経系が損傷された場合，例えば Wallenberg 症候群などでも出現することがある（**211 頁参照**）．

▶ **交感神経系病変時にみられる血管拡張現象**　交感神経障害のときにみられる血管拡張現象は，治療法として応用することができる．これが交感神経切除術 sympathetectomy であり，Raynaud 病などにおいて局所の血流増加を期待して行われる．

交感神経病変における血管拡張の現象は内臓神経 Nn. splanchnici を切断した場合にも著明に現れる．この場合には腸管の血管内に多量の血液が貯蔵されることとなり，いわゆる内失血死の危険がある．

6.7.3 副交感神経系

この系は，交感神経系と異なり全身の広い範囲に作用しているのではなくて，限局した部分に作用している．これは，2次ニューロン（節後ニューロン）が標的器官の近くに存在していることにも反映されている．また，副交感神経系では神経伝達物質としてアセチルコリンが使われているが，これはコリンエステラーゼにより速やかに分解されているので，この系の作用時間は比較的短いものである．

副交感神経系の節前線維は，交感神経系のそれと違って長い距離を走行している．これは脳幹や仙髄（第 2，3，4 仙髄）の核から由来している（**図 6.15**）．

副交感神経系の頭蓋内部分

▶ **頭部領域における副交感神経支配**　節前ニューロンの細胞体は脳幹内のいろいろな脳神経核内にあり，その軸索は第Ⅲ，Ⅶ，Ⅸ，Ⅹ脳神経の中に認められる（これらの解剖と走行については第 4 章ですでに記載しておいた）．節前線維は標的器官のすぐそばにある神経節（毛様体神経節 Ganglion ciliare，翼口蓋神経節 Ganglion pterygopalatinum，顎下神経節 Ganglion submandibulare，耳神経節 Ganglion oticum など）に向かって長い距離を走行している．これらの神経節は，節前線維が節後線維にシナプス結合をする中継地点である．頭部領域における副交感神経系の節後線維の走行距離は短いものとなっている．交感神経系の節後線維と同様に，副交感神経系の節後線維も平滑筋，汗腺，涙腺，唾液腺を支配している（**図 6.15**）．血管壁の平滑筋へは副交感神経系の線維は入っていない．

▶ **胸部臓器・腹部臓器における副交感神経支配**　迷走神経の副交感神経枝（**図 4.49**）は迷走神経背側核 Nucleus dorsalis n. vagi から出ており，節前線維として心臓，胸腔内臓器や横行結腸の全長の 2/3 までの腹腔臓器へ到達している（**図 6.15**）．この部分の神経節細胞は，内臓の

すぐ近くにある神経叢か，内臓壁そのものの中に存在している（Auerbach 神経叢，Meissner 神経叢）（筋層間神経叢 Plexus myentericus，粘膜下神経叢 Plexus submucosus）．副交感神経は心活動を抑制し，血圧を降下させるように作用している．また，腺分泌を増加させ胃や腸管の蠕動を亢進させるように働いている．

副交感神経系の仙髄部分

▶ **骨盤臓器と外生殖器における副交感神経支配**　副交感神経の仙髄部分は骨盤内臓神経 Nn. splanchnici pelvini，上・下下腹動脈神経叢 Plexus hypogastricus superior et inferior を介して大腸（横行結腸の末梢 1/3），直腸，膀胱の筋層内の神経節や外性器の神経節に行っている（図 6.15）．骨盤内では副交感神経は内臓内容を空にするように作用している．副交感神経は陰茎 Penis の勃起 penile erection を引き起こしているが，交感神経は精管 Ductus deferens と精嚢腺 seminal vesicles の収縮により射精 ejaculation を可能にしている．

6.7.4 個々の器官の自律神経支配とこれの障害

個々の器官の交感神経および副交感神経支配については表 6.1 にまとめてある．骨盤内臓器の神経支配については以下のところで詳しく記載しておく．なぜならば，自律神経が障害された場合にはこれらの器官の機能不全がもたらされることが多いためである．膀胱機能障害が最も重要な症状である．

膀胱の神経支配

▶ **副交感神経性支配**　膀胱の運動性支配は主として副交感神経により行われている．仙髄（第 2，3，4 仙髄）から骨盤内臓神経 Nn. splanchnici pelvini が出て，膀胱壁および内括約筋 M. sphincter internus 内の神経節に達している（図 6.15，図 6.17）．副交感神経が刺激されると，排尿筋 detrusor muscle の収縮と内括約筋の弛緩が起こり，排尿がみられる．

▶ **交感神経性支配**　膀胱に対する交感神経線維は下位胸髄と腰髄の側角（第 12 胸髄，第 1，2 腰髄［中間質外側核 Nucleus intermediolateralis］）の細胞から由来しており，交感神経幹の尾側を通り，下内臓神経 Nn. splanchnici inferiores を経て，下腸間膜動脈神経節 Ganglion mesentericum inferius に達している．ここから下下腹動脈神経叢 Plexus hypogastricus inferior を通って，膀胱壁（筋層 Tunica muscularis）と内括約筋 M. sphincter internus へとインパルスが出ている（図 6.15，図 6.17）．

▶ **外括約筋の神経支配**　外括約筋は横紋筋で構成されており，随意運動により調節されている．体性運動性線維は仙髄に存在する前角細胞より由来している（第 2～4 仙髄，図 6.17）．この線維は陰部神経 N. pudendus となり外膀胱括約筋へと向かい，随意的な収縮が可能とな

表 6.1 交感神経系および副交感神経系

器官	交感神経			副交感神経		
	節前ニューロン	節後ニューロン	作用	節前ニューロン	節後ニューロン	作用
眼	Th1-Th2	上頸神経節	散瞳	Edinger-Westphal核（動眼神経核）	毛様体神経節	縮瞳 毛様体筋収縮（調節）
涙腺、舌下腺、顎下腺	Th1-Th2	上頸神経節	血管収縮、分泌（粘性）	上唾液核	翼口蓋神経節	水分の多い液の分泌 涙分泌、血管拡張
耳下腺	Th1-Th2	上頸神経節	血管収縮、分泌	下唾液核	耳神経節	唾液分泌
心臓	Th1-Th4 (Th5)	上・中・下頸神経節と上部胸神経節	頻脈 冠動脈拡張	迷走神経背側核	心臓神経叢	徐脈 冠動脈収縮
気管支、肺	Th2-Th7	下頸神経節、上胸神経節	気管支拡張、分泌抑制	迷走神経背側核	気管・肺神経叢	漿液、粘液の分泌 気管の収縮
胃	Th6-Th10 上内臓神経	腹腔神経節	蠕動と分泌の抑制 括約筋の収縮	迷走神経背側核	胃神経叢	蠕動、分泌 括約筋弛緩、排泄
小腸と上行結腸	Th6-Th10	腹腔神経節 上腸間膜動脈神経節	蠕動と分泌の抑制 血管拡張	迷走神経背側核	筋層間神経叢 (Auerbach) と粘膜下神経叢 (Meissner)	蠕動、分泌 血管拡張
膵臓	Th6-Th10	腹腔神経節	—	迷走神経背側核	動脈周囲神経叢	分泌
下行結腸と直腸	L1-L2	下腸間膜動脈神経節 下腹神経叢	内括約筋の刺激 血管収縮	S2-S4	筋層間神経叢 (Auerbach) と粘膜下神経叢 (Meissner)	蠕動、分泌、排泄
腎臓 膀胱	L1-L2	腹腔神経節、腎神経叢 下腹神経叢	内括約筋の刺激 血管収縮	S2-S4	下腹神経叢（膀胱神経節）	内括約筋の弛緩、排尿 筋の収縮、血管拡張
副腎	Th11-L1	副腎細胞	分泌（ノルアドレナリン、アドレナリン）	—	—	—
男性生殖器	L1-L2（骨盤内臓神経）	上・下下腹神経叢（骨盤神経叢）	射精、血管収縮	S2-S4	下腹神経叢（骨盤神経節）	勃起、血管拡張、分泌
頭皮と頸部	Th2-Th4	上・中頸神経節	血管収縮 発汗および立毛	—	—	—
腕	Th3-Th6	下頸神経節と上胸神経節		—	—	—
足	Th10-L2	下腰部および上仙骨神経節		—	—	—

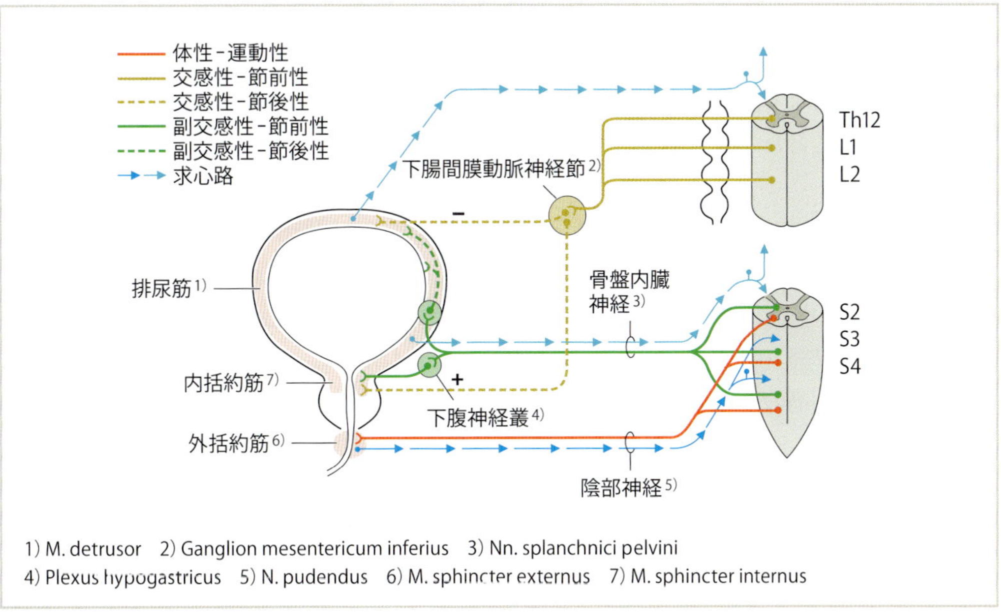

```
──── 体性-運動性
──── 交感性-節前性
- - - 交感性-節後性
──── 副交感性-節前性
- - - 副交感性-節後性
──▶ 求心路
```

下腸間膜動脈神経節 2)

Th12
L1
L2

排尿筋 1)

骨盤内臓神経 3)

内括約筋 7)

外括約筋 6)

下腹神経叢 4)

陰部神経 5)

S2
S3
S4

1) M. detrusor   2) Ganglion mesentericum inferius   3) Nn. splanchnici pelvini
4) Plexus hypogastricus   5) N. pudendus   6) M. sphincter externus   7) M. sphincter internus

図 6.17 膀胱の神経支配

るように働いている.

▶ **膀胱からの求心路**　膀胱壁内にある伸張刺激に反応する痛覚受容器と固有知覚受容器から求心性インパルスは生じている. 膀胱壁が伸展されればされるほど, 仙髄 (第2～4仙髄) から骨盤内臓神経 Nn. splanchnici pelvini を介して膀胱収縮筋や内括約筋にインパルスが反射的にやってくるようになり, 筋緊張が高まって行く. だんだんと膨張してくる膀胱の様子は, 求心性線維により, 後索を通り, 青斑核 Locus coeruleus の近くの網様体の中にある排尿中枢へと達している. この排尿中枢からさらに大脳半球の内側面にある中心傍葉, さらに他の皮質領域へと伝えられ, 意識レベルに達している.

▎**膀胱機能の調整：蓄尿と排尿**

　膀胱には2つの大きな機能がある. 1つは尿を貯蓄することであり, もう1つは間欠的にかつ完全に膀胱内容をゼロにすることである. 以下のところでこれにつき詳しく記載する.

▶ **尿の貯蓄**　尿を膀胱内に貯蓄する行為は, 内・外括約筋の活性化によって行われている. 女性では骨盤底筋の活性化によっている. 第11胸髄～第2腰髄神経から生じた交感神経性の遠心性インパルスが内括約筋のα受容器を刺激する一方で, まだその機序は未だ不明であるが排尿筋の活動を抑制していると考えられている. 外括約筋は横紋筋であり, 骨盤底筋と同様

に，体性線維を陰部神経 N. pudendus（第 2〜4 仙髄）から受けている．

膀胱内容が増加し膀胱壁にかかる圧が上昇すると，排尿筋が反射的に不随意に収縮しようとするが，これに対して仙髄から生じた体性運動性インパルスにより外括約筋がこれに対抗するように収縮することとなる．同時に，腰髄の交感神経系が活性化され内括約筋の収縮と排尿筋の弛緩が生じる．

▶ **尿の排出**　尿の排出という現象における最も重要な刺激は膀胱壁の伸展である．これが生じると内臓性体性求心性ニューロンが興奮し，排尿したいという欲求が生じるが，これはより高次の神経系との協同作業のもとに，排尿筋の収縮という過程に進む．この排尿筋は仙髄から副交感神経系の神経支配を受けている．排尿動作にはこれ以外に，随意的な腹圧上昇や同時に生じる内・外括約筋の弛緩なども関与している．

脊髄より高位のレベルに関しては，尿の排出は橋にある排尿中枢からの支配を受けており，ここから内側および外側網様体脊髄路にある下行性遠心性線維を介したインパルスが内・外括約筋を弛緩させ，排尿筋を収縮させている．この経路ではグルタミン酸が神経伝達物質として働いていると考えられている．橋にある排尿中枢に関しては解剖学的にはまだはっきりとは解明されていない．この中枢はより高次の中枢，例えば前頭葉皮質，帯状回，中心傍回，大脳基底核などからの入力により抑制されることがある．

膀胱機能障害

前節で述べたように，蓄尿と尿の排出という過程は，互いの空間的な位置が非常に離れている多数の解剖学的に異なる構造物が完全に協同して働いた場合に正常に遂行されることとなる．末梢神経，中枢神経の多くの異なった部位における病変が，さまざまな種類の膀胱機能障害をもたらすこととなる．

膀胱機能障害は膀胱や尿管自体の構造的な，あるいは解剖学的な病変により生じることがある（**泌尿器的な原因による膀胱機能障害**．例えば膀胱腫瘍，尿管狭窄や前立腺肥大による尿管の閉塞など）．また，膀胱を支配する神経系に病変が生じることが原因となることもある（**神経因性膀胱 neurogenic bladder dysfunction**）．神経系が障害される部位としては，末梢神経路，自律神経叢，脊髄，脳と多岐にわたっている．

例えば，多発性硬化症 multiple sclerosis の場合には脊髄より上位での障害にてしばしば膀胱機能障害が生じてくる．神経変性疾患，例えば Parkinson 病などでは，橋の排尿中枢とこれより高位の中枢との連絡が障害されるために，神経因性膀胱の症状が出現してくる．

[神経因性膀胱機能障害]

神経因性膀胱機能障害の症状としては頻尿，切迫尿，失禁，膀胱内容を空にすることが困難あるいは不十分，繰り返す尿路感染などがみられる．

神経因性膀胱機能障害を治療するのに必要な第一歩は正確な診断である．このため排尿に関するさまざまな要素を考慮に入れ，かつ以下のような質問を行う必要がある．すなわち，何時に，どれぐらいの頻度でトイレに行くのか？ 完全に排尿されるのか？ 排尿における切迫性は正常か，減少しているか，亢進しているか？ 尿路系の感染は除外されているか？ 尿意を我慢できるか？

▶ **排尿筋の不安定性と過活動膀胱** これらの場合には，膀胱に尿が蓄積される過程において排尿筋が早目に収縮してしまうこととなる．「不安定性 instability」という言葉は，排尿筋の収縮を意思の力で随意に抑制することができない状態を意味しており，「過活動膀胱」とは神経学的な疾患により膀胱内容を空にすることが障害された状態を意味している．このために，抑制が利かない神経因性膀胱，自律性膀胱，膀胱の運動の不安定などの病態はすべて過活動膀胱の範疇に含まれると考えてよい．これらの場合には仙髄のレベルより高位にある病変のために，膀胱排尿筋への下行性抑制経路が障害されている．過活動膀胱の主たる症状は**切迫性失禁と残尿量の減少を伴った尿意切迫**である．これの原因として多いものは，多発性硬化症，脳血管障害，正常圧水頭症，Parkinson 病，脊髄外傷，前頭葉腫瘍や前頭葉外傷などである．

▶ **排尿筋と尿道括約筋の非共同** このときには，排尿筋が不随意に収縮するのにもかかわらず，外括約筋の弛緩が同時にみられない状態となっている．病変は仙髄と橋の排尿中枢の間に存在している．このときの主たる症状は**切迫性頻尿と残尿量の増加**である．この状態のときには，特に男性患者において上行性尿路感染などの合併症が多く認められるが，これは女性では膀胱から尿を排出する際の抵抗が男性に比べて少ないためである．原因としては，多発性硬化症，頸髄症，脊髄腫瘍，脊髄血管奇形，脊髄外傷などである．この病態は，膀胱頸部の機能的な閉塞というまれな病気と区別する必要がある．この疾患は原因不明であり，残尿量が増加し腎機能が障害される．

▶ **無反応性排尿筋** これは排尿筋からの求心性インパルスあるいはこれへの遠心性インパルスが消失することが原因となっている．排尿筋に関する求心路，遠心路はともに骨盤内の副交感神経内を走行しているので，これらの両経路が単独で障害されることはほとんどない．無反応性排尿筋での臨床症状としては，尿意を催すことの減少，尿の排出の開始困難，溢出性膀胱，膀胱内容の増多（2,000 mL に達することがある）などがみられる．病変レベルとしては仙髄か，ここから出る末梢神経あるいはここへ入る末梢神経での障害が原因となる．原因としては，脊髄円錐部腫瘍，脊髄馬尾部腫瘍，腰部脊柱管狭窄症，腰椎椎間板ヘルニア，多発性神経根炎（Guillain-Barré 症候群を含む），糖尿病性あるいはアルコール性多発性神経炎，脊髄癆，骨盤内への手術後，同部への放射線照射，脊髄破裂，脊髄係留症候群などがある．

仙髄機能障害による無反応性排尿筋は多発性硬化症の患者の 20～30％にみられる．これらの患者における残尿量はかなり多量のものになることが多いが，これは外括約筋の弛緩作用が

これらの患者では欠けているために，尿の排出が妨げられることが原因となっている．

> **症例提示 3**　脊髄係留症候群 tethered cord syndrome

患者は元来健康な 27 歳の女性看護師であった．かかりつけ医に尿を排泄することが困難になってきたと訴えた．尿の排泄を開始するのに困難を感じており，排尿中も腹圧を強くかける必要があり，排尿後もまだ尿が残っている感じがしていた．あるときには，少量の尿を漏らしてしまったこともあった．ついには便まで漏らしてしまったこともあった．患者はこの症状に悩み，困惑し，家から出ることを恐れるようになり，仕事も休むようになった．痛みの訴えはなく，外傷の既往もなかった．

神経学的な検査により仙髄領域の知覚障害 (saddle hypesthesia)，著明な肛門括約筋の緊張低下が認められたが，下肢の筋力は正常であった．脊髄円錐部あるいは脊髄馬尾部での空間占拠性病変を除外する目的で MRI が行われた（**図 6.18**）．この検査により腰仙髄部に先天的な奇形が存在することが明らかとなり，脊髄円錐が異常に低い位置にある脊髄係留症候群 tethered cord syndrome であることが判明した．

この病態では，脊髄円錐部が硬膜と癒着しており，発育の段階で正常の L1-2 レベルまで上昇できなくなっている．神経脱落症状は成人になるまで出現しないこともある．この病態はまだ完全には解明されていない．患者の神経症状は進行性であったために，脳神経外科的手術が行われた．この手術において硬膜に癒着していた脊髄円錐部の癒着が解除され，症状は完全に回復した．

図 6.18　脊髄係留症候群 tethered cord syndrome

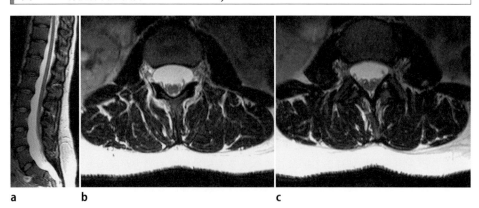

a　b　c

a：T2 強調の矢状断像．腰椎部の脊柱管は著明に拡大しており，脊髄円錐部は異常に低い位置 (L4) レベルにあり，背側の硬膜に癒着している．この症例では，その他に付随する皮膚洞 dermal sinus，脂肪腫，脊髄髄膜瘤などの合併は認めなかった．
b と c：**b** は T12 レベルでの T2 強調の水平断像，**c** は L2 レベルでの T2 強調の水平断像．いずれの断面においてもまだ脊髄が認められ，その太さは脊髄馬尾よりも太い．脊髄は背側硬膜に癒着している．

▶ **真性ストレス性尿失禁 genuine stress incontinence**　排尿筋の働きは正常で，外括約筋の働きが欠損していることのみが原因となっているストレス性失禁のことである．この病態は女性の尿排出障害の原因として最も多いものであり，主として子宮摘出を行った後や，多産で子宮脱を伴うようになった女性に出現することが多い．年齢とともに症状が出現する確率が高くなる．この症状は，他の神経因性膀胱排出障害の症状として出現することもある．例えば，過活動膀胱や排尿筋-括約筋の非協同などの場合である．

[非神経因性膀胱機能障害]

▶ **膀胱圧迫**　膀胱より遠位部での閉塞は主に男性でみられ，良性の前立腺肥大が原因となることが多い．症状としては，切迫排尿，頻尿，夜間尿，残尿，溢出性失禁などがみられる．

▶ **外括約筋の機能障害**　この場合には括約筋の弛緩がうまくいかなくなっている．若い女性の排尿障害の原因として多いもので，尿の排出が妨げられている．筋電図検査にて括約筋にてミオトニー様の波形が得られるのが特徴的である．膀胱排出障害を有する若い女性の場合には，次の2つの疾患と鑑別するために筋電図検査は必須のものである．この2つとは，多発性硬化症と精神的な原因による膀胱機能障害である．

▶ **夜尿症 enuresis**　4歳以降において，特にこれといった原因が見つからないのに，昼間あるいは夜に，寝床で排尿してしまう状態のことである．夜尿症は神経因性のものではない．これは，何らかの神経系あるいは泌尿器系に器質的病変が存在するために寝床で尿を漏らしてしまう病態と区別することが重要である．これらの病態としては，例えば，てんかん発作，潜在性二分脊椎，尿路系の奇形などがある．時には24時間脳波記録が必要になることもある．

直腸の神経支配

　直腸を空にする過程は，多くの点で膀胱を空にする過程に似ている（図6.19）．

　直腸内容が充満してくると直腸壁にある伸展受容器が刺激され，インパルスが下下腹神経叢を介して第2〜4仙髄に伝えられる．求心性インパルスはここから上行し，おそらく橋の網様体内にある中枢と大脳皮質へと伝わっている．

　直腸の蠕動運動は第2〜4仙髄で生じる副交感神経性活動により誘発され，この活動はまた同時に内括約筋を弛緩させている．交感神経系は蠕動を抑制する．外括約筋は横紋筋から成り立っており，意思でコントロールすることができる．直腸を空にする動作は主に腹圧を高めることにより随意的に行われている．

排便障害

▶ **便秘**　排便に関する腰仙髄での中枢より高位で脊髄が切断されると便秘となる．反射経路の求心路が障害されると，直腸の充満度に関する情報が中枢側に伝わらなくなる．一方，下行

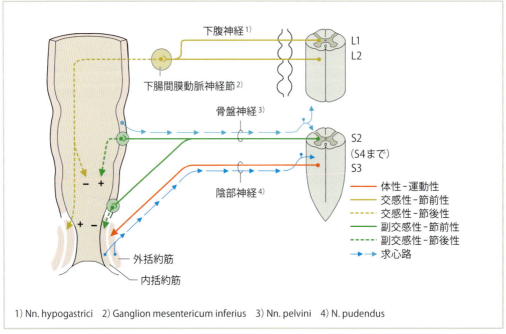

図 6.19 直腸の神経支配

性の運動線維が損傷されると，随意的に腹圧を高めることができなくなる．括約筋の閉鎖も痙性麻痺のために不十分となる．

▶ **失便** 第2～4仙髄に病変があると，肛門反射は消失し失便状態となる．もし便が水様性であれば，便の垂れ流し状態となる．

男性性器の神経支配

　交感神経性遠心性線維が腰髄上部から血管に沿って進み（下腹動脈神経叢 Plexus hypogastricus），精嚢腺，前立腺，輸精管に達している．この神経叢を刺激すると射精 ejaculation が生じる（図 6.20）．

　第2仙髄から第4仙髄までの部分から出ている副交感神経は骨盤内臓神経 Nn. splanchnici pelvini（勃起神経 Nn. erigentes）となって進み，外性器の膨張体（海綿体 Corpora cavernosa）の血管拡張を引き起こす（図 6.20）．陰部神経 N. pudendus によって尿道括約筋 M. sphincter urethrae や坐骨海綿体筋 Mm. ischiocavernosus，球海綿体筋 M. bulbospongiosus（bulbocavernosus）などの筋が支配されている．副交感神経を刺激すると，勃起 erection が生じる．

　生殖中枢は一部は神経性（網様体脊髄線維 reticulospinal fibers を介して）の，一部はホルモ

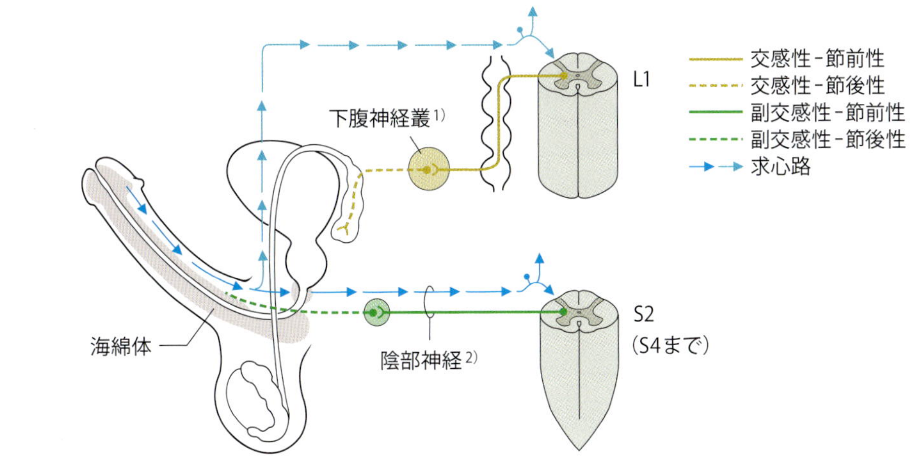
交感性 - 節前性
交感性 - 節後性
副交感性 - 節前性
副交感性 - 節後性
求心路
L1
下腹神経叢 1)
S2
(S4まで)
海綿体
陰部神経 2)
1) Plexus hypogastricus 2) N. pudendus

図 6.20 男性性器の神経支配

ン性の支配を視床下部にある高位中枢から受けている.

外性器機能障害

胸髄で横断性障害が生じるとインポテンスとなる. この場合, 反射的な持続勃起 priapism や時には射精が生じることもある. 横断性脊髄麻痺のときには精巣の萎縮がみられる.

第 2〜4 仙髄で病変が生じてもインポテンスとなる. この場合には勃起も射精も不可能となっている.

6.7.5 内臓痛と連関痛

求心性自律神経線維は多数の自律性内臓神経系規制回路の中に組み込まれており, これにより伝えられるインパルスは意識のレベルには達しない.

▶ **内臓痛** しかしながら圧迫されたり伸展されることにより, その内臓器官の充満している様子や痛みを伝えているインパルスのうち, 幾つかのものは認識される. 中腔器官が過度に充満されると痛みとして知覚される. 内臓壁が刺激されると反射的に平滑筋のスパズム (攣縮) を引き起こし, これが痛みとして知覚される (胆石や腎臓結石のときの仙痛). また器官の炎

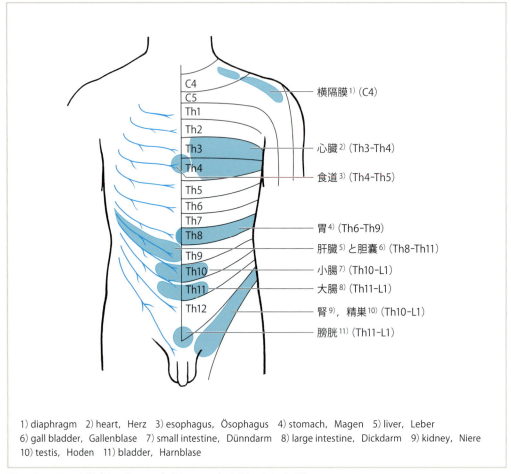

図 6.21 Head 帯 (Head's zone) (Hansen と Schliack による)

症性腫脹や虚血 (心筋) のときにもしばしば痛みが生じる.

　このような内臓由来の痛みは非限局性である．患者はしばしば，内臓が存在している部位ではなくて，体の表面の特定の部位に痛みを訴えることがある (Head 帯 Head's zone) (図 6.21).

▶ **連関痛 referred pain**　求心性自律神経線維は体性求心性線維と同様に脊髄神経節内に細胞体をもっており，同レベルの筋節 myotome と皮膚節 dermatome からの求心性線維とともに後根を通って脊髄に入っている．後角の特定の髄節において内臓器官からの求心性線維と同じ髄節に属する皮膚節からの求心性線維は合流している．この両者からやってきたインパルスは

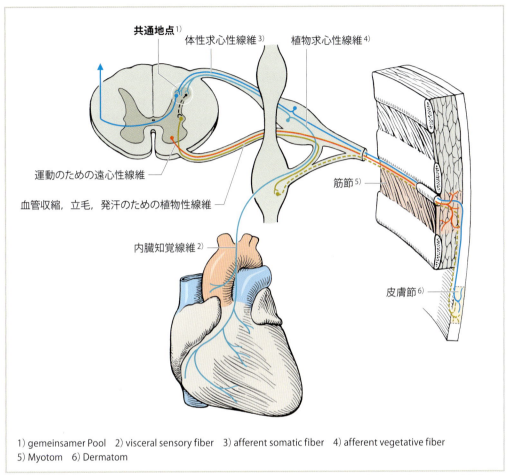

1) gemeinsamer Pool   2) visceral sensory fiber   3) afferent somatic fiber   4) afferent vegetative fiber
5) Myotom   6) Dermatom

図 6.22　筋節（Myotom），皮膚節（Dermatom），内臓節（Enterotom）と内臓皮膚性反射弓の模式図
また，連関痛が生じる体性および植物性線維の連絡路の様子を示している．

　その後は同じ神経路を走り，外側脊髄視床路となって中枢へと向かっている（図6.22）．このことにより，特定の内臓部分から生じた痛み刺激がこれに対応する皮膚節や筋節から由来すると感じられてしまうことが理解できる（連関痛 referred pain）．また，この皮膚節には時にははっきりとした痛覚過敏がみられることがあったり，腹壁の緊張が出現したりすることもある．これらの連関痛がなぜ生じているのかに関しては種々の説明がなされているが，まだ完全には解明されていない．

　例えば，心臓の痛みはしばしば他の部位に連関する．左側の上位胸髄は胸の左側と左腕からの体性知覚性求心性線維を受け取ると同時に，心臓からの内臓（植物）求心性線維も受けてい

る．心臓の病変，特に虚血性病変（狭心症 Angina pectoris）の際にこれらの皮膚節の部分に痛みが生じる．個々の内臓器官からの痛みが連関する特定の領域が存在することは，理学的診断の際に重要な所見であり，Head 帯と呼ばれている（図 6.21）．逆に，皮膚からのインパルスが内臓器官へと投射される（連関される）のもまたありうることである．明らかに体性知覚性求心性線維は，内臓性反射弓の回路の中に組み込まれていると考えられる．体の表面に加えられたさまざまな治療行為（例えば温めたり，熱を加えたり，圧迫したり，摩擦したりするなど）が内臓由来の痛みを，しばしば和らげることができるのは，この機序によるものであろうと説明できる．

Chapter 7

第 7 章
大脳辺縁系

- **7.1** 概　説 … 298
- **7.2** 大脳辺縁系の解剖概観 … 298
- **7.3** 大脳辺縁系の主な構造物 … 301
- **7.4** 大脳辺縁系の機能 … 305

第7章
大脳辺縁系

7.1 概説

　大脳辺縁系は**新皮質領域と発生学的により古い皮質領域**（古皮質 Archicortex と旧皮質 Paleocortex の一部分），および多数の**神経核**から成り立っている．古皮質と旧皮質の細胞構築は新皮質のそれとは異なっている．大脳辺縁系に含まれる主たる構造物としては，海馬体 hippocampal formation, 海馬傍回 Gyrus parahippocampalis, 嗅内野 Area entorhinalis, 帯状回 Gyrus cinguli, 乳頭体 Corpus mamillare, 扁桃体 Corpus amygdaloideum などがある．これらの構造物は **Papez 回路 Papez circuit** の中に組み込まれており，さらに脳の他の領域と広範に結びついている（新皮質，視床，脳幹など）．このように，大脳辺縁系のおかげで，中脳・間脳・新皮質の間に連絡路が形成されている．

　大脳辺縁系は視床下部と連絡しており，さらにこれを介して自律神経系とも連絡しており，**欲望や感情的行動**を規制するのに関与していると考えられている．大脳辺縁系の主な働きは，ヒトの個としての存在や，種としての存続に必要な行動に関与しているということができる．この際に，不安や懸念を抑制するのに扁桃体が重要な役割を果たしている．さらに，海馬体は**学習**や**記憶**に際して非常に重要な働きをしている．海馬体やこれと機能的に関係のある構造物が障害されると，**健忘症 amnesia** がみられる．病変の部位に応じてさまざまなタイプの記憶障害が出現する．

7.2 大脳辺縁系の解剖概観

　Broca は 1878 年，脳梁，間脳，大脳基底核を結合しているリング状の脳回をまとめて "grand lobe limbique" と命名した．この複雑な構造物は，ある種の観点から見ると，脳幹と新皮質の間の移行帯と見なすこともできる．これに含まれる皮質領域は古皮質 Archicortex（海馬 Hippocampus と歯状回 Gyrus dentatus），旧皮質 Paleocortex（梨状皮質 Cortex piriformis），中間皮質 Mesocortex（帯状回 Gyrus cinguli）である．さらに嗅内野 Area entorhinalis と中隔野 Area septalis, 灰白層 Indusium griseum, 扁桃体 Corpus amygdaloideum, 乳頭体 Corpus mamillare も含まれる（**図 7.1**）．Papez は 1937 年にこの系におけるそれぞれの構造物の間にみられる強い線維結合のことを考えて，次のような理論を提唱した．すなわち，このような興

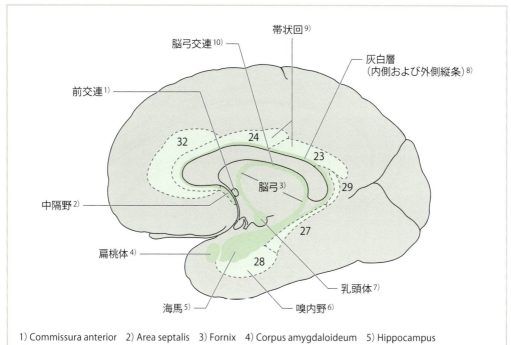

1) Commissura anterior   2) Area septalis   3) Fornix   4) Corpus amygdaloideum   5) Hippocampus
6) Area entorhinalis   7) Corpus mamillare   8) Indusium griseum (Stria longitudinalis medialis et lateralis)
9) Gyrus cinguli   10) Commissura fornicis

図7.1 大脳辺縁系皮質

奮の回路（Papez 回路，図7.2）は表出機構，興奮の表現および衝動により引き起こされる心の変化がなぜ生じるのかの解剖学的な裏付けになっていると考えた．この理論は Klüver と Bucy による研究によって支持された（Klüver-Bucy 症候群）．MacLean は，正確な解剖学的，電気生理学的研究に基づいて，大脳辺縁系 limbic system という概念を提唱した．

しかしながら最近の研究の結果，大脳辺縁系に含まれる構造物は単に互い同士が結合しているだけでなく，脳の他の領域とも密接な連絡を有していることが明らかとなり，大脳辺縁系を他とは区別された機能単位として扱うことはふさわしくないとの考えが出されている．このように，大脳辺縁系を解剖学的な意味であれ，機能的な意味であれ，閉ざされた系と見なすことはできない．大脳辺縁系と関連するとされていたいろいろな機能，例えば本能的な行動や，興奮により引き起こされた行動，動機付け，行動の開始，学習や記憶などは大脳辺縁系が単独で発揮している機能と考えるべきではない．これらの機能は，大脳辺縁系と脳の他の多くの領域との連携がうまくいくときに発揮されているのである．

このようなことを理解しているとしても，大脳辺縁系の中には強固な，重要な結合があるこ

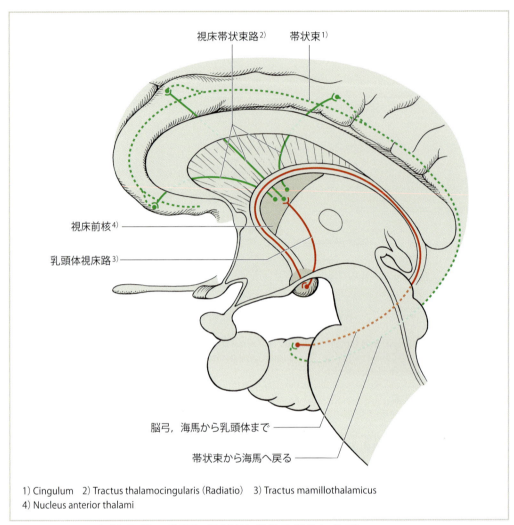

図 7.2　Papez 回路（海馬-脳弓-乳頭体-視床前核-帯状回-帯状束-海馬）

1) Cingulum　2) Tractus thalamocingularis (Radiatio)　3) Tractus mamillothalamicus
4) Nucleus anterior thalami

とは確かなので，大脳辺縁系という言葉を使い続けることには特に異議はない．これに代わるべき呼称はまだ適当なものはない．臨床的には，大脳辺縁系に病理学的な変化が生じる場合には，大脳辺縁系の病変であるとまだ記載されているのが実情である．

7.2.1 内部および外部との連絡路

Papez 回路 Papez circuit

海馬を含む，大脳辺縁系に属する構造物は互いに Papez 回路と呼ばれる連絡路の中に環に

なって配列されている．Papez により記載された環状の構造以外に，この回路についてはそれ以降の研究により，より詳しい神経連絡路や幾つかのポイントで働いている神経伝達物質についてより詳しい知見が得られている．

　Papez 回路は次のように走っている：海馬 Hippocampus（Ammon 角 Ammon's horn）から大きな弓状を描いて走行している脳弓 Fornix を介して乳頭体 Corpus mamillare へと向かう．ここから乳頭体視床路 Tractus mamillothalamicus（Vicq d'Azyr 束 bundle of Vicq d'Azyr）が始まり，視床前核に終わる．ここでシナプスが替えられ，視床帯状回放線 Radiatio thalamocingularis を経て帯状回に行く．帯状回から今度は帯状束を通って海馬へと戻り，神経連絡の輪が閉じている（図 7.2）．

その他の脳領域との連絡

　乳頭体は Papez 回路の中で鍵となる位置を占めている．なぜならばこれを介して，大脳辺縁系は中脳（Gudden 核と Bechterew 核）と連絡しており，また網様体とも連絡しているからである．乳頭体被蓋路 Tractus mamillotegmentalis や乳頭体脚 Pedunculus corporis mamillaris は別の回路を形成している（図 6.9，図 6.10）．大脳辺縁系から生じたインパルスは視床前核 Nucleus anterior thalami を経て帯状回へ行ったり，連合線維を経て新皮質へと向かう．さらに自律神経系からのインパルスは視床下部や背側内側核 Nucleus medialis dorsalis を経て，眼窩前頭皮質に到達することができる．

7.3 大脳辺縁系の主な構造物

7.3.1 海馬 Hippocampus

　海馬は大脳辺縁系の中で中心的な位置を占めている．以下の部分では，海馬の組織学的構造，神経連絡路および海馬が障害された場合に生じる臨床像につき記載する．

海馬体の微小解剖

　海馬皮質は発生学的には古いものに属している古皮質 Archicortex から成り立つ．この皮質は通常の 6 層の代わりにたった 3 層から構成されている．このように通常の 6 層からなる皮質（同種皮質 Isocortex）に対して，海馬やその他の幾つかの皮質は異種皮質 Allocortex と呼ばれている．固有海馬 hippocampus proper（Ammon 角 Ammon's horn, Cornu Ammonis）は歯状回 Gyrus dentatus（Fascia dentata）とははっきりと区別されている（図 7.3a, b）．海馬にみられる神経細胞は錐体細胞 pyramidal cells が主なものである．Ammon 角の部位ごとに，それぞれ異なるタイプの錐体細胞が認められており，それらの領域を CA1，CA2，CA3 とそれぞ

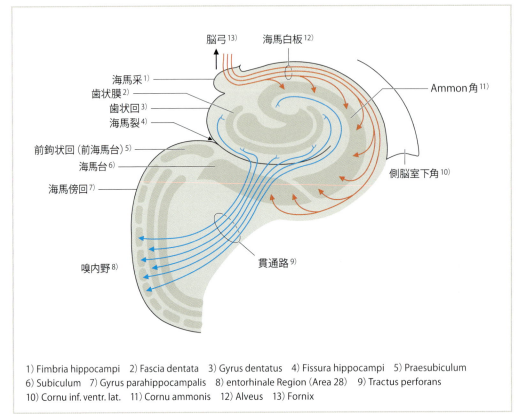

1) Fimbria hippocampi   2) Fascia dentata   3) Gyrus dentatus   4) Fissura hippocampi   5) Praesubiculum
6) Subiculum   7) Gyrus parahippocampalis   8) entorhinale Region (Area 28)   9) Tractus perforans
10) Cornu inf. ventr. lat.   11) Cornu ammonis   12) Alveus   13) Fornix

図 7.3a　海馬体の主な求心路と遠心路：貫通路と脳弓
貫通路は海馬台 Subiculum を貫いて走行しており，嗅内野と歯状核をつないでいる．

れ名付けている（CA は Cornu ammonis の略である）（**図 7.3c**）．歯状回の近くにある領域を CA4 と記載している研究者もいる．歯状回にみられる主たる細胞は顆粒細胞であり，これの軸索が歯状回と固有海馬（CA4/CA3）とを結び付けている．この線維は苔状線維 mossy fiber と呼ばれている．これら基本的な細胞タイプ（錐体細胞と顆粒細胞）以外に，海馬と歯状回の中には，特にどの層にも限らずに幅広く分布している GABA 作動性の介在ニューロンがみられる．これらの神経細胞には抑制性の神経伝達物質である GABA 以外に，さまざまなニューロペプチドやカルシウム結合タンパクが含まれている．

海馬の神経連絡

▶ **嗅内野の求心路**　海馬と同様に，嗅内野もまた異種皮質から成り立っている．嗅内野は海

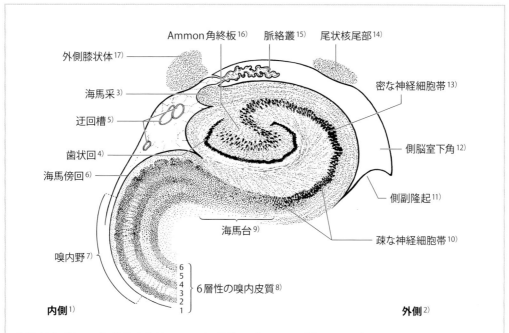

1) Medial 2) Lateral 3) Fimbria hippocampi 4) Gyrus dentatus 5) Cisterna ambiens
6) Gyrus parahippocampalis 7) entorhinale Region 8) entorhinale Rinde 6 schichtig 9) Subiculum
10) lockeres Band von Neuronen 11) Eminentia collateralis 12) Cornu inferior 13) dichtes Band von Neuronen
14) Cauda nuclei caudati 15) Plexus choroideus 16) Endplatte des Ammonshorns
17) Corpus geniculatum laterale

図7.3b 海馬体の細胞構築

馬傍回（Brodmann第28野，**図7.1**，**図7.3**）の領域にあり，海馬の外側部分に位置しており，吻側では扁桃体と接しており，また，側副溝 Sulcus collateralis により，側頭葉の同種皮質から分けられている（**図9.9**）．最近の諸研究より嗅内野は脳機能において重要な働きを有する構造物であることがわかってきている．嗅内野は非常に広範な皮質領域から求心線維を受けている．嗅内野は海馬へと各インパルスが入る際の関門として機能していると考えられており，皮質からやってきた情報をその新しさという観点から分析していると考えられている．嗅内野から海馬へと向かう線維は多数ある．これらの線維の大部分は貫通路 Tractus perforans に属しており，海馬台 Subiculum を貫いている（**図7.3a**）．

▶ **中隔野の求心路**　中隔野にあるコリン作動性神経細胞とGABA作動性神経細胞から海馬に向かって線維が出ている（**図7.1**）．コリン作動性の線維はびまん性に分布しているが，GABA

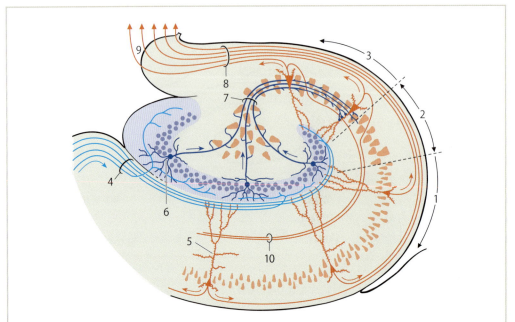

1-3：CA1からCA3までのAmmon角領域，4：貫通路 Tractus perforans，5：錐体細胞 Pyramidenzellen，6：歯状核の顆粒細胞 Kornerzellen des Gyrus dentatus，7：苔状線維 Moosfasern，8：海馬白板 Alveus，9：海馬采 Fimbria hippocampi，10：CA3の錐体細胞からの反回性 Schaffer 側副枝で，CA1錐体細胞の樹状突起とシナプス結合している

図7.3c 海馬体にみられるさまざまなタイプの細胞の模式図と結合路

（Kahle W, Frotscher M: Taschenatlas der Anatomie, vol 3, Nervensystem und Sinnesorgane, 8th ed, Thieme, Stuttgart, 2002 より引用）

作動性線維は海馬内のGABA作動性神経細胞にのみ結合している．

▶ **交連性の求心路**　CA3の錐体細胞と歯状回のある種の細胞（苔状細胞 mossy cells）から出た軸索は互いの左右の海馬同士を結び付けており，対側の海馬の錐体細胞と顆粒細胞の樹状突起の近位部に連絡している．

▶ **脳幹からの求心路**　脳幹にあるいろいろな神経核から，カテコールアミン作動性の線維が主としてびまん性に海馬に達している．

海馬における神経興奮の伝達

前述したように，嗅内野からの線維が海馬への最も重要な求心路である．嗅内野からの線維はグルタミン酸作動性であり，錐体細胞，顆粒細胞の樹状突起の遠位部に終わっている．次に述べるような**3シナプスよりなる興奮回路**が想定されている（**図7.3c**）．すなわち，嗅内野-歯状回の顆粒細胞（第1シナプス）-苔状線維系-CA3錐体細胞（第2シナプス）-CA3錐体細胞軸

索であるSchafferの反回側副路 recurrent Schaffer collateral-CA1の錐体細胞（第3シナプス）．これら3ヵ所すべての中継点で，伝わってきたインパルスはGABA作動性抑制性介在ニューロンにより規制を受ける．このGABA作動性のシナプスは，細胞体（籠細胞 basket cell），錐体細胞と顆粒細胞の軸索の近位部（軸索-軸索細胞あるいはシャンデリア細胞），および樹状突起の部分で認められている．

CA1神経細胞は海馬台 Subiculumへと線維を送っている．ここからは海馬体からの主要な遠心路である海馬采 Fimbria hippocampiと脳弓 Fornixが出ている（図7.3c）．脳弓は間脳を取り囲むように進み乳頭体に終わっている．脳弓は海馬と視床下部，そして自律神経系とを結合する主要な経路である（図7.2）．

7.3.2 扁桃体 Corpus amygdaloideum

大脳辺縁系には扁桃体も属しており，これは多くの部分から構成されている．一部分は機能的には嗅覚系と密接な関連を有しているが，また他方，内側，中心側は大脳辺縁系に含まれている．扁桃体からは分界条 Stria terminalisが始まっており（図6.9），尾状核と視床の間の溝を大きな弧を描いて前へ進み，室間孔 Foramen interventriculareの高さで幾つかに分かれている．2，3の線維は中隔野 Area septalisに行き，残りは視床下部の吻側へ行き，ごくわずかのものが髄条 Stria medullarisを経て手綱核 Nucleus habenulaeへ向かっている．また中脳や，とりわけ視床（ことに眼窩前頭皮質 orbitofrontal cortexへと投射しているところの背側内側核 Nucleus medialis dorsalis）への連絡もみられる．両側の扁桃体は互い同士結合されている．

実験的に扁桃体を刺激してみると，感情の脱抑制がみられる．怒りや興奮などの感情亢進がみられ，血圧上昇，心拍の亢進，呼吸の促迫などの現象が伴ってみられる．扁桃体の別の部分が刺激されると，注意力の変化，栄養摂取の変化，性的行動の変化などがみられる．

7.4 大脳辺縁系の機能

前述したように，嗅内野は広範な新皮質領域から情報を受け取り，貫通路 Tractus perforansを介して海馬へと伝えている．これらの領域で，入力してきた情報はその新しさを点検されることになる．このように，海馬は学習と記憶という過程において重要な機能を担っているに違いがない．この機能については臨床での観察により十分に確認されている．

記憶という行為が正確に行われるためには，海馬の働きだけでなく，海馬と扁桃体を脳の他の領域と結び付けている連絡路が正常であることが必要である．次に述べるような神経路が記憶（特にいわゆる宣言的記憶）には特に重要である．
- 海馬から脳弓を通って

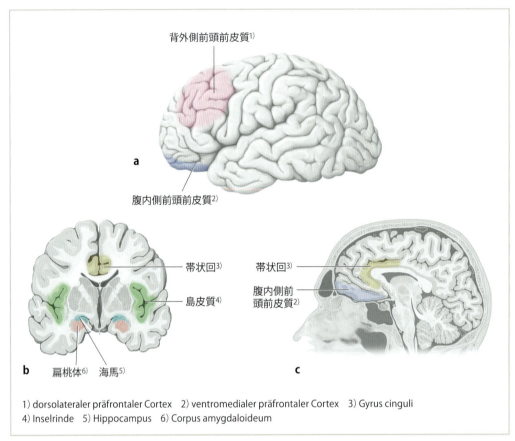

図7.4 感情のネットワーク
(Schünke M et al : PROMETHEUS　Kopf, Hals und Neuroanatomie, Thieme, Stuttgart, 2012 より引用)

- ・中隔野へと向かう線維
- ・乳頭体へ向かい，さらに視床の前核と帯状回へと向かう線維（Papez回路）
- 扁桃体から視床の背内側核へ向かい，さらに眼窩前頭皮質領域へ向かう線維（図7.4）

7.4.1 記憶のタイプと機能

▶ **短期記憶と長期記憶**　大脳辺縁系における記憶の機能を理解するために，ここでは神経精神学的な基本的概念のうちの2,3の事柄について紹介しておくこととする．近代神経精神学の創始者である William James は，記憶を**1次記憶 primary memory** と **2次記憶 secondary memory** に分類した．1次記憶は記憶を生じさせた知覚刺激が加えられた後，ほんの短時間の間意識にとどまっている（**短期記憶 short-term memory：STM**）．一方，2次記憶が働くと，

しばらく経過して，意識から消失した後にも，以前の出来事を思い出すことが可能になっている（**長期記憶 long-term memory：LTM**）．短期記憶と長期記憶の区別は現在では経験的に十分に確立された神経精神学におけるモデルとなっている．脳のある種の病変ではこれらの記憶がさまざまに異なった程度に障害されることがある．正常な認知機能が発揮されるためには，両方の記憶系が正常に機能している必要がある．どちらの系の機能不全も標準化されたテストにより証明可能である．

▶ **短期記憶と長期記憶の神経機構**　1940 年代に Hebb は，両方の記憶系は異なる神経機構によるとの考え方を提唱した．Hebb は，短期記憶はニューロン群における興奮の連鎖によるものと考え，一方，長期記憶はシナプス結合レベルにおける長期に続く構造変化によるものであると考えた．Hebb の理論に従えば，数分から数時間要する記憶の強化という過程は，この構造変化が生じるために必要であるとされている．記憶障害を有する患者を対象としたその後の研究により，海馬が記憶の強化という過程において，非常に重要な役割を果たしていることが証明されている．

▶ **短期記憶と長期記憶の診断に用いられる検査法**　短期記憶の検査として一般に行われているやり方は以下のようなものである．

　患者はだんだんと桁数が多くなる幾つかの数字を聞かされ，そして復唱するように命じられる．正常人であれば，7 個プラスマイナス 2 個の数字を復唱することができる．これらの記憶の痕跡は急速に失われて長期記憶として残すことはできない．これに対して，長期記憶の検査としては，幾つかの物品の名称をあげ，それをしばらくの間記憶にとどめておくように命じる．その後しばらくたってから，それらの名称を言わせてみる．これは記憶を意識して思い起こそうとする能力をテストすることになる．

▶ **長期記憶のサブタイプ**　長期記憶は 2 つのサブタイプに分けられており，1 つはエピソード記憶 **episodic memory** と呼ばれ，もう 1 つが意味記憶 **semantic memory** と呼ばれている．エピソード記憶は，特別な空間的，また時間的な状況に関する情報を対象とするものであり，個人に関する出来事（例えば旅行，コンサート，スポーツイベントなど）にまつわる記憶である．これに対して，意味記憶はもっと広い範囲に及ぶ知識（医学や物理学）の記憶である．

　長期記憶の一部分のものは，その人が意識していないにもかかわらず，その人が行う行動に影響を与える場合がある．宣言的記憶 **explicit (declarative) memory** と非宣言的記憶 **implicit (nondeclarative) memory** の間にははっきりとした違いがある（図 7.5）．前者はすでに記載したように，意識している，また言葉に出して表せる記憶であるが，後者は口では表現できない記憶であり，動作を繰り返す際に習得され，呼び起こされるような記憶である．非宣言的記憶は古典的条件付け（例えば Pavlov により行われた有名なイヌの実験における場合など）や，知覚・認知機能，あるいはプライミング効果 **priming effect** を発揮する場合に機能している．

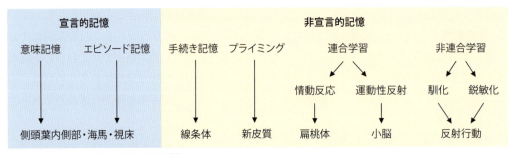

図7.5 宣言的記憶と非宣言的記憶
（Gekle M et al : Taschenlehrbuch Physiologie, Thieme, 2010 より引用）

すなわち，ある状況で蓄えられた情報は，次に同じような状況が生じた場合に役立つようになっている．これは，その人が以前に体験したことをはっきりと認識しているか否かにかかわらず働いている．このような記憶は脳内に蓄えられており，無意識のうちに呼び起こされるものであるが，ヒトがその記憶に関連のある動作を行う場合のみ，よみがえってくるものである．

複雑な行動パターンというものもまたこの非宣言的記憶の中に蓄積されている．例えば，チェスプレーヤーはチェスを行わない人に比べてチェス板上の特別なチェスの駒の配列パターンをよく記憶することができるが，これも実際にチェスのゲームをしながら覚えた場合にのみ記憶することができるのである．すなわち，ゲームをしないで，出鱈目にチェスの駒を並べた場合には，チェスプレーヤーと素人の間には，駒の配列に関する記憶の程度には差がみられないのである．

まとめてみると，記憶という行為は，単一の機能単位が関与するものではなくて，多数の異なる要素が複雑に組み合わさって行われているものであるといえる．

▶ **Squireによる分類**　1987年にSquireは記憶に関するサブタイプを提唱した．この分類によれば，宣言的記憶と非宣言的記憶の枠組みに加え，**メタ認知**を行うのに必要な記憶のサブタイプがあるとしている．メタ認知とは，自分自身の記憶活動を評価したり，情報の蓄積・想起に関する戦略を作り出したりする行為を指す．この記憶機能は前頭葉が損傷されていないことが前提となっていることから，**前頭葉タイプの記憶機能**と呼ばれている．記憶の蓄積という過程では，具体から抽象への変換という過程が行われていると考えられる．例えば，人は子どもの頃に通っていた学校に関して，詳しくスケッチすることはできなくても，おおよその様子を思い出すことはできる．経験したことの幾つかのものは抑制されて思い出されないが，他のものは増強して思い出される．このように蓄積された「記憶」というものは，事実を忠実に記録したドキュメンタリーフィルムというよりも，思いのままに色付けした事件の再構成画像のよ

うなものと考えることができる.

　まとめてみると，長期記憶というものは，ダイナミックな過程であり，年月とともに変化するものであり，次第に抽象的なものに変化していくものであると言いうる．しかしながら，そうではあっても，生き生きとした状態で保存することが可能で，特にその人にとって個人的に重要な意味を持つ経験に関しては詳細な点まで残すことが可能なものである.

　新しい事柄を記憶する能力（新しい記憶）が著明に障害されるが，すでに蓄えられた印象（古い記憶）は，残っているということを次の例はよく示している.

症例：患者は，28歳の俳優で，ある夜上演の後で入浴した．そのとき，誤ってガスの種火を消してしまい，約1時間後に浴槽の中で意識消失状態で倒れているところを発見された．往診した医師はガス中毒と診断し十分に眠らせるように忠告した．患者はその夜，翌日と眠り続けた．再び目を覚ましたとき，それまでと性格が変わっているのが人目を引いた．以前と違って，陽気で，よく笑い，一種の恍惚状態にあった．劇場の女主人は，とてもこんな状態では患者は舞台にあがれないのではないかと心配していた．監督は，患者がとても興奮した気分にあると感じた．夜に舞台にのぼれるかどうかという監督の質問に患者は，「もちろんですとも．どうして私が舞台にのぼれないことがあるものですか」と答えた．しかし，患者は，自分がガス中毒にかかったことを少しも知らないでいるし，何度も，何が上演される予定かということを聞くので，監督は懸念していた．監督は言った．「君も知っているように，何回もわれわれが上演したことのある "Kopf in der Schlinge" だよ」「もちろん，私はそれを演じることができますよ」と患者は答えた．監督はまだ信じられなかったが，その夜は舞台に患者をのぼらせることにした．2つの場面で彼の出番があった．患者は愉快な気分にあり，いつも笑っていて，すべての人々をひきつけていた．しかしながら，着替えの最中に彼は，衣装係に「ところで，今晩は何を上演するのだったかなぁ」と尋ねていた．「あなた，すでにご存知のように，"Kopf in der Schlinge" ですよ」「ああ，そうか」

　共演者たちは彼の目立った挙動により非常にイライラさせられて，何か大変なことになるかもしれないと心配した.

　「あなた，出番ですよ」とついに呼ぶ声がした.

　彼は舞台にあがり，周りをずっと見渡した．非常に気分が高まっている様子であった．彼のパートナーによると，彼のセリフは正確で，受け答えもスムーズで，会話はいつものようにうまくいったとのことであった.

　彼は衣装室に戻ると，家に帰るために衣装を脱ごうとした．衣装係はあわてて，「あなたは，もう1場面で登場しなくてはならないんですよ」と言った．彼は「いったい今日は何を上演しているんだったかなぁ」とまたもや尋ねるざまであった.

彼は再び舞台にのぼって，うまくセリフをしゃべったが，倒れたので，病院へと運ばれた．そこで6週間入院した．

初めのうちは，彼は陽気で何も心配していなかった．記憶力は全くなく，いつも同じ質問ばかりしていた．時や場所に対する見当識もなかった．14日後に初めて，自分が病気であるということを自覚するようになり，その後，徐々に物を記憶することができるようになり，これらを時間を追って整理することが可能となっていった．

さらに数週間たつと，再び舞台にのぼれるような状態にまで回復した．ガス中毒にかかったときのことは，少しも記憶していなかった．

記憶力はかなり回復したが，以前に比べると，セリフを覚えるのは困難のように見えた．

一酸化炭素中毒による脳低酸素症が，重篤な健忘症候群の原因であった．解剖が行われた他の症例により，脳が無酸素症あるいは低酸素症に陥ると，大脳皮質，小脳皮質，淡蒼球などの他に，海馬にも変化が生じることがわかっている．

症例提示1　両側の側頭葉内側を切除した後に出現した健忘症

ここに提示するH.M.氏の有名でかつ歴史的な症例は，記憶という行為において，側頭葉の内側部分がいかに重要な役割を果たしているかを如実に示している．この症例が報告されてから数十年の間に幾つかの記憶のサブタイプについて詳細なことが明らかにされてきたし，これらを検査するための多数の神経精神学的な検査法が開発されてきている．

薬物療法によりコントロールできないてんかん発作は，時には病変を外科的に切除する方法で治療されている．切除される部位としては，たいていの場合は側頭葉が対象となることが多い．1953年にH.M.氏は難治性のてんかんが続くために両側の側頭葉の内側部分を切除する手術を受けた（このH.M.氏のような後遺症が残るために，この手術は現在では両側で行われることはない）．

術後，H.M.氏には著明な記銘力障害がみられ，存命中はこれが続き，ほとんど改善がみられなかった．術後，一般的な知能は通常の検査では異常のない程度に保持されているが，新しい物事を全く記憶することができない状態のままであった．

例えば，術後すぐに，医師の診察を受けたときに，認知能力は障害されていなかったし，医師の「気分はどうですか？」との質問に苦もなく答えることができた．しかしながら，医師が席を外し，数分後に戻ってきたときには，もはやH.M.氏は医師のことを全く忘れており，毎回毎回新しい医師に答えなくてはならないと文句を言う始末であった．彼の短期記憶はまだ保たれており，新しい出来事については1分間程度は覚えていることができた．例えば，示された数字や画像をほんの短い時間は復唱することができた．このように彼の症状は，短期記憶を長期記憶とし

てとどめる機能が障害されているものであった．

H.M.氏における非宣言的記憶は障害されていなかった．例えば，連続した言葉や画像を完成するというテストでも健常人と同じように，次第にこなすことができるようになった．このことは，H.M.氏がたとえ短時間の後には，その仕事をやったことを忘れてしまうとしても，仕事を解決する方策を学習し，維持することが可能であることを示唆している．彼はその後も，新しく，器械を動かす技量を身に着けることができたし，部分的ではあっても認識能力は正常であった．例えば，彼は，自分の記銘力が障害されていることを認識していた．

この症例は，側頭葉の内側部分は新しい記憶を保持し続けるためと，すでに蓄積されている記憶を呼び起こすためには，必要な部分であることを明瞭に示している．側頭葉内側部分，特に海馬は記憶を蓄積する過程で介在的な働きをしている部分であると考えることができる．ここでは宣言的記憶の痕跡が長期記憶として蓄積され，さらなる認知処理のために他の神経センターへと送られる前に，短期間保持される部分であると考えることができる．

7.4.2 記憶障害―健忘症候群とその原因

306 頁ですでに記載したように，記憶，特に宣言的記憶が正常に行われるためには，海馬とこれからの神経連絡が正常に機能している必要がある．扁桃体から眼窩前頭皮質へと向かう線維も重要な働きをしている．

これらの構造物が障害された場合に健忘症候群 amnestic syndrome が出現する．

▶ **健忘症候群の一般的な定義**　ある時点からの新しい記憶をとどめることができない場合（**順行性健忘 antegrade amnesia**），あるいはこの時点より以前に蓄えられていた記憶を呼び起こせない場合（**逆行性健忘 retrograde amnesia**）に健忘症候群にかかっているという．純粋の健忘症候群の場合には，他の知的能力，例えば言語や，論理的判断，問題解決能力などは障害されていない．健忘症候群では長期記憶が主として障害され，短期記憶はほとんど障害されない．このことは前述した数字の復唱テストにて確かめることができる．健忘症候群のときには通常，人格の変化や行動パターンの変化を伴っている．これは例えば Korsakoff 症候群の場合や，両側性に視床梗塞が出現した場合などにみられるものである（**症例提示 4 を参照**のこと）．

▶ **健忘症候群と認知症の鑑別**　健忘症候群は認知症と区別する必要がある．例えば Alzheimer 病や前頭側頭葉性認知症などである．これらの認知症では健忘症状以外にその他の神経精神学的な脱落症状，例えば失語，失認や日常諸動作の活動性低下などがみられる．さらに知的活動の低下や認識能力の低下もみられる．これらの所見はベッドサイドで行う各種のテスト，例えば Mini-Mental-Status-Test（MMST）や CREAD-Plus 法，PAUDA 法，MOCA 法などの標準化された神経精神学的検査法により確かめることができる．これらの検査法を用いれば認知度の推移をも把握することが可能である．認知症であるとの疑いは，髄液中の病的認知症マーカー

の上昇や cMRT における局所性あるいは全般的な脳萎縮所見により確かなものとなる．他の種類のいろいろな症状が合併している認知症，例えば Alzheimer 型認知症，前頭側頭型認知症や血管性認知症，Lewy 小体型認知症などとの鑑別について述べることは本書の範疇を越えている．

▶ **健忘症候群の原因**　記憶障害は脳に生じる病変の性状に応じて，急性に出現することもあるし，慢性に進行性に生じることもある．

記憶は脳外傷，出血，梗塞，Alzheimer 病のような変性疾患で障害されるし，その他にいろいろな種類の代謝性脳症，例えば Wernicke-Korsakoff 症候群などの場合にも障害される．興味深いがまだ病理生理学的によく解明されていない病態が一過性全健忘症 transient global amnesia(TGA，**症例提示 2** を参照)である．この場合には，今まで健康に過ごしてきた人に突然の逆行性健忘（たいていは数時間程度持続する）と，24 時間程度（たいていは 6〜8 時間程度）持続する順行性健忘がみられる．数時間して患者の認識力は突然再び元に戻るが，この間のエピソードに関する健忘は元に戻らない．たいていの場合，原因としては両側の海馬の機能障害が生じたことによるとされており，動脈性あるいは静脈性の灌流障害や偏頭痛様病変によるものであろうと考えられている．

また，難治性のてんかんの治療目的で側頭葉に手術操作を加えた場合とか，高度のうつの治療目的で電気ショック療法を行った場合などにおいても記憶が障害される．

現在までに証明されているところであるが，記憶に関与する構造物が一側性に障害された場合には，「偏在した記憶障害」が出現する．すなわち，左側が障害された場合には言葉に関する記憶が障害され，右側病変では視覚性の記憶が障害され，両側性病変の場合には両者に関する記憶が障害される．動物実験において記憶に関する経路が両側で破壊されると，高度の，長く持続する記憶障害が出現する．一側性の病変ではこの影響は中等度であり一過性である，と報告されている．

> **症例提示 2**　一過性全健忘症
>
> 症例は 80 歳女性．朝食の後に意識混濁と軽い嘔気がみられた．夫に「私はどこにいるの？」「私にいったい全体何が起こったの？」「私はもう朝食を食べたのかしら？」と何度も尋ねた．往診を頼まれた医師は患者に筋トーヌスの亢進と血圧上昇，時間・空間についての失見当識を認めた．血圧を下げて直ちに入院させた．病院では患者の意識は清明となったが，彼女の健忘は数時間にわたって持続した．緊急入院当日に行われた核スピン断層撮影（図 7.6）において，左海馬内に小さな虚血性病変が認められ，高血圧性脳症による一過性健忘症の原因と診断された．トーヌス亢進症状も治まり，認知機能の障害もなく退院した．

図 7.6　海馬に器質的病変が認められた一過性全健忘症

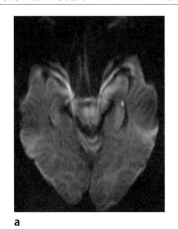
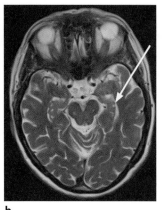

a は核スピン断層撮影であり，diffusion weighted image（DWI）にて左海馬に急性期の梗塞巣が認められる．この所見は T2 強調画像である b でも矢印部分に器質的な病変として認められる．

[**外傷後健忘症**]　外傷後に出現する健忘症では，通常は順行性健忘（外傷以降の出来事を記憶できない）と，逆行性健忘（外傷以前の記憶を想起できない）の両者が混在して認められる．記憶が欠如している期間はさまざまな長さに及んでおり，忘れていることの間に記憶していることが混ざっている（いわゆる記憶の島 islands of memory）．逆行性健忘が認められる患者では，事故よりはるか昔の出来事ならうまく思い出すことができるものである．外傷性健忘では，精神的な障害によるものと異なり，順行性と逆行性の両方の健忘を認めることが普通である．これらの健忘はさまざまな程度に回復するものであり，時には完全に回復することもある．順行性健忘，逆行性健忘は病変の原因に応じてその他の神経精神的異常を伴っている．

▶ **健忘症のその他の原因**　記憶に関与する構造物を障害する病変であれば，原則として健忘症状を引き起こすことができる．次に記載するものは特に臨床上重要なものである．

- 単純ヘルペス脳炎 Herpes simplex encephalitis では，大脳辺縁系が侵され，側頭葉の内側底面と帯状回に両側性に病変が出現する．
- 視床梗塞では，視床の血流支配の関係からしばしば両側性に病変が生じる．
- 前大脳動脈の動脈瘤の破裂あるいはこれに対する外科手術による中隔野での出血あるいは梗塞．
- 脳梁膨大部での病変（外傷性あるいは梗塞）では，そのすぐそばにある脳弓脚（脳琴 Psalterium）も障害される．

第7章 大脳辺縁系

これらの病変のうち3つのものが以下に記載する**症例3，4，5**に示されている．

> **症例提示3** ウイルス感染により側頭葉内側部に生じた両側性病変

患者は11歳の少女．1～2週間前から次第に増強してくる頭痛，嘔気，嘔吐を覚えるようになり，意識が混乱してきた．時には自分が住んでいるアパートへの帰り道を思い出せないこともあった．会話が少なくなり，話してもその内容は意味不明のものであった．かかりつけの小児科医は患者を病院へ入院させるために紹介した．入院時の診察所見では，患者は新しい事柄に関する記憶を数分間しか保持できないことがわかった．このように患者は著明な順行性健忘症状を呈していた．他の神経脱落症状は認められなかった．初回のMRI検査では側頭葉と帯状回に両側性に浮腫が認められた（図7.7）．後に行われたMRIではこれらの領域に出血が認められた．血清学的な検査により単純ヘルペス脳炎がこれら健忘症候群の原因であることが確認された．患者の記憶障害は抗ウイルス薬の投与により次第に回復していったが，患者は6学年を再度履修しなければならなかった．

図7.7 11歳の少女にみられた単純ヘルペス脳炎のMRI画像

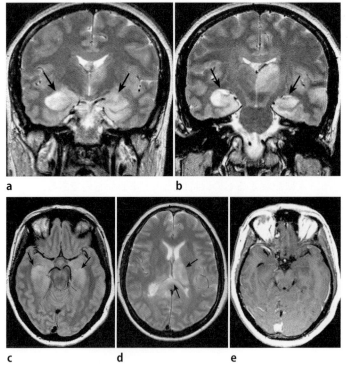

aと**b**：T2強調前額断像：両側の側頭葉内側面に高信号領域を認める（矢印）．海馬体は両側で腫大している．病変は左視床，側頭葉外側，島まで及んでいる．
cと**d**：プロトン強調画像とT2強調水平断像．両側の側頭葉に信号異常が認められる（矢印）．また左の視床（**c**）と脳梁膨大部（**d**）には非常に珍しい所見が認められる．
e：造影剤を投与した後のT1強調水平断像では血液-脳関門は障害されていないことが示された．これは単純ヘルペス脳炎の初期には典型的な所見である．

症例提示 4　両側性視床梗塞

　患者は 54 歳の男性会社員であった．患者は妻とともに友人たちに出席していた祝賀会から帰宅したが，妻は患者がとても眠たがりかつ物事に無関心な状態にあることに気付いて驚いた．患者は今が夜も更けているということを突然忘れてしまったようであり，「今起きねばならないのか？」と尋ねたり，自分の居間にいるのに「今どこにいるのか」と妻に尋ねたりした．その日の夕方の出来事を覚えていなくて，祝賀会があったことすら忘れていた．祝賀会で祝辞を述べたことも忘れていた．最初，妻は酒を少々飲みすぎたためと，風邪の症状が重なったためであろうと考えていた．しかしながら翌朝になって，症状が夜の間にさらに悪化していたことに気付いた．夫を病院へ連れて行った．

　入院時所見として最も目立っていた症状は，患者の無関心な態度と自発性の欠如であった．診察のために服を脱ぐように命じてもほとんどできず，いろいろな口頭による指示を命じてもほとんど満足に遂行できなかった．診察中も患者は何度も眠りそうになっていた．周りの人々への関心はほんのおざなりなものであり，時間と場所に関する見当識は欠如していた．

　MRI 検査により両側視床の背側内側部分に高信号領域が認められ，両側の視床隆起動脈 A. thalamotuberalis（Percheron 動脈）領域の梗塞が疑われた．この動脈はしばしば共通の 1 本の幹から由来するものである（**図 7.8**）．患者の症状は急速に改善し，数ヵ月後には職場に復帰できた．

図 7.8　両側性視床梗塞の MRI 画像

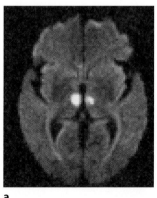
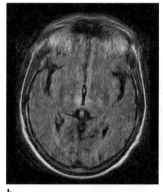

a
b

a：拡散強調の水平断像では，両側の視床の内側吻側に急性脳梗塞所見を認める．
b：T2 強調 FLAIR 撮像水平断像でも同様の梗塞所見を認めるが拡散強調画像ほど鮮明ではない．患者は混乱しており，MRI 検査中体動が認められた．拡散強調画像は 4 秒間で撮像が終えられるが，T2 強調画像の撮像には 3〜5 分かかる．

症例提示 5　中隔野核と前頭葉底面皮質の両側性病変

患者は 61 歳主婦．自宅で夫と自分用に昼食を作った．食事が済んだ時点で，彼女の行動は奇妙なものとなった．夫との会話がうまく続かなくなり，次から次と話題を変えるようになり，夫に「昼寝はもう済んだの」と，3 度も尋ねる始末であった．夫の答えには関心がない様子であり，また聞いてもすぐに忘れてしまうようであった．夫が妻の様子を確かめるために，日付について尋ねたところ，その日の曜日や月の名前だけでなく，年号すらも正確に答えられなかった．人格も変わってしまったようであり，夫が優しく接しても時には激しく反発するかと思えば，逆に全く無関心な様子にも思えた．夫の話によれば，彼女は何度も何度もコーヒーを入れたがり，夫が断っても数分後にはまたコーヒーを入れるほどであった．彼女の異常な行動や明らかな脱落症状を指摘しても，彼女はいつも同じ調子で「いったい何が望みなの？ 私は完璧よ」と答えるのみであった．彼女は抵抗したが，夫は何とかして彼女を病院へ連れて行った．

入院時に診察した医師は彼女を健忘症候群と診断した．患者には激高と無関心が交互にみられ，自分の病気に関する自覚が欠けていた（病態失認 anosognosia）．その他の神経学的所見としては著明な保続 perseveration（すなわち同じ動作や行動を無意識内に意味もなく繰り返す）がみられた．例えば診察中，鏡の前で髪をすく動作を絶えず繰り返し行っていた．

MRI 検査（図 7.9）とこれに引き続いて行われた脳血管撮影により，前交通動脈からの穿通枝領域の閉塞により，脳梁の一部，脳弓，左大脳基底核，前頭葉の急性梗塞が確認された．

図 7.9　中隔野核を障害する両側性病変の MRI 画像

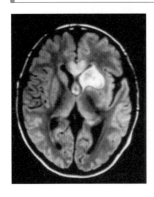

プロトン強調画像では脳梁の前部分と両側の脳弓領域に信号異常が認められる．左の視床にも大きな信号異常が認められる．

Chapter 8

第 8 章
大脳基底核

- 8.1 概　説 — 318
- 8.2 名称に関するあらかじめの注意 — 318
- 8.3 運動系における大脳基底核の役割：系統発生的な観点から — 319
- 8.4 大脳基底核の構成物とその神経連絡 — 319
- 8.5 大脳基底核の機能と機能障害 — 327

第8章
大脳基底核

8.1 概説

　大脳基底核 basal ganglia は運動系の一要素である．大脳基底核の主な核は**尾状核 Nucleus caudatus，被殻 Putamen，淡蒼球 Globus pallidus** であり，これらはすべて終脳 Telencephalon の皮質下白質内にある．これらの諸核は互い同士結合し，また運動野とも，複雑な規制回路を形成しながら結合している．大脳基底核は運動性皮質に対して促進性あるいは抑制性の影響を与えている．大脳基底核は，いろいろな**動作の開始，統御，筋トーヌスのコントロール**の際に重要な役割を果たしている．大脳基底核や，これと機能的に密接な関連のある諸核，例えば黒質 Substantia nigra や視床下核 Nucleus subthalamicus が障害された場合には，運動に関係するインパルスが過剰に放出されたり，減少することになり，筋のトーヌスに病的な変調が生じる．大脳基底核が障害される疾患で最も頻度が高いものが Parkinson 症候群であり，強直 rigor，無動症 akinesia，振戦 tremor が臨床での3徴候である．

8.2 名称に関するあらかじめの注意

　運動をコントロールする最も高位の中枢は大脳皮質であり，ここからのインパルスが錐体路を介して，運動系脳神経核と脊髄前角細胞へ伝えられる（**錐体路系 pyramidal system**）．運動の開始と統御の過程には，これ以外の多数の中枢神経系の構造物が関与している．これらの，いわば"補助的運動中枢 accessory motor centers"の中で最も重要なものが，大脳基底核であり終脳の白質内に存在している．錐体路系は運動をコントロールする際の主たる系であり，大脳皮質と脳神経核，脊髄前角細胞間を素早く，直接結び付けている経路であると長い間考えられてきた．運動に関与するこれ以外の構造物はまとめていわゆる**錐体外路系 extrapyramidal system** と呼ばれてきた．しかしながら，この名称は誤りである．なぜならば，錐体路系と錐体外路系は実際のところ個別に働いているわけではないからである．むしろ，これらの両系は，単一の，統合された系における個々の構成要素であり，構造的にも機能的にも互いが密接に結び付いている．このため，例えば，運動野と大脳基底核の重要な核である線条体 Corpus striatum の間には豊富な神経連絡が存在している．錐体外路という言葉は今では用いられなくなっているので，本書ではごく例外的にしか使われていない．それに代わって，大脳基底核機

能の正常と異常につき述べることとする．

8.3 運動系における大脳基底核の役割：系統発生的な観点から

　線条体 Corpus striatum は運動系において重要なコントロールセンターである．この構造物の機能と解剖学的な結合についての理解が容易になるように，ここではこれの系統発生について手短に記載してみる．

　中枢神経系における運動中枢として最も発生学的に古いものは，脊髄と中脳被蓋の網様体の中にみられる原始的な構造物である．系統発生が進むと，次に旧線条体 Paleostriatum（淡蒼球）が現れ，次いで新線条体 Neostriatum（尾状核と被殻）が現れる．これらは大脳皮質が成長するにつれて左右対称性に大きくなっていく．新線条体はヒトを含む高等動物では特によく発達している．系統発生のうえで，より新しい構造物が大きくなるにつれて，古い構造物はこれら新しいものの支配下に次第に置かれるようになる．系統発生的に古い生物では古い中枢が，正常の筋緊張の維持と運動を自動的にコントロールする際に主要な役割を果たしている．

　大脳皮質が発達するにつれて，系統発生的に古い運動中枢（旧線条体と新線条体）は新しい運動系，すなわち錐体路系の支配を次第に受けるようになる．たいていの哺乳類，例えばネコでも，大脳皮質が取り除かれてもそれほど苦もなく歩くことができるが，ヒトでは錐体路系が無傷で残っていることが是非とも必要な要件である．ヒトにおいては，新しい運動中枢が失われた場合に，古い運動中枢がもはや代償機能を発揮できなくなっている時点まで，系統発生が進んでいると言える．しかしながら，ヒトでも，痙性麻痺となった手足において時には連合運動 associated movements と呼ばれる何らかの随意運動を認めることがあるが，これは古い運動中枢からのインパルスにより生じているものである．

8.4 大脳基底核の構成物とその神経連絡

8.4.1 核

　大脳基底核は終脳の深部白質内に存在する機能的に互いに関連のある核群を含んでいる．これらは発生学的には終脳胞の前半部分に相当する神経節隆起 ganglionic eminence から由来している．主な神経核は，尾状核 Nucleus caudatus, 被殻 Putamen, 淡蒼球 Globus pallidus の一部（図 8.1, 図 8.2）である．発生学の観点からみて，大脳基底核の一部分を構成していると考えられる構造物としては，これら以外に前障 Claustrum（図 8.5, 図 8.6）と扁桃体 Corpus amygdaloideum がある（図 8.1, 図 8.2）．扁桃体に関しては大脳辺縁系のところですでに記載しておいた（305 頁）．前障の働きについては正確にはまだわかっていないが，扁桃体と同じ

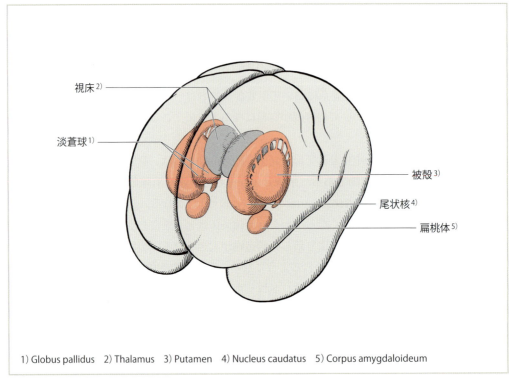

1) Globus pallidus　2) Thalamus　3) Putamen　4) Nucleus caudatus　5) Corpus amygdaloideum

図 8.1　大脳基底核の相互の関係を示す

く前障も他の大脳基底核とは直接的には機能的な結合は有していない．この２つの構造物に関してはこの章ではこれ以上は詳しく触れないでおく．

▶ **尾状核 Nucleus caudatus**　尾状核は側脳室の壁を構成しており，胎生期における発達の段階で終脳が弧状の形態をとる（図9.1）ために，側脳室と同様に弧状の形を呈している．尾状核頭は側脳室の外壁を構成し，尾状核尾部は側頭葉内にある側脳室下角の天井を形成しており，側脳室下角の先端部分にある扁桃体まで伸びている（図8.2）．そのために，前額断で見てみると，尾状核は同一断面上の空間的に異なる２ヵ所で現れる場合がある（図8.3，図8.7，図8.8）．すなわち側脳室体部の外側壁と下角の天井部分である．尾状核の吻側は被殻とつながっている．

▶ **被殻 Putamen**　被殻は淡蒼球の外側に位置しており，これをおおうような形で存在している．吻側・尾側では淡蒼球よりも広く広がっている．被殻と淡蒼球は内側髄板 Lamina medullaris medialis と呼ばれる薄い白質の層により分けられている．

　尾状核と被殻は多数の灰白質の小さな橋により結合されている．この様子は同部のスライス

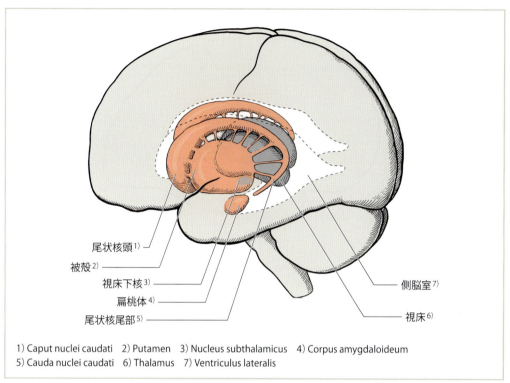

1) Caput nuclei caudati 2) Putamen 3) Nucleus subthalamicus 4) Corpus amygdaloideum
5) Cauda nuclei caudati 6) Thalamus 7) Ventriculus lateralis

図 8.2　大脳基底核の側面像と側脳室との関係

標本を作製してみると線条として認められる．このために，これら2つの構造物をまとめて，**線条体 Corpus striatum** との別称が用いられてきた．この線条化は，胎生期での発達段階で内包の線維が元来は均一な大脳基底核の中を貫いて伸展して行く際に，ほぼ同時期に生じている．

▶ **淡蒼球 Globus pallidus**　基底核の3番目の構造物が淡蒼球であり，内側部分と外側部分とからなる（Pars interna, Pars externa）．淡蒼球は発生学的に他の大脳基底核よりも古いので，またの名前を旧線条体 Paleostriatum とも呼ばれる．これの一部のものは，胎生学的に言えば，間脳の構成要素となっている．被殻と淡蒼球は合わせてレンズ核 Nucleus lentiformis と呼ばれる．

▶ **関連している諸核**　大脳基底核と機能的に密接な関連がある諸核としては，中脳にある2つの核，すなわち**黒質 Substantia nigra**（線条体と双方向性結合を有している）と，**赤核 Nucleus ruber** があり，その他に間脳に属する視床下核 Nucleus subthalamicus（淡蒼球と双方向性に結合している）も重要である．淡蒼球の尾部は黒質の吻側での境界となっている．淡蒼，

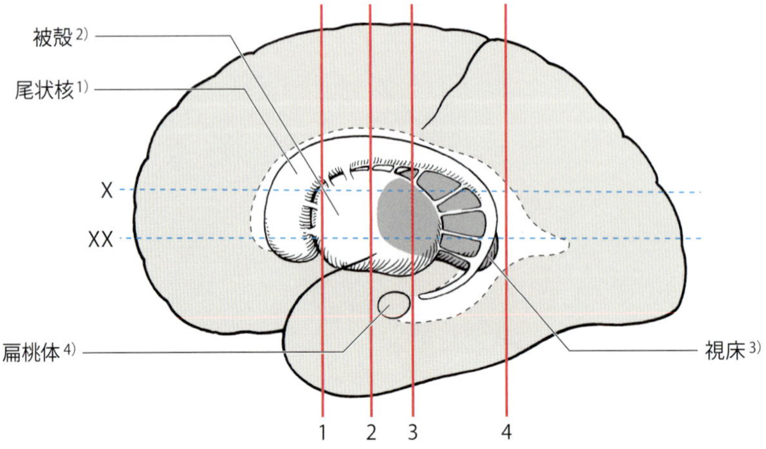

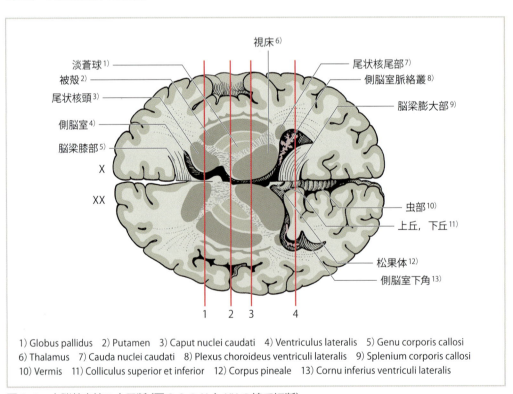

図 8.3 大脳基底核の側面像

1) Nucleus caudatus　2) Putamen　3) Thalamus　4) Corpus amygdaloideum

1) Globus pallidus　2) Putamen　3) Caput nuclei caudati　4) Ventriculus lateralis　5) Genu corporis callosi
6) Thalamus　7) Cauda nuclei caudati　8) Plexus choroideus ventriculi lateralis　9) Splenium corporis callosi
10) Vermis　11) Colliculus superior et inferior　12) Corpus pineale　13) Cornu inferius ventriculi lateralis

図 8.4 大脳基底核の水平断（図 8.3 の X と XX の線で切断）

4　大脳基底核の構成物とその神経連絡　323

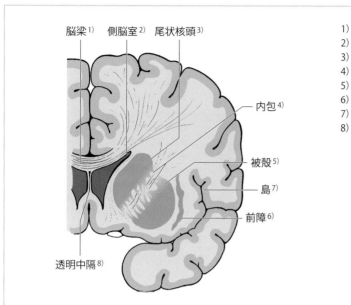

1) Corpus callosum
2) Ventriculus lateralis
3) Caput nuclei caudati
4) Capsula interna
5) Putamen
6) Claustrum
7) Insula
8) Septum pellucidum

図 8.5　図 8.3 と図 8.4 の断面 1

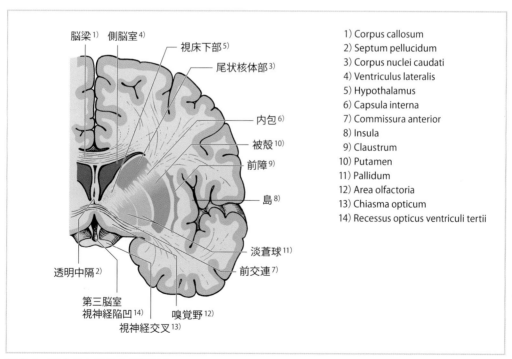

1) Corpus callosum
2) Septum pellucidum
3) Corpus nuclei caudati
4) Ventriculus lateralis
5) Hypothalamus
6) Capsula interna
7) Commissura anterior
8) Insula
9) Claustrum
10) Putamen
11) Pallidum
12) Area olfactoria
13) Chiasma opticum
14) Recessus opticus ventriculi tertii

図 8.6　図 8.3 と図 8.4 の断面 2

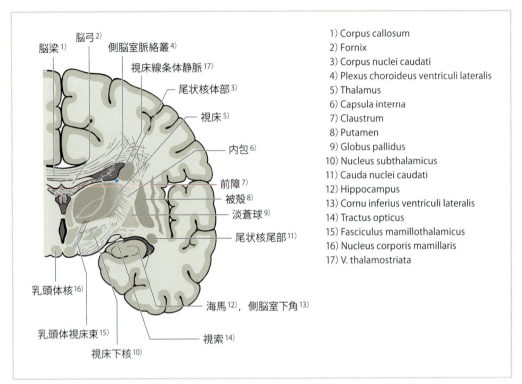

図 8.7　図 8.3 と図 8.4 の断面 3

黒質，赤核には多量の鉄が含まれている．黒質が黒く染まって見えるのは，メラニンが多量に含まれているからである．

8.4.2　大脳基底核における神経連絡

　大脳基底核間の互いの神経連絡や他の領域との連絡路に関しては未だ完全には解明されていない．この章では，主な遠心路，求心路について記載する．

求心路

▶ **線条体への求心路**　線条体は大脳皮質の広範な領域，特に**前頭葉の運動野領域**，すなわち Brodmann の第 4 野，第 6aα 野，第 6aβ 野からの線維を受けている．これらの線維は大脳皮質の第 5 層の錐体細胞から由来しており，グルタミン酸作動性であり，同側性に走行し，点と点の対応をしながら走行している．おそらく，線条体から皮質へと向かう線維はないと考えられている．同様の点と点の対応をなす求心性線維が**視床の中心内側核 Nucleus centromedia-**

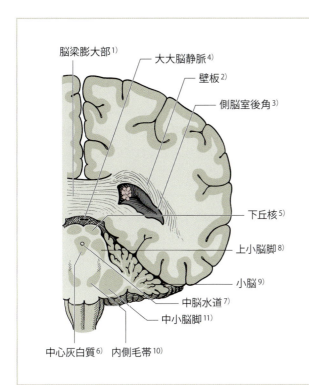

図 8.8 図 8.3 と図 8.4 の断面 4

nus thalami から来ており，たぶん興奮性の線維と考えられている．この求心路は小脳と中脳の網様体からのインパルスを線条体へ伝えている．黒質からはドーパミン作動性の線維が線条体へ向かっている．これが失われることが Parkinson 病の原因となる．最後に，**縫線核 Nuclei raphae** からセロトニン作動性線維が入っている．
▶ **その他の求心路**　淡蒼球は線条体から主たる求心性線維を受けており，大脳皮質からは直接には求心性線維を受けていない．しかしながら，大脳皮質から生じた線維は黒質，赤核，視床下核へと向かっている．

遠心路

▶ **線条体からの遠心路**　線条体からの主たる遠心性線維は**淡蒼球の内側部分と外側部分**へと向かっている．その他の遠心性線維は黒質の緻密部分 Pars compacta と網様部分 Pars reticulata へと向かう．これらの線条体からの遠心性線維は，線条体で最も多数を占めている細胞である GABA 作動性有棘細胞から生じている．

▶ **淡蒼球からの遠心路**　主な遠心路は視床へ向かっており，次いで，この視床からは大脳皮質へと向かっており，フィードバックの環ができあがっている．

　大脳基底核における遠心路と求心路の機能を理解するためには，この系における神経伝達物質と受容器に関する十分な知識と，この機能が障害された場合に生じる幾つかの神経脱落症状についての十分な知識が必要となる．Parkinson 病では，線条体へと線維を送っている黒質のドーパミン作動性神経細胞の変性が特徴的である．Parkinson 病のときにみられる臨床症状が正常人における黒質線条体系における機能を知る手がかりを与えてくれている．

規制回路における大脳基底核の役割

　大脳基底核とこれから出ている遠心路，これに入る求心路は運動皮質における神経細胞の働きを促進したり，あるいは抑制したりする複雑な規制回路において重要な働きを果たしている．この規制回路における神経伝達は，インパルスが伝わる解剖学的な走行により特徴付けられているとともに，それらのシナプスにおける神経伝達物質と受容器によっても特徴付けられている．これらの規制回路の 1 つにおいては，大脳皮質より生じたインパルスが 2 つの経路を介して，線条体を経由して，淡蒼球へと達し，次いで視床へと向かい，次いで大脳皮質へと戻っている（図 8.9）．この主たる規制回路以外に，その他の規制回路が存在しているが，これらについては本書ではこれ以上触れないこととする．

▶ **皮質-線条体-淡蒼球-視床-皮質経路**　皮質の運動野と知覚野からは点と点が対応するような形で線条体へと線維が送られており，興奮性の神経伝達物質であるグルタミン酸を使っている．線条体を過ぎると，基底核での回路は 2 種類のものに分かれる．すなわち，直接路と間接路である．

［**直接路 direct pathway**］　直接路は GABA 作動性であり，線条体から淡蒼球の内側部分へと向かう．Substance P が神経伝達物質の一翼を担っている．淡蒼球からは視床のグルタミン酸作動性神経細胞へと向かい，これが大脳皮質へと達して規制回路が完成している（図 8.9）．

［**間接路 indirect pathway**］　間接路は神経伝達物質として GABA とエンケファリンを用いており，線条体から淡蒼球の外側部分へと向かっている．ここからさらに GABA 作動性線維が視床下核へと向かい，ここからグルタミン酸作動性線維が淡蒼球の内側部分へと向かっている．これから後の走行は直接路と同様であり，視床を経た後に大脳皮質へと戻っている（図 8.9）．

　抑制性と興奮性の神経伝達物質をいろいろに組み合わせて使った結果，直接路からの刺激は，大脳皮質へは総体として興奮性に働き，一方間接路からの刺激は抑制性に作用している（図 8.9）．黒質の緻密部分 Pars compacta からのドーパミン作動性インパルスはこの系を調整するように働いている．

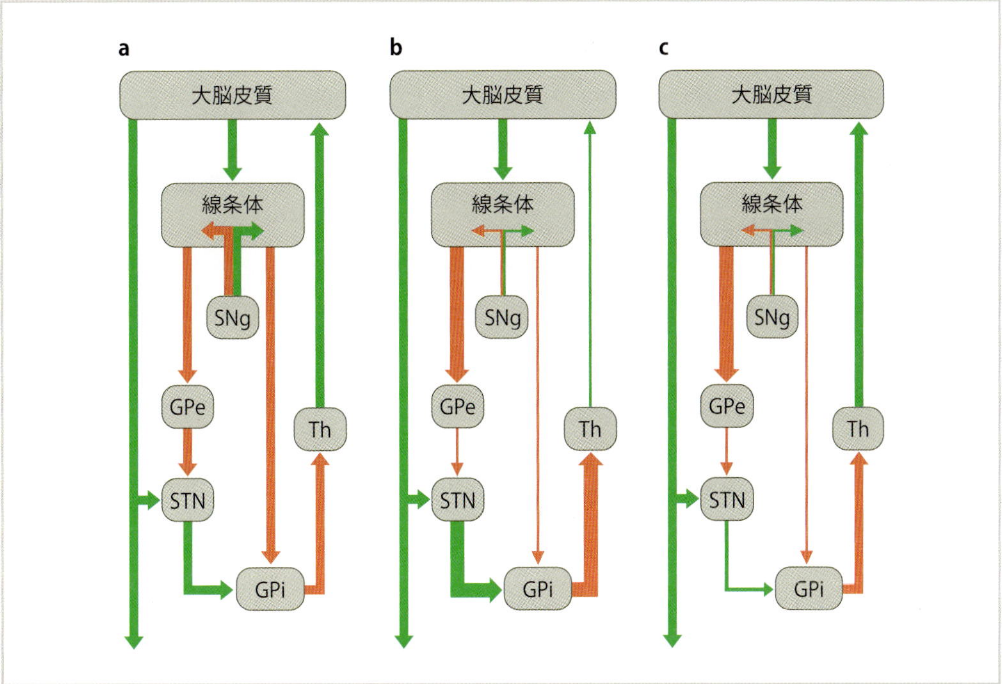

図 8.9 直接および間接大脳基底核路

a：正常（緑＝興奮，赤＝抑制）
  GPe：Globus pallidus externus　淡蒼球外側部分
  STN：Nucleus subthalamicus　視床下核
  GPi：Globus pallidus internus　淡蒼球内側部分
  Th：Thalamus　視床
  SNg：Substantia nigra　黒質
b：Parkinson 病の場合
c：視床下核を電気刺激している際の Parkinson 病の場合（視床下核の活動が抑制されている）

8.5　大脳基底核の機能と機能障害

▶ **大脳基底核の正常機能**　大脳基底核は感情表現を含めた多くの運動過程に関与しており，さらに知覚系や運動系からのインパルスの統合過程，認識過程にも関与している．大脳基底核は運動前野，運動野，補助運動野へ影響を与えることにより，間接的に運動機能を発揮している．大脳基底核の主たる機能は，**運動の開始とこれの促進作用**であり，同時に運動の遂行が円滑に行われることを妨げる望ましくない，あるいは不随意的な動作を抑制することである．

さらに，大脳基底核は末梢から入ってくる固有のフィードバック機構を用いて，実際に行われている運動を，大脳皮質において形成された運動プログラムと比較して，それぞれの運動が

理想的な形で遂行されるように絶えず調整するように働いている．
- **大脳基底核の機能が消失した場合の典型的な神経脱落症状**　大脳基底核の病変では，その障害部位と程度に応じていろいろなタイプの運動障害と認知機能障害がみられる．
- ある場合は，運動の減少という形で現れる（**寡動 hypokinesia**）．
- 時には，運動の過剰という形をとることもある（**多動症 hyperkinesia**，**舞踏病 chorea**，**アテトーゼ athetosis**，**バリスム ballism**）．
- 筋緊張の異常という症状がこれら 2 つのタイプの異常に伴うことが多い．
- 筋緊張の異常という症状が主たるものであったり，これのみが症状であることもありうる（**ジストニア dystonia**）．

　Wilson 病 Wilson disease では大脳基底核が広範囲にさまざまに障害されるために，上に記載したすべての症状が組み合わさって出現する（**症例提示 4 を参照**）．

　この章の残りでは，大脳基底核においてある特定のシステムが主として障害された場合に出現する幾つかの病態につき記載する．

8.5.1 大脳基底核が障害された場合の症候群

Parkinson 症候群 Parkinson syndrome

- **病因**　特発性 Parkinson 病 idiopathic Parkinson disease ではドーパミン作動性黒質線条体線維が変性する（前に記述してあるので参照のこと）．その結果，線条体における GABA 作動性の活動が過剰となり，大脳基底核における間接系の活動が過剰となる．同時に，視床下核の活動も過剰となり視床のグルタミン酸作動性神経細胞の活動を過度に抑制する．これらが総体として働いた結果，大脳基底核からのアウトプットが抑制されることとなり，皮質運動野の興奮を減少させることとなる（**図 8.9b**）．

　Parkinson 病で特徴的な神経病理学的所見は Lewy 小体と呼ばれる黒質にみられる細胞体内封入体である．Lewy 小体は主に α-synuclein タンパクによりなっており，この大部分は集簇する傾向があり，神経変性の原因となっている．遺伝性 Parkinson 症候群においては，α-synuclein 遺伝子における突然変異（点突然変異，時には 2 倍数性突然変異や 3 倍数性突然変異）が特に顕著に認められる．特発性 Parkinson 病を呈する患者においても α-synuclein 遺伝子中の Single Nucleotide Polymorphisms（SNPs）が増加している．しかしながら分子レベルでの病態メカニズムはまだ解明されていない．遺伝性 Parkinson 病は PARK シリーズの分類として 18 種類の遺伝性病型が報告されているが，これについて述べることは本書の範疇を越えている．Parkinson 病では α-synuclein は黒質の緻密帯 Pars compacta 内のドーパミン作動性ニューロンに蓄積するだけでなく，他の非ドーパミン作動性ニューロン内にも蓄積しており，このことが Parkinson 症候群における非運動性症状を説明している．これらの所見から，病変

は脳幹から始まり徐々に中脳へと上行していくとの見解が提唱されている（Braak らを参照のこと）．

特発性 Parkinson 病は神経変性疾患であるが，これ以外に中枢神経系での構造変化や炎症性病変，あるいは中毒により，症候性に出現するものもある（**Parkinson 病様症状 symptomatic forms of parkinsonism**）．例えば Parkinson 病様症状は薬剤投与（向精神薬，制吐薬，カルシウム拮抗薬，レセルピンを含む降圧薬など）や脳炎，虚血性脳病変，中毒，代謝疾患の場合などに出現する．

典型的な Parkinson 病様の症状に加えて他の神経構造物の障害を示唆するような神経脱落症状を伴っている場合には **Parkinson プラス症候群 Parkinson-plus syndrome** と呼ばれる．多数の Parkinson プラス症候群がみられる．例えば，Parkinson 病様症状と垂直性注視麻痺，著明な項部硬直の 3 徴候がみられた場合には Steele-Richardson-Olszewsky 症候群，またの名を進行性核上性麻痺 progressive supranuclear palsy が疑われる．一方，著明な自律神経機能障害，立位保持困難や他の中枢神経系の障害（錐体路障害など）が合併している場合には，多系統萎縮 multiple system atrophy（MSA）が考えられる．

ある症例では Parkinson 病様要素が現れることもあるし（MSA-P），小脳症状が目立つタイプもある（MSA-C）（cerebellar dysfunction subtype）．皮質-基底核が変性に陥った場合には，強直 rigor の症状以外に，失行・失語・失認・ミオクローヌスなどの皮質障害による症状がみられる．典型的な Parkinson 症候群と非典型的な Parkinson 症候群の鑑別に際しては，正確な臨床診断を行うとともに臨床像の経過を正確に把握することが役に立つ．さらにさまざまな画像診断法，例えば MRI（中脳や小脳の MSA による特異な萎縮所見など），PET，SPECT なども役に立つ．これらでは脳の代謝やドーパミン代謝回転，ドーパミン濃度などの測定も可能である．

▶ **臨床症状**　線条体でのドーパミン作動性求心性インパルスが消失すると，**寡動 hypokinesia**，筋緊張の常時の亢進（**固縮 rigidity**），腕を水平に挙げさせてみると 4〜6 Hz の振幅で生じる振動（**安静時振戦 tremor at rest**）がみられる（**症例提示 1 を参照**）．これらの症状とともにたいていの場合，他の神経系統が障害される結果としてさまざまな種類の非運動性徴候がみられる．特に症状の前景に立つことが多い嗅覚減退や REM 睡眠障害，うつ状態，胃腸障害，直腸膀胱機能障害などが出現する．

Parkinson 病は，どのような運動系の症状が主になっているのかによって，3 つのサブタイプに分けることができる．

- **無動性-固縮性タイプ akinetic-rigid type**

このタイプでは，病気の早期の段階で，動きが少なくなり，歩くときに腕を振らなくなり，のろのろとした歩行となり，表情が乏しくなり，特徴的な前かがみ歩行を呈するようになる．

患者の中には，初発症状として肩凝りを訴えることがある（有痛性肩拘縮症 frozen shoulder）．この症状のために患者は病期が進行して正しい診断が下される前に，時には間違って整形外科医を受診してしまうことがある．

- **振戦優勢タイプ tremor-dominant type**

このタイプでは，安静時振戦が目立った症状となっている．この振戦は，他の運動症状と同様に，病期の初めの段階ではしばしば一側に現れる．Parkinson 病にみられる振戦は，丸薬を丸めるしぐさに似ている（症例提示 1 を参照）．

症例提示 1　特発性 Parkinson 病

患者（男性）は 59 歳の銀行の出納係であった．お札を勘定しているときに，右手を正常に使えないことに気付くようになった．しばしば，お札を数枚まとめて勘定してしまい，うまく 1 枚ずつ勘定できなくなり，総計を間違うようになってきた．同じ頃から，字を書くことが下手になり，書く文字が小さくなり判読しづらいものとなってきた．もはや正常の業務の遂行が困難となっていった．右の肩に痛みと拘縮を認めたため，整形外科医を受診した．肩関節周囲炎が疑われて治療を受けたが良くならなかった．やがて表情が乏しくなり，右手に 8 Hz の安静時振戦が出現するようになった．親戚には誰も似たような症状を呈する人はいなかった．

かかりつけの内科医は患者を神経内科医に紹介した．その診察により，手足の歯車様運動が，特に右手に強く認められた．その他に前かがみの姿勢，右腕をあまり振らない小股歩行が認められた．方向転換する際には，非常に多くの歩数を要した．自律神経系には異常はなく，知能も正常であった．

造影剤を投与した CT scan と脳波検査は正常であった．混合型の特発性 Parkinson 病と診断された．L ドーパとドーパミン作動薬による薬物療法にて固縮は著明に改善したが，振戦はほとんど変化がなかった．以前の仕事に復帰できた．

発症 4 年後に，薬物を増量していったにもかかわらず症状が再度悪化してきた．ベッドで寝返りを打つのも困難となってきた．同時に，患者は皮膚の増大性分泌性皮脂漏（脂漏症）を患っていた．

さらに 2 年後には，L ドーパの効果に波がみられるようになってきた．薬の有効な時間がどんどん短くなり，時には過剰なジスキネジア dyskinesia が出現するようになってきた．いろいろと薬剤を変更しても一時的な効果しか発揮しなくなっていった．患者は最後に脳神経外科的な治療を受け，視床下核を持続的に刺激する目的で定位脳手術により，深部刺激装置が埋め込まれた．この治療法により固縮と寡動の症状は著明に改善した．振戦もかなり改善したが，その効果の程度は固縮ほどのものではなかった．この効果は L ドーパの量をかなり減らしても持続した．

Huntington 舞踏病 chorea-Huntington disease

▶ **病因** これは常染色体性優性遺伝 autosomal dominant inheritance をする疾患であり，染色体 4 番の上にある *Huntingtin* 遺伝子内に CAG trinucleotide が異常に伸長することが原因となっている．病理組織学的な変化としては，線条体の中の中等度の大きさのエンケファリン作動性で，GABA 作動性である有棘細胞の変性がみられる．これらの細胞が消失すると，間接的大脳基底核路が最初の段階で抑制されることとなる．視床下核の抑制が引き続いて生じる結果，視床でのグルタミン酸作動性神経細胞の抑制が減少し，この結果，最終的には大脳皮質の活動が亢進することとなる．

▶ **臨床症状** Huntington 舞踏病では，多数の筋に短時間持続する不随意運動が，あちこちに生じることが特徴的である（**舞踏病あるいは舞踏様多動症 chorea or choreiform hyperkinesia**）．患者は病期の最初の段階では，これらの素早い動きを，随意運動の中に何とか組み入れようとしているので，検者は時にはこれらが本当は不随意な動きであることを見逃したり，単に患者は巧緻運動がうまくできていないだけであると考えてしまうこともありうる．しかしながら病期が進行すると，多動はますます著明なものとなり，もはやこれを抑え込むことが不可能となってしまう．顔面での不随意運動が出現すると，患者はしかめっ面の表情を絶えず繰り返すようになる．また，手足をじっとさせておくことができなくなる．また，舌を絶えず出したり引っ込めたりするようになる（いわゆるカメレオン舌あるいはトロンボーン舌）．これらの症状は，徐々に進行する構音障害 dysarthria と嚥下障害 dysphagia を伴うようになる（**症例提示 2**）．この不随意運動はストレスにより増強し，睡眠中にのみ消失するようになる．

病期が進行すると，多動は次第に減少していき，固縮が目立つようになる．時には，筋緊張がジストニア様に亢進することもある．患者の認知能力もまた低下していく，すなわち，進行性認知障害となっていく（**症例提示 2 を参照**）．

症例提示 2 Huntington 病 Huntington disease

患者は 34 歳の男性熟練工．手足が突然勝手に動き出すことに気付いた．同僚たちは何回も物を落とすことを面白がり，アルコール中毒ではないかと考えた．1 年もたたないうちに話すことが不自由になってきた．話しぶりがゆっくりしたものとなり，聞き取りづらいものとなってきた．身の回りへの関心が薄れ，日常生活における諸動作に対する興味を失っていった．ついには，ごく簡単なことも忘れるようになり，数分前に命じられた仕事も忘れるようになった．仕事をクビになりそれ以降定職につけなかった．3 ヵ月後，妻のたっての願いで内科専門医を受診した．

家族歴により，専門医は患者の父親も 40 歳のときから同様の症状を呈していることを聴取した．父親の症状は次第に進行し，完全

介護が必要な状態となり，54歳で死亡していた．はっきりとした診断はなされていなかった．患者において際立っていた症状は，身体各所にみられる不随意運動であったが，特に肩と顔面において著明であった．患者の話す声は柔らかく，たどたどしく，単調なものであった．知覚と腱反射は正常であった．代謝疾患や他の症候性の不随意運動疾患を除外するために，幾つかの補助検査が行われた．MRI（図8.10）において，尾状核の頭部が両側で消失し，この領域の神経萎縮を反映していることが確認された．さらに，患者の年齢に比して，脳が全体として萎縮していることが判明した．分子遺伝学的検査により染色体4番の *Huntingtin* 遺伝子上に CAG tri-nucleotide が51回（正常では38回まで）繰り返していることが判明し，Huntington 病と診断された．神経向性薬物の投与により患者の症状は一時的に改善したが，これはドーパミン作動性神経伝達物質の抑制によるものであった．しかしながら，患者の症状は次第に進行していき，仕事は不可能のままであり，次第に介護を必要とすることが多くなっていった．

図8.10 Huntington 病（MRI）

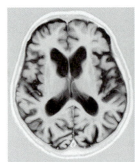
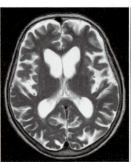
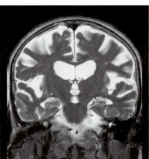

a：T1 強調水平断像　　**b**：T2 強調水平断像　　**c**：T2 強調前額断像

脳全体の萎縮（脳室の拡大とクモ膜下腔の拡大）のみでなく，大脳基底核の萎縮（被殻，淡蒼球，尾状核）も認められる．このため，前額断（**c**）における側脳室は箱型をしており，Huntington 病に特徴的な所見を呈している．萎縮はしているが，基底核の信号は正常なものである（Wilson 病と異なる点である．**図8.12** を参照）．

バリスム ballism とジストニア dystonia

▶ **バリスム ballism**　このまれなタイプの運動障害は視床下核での病変により生じる．手足を大きな振幅で，投げ出すような動作が繰り返される．ほとんどの症例で症状は一側にのみ出現し（hemiballism），病巣の反対側の手足に出現する（**症例提示3を参照**）．

▶ **ジストニア dystonia**　この場合には，筋に不随意の，長く続く収縮がみられ，手足に奇妙な，ねじ曲げられたような動きが出現する．大脳基底核に生じる他の病変におけるのと同様に，知的活動を行ったり感情のストレスが加わると悪化し，睡眠中には軽減する．ジストニア

の発作と発作の間では，他動的に筋を動かした場合，ジストニアの症状を呈する筋の緊張は低下している．

ジストニアには幾つかのタイプがある．単一の筋にジストニア症状が限られているものは，**局在型ジストニア focal dystonia** と呼ばれる．例えば眼瞼痙攣 blepharospasm がこれに相当する．この場合には眼輪筋が不随意に収縮を繰り返して，開閉眼を繰り返すようになる．これ以外に，痙性斜頸 spasmodic torticollis も同様な限局型ジストニアの一種である．これに対して**全身型ジストニア generalized dystonia** と呼ばれるタイプがある．この場合にはさまざまなタイプがあり，全身の筋肉がさまざまな程度に障害される．全身型ジストニアを患っている患者では，しばしば構音障害と嚥下障害が最も顕著な症状となることが多い．患者の話す言葉は早口で，ほとんど聞き取れないことが多い．病歴を十分に聴取することにより，症候性ジストニア（例えば向精神薬によるもの）と特発性ジストニア（この場合には遺伝歴がしばしば聴取される）とを区別しなければならない．近年，多数例が遺伝子的に同定され，DYT-Symbol と番号付けされている（Petrucci と Valente 参照）．

大脳基底核でのどのような機能異常によりジストニアが生じているのかに関しては，現在のところほとんどわかっていない．多くのジストニアはドーパミン治療に反応するが，時にはジストニア症状の出現している筋へのボツリヌス毒素の注射や脳深部電気刺激療法なども行われている．

症例提示 3　ヘミバリスム hemiballism

患者は 63 歳の元石工をしていた男性．ある日の夕方，テレビを見ていたところ，突然ビールのジョッキをうまく持てなくなり，カーペットの上にビールをまき散らしてしまった．立ち上がろうとしたところ，左手と左足が，勝手に放り投げるような動きを繰り返した．患者と妻はこの症状をひどく心配して，かかりつけ医に緊急の往診を依頼した．かかりつけ医は入院の手配をした．入院先の神経内科医は診察して，左手足に舞踏病様の，投げ出すような動きを確認した．患者はこの不随意の，過剰な手足の動きに困り果てており，この異常な手足の動きのために，介助なしでは立つことも歩くこともできなかった．いろいろな物を持ってみるように命じられても，すべて床に落としてしまう始末であった．神経内科医はヘミバリスムとの診断を下した．患者の既往歴では，内服でコントロールされていた高血圧症，2 型糖尿病，肥満が認められた．MRI 検査によりヘミバリスムの原因として，右視床下核に新鮮な梗塞巣が認められた．多くの心血管系の危険因子が存在することから，この病変の原因としては，ラクナ梗塞（microangiopahty）が最も疑わしいと考えられた（図 8.11）．

向神経薬による対症療法を行ったところ，数日でこの異常運動は完全に消失した．

図 8.11　急激なヘミバリスムを引き起こした右視床下核の小さな梗塞

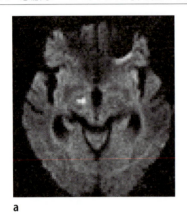
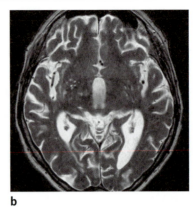

拡散強調画像（**a**）で，病巣が示されている．T2 強調画像（**b**）でも同部位に高信号領域が認められるが，診断を確定するほどの明瞭な所見ではない．大脳基底核の他の領域に認められる高信号領域は拡張した血管周囲腔（Virchow-Robin space）であり，梗塞巣ではない．脳は著明に萎縮している．

症例提示 4　Wilson 病 Wilson disease

　患者（男性）は 17 歳の見習い電気工であった．徐々に両手がうまく使えなくなってきたのに気付いていた．ここ 3 年ほど前からは次第に仕事に差し支えるようになってきた．筆記体での書字が困難となり，一字一字活字体でしか書けなくなってきた．手は 1 年ほど前から震えており，特に右手の震えが著明であった．物をつかもうとすると震えは増強した．話し方はゆっくりであり，間違いも多かった．

　神経学的検査を行ってみたところ，追視運動は中等度 saccadic であったが，その他の脳神経異常は認められなかった．咀嚼と顔面の表情に関係する筋のボリュームと強さは正常であったが，顔貌はとても無表情であった．患者の話し方はゆっくりであり，努力して発声していた．両手には細かな，早い振戦がみられた．歩行はやや不安定であり，片足でのケンケンは左右どちらで行わせても拙劣であった．継ぎ足歩行や目を閉じての歩行をやらせてみると，いろいろな方向へと倒れそうになった．しかしながら，指で対象物を触らせてみると正確にできた．運動緩徐 bradykinesia，拮抗反復機能障害 dysdiadochokinesia がみられ，左の方がより障害されており，手や足での細かい動作が著明に障害されていた．深部腱反射は正常であり左右差がなかった．錐体路障害の徴候もなく，知覚障害も認めなかった．知能は正常であった．細隙灯による角膜検査により，Kayser-Fleischer 環が認められた．

　MRI の T2 強調画像により大脳基底核と視床（図 8.12 a，b，d），中脳（図 8.12 c，d），小脳（図 8.12 d）に左右対称性に病変が認められた．MRI での信号は，被殻では，特にその外側部分では高信号であったが，淡蒼球

では低信号であった（**図 8.12b**）。中等度の信号変化が，尾状核，視床の外側部分，中脳（特に赤核）（**図 8.12c**）と中小脳脚に両側性に認められた（**図 8.12d**）。

病歴，神経学的所見，MRI 所見を総合して Wilson 病との診断が疑われ，さらに進んだ諸検査により確定された．これらの検査において，患者の尿中の銅の量は異常に高値であり，血清中のセルロプラスミン濃度は低値であった．この疾患の原因は，ほとんどの場合，銅輸送に関連する ATPase ATP 7 B における変異であり，これは分子遺伝学的検査法により証明される．

大脳基底核，視床の外側部分，中脳，小脳脚における高信号は血清中の銅濃度が上昇したことにより，大脳組織が毒性変化を受けたことによるものであった．一方，淡蒼球の低信号は銅が局所に沈着したことによるものであろうと考えられた．

図 8.12　Wilson 病 Wilson disease

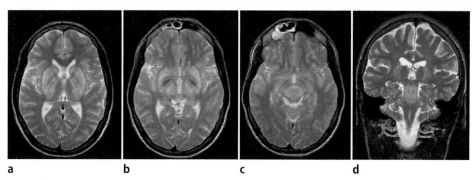

a–c：T2 強調の水平断像
d：T2 強調の前額断像
a は側脳室の前角レベルでの断面
b は前交連レベルでの断面
c は赤核と黒質レベルでの断面

大脳基底核，視床の外側部分，中脳の灰白質は通常よりも著明に高信号を呈している（正常の脳組織と比較すると高信号である）．おそらくは血清中の銅濃度の上昇により，脳組織が障害されたことによると考えられる．これに対して，淡蒼球の内側部分は低信号となっている．これはたぶん，銅の局所沈着によると考えられる．前交連は正常の信号強度であるが，これを取り囲む周辺の組織が異常なために際立って見える．前額断（**d**）では中脳と中小脳脚における信号異常が認められる．

Chapter 9

第 9 章
大　脳

- 9.1　概　説 　338
- 9.2　発　達 　338
- 9.3　大脳の肉眼的な構造と諸領域 　342
- 9.4　大脳皮質の組織構造 　346
- 9.5　白　質 　354
- 9.6　大脳皮質における機能局在 　358

第9章
大　脳

9.1　概　説

　肉眼的には，大脳は**大脳皮質**，**皮質下白質**，**基底核**（これについては第8章に記載してある）より成り立っている．大脳のこれらの構造は，胎生における発育を参考にすればよく理解することができる．大脳で最も目立つ構造は，大きく発達した皮質であり，脳回を形成しながら脳表をおおっている．大脳皮質のそれぞれの領域は互いが結合しているが，また同時に皮質下白質を形成する多数の線維により，脳の深部にある構造物とも連絡している．

　組織学的には，**大脳皮質**の大部分は**6層の細胞構築**を示す．この基本的な構造は，部位に応じてバリエーションを示し，多数の**細胞構築学上，特色ある領域**を作り出している．昔の神経解剖学者たちは，それぞれ特別な細胞構築が，独特の細胞機能を生み出していると考えていた．確かに，大脳皮質の幾つかの領域に，特別な機能，いわゆる**1次性皮質領域**を割り当てることは可能である．しかしながら，大脳皮質の大部分は，**連合野**から成り立っている．これらの連合野の機能は，1次性皮質領域からの情報を得たりあるいはそこへと伝えたりする，より高次の過程を司ることである．特に，言語能力などのような高次の脳機能が，単一の大脳皮質領域に局在すると考えることは不適当であり，多くの領域が複雑に関連し合って機能が発揮されていると考える必要がある．

　今日的な研究方法により脳機能は解剖学的に局在するとされているが，大脳皮質は機能的かつ構造的な可塑性を有している．

9.2　発　達

　脳あるいは終脳 Telencephalon, endbrain は神経管 neural tube の頭側端にある1対の終脳胞 telencephalic vesicle，すなわち，いわゆる前脳 Prosencephalon が発達したものである．終脳胞は非常に発達し，ついには終脳が脳幹部を外套のようにおおう形となる．一方で，側脳室の発達をも促し，神経管の中で液体で満たされていた空間から，特徴的な解剖学的形態を有する脳室系を作り上げている．終脳と側脳室は図9.1に示すように**弧状に伸びている**が，脳弓や脳梁の中を走行する神経線維も同様の形態を呈しながら伸展している（図9.1）．大脳の解剖を理解するのに役立つように，終脳の発達過程について，もう少し詳しく記載しておく（神経

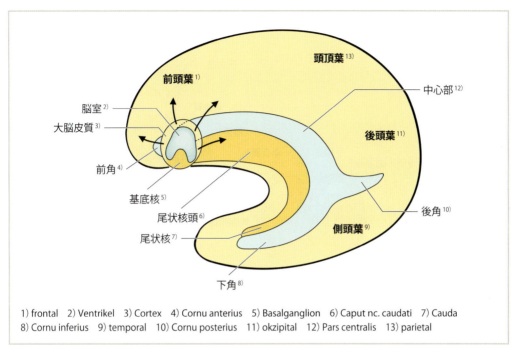

1) frontal 2) Ventrikel 3) Cortex 4) Cornu anterius 5) Basalganglion 6) Caput nc. caudati 7) Cauda
8) Cornu inferius 9) temporal 10) Cornu posterius 11) okzipital 12) Pars centralis 13) parietal

図 9.1 終脳の早期・晩期での発育の様相を側面から眺めた図

終脳胞 telencephalic vesicle は矢印の方向へと弧状に著しく大きくなる．同時に皮質（黄色），脳室（青色），基底核（オレンジ色）も弧状に伸展する．

解剖学や発生生物学の教科書を参照してほしい）．

▶ **終脳の発達**　中枢神経系の他の部分におけると同様に，終脳でも神経管は腹側と背側の2つの部分から成り立っている．**腹側部分**では，内側のところからは中隔領域 septal region が形成され，外側のところからは基底核が形成される．基底核からは，後になって尾状核 Nucleus caudatus，被殻 Putamen，前障 Claustrum，扁桃体 Corpus amygdaloideum が形成される．終脳の背側部分では，外側のところからは，大脳皮質の中で最も古い部分である**旧皮質 Paleocortex** が形成され，一方，内側のところからは，これよりも若い皮質である**古皮質 Archicortex** が形成される．

　旧皮質と古皮質の空間的配列は，両生類ではこのまま変化せずに保たれている．しかしながら，爬虫類では旧皮質と古皮質の間に**新皮質 Neocortex** が認められるようになる．より高等動物になると，この新皮質が十分に発達して，旧皮質と古皮質の両者を分けるようになってくる．ヒトになると旧皮質はとうとう脳底部の方へと押しやられた形となり，嗅覚系 olfactory system（嗅球 Bulbus olfactorius，嗅索 Tractus olfactorius，嗅三角 Trigonum olfactorium，前

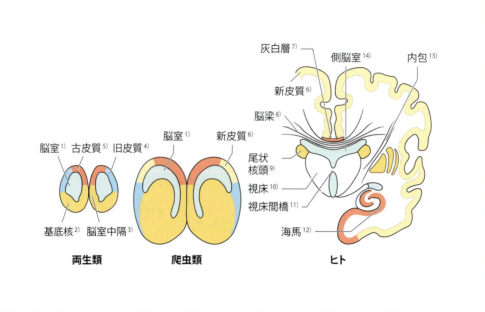

図9.2 系統発生からみた大脳皮質の発達（前額断面）

新皮質 Neocortex（黄色）が古皮質 Archicortex（赤色）と旧皮質 Paleocortex（青色）の間から発生する．高等動物では，新皮質はよく発達し，旧皮質を脳底部へと押しやり（嗅皮質，この図には示されていない），古皮質を内側へと脳梁の背側部分へと押しやっている（灰白層 Indusium griseum）．古皮質より由来する海馬体 hippocampal formation は，側脳室下角の底部に位置しているが，これは終脳が弧状に発育する結果，この部に位置するようになったものである（図9.1を参照）．

有孔質 Substantia perforata anterior，外側嗅条 Stria olfactoria lateralis，**116頁参照**）を構成するようになる．一方，古皮質は内側へと押しやられる．終脳胞が弧状に伸展していくにつれて，古皮質の一部も側脳室の下角へと押し下げられることとなり，そこで海馬体 hippocampal formation を形成するようになる．正中部分では，古皮質は薄い層となって脳梁の背側面に存在するだけである．これが灰白層 Indusium griseum であり，内側および外側縦条 Striae longitudinales mediales et laterales を含んでいる．ヒトの大脳皮質の大部分は新皮質から由来している（図9.2）．

▶ **大脳皮質における「内から外へ」の層形成について**　大脳皮質の神経細胞は，他のすべての

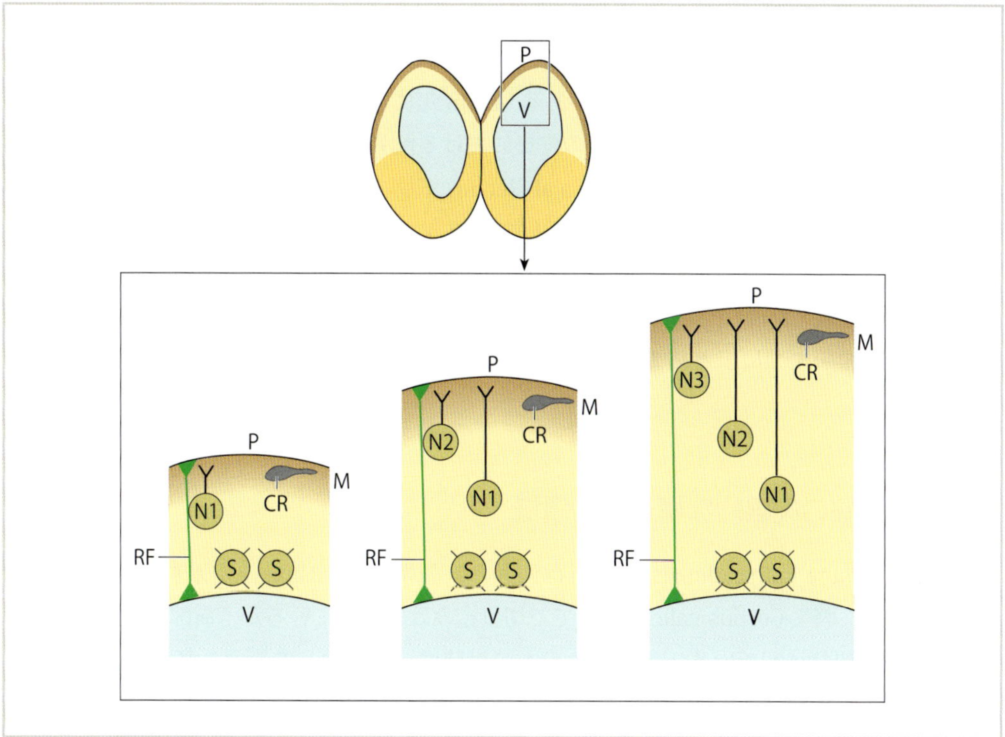

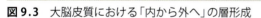

図 9.3　大脳皮質における「内から外へ」の層形成

最も早期に作られた神経細胞は，いわゆる前板 preplate を形成する（P）．これは Cajal-Retzius 細胞（CR）を含む縁帯 marginal zone（M）と下板細胞 subplate neuron（S）を含む下板 subplate に分かれる．神経板の中の神経細胞は，脳室と脳表の間に存在している．早い時期に作られた神経細胞（N1）は，脳室（V）の近くから，グリア線維（RF）に沿って，大脳皮質の表面へと移動していくが，そこで Cajal-Retzius 細胞から分泌される細胞外物質である reelin（褐色）により移動が阻止されると考えられている．成長につれて皮質が厚くなると，後に作られた神経細胞（N2, N3）は，reelin を含む脳表近くまでより長い距離を移動しなくてはならない．その結果，早くに作られた神経細胞がより深い層を構成する一方で，遅れて作られた神経細胞がより浅い層を形成するようになる．

中枢神経系におけると同様に，最初は**脳室帯 ventricular zone**，すなわち神経管において液体の貯留している空間（脳室）の近くで作られる．最初に作られた細胞がいわゆる**前板 preplate** を構成するが，これは後に**縁帯 marginal zone** と**下板 subplate** に分かれる．6層の細胞層から成り立っている**皮質板 cortical plate** 自体は，これら縁帯と下板の間に発達してくる．最初に作られた細胞が，より深い層である第 5, 6 層を占めるようになり，後になって作られた細胞がより浅い層へと，より表面へと移動していく（内から外への配列）．このように後から作られた神経細胞は，先に作られた細胞を通り越して，軟膜下の皮質層まで脳室帯から皮質板の方向へと，グリア線維（radial glial fibers）に沿って移動しなくてはならない（図 9.3）．皮質に

おける6つの層の順番に関しては，表面から深部に向かって番号を付けるやり方（従来から用いられてきたやり方で，本書ではこの方法を採用している）と，それが作られた順に，深部から表面に向かって番号を付けるやり方がある（1988年にMarin-Padillaにより提唱）．最近の研究によると，特徴ある「内から外へ」の皮質における配列を形成するようになる神経細胞の移動は，正常な場合には，縁帯にあるCajal-Retzius細胞の協力の下に行われていることが明らかになっている．この細胞はreelinと呼ばれるタンパクを分泌しており，この物質がグリア線維に沿った神経細胞の移動を演出している（図9.3）．

神経細胞の形成や移動がうまくいかない状態，あるいは神経細胞がradial glial fibersより離れてしまう状態を1つにまとめて，ニューロン移動障害 neuronal migration disordersと呼んでいる．

9.3 大脳の肉眼的な構造と諸領域

大脳縦裂 Fissura longitudinalis cerebri は両側の大脳半球 hemisphere を左右に分けている．中間部分では，脳梁 Corpus callosum までで切れ込みは終わっているが，前部および後部では下までずっと切れ込んでいる．それぞれの大脳半球は，外側面，内側面，底面の3つの面に分けられる．背外側面から内側面への移行部は**外套角 Mantelkante**と呼ばれる．大脳半球は4つの部分，すなわち前頭葉 Lobus frontalis，頭頂葉 Lobus parietalis，後頭葉 Lobus occipitalis，側頭葉 Lobus temporalis に分けられる（図9.4～9.6）．さらに5番目の脳葉として島 Insel がある．ヒトにまで至る生物の系統発生においては，新皮質が著しく発達してくるので，古い大脳の部分（旧皮質 Paleocortex と古皮質 Archicortex）（嗅球 Bulbus olfactorius，嗅索 Tractus olfactorius，嗅覚野 Area olfactoria，終板傍回 Gyrus paraterminalis，小帯 Gyrus fasciolaris，灰白層 Indusium griseum，歯状回 Gyrus dentatus および海馬体 hippocampal formation）は徐々に新皮質におおわれてしまい，ごくわずかの部分しか外から見えなくなってしまう．

9.3.1 脳回と脳溝

新皮質 Neocortex が著明に発達する結果，多くの脳回 Gyri や脳溝 Sulci，Fissure が形成され，脳表は多数のシワがよったように見える．脳皮質の約1/3しか表面に存在せず，残りの2/3は脳溝の中に隠れてしまっている（図9.7～9.9）．

ほぼ決まった形で存在している脳溝はごくわずかのものである．**外側溝 Sulcus lateralis (Sylvii)** は側頭葉を，前頭葉と頭頂葉から分けている．この脳溝の深部に島回 Insel (Insula Reilii) が隠れている（図9.10，図9.11）．島の上におおいかぶさっている部分は弁蓋 Operculum と呼ばれる．これは3つの部分に分けられる．すなわち眼窩部 Pars orbitalis，三角部 Pars tri-

3 大脳の肉眼的な構造と諸領域

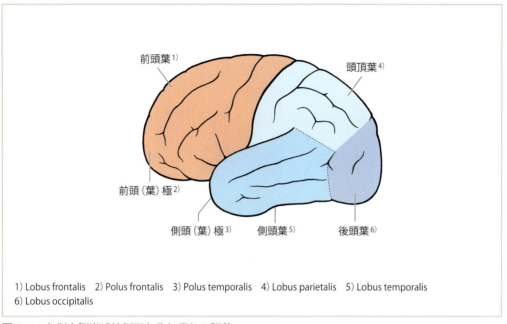

1) Lobus frontalis 2) Polus frontalis 3) Polus temporalis 4) Lobus parietalis 5) Lobus temporalis
6) Lobus occipitalis

図 9.4 左側大脳半球外側面とそれぞれの脳葉

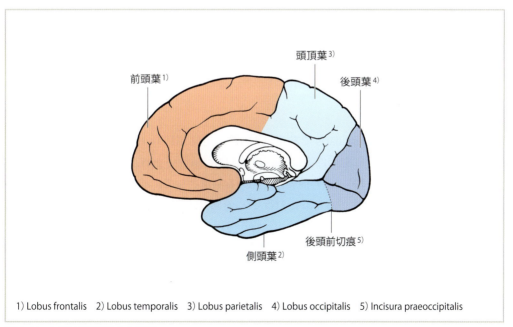

1) Lobus frontalis 2) Lobus temporalis 3) Lobus parietalis 4) Lobus occipitalis 5) Incisura praeoccipitalis

図 9.5 右側大脳半球の内側面

344　第9章　大脳

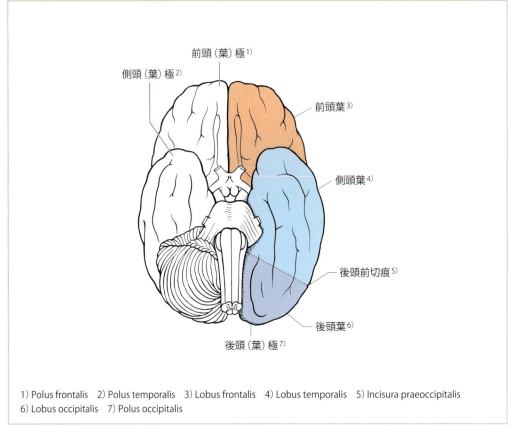

1) Polus frontalis　2) Polus temporalis　3) Lobus frontalis　4) Lobus temporalis　5) Incisura praeoccipitalis
6) Lobus occipitalis　7) Polus occipitalis

図 9.6　左側小脳半球を除去したところの大脳底面像

angularis，弁蓋部 Pars opercularis である（**図 9.7**）．上側頭回 Gyrus temporalis superior を引っ張って広げてみると，これの内側に Heschl 横回 transverse gyri of Heschl（聴覚野 auditory cortex）を認める（**図 9.10**）．その他の常に認める脳溝として，前頭葉と頭頂葉の間の**中心溝 Sulcus centralis（Rolandii）**がある．これは中心前回 Gyrus praecentralis にある運動野と，中心後回 Gyrus postcentralis にある体性知覚野を分けているので，大脳機能のうえで重要である．**頭頂後頭溝 Sulcus parietooccipitalis** は大脳内側面で外套角から下方へ進み，**鳥距溝 Sulcus calcarinus**（これは後頭極まで行っている）へと達している．この2つの脳溝により，頭頂葉は後頭葉から分けられている．視覚野の大部分は鳥距溝の中にあるが，残りのものはこれの両脇の脳回のところにある．大脳内側面には，常にみられる脳溝の最後のものとしての，**帯状溝 Sulcus cinguli** がある．これは新皮質と中間皮質 Mesocortex（帯状回 Gyrus cinguli）との

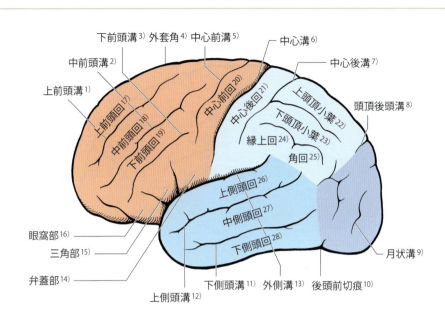

図 9.7 大脳外側面における脳回と脳溝

境界に相当している．

　後頭葉の境界は**頭頂後頭溝 Sulcus parietooccipitalis** と後頭前切痕 Incisura praeoccipitalis であるが，あまり明瞭なものではない（図 9.7，図 9.8）．

　これら以外の脳溝と脳回は個々の半球でかなりの変動があり，同一個体でも左右の半球により異なっている．これらの脳溝によりそれぞれの脳葉をいろいろな脳回に分けている．例えば前頭葉であれば，上・中・下前頭回 Gyrus frontalis superior, medius et inferior に分けている．図 9.7，図 9.8，図 9.9 は種々の脳回と脳溝を示している．

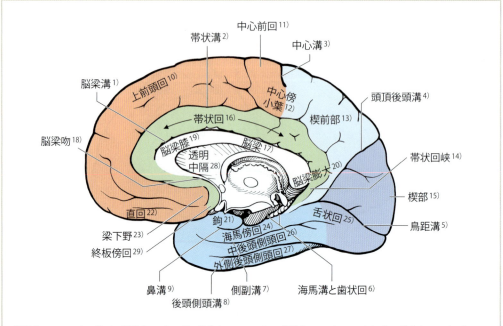

1) Sulcus corporis callosi   2) Sulcus cinguli   3) Sulcus centralis   4) Sulcus parietooccipitalis   5) Sulcus calcarinus
6) Sulcus hippocampi & Gyrus dentatus   7) Sulcus collateralis   8) Sulcus occipitotemporalis   9) Sulcus rhinalis
10) Gyrus frontalis superior   11) Gyrus praecentralis   12) Lobulus paracentralis   13) Praecuneus
14) Isthmus gyri cinguli   15) Cuneatus   16) Gyrus cinguli   17) Corpus callosum   18) Rostrum   19) Genu
20) Splenium corporis callosi   21) Uncus   22) Gyrus rectus   23) Area subcallosa   24) Gyrus parahippocampalis
25) Gyrus lingualis   26) Gyrus occipitotemporalis medialis   27) Gyrus occipitotemporalis lateralis
28) Septum pellucidum   29) Gyrus paraterminalis

図 9.8　大脳内側面における脳回と脳溝

9.4　大脳皮質の組織構造

　シワのある大脳表面は，灰白質より成り立っている大脳皮質 Cortex cerebri によりおおわれている．灰色をしているのは，多くの神経細胞を含んでいるからである．大脳皮質の厚さは部位によりさまざまであり，視覚野における 1.5 mm から中心前回の 4.5〜5 mm までのさまざまな厚さを示す．脳回における山の方が，谷での皮質の厚さより幾分か厚い傾向にある．

9.4.1　層構造

　大脳を表面に垂直に切ってみると，幾つかの断面，ことに視覚野の断面では，肉眼で層を認めることができる（Gennari 線条 band of Gennari，Vicq d'Azyr 束 band of Vicq d'Azyr）．組織

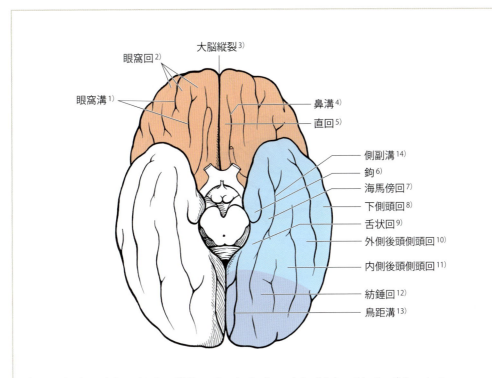

1) Sulci orbitales   2) Gyri orbitales   3) Fissura longitudinalis cerebri   4) Sulcus rhinalis   5) Gyrus rectus
6) Uncus   7) Gyrus parahippocampalis   8) Gyrus temporalis inferior   9) Gyrus lingualis
10) Gyrus occipitotemporalis lateralis   11) Gyrus occipitotemporalis medialis   12) Gyrus fusiformis
13) Sulcus calcarinus   14) Sulcus collateralis

図 9.9 脳底部の脳回と脳溝

学的には，大脳皮質（新皮質 Neocortex）は Brodmann により 6 つの基本的な特徴ある層に分けられた．これらの 6 層構造が認められる部分は，**同種皮質 Isocortex** と呼ばれるが，これに対して旧皮質 Paleocortex と古皮質 Archicortex からできているものは原始的な**異種皮質 Allocortex** と呼ばれている（旧皮質：嗅覚野 Area olfactoria, 古皮質：小帯回 Gyrus fasciolaris, 海馬 Hippocampus, 歯状回 Gyrus dentatus, 海馬傍回 Gyrus parahippocampalis）．

同種皮質の 6 層の構造については**図 9.12** に示してある．脳表に垂直に切ってみると，表面から髄（白質）までの各層は次の順序のごとくなっている．

[Ⅰ　**分子層 Lamina zonalis, molecular layer**]　この層は比較的細胞が少ない．より深部の層にある錐体細胞から由来する樹状突起（apical tuft）とこれらにシナプス結合している軸索以外に，この層には最も小さい神経細胞（Cajal-Retzius 細胞）が存在している．これの樹状突起

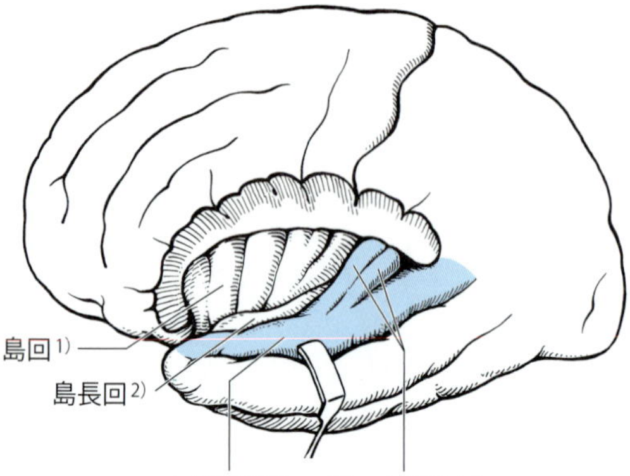

348　第9章　大脳

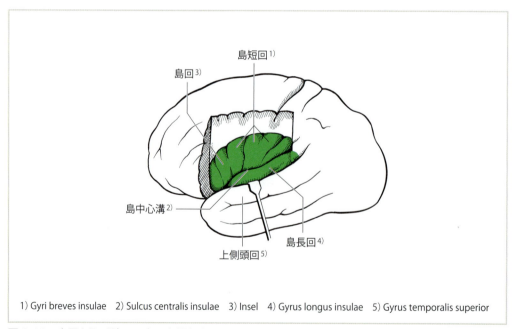

1) Insel　2) Gyrus longus insulae　3) Gyrus temporalis superior
4) Gyri temporales transversi（Heschlsche-Querwindungen）

図 9.10　上側頭回の上にある Heschl 横回を示す

1) Gyri breves insulae　2) Sulcus centralis insulae　3) Insel　4) Gyrus longus insulae　5) Gyrus temporalis superior

図 9.11　表層を取り除いて島回を見たところ

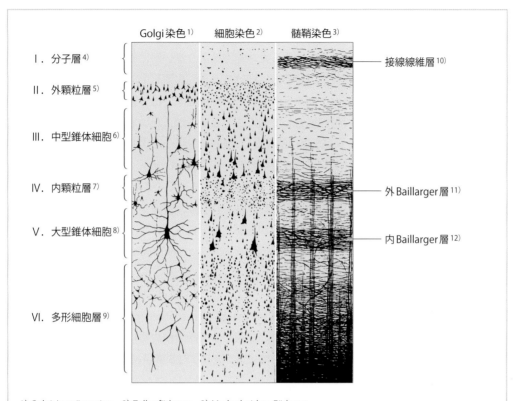

図 9.12 ヒトの大脳皮質の構造
3つの染色方法によって示されている．Brodmann による模式図である．
(Rauber A, Kopsch F：Lehrbuch und Atlas der Anatomie des Menschen, vol 2, 19th ed, Thieme, Stuttgart, 1995 より引用)

は接線方向に走行している．この Cajal-Retzius 細胞は皮質における層構造を形成するのに決定的に重要な役割を果たしている（これについては大脳の発達のところに記載しておいた）．この細胞の幾つかのものは脳の発育が完成した後には変性に陥っている．

［Ⅱ　外顆粒層 Lamina granularis externa］　この層は，多数の顆粒細胞 granular cells（非錐体細胞 non-pyramidal cells）と少ない錐体細胞から成り立っており，これらの細胞からの樹状突起は外顆粒層と上方へと向かい分子層へも枝を出している．非錐体細胞はほとんどのものが GABA 作動性抑制性神経細胞であり，一方，錐体細胞は興奮性であり，神経伝達物質としてグ

ルタミン酸を使っている．

［Ⅲ　外錐体層 Lamina pyramidalis externa］　名前が示すごとく，この層には多数の錐体細胞が含まれている．しかしながらここにある錐体細胞はより深い層にある錐体細胞よりも小型である．これらの細胞は底を皮質下白質の方に向けるように配列している．これらの錐体細胞底から出た軸索は下方へ，白質へと向かう．これらの軸索はすでに外錐体層の中で髄鞘で囲まれている．これらの細胞は，投射線維として働くこともあるが，たいていは連合あるいは交連線維として働くことの方が多い（355 頁，358 頁）．細胞の先端から出た樹状突起は上行し，外顆粒層や分子層へ向かい，そこで終末枝に分かれている（apical tuft）．

［Ⅳ　内顆粒層 Lamina granularis interna］　外顆粒層と同じく，この層には多数の非錐体細胞が含まれている．ここの顆粒細胞は視床皮質線維を介して，視床からの信号を受け取っている．外顆粒層から出た線維はほとんどのものが放射状に配列していたが，これに対して内顆粒層の線維は接線方向に配列しており，外 Baillarger 線条 external band of Baillarger を形成している．

［Ⅴ　内錐体層 Lamina pyramidalis interna］　中から大型の錐体細胞が認められる．大型の Betz 錐体細胞 giant pyramidal cells of Betz は中心前回 Gyrus praecentralis の第 5 層内にのみ存在している．特に厚く髄鞘におおわれたこの細胞からの軸索が皮質核路や皮質脊髄路を形成している．この層にもまた，接線方向に走る線維群がある（内 Baillarger 線条 internal band of Baillarger）．

［Ⅵ　多形細胞層 Lamina multiformis］　この層は含まれる細胞の違いにより，内外の 2 つの部分に分けられる．内側は細胞の疎な，小型細胞からなる部分であり，より外側の層はより大きな細胞からなる部分である．

大脳皮質にみられる細胞の種類について

　大脳皮質には今まで述べてきたように，大きく分けて 2 種類の細胞がある．すなわち促進性投射性線維を出している錐体細胞 pyramidal cells と，たいていは抑制性の働きをし，遠くへつながるよりも近くのものと連絡している非錐体細胞 nonpyramidal cells（granular cells or interneurons）である．しかしこの分け方はあまりに話を単純化しすぎている．例えば，顆粒細胞は，籠細胞 basket cells，シャンデリア細胞 chandelier cells，ダブルブーケ細胞 double bouquet cells などの幾つかのサブタイプに分けることができる．さらに錐体細胞もまた局所の神経連絡網に関与している（反回性抑制：錐体細胞から出た反回性分枝が GABA 作動性抑制性介在ニューロンを活性化させ，次にはこの細胞が錐体細胞を抑制する）．

　皮質第 5 層の錐体細胞からは投射線維が出ている（図 9.13）．これらの線維は皮質下白質を通って内包 Capsula interna へと行き，視床 Thalamus，線条体 Corpus striatum，脳幹神経核，

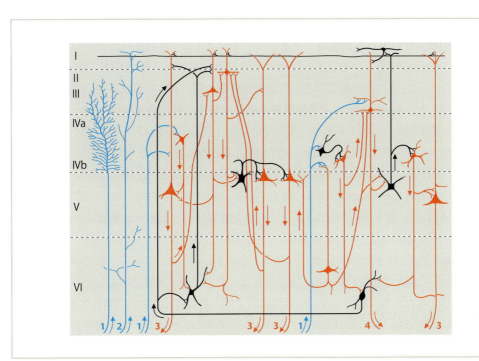

図 9.13 皮質内ニューロン鎖を単純化した模式図（Lorento de Nò と Larsell による）

脊髄へと達している（図 9.13 の 3）．その他，第 3 層の錐体細胞からは，連合線維 association fibers あるいは交連線維 commissural fibers が同側あるいは対側の他の皮質領域へと向かっている（図 9.13 の 4）．皮質第 2，第 4 層内の顆粒細胞 granular cells には視床からの投射線維（図 9.13 の 1）や他の皮質領域からの連合線維や交連線維（図 9.13 の 2）が入っている．

皮質における層構造のバリエーション

6 層からなる皮質構成は，**均一型 homotype** と呼ばれている．成人の脳のある特定の皮質領域では，もはやこの 6 層構造がみられなくなっている．このような皮質部分は，**不均一型 heterotype** と呼ばれる．

インパルスを受け取っている皮質領域，例えば，視覚野，聴覚野，知覚野では錐体細胞が少なくなって，顆粒細胞 granular cells が豊富にみられる（顆粒化 granulization）．顆粒細胞が優勢になっているので，"**顆粒タイプの皮質 granular cortex**" と呼ばれる．

これに対して運動野では，顆粒細胞が少なくなって，錐体細胞 pyramidal cells が豊富になっている（錐体化 pyramidalization）．このような皮質領域は "**無顆粒タイプの皮質 agranular** cortex" と呼ばれる．

▶ **細胞構築の観点からみた皮質領域**　今までみてきたように，皮質領域はその厚さのみでなく組織学的な観点からも，いろいろと部位により異なっている．そのため，Brodmann, O. Vogt, von Economo らの神経解剖学者たちは細胞構築の違いから皮質を多数の領域に分類することを提唱した．**Brodmann による脳皮質の細胞構築からみた地図**は，von Economo のものよりはやや簡素化したものであるが，現在では脳の皮質に名称を付ける際に広く用いられている．無顆粒タイプの皮質は Brodmann の第 4 野と第 6 野にみられる（1 次性および 2 次性運動皮質領域，**361 頁**）．ここでは内顆粒層において錐体細胞の要素が豊富に認められる．一方，顆粒タイプの皮質は Brodmann の第 3，第 1，第 2，第 41 野と特に第 17 野に認められる（1 次性知覚皮質領域）．**図 9.14** でわかるように，細胞構築からみた領域は脳表にみられる脳回の境界とは一致していなくて，互いが重複し合っており，入り混じっている．

　大脳皮質を組織学的に幾つかの領域に分類しようとする試みは，これらの細胞構築に基づくものだけでなく，例えば局所の髄鞘のパターンによったり，グリア細胞によったり，血管支配に基づいたりする方法も可能である．最近の研究では，さらに，神経伝達物質に基づく分類，神経伝達物質関連酵素によるもの，神経ペプチドによるもの，カルシウム結合タンパクによるものなどが提唱されつつある．これらは免疫組織化学的な手法により証明される物質群である．

▶ **大脳皮質構築の可塑性**　大脳皮質における微細な構造は，遺伝的に厳密に決定されているものではないし，変化しないものでもない．近年の研究の多くのものが「環境を変化させることにより，特別な神経細胞群を活性化させ，個体発生の時期を通じて，大脳皮質における組織分化の過程に決定的な変化を起こさせることができないであろうか」，という課題に向けられている．より進んだ課題としては，「成熟した脳において，神経活動において長く続く変化を作った場合（例えば外の環境を変化させたり，知覚器官をなくしたりすることにより），皮質におけるシナプス結合を含む，微細構造の変化を起こすことが可能であろうか，あるいはどのようにすれば可能になるのか」ということがあり，これらが研究の対象となっている．

　こういった研究の大部分のものは，視覚系を用いて行われている．その理由は，視覚刺激に影響を与えるような環境というのが容易に操作することができるからである．色彩，方向，網膜での局在などの視覚刺激の基本的な幾つかの要素は，視覚皮質の中の小さな領域に分布している，それぞれに固有の神経細胞群により個別に処理されていることがわかってきている．これらの特殊化した皮質領域は，それらが担当している要素に応じて，それぞれ特徴的な形態を呈している．例えば色彩という要素はいわゆる小塊 blobs と呼ばれるもので処理されており，視覚刺激の空間での位置と方向に関する要素は眼優位 ocular dominance と方位選択性コラム orientation column により処理されている（**368 頁**）．基本的な刺激を長時間にわたって変更するような実験を行ってみると，この刺激に対応する皮質領域に形態学的な変化を作り出すこと

4 大脳皮質の組織構造 **353**

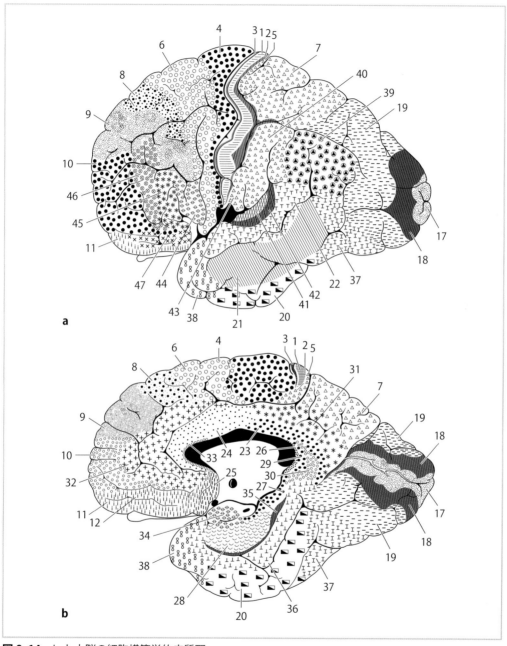

図 9.14 ヒト大脳の細胞構築学的皮質野

a：脳穹窿部を左側から見たところ，**b**：右大脳半球の内側面．数字は皮質野の番号を示す．
(Bargmann W：Histologie und mikroskopische Anatomie des Menschen, 6th ed, Thieme, Stuttgart, 1967 の中にある Brodmann のものによる)

ができる.

　刺激に応じて，皮質の微細構造に形態学的な分化が生じることは他の皮質領域でも証明されている．ネズミの体性知覚皮質にみられる樽皮質 cortical barrels はその良い例である．

　このように，近年行われている数多くの研究の結果から次のような一般的な結論が導き出されている．すなわち，1) 皮質領域のある部分はそれが司る刺激に応じて知覚刺激に対する，その部位に特有の形態を有していること，2) この形態は場合によっては変化しうるものであること，である．

　個々の皮質領域の組織学的な構築が多様であることから，個々の皮質領域にそれぞれ特定の機能を関連させようとする研究が数多くなされてきた．しかしながら，皮質機能についての研究の成果について述べる前に，皮質の線維連絡について詳しく知ることが必要である．

9.5 白 質

　左右の大脳半球には多数の皮質下白質が含まれており，この白質はいろいろな厚さの神経細胞の**有髄線維**と**神経グリア**（主に乏突起膠細胞 oligodendrocyte で，これが髄鞘を作り上げている）から成り立つ．

　白質は皮質，側脳室および線条体により囲まれている．神経線維は次の3つに分類することができる．

1. 投射線維　projection fibers
2. 連合線維　association fibers
3. 交連線維　commissural fibers

9.5.1 投射線維 projection fibers

　投射線維は中枢神経系における互いに遠く離れた構造物同士を，長い距離を走行しながら結び付けている．

▶ **遠心性線維**　遠心性線維は皮質から出て内包へ向かっている．運動系および錐体外路系の章で述べた線維がこれに相当する．すなわち，皮質核路，皮質脊髄路，皮質橋路，および視床，線条体，網様体，黒質，視床下核，四丘体，赤核へと向かう線維である．長い遠心性線維である皮質脊髄路の線維は主に第4，3，1，2野から，また一部は第6野から由来しているが，一方これ以外の神経路，例えば皮質橋路や皮質視床路を構成する神経線維は皮質のより広い範囲の連合野から由来している．

▶ **求心性線維**　求心性線維は，視床から出て広い範囲の皮質に終わっている．あらゆる種類の知覚を伝える体性知覚性線維はことに広い範囲（第3，1，2，4野）に終わっている．その

他に小脳，淡蒼球，乳頭体などから出て，視床を経て皮質へと達するインパルスを伝えている求心路も広い範囲に終わっている．視床は知覚刺激が1次性知覚皮質領域に到達する前に必ず通過しなければならない最後で最大の中継地点であり，このため視床は時には"意識への関門 gateway to consciousness"と呼ばれることがある．嗅覚系の神経線維はこの原則に外れる唯一の例外であり，視床を経ずして直接皮質に達している．

▶ **視床皮質間の相互結合** ほとんどの視床皮質間の投射線維は相互の方向性を有している．このようにして，皮質に入ったインパルスは視床との間のフィードバック機構によっていろいろと修正され変換されていると考えられる．これらの視床皮質，皮質視床間を走行する巨大な投射線維が前・後・上・下視床脚 thalamic peduncles を構成している．これは通常は総称して放線冠 Corona radiata と呼ばれている．点と点が対応するように配列されているのが視床性投射の最も重要な特徴である．

9.5.2 連合線維 association fibers

連合線維は皮質下白質の主たる構成要素である（**図 9.15，図 9.16**）．この線維は同じ側の半球内にある近くの脳回や遠く離れている皮質部分を互いに結び付けている．このような連絡により，重要な機能をもっている皮質領域があらゆる方向に互いに密接に結合されることになり，多くのシナプス結合を有しているおかげで，大脳皮質は重要な，連合的，統合的機能を発揮できているのである．これらの皮質間にみられる広範にわたる線維結合は，出生後に皮質が損傷された場合（例えば脳外傷や卒中など）に，脳の機能が部分的に回復する過程において重要な役割を果たしていると考えられる．個々の患者がいったんは障害された動作を繰り返して練習すると，時間経過とともに，残された損傷を受けなかった神経路内にインパルスが伝わるようになり，動作が改善する場合もあると考えられる．

上縦束 Fasciculus longitudinalis superior は島 Insel の上を前後方向に走行しており，前頭葉と，頭頂葉，後頭葉および側頭葉とを連絡している．これの延長である弓状束 Fasciculus arcuatus は外側溝の後端を取り囲むように走行している．この線維は側頭葉内における言語野（Broca と Wernicke，376頁参照）を結び付けている．この線維が損傷されると伝導性失語 conduction aphasia が生じる（**表 9.1**）．**下縦束 Fasciculus longitudinalis inferior** は側頭葉から後頭葉へと走行している．**鉤状束 Fasciculus uncinatus** は外側溝 Sulcus lateralis を鉤状に回り，前頭葉の眼窩部と側頭葉極を結んでいる．

その他の重要な連合線維は，上・下後頭前頭束 Fasciculus occipitofrontalis superior et inferior と垂直後頭束 Fasciculus occipitalis verticalis である．

大脳弓状線維 Fibrae arcuatae cerebri も，近くや遠くの脳回を結んでいる．皮質内を走っている線維は白質内を走る**皮質下線維 subcortical fibers** に対して，**皮質内線維 intracortical fi-**

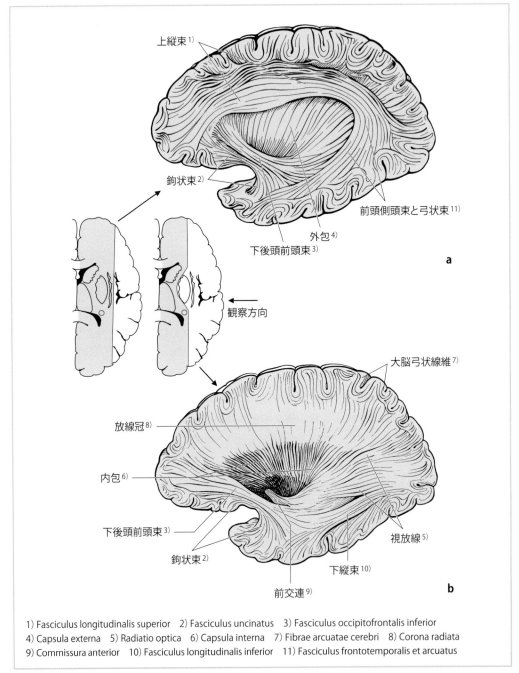

図 9.15 白質内の連合線維を外側面より見たところ
a：外包の部分，**b**：内包の部分，線条体は取り除いてある．

5 白質　357

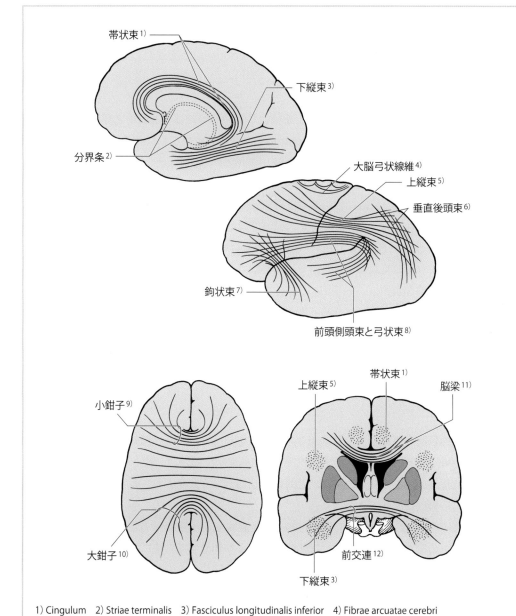

1) Cingulum　2) Striae terminalis　3) Fasciculus longitudinalis inferior　4) Fibrae arcuatae cerebri
5) Fasciculus longitudinalis superior　6) Fasciculus occipitalis verticalis　7) Fasciculus uncinatus
8) Fasciculus frontotemporalis et arcuatus　9) Forceps minor　10) Forceps major　11) Corpus callosum
12) Commissura anterior

図 9.16　主要な連合線維と脳梁（交連）線維

bers と呼ばれる．

帯状束 Cingulum は大脳辺縁系 limbic system の連合線維であり，梁下野 Area subcallosa と海馬傍回 Gyrus parahippocampalis（嗅内野 Area entorhinalis）とを連絡している．

9.5.3 交連線維 commissural fibers

左右の大脳半球の互いに対称な地点同士を結合している線維は交連線維と呼ばれており（図9.16），**脳梁 Corpus callosum** と**前交連 Commissura anterior** がこれに相当する．この交連線維は皮質の広範な領域から由来しており，脳の中間部分では脳梁として認められる．脳梁を通って対側の半球に達した神経線維はその後，扇形に大きく広がり（脳梁放線 Radiatio corporis callosi），対側の鏡像の位置に相当する皮質領域に達している．この鏡像の関係は，1次視覚野（第17野）と体性知覚性皮質の手や足の領域では認められない．

この交連線維は放線冠 Corona radiata の線維や連合線維を横切って走行している．脳梁は大脳半球の長さよりも短くなっているので，吻側端である脳梁膝部 Genu corporis callosi や後端である脳梁膨大部 Splenium corporis callosi を通り抜けている線維は，対側の前頭葉あるいは後頭葉に達するために，弓形になる必要がある（大鉗子 Forceps major，小鉗子 Forceps minor）（図9.16）．

9.6 大脳皮質における機能局在

9.6.1 検査法

昔から神経内科医や脳科学者たちは個々の脳の機能が，特定の脳の部分に局在しているのではないだろうかという課題に関心を抱いてきた．19世紀中頃から，ある特定の神経脱落症状を呈していた患者の解剖所見を臨床症状と対比させるという大変労力を要する方法により，研究者たちはこの疑問に答えてきた．

この病理解剖学的な手法により皮質における機能局在を決定する方法は，1870年頃からは，動物やヒトの脳を電気刺激あるいは化学物質により刺激する方法によってさらに深められた．その後になって開発された，定位脳手術，電気脳波図や個々の神経細胞からの電位を記録する微小電極法などの手段により，より精細な脳の機能的地図が作り上げられた（図9.17）．脳機能が脳のどこかに局在しているという従来の考え方は，1世紀半を経過した現在でもなお正しいものである．特に1次性皮質領域に関しては今もなお当てはまる考え方であり，これについては後ほど記載する．

しかしながら，最近の20年間で脳機能に関する神経生物学的な研究は，より新しい，より優れた研究手段の出現，特に脳機能イメージングの開発により，以前のものと大きく変化して

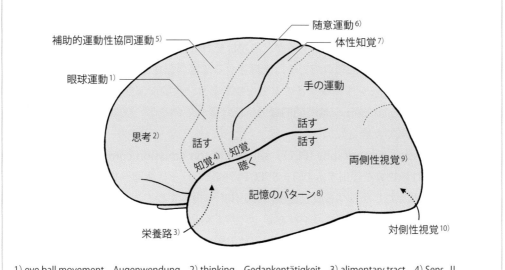

図 9.17 大脳皮質の機能　脳神経外科的手術の際に皮質を電気刺激して決定されたもの

(Penfield W, Rasmussen T : The Cerebral Cortex of Man. Macmillan, New York, 1950 より引用)

きている．個々の脳の機能をある特定の脳皮質に局在させる考え方（Brodmann や Penfield などの多くの他の研究者たちによる）ではなくて，最近では機能的脳ネットワーク functional neuronal networks という考え方が主流となってきている．現在では，脳の機能，特に言語や認知や特殊な行動パターンの制御などの高次の機能は，限られた脳皮質領域に限局させることはできないということが明らかになってきている．そうではなくて，これらの複雑な機能の個々の要素は幾つかに分散した皮質領域でそれぞれ個々に分担されており，これらが互いに連絡し合いながら総体として 1 つの機能を発揮するようになっていると考えられている．

　以前は，脳機能の局在を調べる研究は損傷された脳を調べる方法（病巣アプローチ lesional approach）か，脳刺激などによる脳の非生理的な実験方法により行われてきた．これに対して，神経イメージングを用いる方法は，脳機能が実際に発揮されている状態を，脳を全体として把握し，脳機能の複雑な過程を生理学的な基盤でもって解明しようとするやり方である．

　これらの脳イメージングでよく用いられる方法が，脳磁図 magnetoencephalography（MEG），positron emission tomography（PET），single-photon emission computed tomography（SPECT），functional magnetic resonance imaging（fMRI）である．

▶ **脳磁図 magnetoencephalography（MEG）**　MEGは大脳皮質の中に作られた磁場を測る方法であり，電気的な活動を把握する方法ではない．後者は脳波により把握される現象である．脳組織や頭蓋骨は電場は著しく減弱させるが，磁場はそれほどではない．そのためMEGは脳波よりも機能イメージングとして優れている．把握される磁場の強さはかなりなものであるので，脳からの3次元のイメージを構成することも可能であり，大脳深部からのものも描出可能である．MEGによる機能イメージは時間的な分解能は優れているが，空間分解能は比較的劣っている（fMRIと比較した場合）．

▶ **positron emission tomography（PET），single-photon emission computed tomography（SPECT）**　放射性核物質を使用するPET，SPECTは脳における代謝過程を解明する目的で用いられている．それぞれしかるべき放射性核物質を体内へ投与することにより，酸素と糖の消費状態が直接測定される．また同様のやり方で，シナプス活動の様子や受容体の分布状態も把握することができる．欠点は個々の患者における放射線の被曝量であり（必ずしも問題にならない程度ではない），また技術的な難しさと，検査にかなりの費用がかかる点である．PETで用いられる放射線活性アイソトープのある種のものは，非常に短い半減期を有しているので，スキャナーのすぐ近くでサイクロンにより作られる必要がある．さらに，PETの時間的および空間的分解能はあまり優れたものではない．

▶ **functional magnetic resonance imaging（fMRI）**　上に述べたMEGとPET，SPECTにおいてみられたほとんどの諸課題はfMRIでは問題とならない．この検査法はオキシヘモグロビンoxyhemoglobinとデオキシヘモグロビンdeoxyhemoglobinの磁場的差異を利用することにより成り立っている．局所の脳活動の変化は局所の脳血流に直ちに反映されるだけでなくて，これらの2つのヘモグロビンの相対的な濃度に反映される．この変化はMRI信号のごく微小の変化として把握される．MRIは身体に対して何ら害は加えないと考えられているので，この検査法は長くかつ繰り返し行うことができる．fMRIは現在では脳活性を研究する方法としてPETに代わるものとなっているが，脳の代謝過程を把握する能力は劣っている．

　これらの新しい研究方法により得られた知見を基に，大脳皮質における機能局在について新しい観点からの記載を以下のところで行うこととする．

9.6.2 1次性皮質領域

　機能という観点から眺めてみると，大脳皮質は1次性皮質領域といろいろな形の連合野に分類することができる．

　1次性皮質領域の大部分のものは，知覚性の機能を有している．すなわち，これらの領域は体性知覚性神経路の中枢神経系における最終到達点であり，また特殊な知覚（視覚，聴覚など）の神経路の最終地点である．これら求心性情報は視床で中継された後に，皮質領域に達してい

る．1次性皮質領域はそれぞれの知覚刺激をそのままの，何ら加工しない形で意識レベルに伝えるように働いている．すなわち何ら刺激を分析することなくそのまま伝えていることになる．個々の1次性皮質領域は特徴的な解剖学的形態を示さないし，脳表にみられる個々の脳回に正確に一致しているものでもない．むしろ，ここの皮質領域は，視床から投射される領域に対応している．

いろいろな1次性知覚皮質領域以外に，1次性運動皮質領域があり，ここからは錐体路を通り脊髄へ，さらに最終的には筋肉へと運動性インパルスが送られている．

1次性体性知覚皮質領域と1次性運動皮質領域

▶ **局在と機能** 1次性体性知覚皮質（第3, 2, 1野，図9.18）は，頭頂葉の中心後回 Gyrus postcentralis と中心前回 Gyrus praecentralis の一部に相当している．これは大脳外側面より始まり，上に伸びて大脳半球の内側面に達している．内側面では中心傍葉 Lobulus paracentralis の後半部分を占めている．1次性体性知覚領域は対側の手足，躯幹や顔面における痛覚・温度覚や固有知覚を意識レベルに伝えるように働いている．この求心性のインプットは視床の後外側腹核・後内側腹核 Nucleus ventralis posterolateralis et posteromedialis から由来している（図6.4）．ある種の刺激，特に疼痛刺激は，視床レベルである程度漠然とした感覚として知覚されるが，その刺激のさらに詳しい内容，例えば，局在や強さ，刺激の内容などは大脳皮質領域において初めて受け止められている．振動覚と位置覚は大脳皮質の関与がなければ認識することが不可能である．

▶ **1次性運動皮質**（第4野）はほぼ前頭葉の中心前回に相当し，その他に中心溝の前壁を含み，大脳半球内側面では中心傍葉の前半部分を占めている．第4野の第5層には特徴的な Betz 錐体細胞が含まれている．この細胞からは，伝導速度の速い，厚く髄鞘に囲まれた神経線維からなる錐体路が出ている．このように第4野は随意運動発祥の地と考えられ，錐体路と脊髄にある前角細胞を介して筋肉へ運動性インパルスを送っている．この領域は，脳の他の領域から求心性のインパルスを受け取っており，随意運動を計画したり，開始する際に役立っている．特に視床の後吻側腹側核 Nucleus ventrooralis posterior（v.o.p. 核）や第6野，第8野，体性知覚皮質領域からインパルスが入っている（図6.4）．

▶ **体性局在性配列と可塑性** 1次性体性知覚皮質領域と1次性運動皮質領域には体性局在性配列がみられ，身体のいろいろな部分が脳表に局在して存在している（脳表における逆立ちコビト，図9.19）．この地図は元々は病理解剖学的な手法により作り上げられたものであった（図9.20）．この所見は，Penfield により，手術中に脳を電気的に刺激する方法で，さらに詳しいものとなり（図9.21），次いで電気生理学的な手法が Marshall により行われ，近年では PET, fMRI, MEG などを用いる研究によりさらに洗練されたものが得られるようになってい

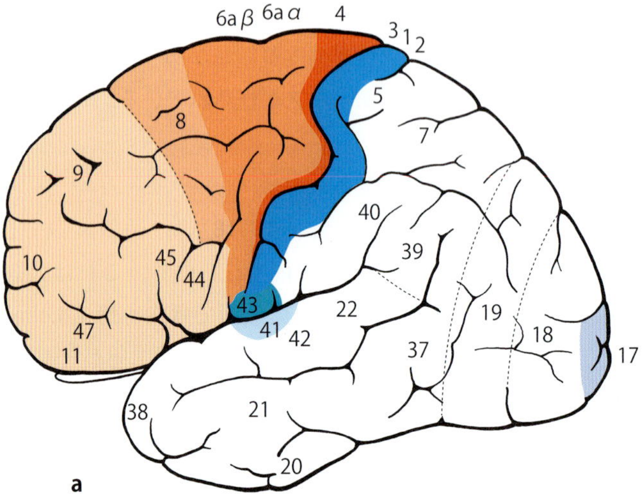

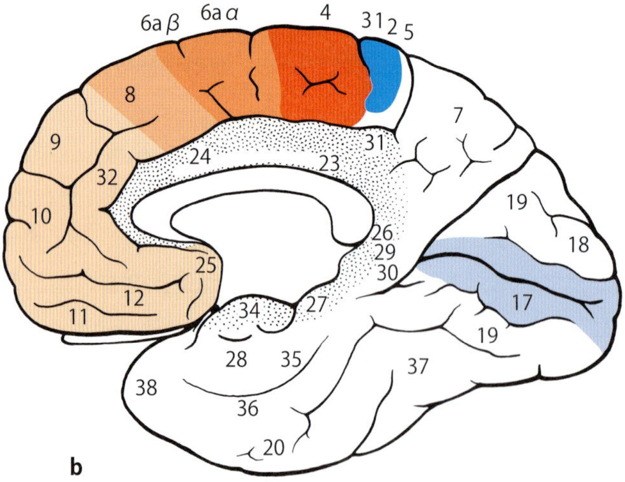

図 9.18 1 次性皮質野，運動野前域，前頭前野の模式図
a：外側面．b：内側面．

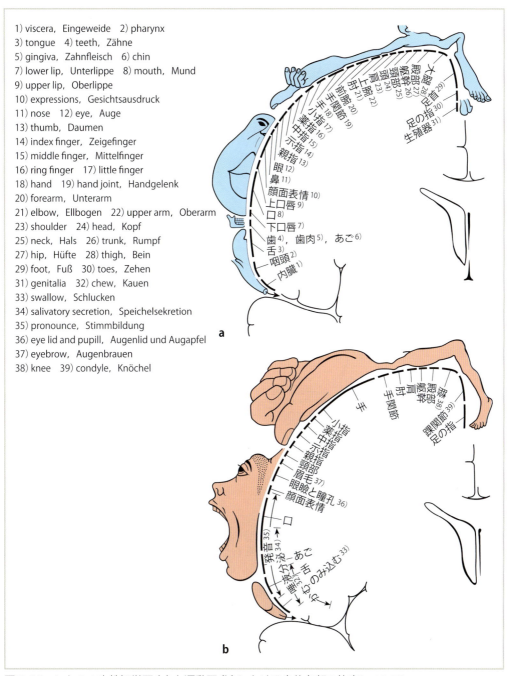

図 9.19 ヒトの1次性知覚野（**a**）と運動野（**b**）における身体各部の比率について

(Penfield W, Rasmussen T : The Cerebral Cortex of Man. Macmillan, New York, 1950 より引用)

1) viscera, Eingeweide 2) pharynx
3) tongue 4) teeth, Zähne
5) gingiva, Zahnfleisch 6) chin
7) lower lip, Unterlippe 8) mouth, Mund
9) upper lip, Oberlippe
10) expressions, Gesichtsausdruck
11) nose 12) eye, Auge
13) thumb, Daumen
14) index finger, Zeigefinger
15) middle finger, Mittelfinger
16) ring finger 17) little finger
18) hand 19) hand joint, Handgelenk
20) forearm, Unterarm
21) elbow, Ellbogen 22) upper arm, Oberarm
23) shoulder 24) head, Kopf
25) neck, Hals 26) trunk, Rumpf
27) hip, Hüfte 28) thigh, Bein
29) foot, Fuß 30) toes, Zehen
31) genitalia 32) chew, Kauen
33) swallow, Schlucken
34) salivatory secretion, Speichelsekretion
35) pronounce, Stimmbildung
36) eye lid and pupill, Augenlid und Augapfel
37) eyebrow, Augenbrauen
38) knee 39) condyle, Knöchel

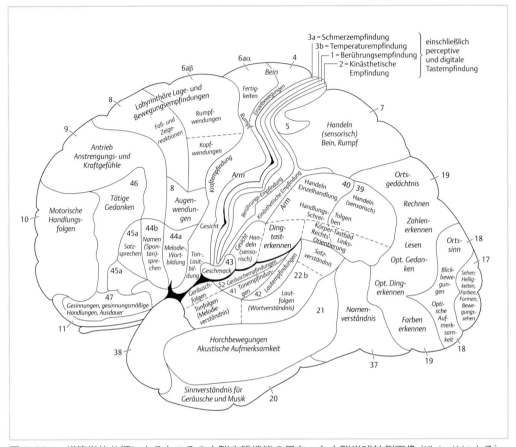

図 9.20 a 構築学的分類によるところの大脳皮質機能の局在　左大脳半球外側面像（Kleist K による）

る（図 9.22）．fMRI を用いると，何らかの動作を行っている正常で健康なヒトにおける活性化された脳を可視化することができる．

　これらの皮質における地図上での個々の領域の広さというものは，必ずしも身体における各部の広さと対応しているものではない．例えば，舌，口，顔面などの知覚線維が豊富に分布している領域は地図上で大きな面積を占めているが，一方知覚線維が疎にしか分布していない腕や大腿や背中などの領域の面積はかなり狭いものとなっている（図 9.19）．

　さらに言えることは，この地図は固定したものではないということである（以前にはこの地図は固定した変わりのないものと考えられていた）．すなわち，身体のいろいろな部分におい

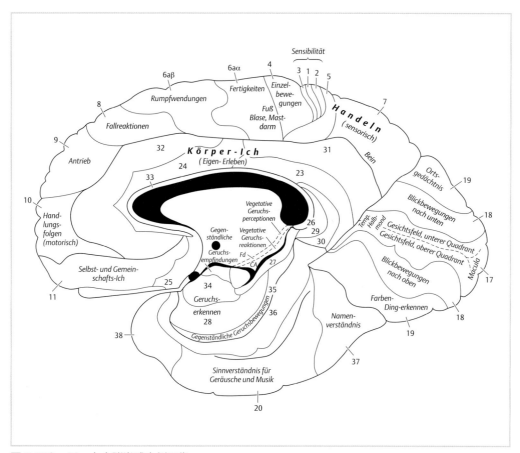

図 9.20b 同，右大脳半球内側面像

(Kleist K：Gehirnpathologie. Handbuch der ärztlichen Erfahrungen im Weltkrieg 1914/18, vol 4, Barth, Leipzig, 1922-1934 より引用)

て，それが使われる頻度に応じて，対応する地図上の面積が広くなったり，逆に狭くなったりする．例えば，サイコロを親指と人差し指でつまむという触覚性識別覚を刺激するような動作を長く続けると，これらの指に対応する皮質領域が広くなることが証明されている．また手足の損傷や切断の場合にも，皮質に著明な変化が生じてくる．このような場合には大脳皮質における体性局在を示す地図は数 cm ほどもずれてくることがある．

　例えば，腕が切断された場合，これ以前には腕からの刺激に反応していた領域が，新たに顔面からの刺激に反応するようになる．この変化は，脳における神経再構築により生じている現象である．

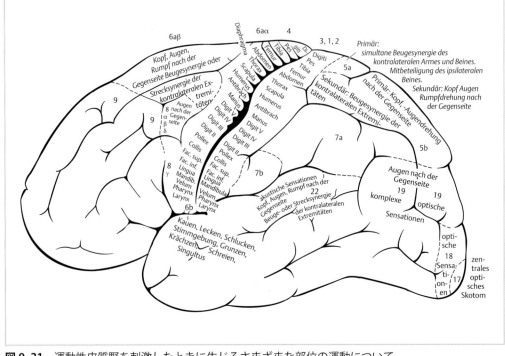

図 9.21 運動性皮質野を刺激したときに生じるさまざまな部位の運動について

(Foerster O：Großhirn. Handbuch der Neurologie, vol 4, Bumke O, Foerster O eds, Springer, Berlin, 1936 より引用)

　幻肢痛 phantom pain のような疼痛をもたらす状況と，皮質に新たに出現する知覚局在の変化という現象の間に何らかの関連が存在しているのではないかという課題に対して，近年多数の研究が行われている．もし何らかの関連があるのであれば，これらの関連を変化させたり抑制することにより，幻肢痛のような激しい疼痛を治療したり，あるいは予防しうることが期待される．

　▶ **皮質コラム（皮質柱）cortical columns**　皮質の地図では，皮下にある受容器で知覚され，すでに記載した神経路により伝えられる表在性の知覚（触覚や圧覚など）に対する体性局在が認められるのに加えて，その他の知覚（固有知覚，温度覚，痛覚）などに対応する体性局在をもった地図が認められる．これらの地図は，ほぼ同一の皮質領域のより深い層に局在している．このため，これらの知覚はほぼ皮質コラム（皮質柱）cortical columns とでも呼ぶべき構造に分布していることとなる．それぞれのコラムは身体各所における限定された，狭い範囲を担当しており，いろいろな深さにおける神経細胞が，それぞれ異なる知覚刺激に反応している．このような解剖学的特性のおかげで，脳は，いろいろな解剖学的に異なる神経経路を介して脳に達し

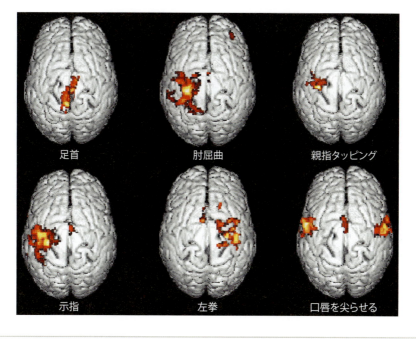

図 9.22 fMRI により調べた，健常人における身体各部の皮質上での位置

fMRI により得られた所見がヒトの脳モデルの上に描出されている．30 人の健常人において，身体各所における反復動作を行わせることによりデータは得られている．明るい色の部分が脳活動に対応している．すなわち，明るい部分が反復動作の際に活性化された皮質領域である．この方法により決定された皮質領域は Penfield と Foerster により以前に見つけられていた領域と完全に一致している（**図 9.21**）．このように fMRI は，健常人，患者の両者において，非侵襲的に脳地図を作成することが可能である．この画像は Grodd 教授の厚意により提供された（Lotze M, Erb M, Flor H et al : Neuroimage 11：473-481, 2000 より引用）．

ているさまざまな知覚刺激を，同時に受け止めることが可能となっている．

▶ **1 次性体性知覚皮質領域に病巣**がある場合には，反対側の身体における知覚鈍麻や脱失（触覚，圧覚，痛覚，温度覚，二点識別覚，位置覚）が生じる（**対側の半身知覚鈍麻 contralateral hemihypesthesia，半側知覚脱失 contralateral hemianesthesia**）．

第 4 野の病変では**対側の弛緩性片麻痺 contralateral flaccid hemiparesis** がみられる．痙性片麻痺 spastic hemiparesis となるためには，近傍の運動前野 premotor area と下を結合している神経線維路がともに障害される必要がある．すなわち錐体路系のみでなく錐体外路系の損傷も加わって初めて痙性麻痺となるのである．体性知覚性皮質領域のみに限局したてんかん発作の場合には，反復した運動動作の出現（例えばビクビクとした限局した発作）や対側の顔面や

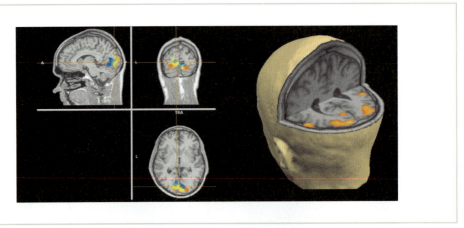

図 9.23　fMRI により調べられた 1 次性視覚皮質領域の機能局在

健常人に拡大するリングを見させて，そのときに得られる皮質での活動を脳のモデルの上に描出した画像．鳥距溝にある1次性視覚領域と，2次性視覚領域が活性化されている．Grodd 教授の厚意により提供された画像である (Kammer T, Erb M, Beck S, Grodd W : Topographie von Phosphenen : Eine Studie mit fMRI und TMS. 3. Tubinger Wahrenmungskonferenz [3rd Tubingen Conference on Perception]，2000 より引用).

身体における痺れ感がみられる（運動性あるいは知覚性 Jackson 型発作).

1 次性視覚皮質領域

▶ **局在と視覚局在性配列**　1 次性視覚皮質領域は後頭葉の第 17 野に相当する（図 9.17，図 9.18).後頭葉内側面にある鳥距溝 Sulcus calcarinus の深部とこの脳溝のすぐ上とすぐ下の脳回に存在しており，後頭極の外側面にもわずかに広がっている（図 9.23).断面を見ると Gennari 線条 band of Gennari が認められるので，視覚野は有線野 Area striata とも呼ばれている.ここへの求心性インパルスは外側膝状体 Corpus geniculatum laterale から視放線を経て到達しており，網膜局在性分布 retinotopia を示している．一側の視覚皮質には，同側の網膜側頭部および対側の網膜鼻側部からのインパルスが入っている．そのため左側視野は右の視覚皮質に入り，反対に，右側視野は左の視覚皮質に入っている（図 4.9).黄斑部 macula からのインパルスは第 17 野の後ろ部分，すなわち後頭極の辺りに入っている．

▶ **視覚皮質領域におけるコラム構造（柱構造)**　1 次性視覚皮質領域にある神経細胞は，対側の視野内にある，それぞれ個別の位置と方向性をもった刺激に反応している．同じ方向性をもった刺激に反応する細胞群が垂直に伸びるコラム構造（柱構造）の中に分布している．それぞれのコラムの幅は 30〜100 μm である．隣り合うコラム同士は風車様に配列している（図 9.24).
　方向性に反応するコラム（方位選択性コラム orientation column）は，定間隔の割合で，色刺

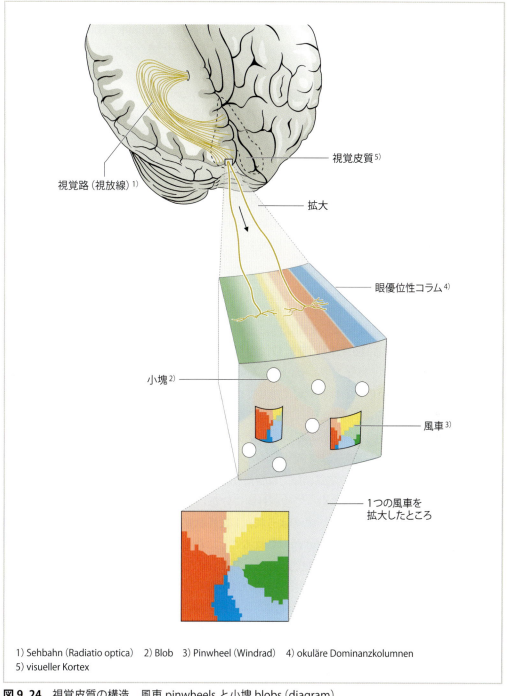

1) Sehbahn (Radiatio optica)　2) Blob　3) Pinwheel (Windrad)　4) okuläre Dominanzkolumnen
5) visueller Kortex

図 9.24 視覚皮質の構造　風車 pinwheels と小塊 blobs (diagram)

激に反応する神経細胞を含んだ小塊 blobs と呼ばれる構造物により分けられている（図9.24）．1次性視覚領域で重要な第3の構造物が眼優位性コラム ocular dominance column である．それぞれの眼優位性コラムは一側の眼の視覚刺激に反応し，それに隣り合うコラムは対側の眼の刺激に反応している．

　これら3つの要素が集まって，1つのハイパーコラム hypercolumn を構成しており，ほぼ 1cm^2 を占めている．このハイパーコラムが，視覚皮質上にほぼ規則正しく配列している．互いのハイパーコラムは水平に走る細胞により結合されている．これらの機能的かつ構造的な配列により，視覚皮質は視覚刺激に対して，その形と色を把握できるようになっている．視覚皮質を直接刺激してみると（例えば脳神経外科手術を覚醒下に行う患者などにおいて），光が輝くような，明るい線とか，色などの感じが得られる．

　一側の第17野が障害されると，対側の半盲 hemianopsia がみられる．この領域が部分的に損傷されると，不完全な形の1/4半盲が出現する．後頭極にある鳥距溝の後半部分が損傷されない限り，中心視野は保たれる．

1次性聴覚皮質領域

▶ **局在**　1次性聴覚皮質領域は，上側頭回の上内側面にある Heschl 横回 transverse gyri of Heschl（第41野）にある（図9.10，図9.17，図9.18，図9.25）．両側の Corti 器官 organ of Corti から生じた刺激は，外側毛帯 Lemniscus lateralis を経て内側膝状体 Corpus geniculatum mediale に入り，ここから1次性聴覚野に達している．このように，それぞれの1次性聴覚皮質領域は両側の耳からの音刺激に反応している（両側性投射）．

▶ **音局在性配列**　1次性聴覚皮質領域は多くの点で1次性視覚皮質領域とよく似た構造を示している．それぞれの神経細胞はそれぞれ固有の周波数の音に反応するようになっている．聴き取れる音に反応する細胞は，皮質領域では音局在性に配列されている．すなわち，低い周波数に反応する細胞は Sylvius 裂に沿って吻側外側に分布しており，これに対して高い周波数に対する細胞は尾側内側にみられる．このように，1次性聴覚皮質領域では，内側から外側に向かう，等周波数帯 isofrequency band がみられることになる．第41野の神経細胞は，個別の周波数の音に反応するだけでなく，個別の強さの音に反応している．

▶ **コラム構造**　1次性聴覚皮質領域でも，両側の耳から入ってくる刺激に反応するコラム構造がみられる．両耳に入ってきた刺激に対して，2種類の細胞群が違った形で反応している．1つのグループの細胞は，1つの耳からの刺激よりも，両側の耳への刺激により強く反応している（EE neurons）．一方もう1つのグループの細胞は，両耳が同時に刺激された場合には抑制されるようになっている（EI neurons）．これらの細胞からなるコラムは1次性聴覚皮質領域に交互にみられ，ちょうど，1次性視覚皮質領域における眼優位性コラム ocular dominance col-

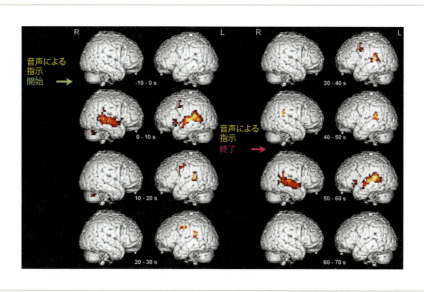

図 9.25 fMRI により調べられた 1 次性聴覚皮質領域と言語中枢の機能局在

18 人の健常人において，月の名称を聞き，話された月の名称を繰り返すことが命じられた．言葉を聴くと，Heschl 横回にある 1 次性聴覚皮質領域が両側で活性化された．一方，言葉を繰り返して発音した場合には，左大脳半球のみが活性化された．特に頭頂葉の角回（Wernicke 野）と下前頭回（Broca 野）が活性化された．Grodd 教授の厚意により提供された画像である（Wildgruber D, Kischka U, Ackermann H et al：Cognitive Brain Research 7：285-294，1999 より引用）．

umn とよく似た形となっている（図 9.24）．このコラムは等周波数帯に対して接線方向に配列されている．1 次性聴覚皮質領域におけるその他の特徴は，周波数が同じでも振幅が異なる刺激の場合には，違う神経細胞が興奮していることである．

1 次性聴覚皮質領域を直接刺激してみると，低周波数の音が，大きくあるいは小さく感じられるが，言葉として聞こえることは決してない．

▶ **1 次性聴覚皮質領域が一側で損傷**されても，ごく軽い聴力障害が生じるにすぎない．なぜならば，聴覚路は両側性に投射しているからである．たいていは音を聞き分けるという行為が障害されることとなり，同じ周波数で同じ強さの幾つかの音の中から 1 つの音を聞き分けるという能力が障害されてくる．

1 次性味覚皮質領域

味覚に関係するインパルスは脳幹にある孤束核 Nucleus solitarius の吻側部分にまず生じ，次いで中心被蓋路を経由して，視床の後内側腹側核 Nucleus ventralis posteromedialis で中継している．その後は，内包後脚を通り，下前頭回にある弁蓋部 Pars opercularis の部分で，体

性知覚性皮質領域の腹側，外側溝の上の部分にある1次性味覚皮質領域に終わっている（第43野，図9.18）．

1次性前庭覚皮質領域

脳幹の前庭神経核の神経細胞は視床の後外側腹側核 Nucleus ventralis posterolateralis と，後下腹側核 Nucleus ventralis posteroinferior，さらに外側膝状体の近くにある視床の後核群へと，両側性に投射している．これらの領域から，頭頂葉内の第2v野へ伝えられている．この領域は頭頂間溝 Sulcus intraparietalis の基部に存在し，中心後回における手と口の領域のすぐ後ろに位置している．第2v野をヒトにおいて直接電気刺激を加えてみると身体動揺感やめまいが生じる．この領域の細胞は頭位の変換により興奮される．この領域には，視覚系，固有知覚系からの情報も入っている．前庭系からのインパルスを受け取っている皮質領域は，これ以外に第3a野がある．この領域は運動性皮質に近い中心溝の基部に存在している．第3a野にある神経細胞の働きは，おそらく体性知覚，特殊知覚，運動系からの情報などを統合して頭位や身体の位置をコントロールすることであろうと考えられている．

第2v野が大きく障害されると空間におけるオリエンテーションがつかなくなる場合もある．

9.6.3 連合野 association areas

単モード連合野（単モダリティー連合野）unimodal association area

単モード連合野は1次性皮質領域のそばに存在している．これらの連合野の機能は，大雑把に言ってみれば，1次性皮質領域に生の形で伝わったインパルスをより深いレベルで解釈することにある．連合野に伝えられた知覚情報は以前にそこに蓄えられてきた情報と比較され，意味付けがなされる．視覚の連合野は1次性視覚領域（第17野）のそばの**第18野**と**第19野**にある．これらの連合野は第17野から得られた基本的な視覚情報を受け取り，より高次のレベルの分析を行っている．体性知覚性皮質領域の連合野は，1次性知覚皮質領域の後ろで，**第5野**にある．聴覚系の連合野は上側頭回にある（**第22野**）（図9.18）．単モード連合野は1次性皮質領域から，連合線維を介して情報を受け取っている．視床からは直接インパルスは入っていない．

▶ **単モード連合野が障害された場合**には，**無視 neglect** などのような，複雑な症状が出現する．これはたいていは非優位側半球の頭頂葉連合野での病変の場合に生じることが多い（392頁の症例提示3を参照）．

多モード連合野（多モダリティー連合野）multimodal association area

単モード連合野と異なり，多モード連合野は単一の1次性皮質領域と結合しているのでは

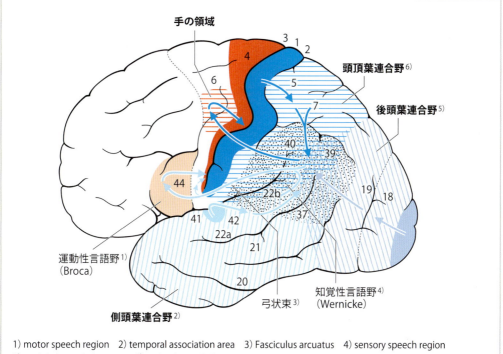

図 9.26 角回のところにて互いに接して存在している頭頂葉-後頭葉-側頭葉内連合野

Broca および Wernicke 言語野は，2 次性連合野から 3 次性連合野への連合線維，およびこれらから運動野前域の顔面，発音，手領域への連合線維とともに書き入れてある．

ない．この連合野は多くの皮質領域と求心性，遠心性の結合をしており，多くの体性知覚性やその他の知覚系からの情報を得ている（図 9.26）．この領域は運動と言葉に関する概念がまず最初に形成される箇所であり，知覚系からのインプットに依存しない神経活動がまず形成される領域である．最も大きな範囲を占める多モード連合野は前頭葉にみられる multimodal portion of the frontal lobe（これについては以下の部分で記載されている）であり，全新皮質の 20％を占めている．もう 1 つの重要な多モード連合野は頭頂葉の後ろの部分にみられる．頭頂葉の前部分は体性知覚性情報を受け入れているが（第 1，2，3，5 野），この後ろ部分の領域は体性知覚性情報と視覚性情報を統合して，複雑な運動の遂行を可能にしている．

9.6.4 前頭葉 frontal lobe

前頭葉は 3 つの主要な領域に分けることができる．すなわち，1 次性運動皮質（第 4 野），

運動野前域（第6野）と多モード連合野である前頭前野 prefrontal region の3つの部分である（図9.18）．

前頭葉には，中心溝 Sulcus centralis より前のすべての皮質領域が含まれる．すなわち，中心前回 Gyrus praecentralis にある1次性運動皮質（第4野），運動野前域 premotor region（第6aα，6aβ，8野），前頭前野 prefrontal region である第9, 10, 11, 12, 45, 46, 47野と運動性言語野である第44野である．

前頭葉の先に記載した2つの領域（第4野と第6野）は，動作の企図や規制において1つの機能的な系を形成している．これに対して前頭前野は認知作用や運動の制御作用に関与している（401頁）．

▶ **中心前回 Gyrus praecentralis（1次性体性運動皮質 primary somatomotor cortex）** 中心前回（第4野）からすべての随意運動は由来している．この随意運動系は霊長類やヒトになってやっと出現してくるものである．乳飲み子たちが行う行動は，全体的な粗大な運動であり，この運動は錐体外路系により行われている．その後，徐々に運動は目的をもったものとなっていき，錐体路が完成するにつれて，運動は洗練されたものになっていく．複雑な行為をうまく行うには，さらに練習を積んだり，基本的な特定の動作を経験することが必要となってくる（運動性エングラム motor engram）．

1次性運動皮質 primary motor cortex は中心溝より前にある脳回のところを占め，大脳半球内側面で，中心傍葉 Lobulus paracentralis の前の部分にまで広がっている．この皮質は無顆粒性不均一型タイプ agranular heterotype のもので，約4～5mm の厚さがある．第5層には典型的な Betz 錐体細胞がみられ，ここから髄鞘に厚くおおわれた錐体線維が出ている．

第4野への求心性線維は，視床の後吻側腹側核 Nucleus ventrooralis posterior, 第6, 8野にある運動野前域 premotor region, 体性知覚領域から来ている．錐体路線維の約40％は第4野から，約20％は中心後回 Gyrus postcentralis から，残りはたぶん運動野前域から由来していると考えられる．第4野から生じる線維のうち，たった3～4％のもののみが，大型 Betz 錐体細胞から由来している．

第4野を刺激すると，対側の身体に痙攣が生じるが，一部は同側性にみられる（躯幹，顔面）．第4野や，第3, 1, 2野でも同様に身体は逆立ちして配列されている．特に細かい動作を行う部分は特別に大きな領域を占めている．身体の対側部分に痙攣を引き起こすためには，ごく弱い刺激でも十分である．第4野に病変が生じると，これに対応する反対側の身体部分に弛緩性麻痺 flaccid paresis がみられる．そばにある運動野前域 premotor region が同時に障害されると痙性麻痺 spastic paresis となる．第4野が障害されてもかなりの程度まで回復することがあるが，四肢の末端部分は高度に麻痺したままである．

▶ **運動野前域 premotor region** 運動野前域（第6aα，6aβ，8野）は，錐体外路系の皮質中

枢である．ここは，第4野とよく似た皮質構造を示すが，大型錐体細胞はみられない．この部は視床の前外側腹側核 Nucleus ventralis anterolateralis と双方向性に結合している（この視床部分はさらに淡蒼球 Globus pallidus と小脳に結合している）．

1次性皮質，運動野前域，小脳の間には反射回路が形成されている（小脳前頭橋路）．運動野前域の皮質に腫瘍ができると，前庭機能障害がみられ，転倒傾向が出現する．連合線維や交連線維を介して運動皮質は他の皮質領域より影響を受けている．

第6野を刺激して運動を引き起こすためには，第4野よりも強く刺激する必要がある．この際，通常，協同筋群の収縮と拮抗筋の弛緩が生じる．第4野を切除するか，第4野と第6野の間にメスを入れて両者の連続を切断した後に，第6野を刺激してみると，手，足の部分に粗大運動様の目的のない常同的運動や，躯幹，頭，目の捻転運動（前頭葉向反野 frontal adverse field）がみられる．運動野前域から生じたインパルスは大部分は第4野を経て，一部は直接に錐体路系あるいは錐体外路系の構成要素となって走行する．前述したように，第4, 6野，大脳基底核の間には反射回路が成立しており，この反射回路を介して運動系に対して影響が与えられている．運動前域の皮質が障害されると，対側の痙性が生じる．運動野前域が脊髄伸展反射に対して抑制的影響を及ぼしているのは明らかである．第6野と第8野を刺激すると，眼，頭，躯幹を反対へ曲げる発作が出現する（向反発作 adverse attack）．

さらに，大脳半球の内側面で，足の領域の前で，帯状回の上には補助運動野 supplementary motor area が認められる．この部分が障害されると，把握反射 grasp reflex，強制把握 forced grasping がみられる．

臨床での観察から，運動野前域もまた，体性知覚皮質，視覚皮質，聴覚皮質の連合野と同様に，過去の印象を記憶しているであろうと考えられており，ここには以前に経験した運動性活動が蓄えられていると想定されている（運動性エングラム motor engram）．

そのため，運動野前域が障害されると，ここに記憶されている運動性エングラムが消失してしまうので，巧みな動作ができなくなる．そのために，麻痺による随意運動障害がみられなくても，四肢運動性失行症が出現する．こうなってしまうと，患者は以前には自動的に行えていた動作を再びもう一度学習し直す必要が出てくる．

一見随意運動のように見える多くの動作のうち，大部分は不随意のものであり，大脳皮質を介する反射回路により，以前に作成されたプログラムに従って自動的に遂行されているのである．ある決まった刺激により，絶えず繰り返されることによりこれらの動作は習得されている．例えば，車を運転しているときに，突然目の前に障害物が現れると，即座にブレーキを踏む．この場合の反射路は網膜から出て，視放線を通り，第17, 18, 19野に進む．このようにしてその障害物が何であるかが判断され，連合線維を介してインパルスが生じ，このインパルスが運動皮質を介して脊髄へと達し，最終的には以前に作成され，記憶されていたプログラ

ムに従って，ブレーキを踏むのに必要な筋肉の収縮が生じているのである．

　運動性眼野 motor eye field である第8野は，運動前域に数えられている．この部分より，随意性眼球運動 voluntary eyeball movement が行われている（図9.17，図9.18，図9.21，図4.21）．この部分を刺激すると対側への共同偏視 Déviation conjuguée がみられる．これに対してこの部分が破壊されると対側の第8野が優勢になるために，病巣側への共同偏視が生じる（図4.24）（患者は病変側をにらむ）．

9.6.5 高次大脳皮質機能と皮質障害による大脳機能障害

　この項では，より重要な高次大脳機能とこれが障害された場合の臨床像につき記載する．これらの非常に複雑な機能を十分に理解するためには，神経精神学 neuropsychology に関する知識と神経精神学的な検査法に関する基本的な理解が必要になってくる．これらについては必要に応じて手短に説明してある．ここでは，言語，認知，複雑な動作に関する立案，社会的な行動のコントロールなどについて記述してある．これらの機能はほとんどのものは，多モードの連合野において執り行われている．ここは大脳皮質の表面積のほぼ半分以上の広さを占めており，1次性体性知覚領域，視覚領域，聴覚領域，運動野，視床枕の内背側部分と外後側部分などからインパルスを受けており，さらに両側の大脳半球の他の連合野からもインパルスを受けている（図9.26）．

▍言語と局在—失語症 aphasia

　言語はヒトの脳機能の中で最も重要でかつ複雑なものの1つである．ほぼ95％ぐらいのヒトでは，言語に関する領域は左大脳半球の前頭葉と側頭頭頂葉内の連合野に存在している．これは通常は利き手（右手）の反対側に相当している．しかしながら，言語に関係する幾つかの重要な要素，例えば感情的な要素などは右大脳半球が司っている．主な言語中枢としては左前頭葉基部（Broca野，第44野）と側頭葉の後ろの部分で頭頂葉と接する部分（Wernicke野，第22野）がある（図9.26）．

　これらの領域は，純粋に音を聞き取る領域（聴覚性皮質，Heschl横回），純粋にものを見る領域（視覚皮質），言葉を話すための運動領域などの1次性知覚皮質領域や1次性運動皮質領域からは，空間的に区別された部分に存在している．PETやfMRIにより局所脳血流を測定した研究によると，意味のない文字を羅列したものを眺めさせた場合には，主に視覚皮質領域が活性化され，単なる音刺激では主に1次性聴覚皮質領域が活性化されることがわかっている（図9.25）．これに対して，意味のある言葉や文章を眺めさせたり聞かせたりすると，Wernicke野が活性化される．このようなやり方で，脳は言葉と言葉でないものを，視覚や聴覚系で区別しており，この2つは異なる大脳皮質領域において処理されていることがわかる．

Broca 野はヒトが話すときに活性化されるが，音を実際に声に出さずに黙読するだけでも活性化される．一方，単に単語を繰り返す場合には，島 Insula が活性化される．このことから，言語を作り出すには 2 つの経路が役立っていることがわかる．"自動的な言葉 automatic language"では，インパルスは 1 次性視覚野か聴覚野を活性化し，次いで島を活性化し，最後に 1 次性運動皮質領域を活性化する．一方，"非自動的な言葉 nonautomatic language"では，1 次性運動皮質領域の活性化に続いて，直ちに Broca 野が活性化される．Wernicke 野は言葉としての音の分析過程にもっぱら関与している．

▶ **失語症 aphasia**　言語機能の障害は失語症と呼ばれる（さまざまなタイプの失語症は時には総称して失語症群 the aphasias と呼ばれることがある）．失語症の中でも話すことが障害されるタイプ，書くことが障害されるタイプ（書字困難 dysgraphia，失書 agraphia），読むことが障害されるタイプ（読字困難 dyslexia，失読 alexia）などがある．失語症は，発声に関与する諸構造物の障害による症状と区別される．これは構音障害 dysarthria, anarthria（例えば，錐体路障害，小脳神経路の障害，発声筋を支配する脳神経核を含んでいる脳幹が球麻痺などにおいて障害された場合や，発声筋自体の障害などが原因となっている）と呼ばれている．

　構音障害の場合には，言語形成自体（文法的，文章構成など）が障害されるよりも，音的な要素が障害される．失語症は，患者の話し方が流暢で速いものか，あるいはつっかえつっかえで間違いが多いものであるのか，により流暢タイプ fluent か非流暢タイプ nonfluent に分けられる．さまざまな重要なタイプの失語症について，その特徴と皮質における局在に関して**表 9.1** にまとめてある．

　急性に発症する失語症の原因として最も多いものは，中大脳動脈領域に生じる循環障害である．統計的には全失語が症例の 1/3 を占め，Broca 型・Wernicke 型が合併したものが 1/3 を占めており，その他のタイプの失語症はまれである．緩徐に進行する（非流暢タイプの）失語症の原因としては Alzheimer 型認知症や前頭側頭型認知症のサブタイプ（例えば原発性進行性失語）などがある．

　ベッドサイドにおける診断に際しては**図 9.27** に示された失語症分類のアルゴリズムが役に立つ．

［**Broca 型失語症 Broca aphasia**］　Broca 型失語症で最も特徴的な臨床症状（**症例提示 1**）は，言葉を発することがほとんどできないか全くできないことである．患者は聞いた言葉の意味や物の名前（簡単なもの）は理解できるが，文法的に間違った文章や文法に全く合わない文章を話し，よく似た音ではあるが意味の通じない言葉を発声する（単語の一部を変えてしまったり，省略してしまう．例えば，apple の代わりに ackle と発音し，carpet の代わりに parket と発音してしまう）．

表 9.1 失語症のタイプ

失語症	自発言語	反復	構音	理解	構文 語の選択	物名呼称	高頻度に認められる神経症状
Broca 型失語	著明減少	著明障害	構音障害	正常	・失文法 ・音韻性錯語	軽度障害	右片麻痺 左失行
Wernicke 型失語	正常	著明障害	正常	著明障害	・錯文法 ・意味性錯語 ・新造語	著明障害	右同名性半盲
伝導性失語	正常	軽度障害	正常	正常	音韻性錯語	軽度障害	右半側知覚低下 失行
全失語	著明障害	著明障害	構音障害	著明障害	・単語 ・意味不明な表現 ・意味性・音韻性錯語	著明障害	右片麻痺 右側知覚低下 右同名性半盲
健忘症性失語	正常	正常	正常	正常	・代用語 ・音韻性錯語	著明障害	なし
超皮質性失語	障害	正常	軽度障害	正常／障害	意味性錯語	障害	右片麻痺

第 44 野の皮質が障害されたときには，皮質性運動性失語症 cortical motor aphasia と呼ばれ，Broca 野から第 4 野，特に発音に関する運動核への線維を出している神経への連絡が切断されたときに生じるものは，皮質下性運動性失語症 subcortical motor aphasia と呼ばれる．

次に述べる症例は，皮質下性運動性失語症の例である．塞栓による約 0.5～1 cm の大きさの限局性病巣が，左半球内の，全く無傷な第 44 野と 1 次性運動野の間に認められ，この病変が重篤な運動性失語症の原因となったものである．

［症例：49 歳の右利きの男性］　数ヵ月前から体調が良くなかった．絶えず疲れやすく，時々体温が上昇し，咳が出て，夜間の発汗があり，時々頭痛や前胸部に刺すような痛みを覚えていた．

1952 年 1 月 16 日の朝 4 時に頭頂部と側頭部の痛みで覚醒した．冷湿布を行ったが，顔面の右半分が曲がっており，しゃべれないことに気付いた．朝食のときに，口の中に入れたものを舌で奥に押し込むことができなかった．嚥下は可能であった（舌失行 tongue apraxia）．ストローを使ってやっと流動食を摂取することができた．飲み込むことは何ら支障がなかった．その他には訴えはなく，手足の麻痺も認めなかった．

妻に伴われてすぐに病院の外来を受診した．話すことは全くできなかったが，理解はすべて可能で，読むこともできた．うなずいたり，首を振ったりして返答した．右手で鉛筆を持つこ

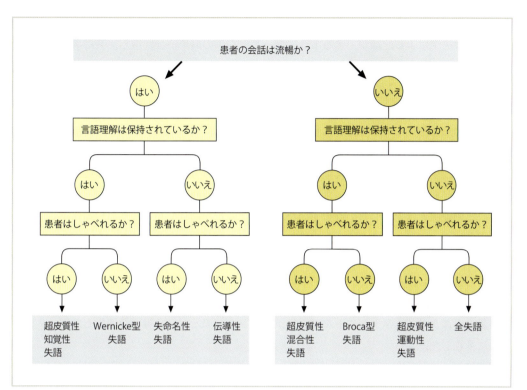

図 9.27　失語症分類のアルゴリズム
（Acta Neurol Scand Suppl 189：58-62, 2009 より引用改変）

とができなかった．鉛筆を握っているという感じがわからなくなっており，手から落としてしまった．左側頭部になお痛みを覚えていた．

　検査してみると，右側の中枢性顔面神経麻痺が認められ，口笛を吹くことができなかった．舌を突出させると，こころもち右へ曲がったが，他の脳神経には異常はなかった．握力は十分にあり，左で 30 kg，右で 35 kg であった．筋トーヌスは正常であった．腕の反射は右でやや出現しにくかった．Trömner 反射は認めなかった．細かい指の運動は右側で拙劣であった．指-鼻テストでは左側で軽い振戦を認めた．腹壁反射は正常で，両下肢の筋力も正常．トーヌスも良好．膝蓋腱反射と Achilles 腱反射は右側でやや誘発しにくかった．痙性足趾反射はなかった．

　心臓で収縮性および拡張性心雑音が認められたので，脳塞栓を伴った遷延性心内膜炎 Endo-carditis lenta が疑われ，同日 Frankfurt 医科大学に入院した．

　その翌日，食事は可能となったが，理解できないような意味不明の声を発するのみであっ

た．3日目に右腕と右顔面に限局した Jackson 型痙攣が一過性にみられた．この日に症状のテープレコーダによる記録ができるようになった．右手の麻痺感は回復し，楽に書けるようになり，理解できるような字を書いた．何かしゃべろうとしたが，患者の発する言葉は理解できるものではなかった．1つ1つの言葉を口の中で形作り，発音するのに非常に努力している様子であった．1つ1つの単語を発音するために，必要な筋肉を意識して，正しい順序と強さで動かそうとして努力していたが，これが十分にはできない様子であった．発病後6日目と19日目にもテープによる記録が行われた．顔面神経麻痺は徐々に回復していった．患者は毎日の訓練により，少しは理解できる言葉をかなり話せるようになっていった．しかしながら，かなりの努力を必要とする様子であった．1つ1つの単語は，非常に努力して，ゆっくりと発音された．この際患者は何度も言い直していた．電文体でしか話せなかった．自分が何を話したいかを正確に知っており，すらすらと書けたが，それを口で話そうとすると，もう訳のわからない言葉が出てくる始末であった．その後は，会話はあまり上手にならなかった．患者の全身状態はその後悪化し，熱が出て，発作的に頻脈となり，狭心症の訴えがあり，咳が激しく，呼吸困難となり，心臓喘息の状態となった．

多量のペニシリン，ストレプトマイシン，スルフォンアミド，心臓薬を使用したが，入院半年後に死亡した．

解剖では，大動脈弁の強い障害と僧帽弁の血栓性変化が認められた．脳の剖検は Frankfurt a.M. の Max-Planck 脳研究所の Krücke 教授により行われた．第3前頭回の基部に約0.5mm大の塞栓性軟化巣が明らかに認められた．脳切は，脳病理と精神病理研究所（Kleist 教授）の Sanides 医師により行われた．

厳密な細胞構築学的検索により，塞栓性病巣は Broca 野そのものでなく，これより後方の中心前回のところにあり，中心後回にも広がっていることが確認された．Max-Planck 脳研究所の脳病理部門の Grafin Vitzthum 女医は，その脳切標本をもう一度詳細に検討して次のように記載した．「中心前回の下1/3の上の部分に約1cm直径の表在性病巣があり，ここから中心溝の下をくぐり抜けて皮質下に狭い病巣がみられ，中心後回の下1/3のところまで達し，前方では，第2前頭回の基部の腹側の白質まで広がっている．Broca 野を含む中心前回基部を通る前額断では，何の病変も認めない」．

Broca 野と第6野および中心溝（第4野）にある1次性運動野の間の線維の切断により，皮質下性運動性失語症が生じたものと考えられた．患者は呼吸筋，喉頭筋，口腔内筋をうまく動かして理解しうるような言葉を発することができなかった．話すという行為を非常に努力して再び学び直す必要があった．患者はしゃべるときに，直ちに自分の言い間違いに気付き，絶えず訂正しようとしたが，この訂正もわずかずつしかうまくいかなかった．運動性顔面皮質領域の障害のために右側の中枢性顔面神経麻痺と舌失行が一過性にみられた．初めの数日間は軟口

蓋麻痺が出現した．病巣部周辺に生じた浮腫のためにその近傍が刺激されて，第3病日に右側顔面と右腕に Jackson 型痙攣がみられた．また，同じく初期の頃は，麻痺がなかったが，指の痺れや触覚障害を伴った四肢運動性失行が一過性にみられた．そのため患者は手の中にある物を落としてしまうことがあった．意識は死の直前まで清明であり，精神状態も変化がなかった．

症例提示 1　Broca 型失語症

患者は生来健康であった 48 歳の男性銀行員で，息子の高校卒業の祝いの席で，ダンスをし，会話を楽しんでいた．そのダンスの最中に，うまく踊りをリードできなくなったことにダンスの相手が気付いた．また，ほんの少し前までは，次から次と冗談をとばしていた患者が，急にしゃべりづらくなったことにも気付いた．途切れ途切れに単語を発音するのがやっとの様子であった．休憩のためにダンスフロアーから離れたが，手からグラスを落としてしまい，何となくふらふらすると訴えるようになった．妻は患者を病院へと連れて行った．

担当した神経内科医は，中等度の右半身麻痺の所見を得た．手を胸の前に伸ばさせてみると，右手が下垂し，患者は右手が重く感じると訴えた．右側の深部腱反射は少し亢進していた．また，運動性失語が認められた．患者はほとんど話すことができず，質問に対しても，たどたどしく電文体で辛うじて答える程度であった．ふさわしい言葉を見いだすことができず，また物の名前も言えず，文の構文も間違いだらけであった．

検査として，頸部の大血管に対する超音波ドプラ検査と脳の MRI が行われた．ドプラ検査にて，左内頸動脈がほとんど閉塞しており，解離が生じたことが確認された．血管障害の危険因子は何も認められなかった．頸動脈の解離・閉塞の原因としては，ダンス中の急な頸部回旋によるものが最も疑わしいと考えられた（図 9.28 d〜f）．MRI にて確認されたように，頸動脈の解離の結果，左の言語優位半球の Broca 野に虚血病変が生じたのであった（図 9.28 a〜c）．MRI では，中心前回にも小さな梗塞巣が認められ，これにより右の片麻痺が生じたと考えられた（図 9.28 g, h）．

直ちにヘパリンが投与され，ワルファリンも同時に投与された．頸動脈の解離の場合には，抗凝固薬の使用は，解離部からの微小血栓を防止するのに有用である．血管壁内の血塊はやがて吸収され，欠損した動脈壁も新しく血管内皮によりおおわれていくので，4〜6 ヵ月以内に通常の血管内腔が再形成される．

入院中，患者は通常の言語訓練と身体リハビリテーションを受けた．退院時には，右片麻痺は完全に回復し，会話も明瞭となり間違いのないものとなった．6 週間後には症状は完全に消失した．5 ヵ月後に頸動脈の病変が正常に戻ったことがドプラにて確認された時点で，ワルファリン投与は終了となった．

図9.28　左内頸動脈の解離による Broca 野における脳梗塞（MRI）

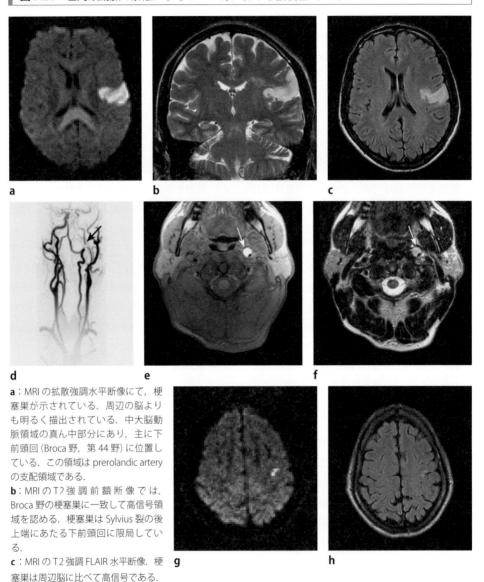

a：MRI の拡散強調水平断像にて，梗塞巣が示されている．周辺の脳よりも明るく描出されている．中大脳動脈領域の真ん中部分にあり，主に下前頭回（Broca 野，第 44 野）に位置している．この領域は prerolandic artery の支配領域である．

b：MRI の T2 強調前額断像では，Broca 野の梗塞巣に一致して高信号領域を認める．梗塞巣は Sylvius 裂の後上端にあたる下前頭回に限局している．

c：MRI の T2 強調 FLAIR 水平断像．梗塞巣は周辺脳に比べて高信号である．

d：造影剤を投与した後で行われた MR angiography．左内頸動脈にて血流が著明に減少している（矢印）．

e：MRI の T1 強調水平断像．

f：MRI の T2 強調水平断像．

いずれの画像でも，左内頸動脈内に高信号の壁内血腫を認める．これらは，頸動脈解離を示している（矢印）．

g：MRI の拡散強調水平断像．左中心前回に梗塞巣を認める．これが右腕の麻痺の原因となっていた．この領域は prerolandic artery により支配されている．

h：MRI の T2 強調 FLAIR 水平断像．梗塞巣は小さな高信号領域として示されている．

[**Wernicke 型失語症 Wernicke aphasia**] 　古典的な Wernicke 型失語症では (**症例提示 2**)，言葉の理解が著明に障害される．患者の話す言葉は，流暢でリズミカルなものではあるが，文法的には出鱈目な文章であり，正しい単語の代わりに新しく勝手に作られた意味のない単語が発声される．時には患者の話す言葉は，全く意味のわからないものになってしまう場合もある (ジャルゴン失語症 jargon aphasia)．

症例提示 2　Wernicke 型失語症

　患者は 54 歳の主婦で，心筋炎の発作後，不整脈が続くためにかかりつけ医の診察を定期的に受けていた．この定期受診の折に，心電図の検査をしていたところ，患者がうまく指示に従えなくなったことに検査技師が気付いた．患者は意味不明の言葉を次から次とわめいており，不安そうで不穏な様子であった．検査技師は直ちに医師を呼んだ．診察したところ，右の軽い片麻痺と著明な会話の障害が認められた．医師は直ちに患者を病院へ紹介した．

　病院にて，さらに詳しい診察と一連の神経精神学的な検査が行われた．患者は医師のやるしぐさをまねることができたし，口頭による指示にも応じることが可能であったが，話す言葉は全く意味不明であり，会話は不可能であった．

　「気分はどうですか？」と尋ねられると「Eher mörge waren」と答え，名前を尋ねられると，「Sei geb mit demm Dannerter」と答えた．また物品の名前も答えられなかった．ボールペンを「Vatterdas」，本を「Sooller diesem heier」，ランプを「Hier das scheller」と答えていた．「ご機嫌いかがですか？」という簡単な呼びかけにも，次のような長ったらしい意味不明の答えをしていた．「Das von einem Fledre, wo ist hier das, sind da, was tut das so runter, er sagt, ist zu wo lang.」言葉で尋ねる代わりに，しぐさで指示を出してみると，例えば入院申し込み用紙の上に書かれた文章や絵をまねて書くこと，あるいは書かれた計算をさせてみると，いずれも正確に速くこなすことができた．興味深いことに，患者はどんなに長い文章でもまねて書くことができたが，それらを声を出して読んだり，黙読することができなかった．

　MRI 検査により，失語症と軽度の片麻痺の原因は，Wernicke 野を含む左頭頂葉の梗塞であることが判明した (**図 9.29**)．これの根本の原因は，長年患ってきた不整脈による心臓由来の塞栓であろうと考えられた．経食道エコーにより左心室内に血栓形成が証明された．抗凝固がヘパリンにより行われていたが，さらにこれ以上の塞栓症を防止する目的でワルファリンが追加された．熱心な言語訓練により患者の会話は次第に意味のあるものに改善していったが，退院する時点でもまだ会話における障害は残存していた (意味不明の表現と理解力の不足)．

図 9.29 Wernicke 野での梗塞（MRI）

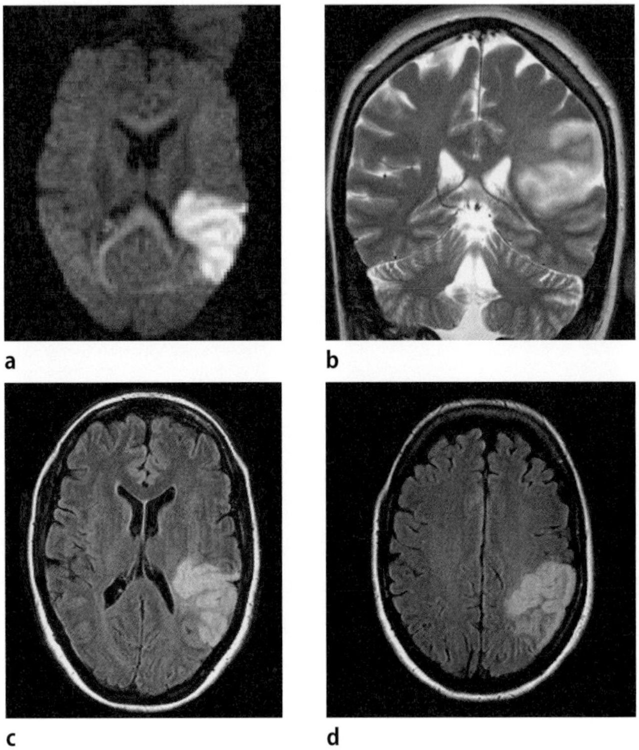

a：拡散強調水平断像．梗塞巣は中大脳動脈領域の後ろ部分（頭頂後頭葉領域）に高信号として認められる．角回 Gyrus angularis と縁上回 Gyrus supramarginalis が主に障害されている．この領域は角回動脈 A. angularis と後頭頂動脈 A. parietalis posterior により支配されている．
b：T2 強調前額断像．梗塞巣は Sylvius 裂の上に高信号領域として認められる．Wernicke 野に限局した病変であることがわかる．
c と d：MRI の T2 強調 FLAIR 水平断像．この画像では，梗塞巣は高信号領域として描出されているが，白質よりも皮質に著明に認められる．主に頭頂葉に存在し，頭頂弁蓋 Operculum parietalis，角回，縁上回が含まれている．梗塞巣の大部分は頭頂葉で中心溝より後ろにあることがわかるが，よく見ると，中心溝より前にも小さな梗塞部分が及んでいる．これが患者の片麻痺の原因となったと考えられる．**c** では梗塞巣は側脳室の近くにまで及んでいることがわかる．このため，視放線が障害されている可能性がある．右の視野欠損を伴っていることが予想される．

▶ **連合野障害時の巣症状**　体性知覚性連合野（第 5，7 野）が障害されると，物を触れているという感じはわかるのであるが，眼を閉じた状態では，手の中にあるものが何であるかを判断することができなくなっている．これは以前に経験した触覚性の記憶が消失してしまっていることに起因している．このような状態は触覚性失認 tactile agnosia と呼ばれる．

優位半球の第 3 次頭頂葉連合野（第 39，40 野）に病巣がある患者では，それぞれの第 2 次

連合野からやってきた情報を統合することが困難となり，寄せ集められたものから本質的なものをとり出すことができなくなる．さらに，いろいろな情報を互いに結び付けて，3次元の空間で自分自身がどんな状況にあるのかが，うまく判断できないことが多い．患者は周りの様子はよく知っているはずなのに，住んでいるところや，自分の家の中で自分がどこにいるかがわからなくなっている．角回に病巣があると，患者はもはや，身体が空間のどの位置にあるかを判断できないし，体の個々の部分の互いの関係についてもわからなくなっている．縁上回に病巣があると（たいていは左大脳半球においてであるが），身体の個々の部分に対する感じというものが消失してしまう（身体部位認知不能症 asomatognosia, autotopagnosia）．時には個々の指の区別ができなかったり（手指失認 finger agnosia），身体の左右がわからなくなったりする（左右失認 right-left disorientation）．

[症例：J.V. 氏．医師．1911年7月26日生まれ．1974年と1975年に緑内障手術] 1978年に限局していた胃癌の摘出術を受け，その後元気であった．1980年4月13日にJ.V. 氏は友人に感謝の手紙を書こうとしたが，その際に正しく書けないことに気付いた．彼は，単語をうまく思い出すことができず，誤りを直すこともできなかった．また処方箋を出すこともできなかった．手足の運動麻痺は認めなかったが，4月の初め頃に，右手が一過性に痺れることがあった．バイオリンを弾いているときに，1度バイオリンの弓を取り落としたことがあった．書字がとても困難であったために，すべてのことを口述筆記してもらう必要があった．後になると，電話も困難となった．ダイヤルすべき番号を手元に置いているにもかかわらず，絶えず番号をのぞき込んでいた．5月の初めには，数字が理解できなくなり，簡単な計算も不可能となった．3週間後には字を読むこともできなくなった．言葉の意味を理解するために，一語一語をゆっくりと発音する必要があった．日常の諸動作において，しばしば間違いを犯した．ナイフとフォークの使い方がわからずにじっと考え込む有り様であった．バイオリンを弾くことはまだ可能であったが，楽譜を読むことはできなかったので，楽譜どおりには弾けなかった．読むことがほとんど不可能になったために，音読してもらわねばならなかった．会話と口述はほとんど障害されなかった．1980年5月29日に実施されたCT scanでは，左後頭葉に1 cm直径の梗塞病巣が認められ，Gießenの脳神経外科病院で行われた脳血管撮影において，この所見が確認された．また，同時に，左内頸動脈領域に高度の動脈硬化性病変が存在していることも確認された．J.V. 氏は，自身では身体的には全く健常であると考えたために，点滴療法を行うこととした．神経学的検査では，膝蓋腱反射とAchilles腱反射は著明に減弱していたが，前述した巣症状以外には異常は認めなかった．低分子デキストランや電解質輸液の投与により，これらの巣症状は幾分か改善されたので，数多くの誤りはあったが，考えを文字で書き留めることが可能となった．また，簡単な計算問題も再び解くことができるようになり，新聞の

短い文章も音読が可能となった．しかしながら，これらの動作により，J.V. 氏はすぐに疲れてしまい，短い手紙を書き上げるのにも，2 時間ほどかかる有り様であった．書く際にもしばしば単語の綴りを尋ねていた．彼はあらゆる物を見てはいたが，それを認識することは非常に困難なようであった．口まねをすることは可能であった．その後再び，症状は徐々に悪化した．数の認識が著明に障害されてきたために，計算はもはや不可能であり，最も簡単な筆算すら激しく拒否した．いろいろな動作において，例えば朝食の食卓において，コーヒーに砂糖をこぼさないように注ぐために，非常に集中して行う必要があった．血圧計の数字は見えてはいてもその値が正常か否かを認識することができなくなっていたので，血圧を測定することはもはや不可能であった．心電図検査においても，電極をどのように設置すればよいのかがわからなくなっていたために，この検査も行えなくなった．書くことがほとんど不可能となっており，苦労して書き上げた文章も後でそれを読み取ることができなくなった．小切手を書くことも不可能であった．自身で症状が進行していると判断したために，J.V. 氏は新たに，持続点滴療法を行うこととした．この療法の終了後，1980 年 7 月 3 日には，幾分か改善したように思われたが，特定の単語はいつもうまく話せなかった．その月以降，翌年も症状は軽快し，再び患者を診察することも可能となった．それ以前に巣症状が急激に生じた時期には，診察行為は断念せざるを得なかったのであった．巣症状は確かに残存してはいたが，軽いものであったので，看護師の助けを借りて，限られた範囲のものではあったが，診療行為を再びできたのであった．J.V. 氏の脳の障害の範囲を確かめるために，MRI が 1990 年 3 月 16 日に外来で実施された．この検査により，高度の病変が確認された．

　MRI 所見の要約：以前の CT scan と比較して，著明な病変が認められた．左の頭頂後頭葉の境界領域に虚血性変化を認め，近傍の白質には 2 次性変化による高信号変化を認める．側頭葉での血管閉塞（上側頭動脈）が繰り返し生じたことを示唆している．両側の大脳半球には多発性の血管病変による変化が，特に前頭葉で著明で，基底核と視床にも病巣を認める．側脳室三角部近傍の白質も両側で血管病変による高信号変化を示す．空間占拠性病変は全く認めない．

　1993 年 7 月 6 日，J.V. 氏は，朝から激しいめまいに襲われていると告げた．ベッドから立ち上がろうとした際に激しいめまいが生じたために，再びベッドに横たわってしまったとのことであった．その後タクシーで来たが，立っていることができなかったために，タクシーの運転手によって診察室まで運ばれた．嘔気以外には何の症状もなく，頭痛も訴えていなかった．診察したところ，延髄の右側に急性の虚血性病変が生じ，典型的な Wallenberg 症候群を呈しているものと診断された．J.V. 氏は立つことも歩くこともできなかったために，直ちに彼を神経内科病院へ紹介することとした．入院時神経学的所見としては，Horner 症候群様の右の軽い縮瞳と眼瞼下垂がみられた．右へ向かう眼振，顔面の右側での痛覚鈍麻，温度覚低下と軟口

蓋の麻痺，著明な嚥下障害，構音障害を認めた．上肢における腱反射は異常なくBabinski徴候も陰性であった．右側上下肢は著明な失調性麻痺を呈していた．歩行は支えなしでは不可能であった．歩行に際して右へ傾く傾向を認めた．身体の左半身で痛覚，温度覚が低下していた．

入院当日，緊急のCT scanが実施された．中大脳動脈領域に古い梗塞巣があり，著明な脳萎縮を伴っていた．1993年7月13日に実施されたMRIにて，Wallenberg症候群であることが確かめられた．以前からわかっていた左側の頭頂後頭部分の古い梗塞巣以外に，延髄の右側背外側部分に限局した小さな梗塞病変が確認された．脳血管撮影により，右側椎骨動脈は低形成であることが判明した．その後の入院経過としては，しばしば意識の混濁した状態がみられ，血圧も著明に高かった（195／140 mmHg）．少しの期間は症状が落ちついていたが，脳幹部に梗塞が生じ，症状が悪化し，1993年7月16日の夕方に亡くなった．

一側性の身体部位認知不能症の場合には病巣によっては（たいていは右側の頭頂部分であるが）時に左側身体半分を無視するような現象がみられる．例えば，患者は左側の手足の麻痺に気付かなかったり，盲目状態を認めなかったりする（病態失認 anosognosia，Anton症候群 Anton syndrome）．このような例ではまた，たいていの場合，麻痺側の身体部分を目で見ても気付かない．身体の半分を無視してしまうので，このような患者は着衣のときに困難を覚える（着衣失行 dressing apraxia）．これらの症状が著明に出現している例では，たいてい病巣は大きいものであり，前頭葉，後頭葉，側頭葉の連合野へと広がっていることがほとんどである．空間的な認知が障害されているかどうかは，何かを構成するような動作をやらせてみると明らかになる．積み木で，何か3次元的な構造物，例えば小さな家などを作らせてみると，患者はうまく積み木を使って家を作りえない．このような症状はKleistにより構成失行 construction apraxiaと名付けられた．この場合には文字を書いたり図形を描くことも障害されている．例えば，字の行を正しくそろえて書けないし，文字をきちんと書けない（失書 agraphia）．図を描く際には，描こうとする図の個々の部分をうまく関係付けて描くことができない．計算する際には，位取りがうまくいかないために，正確な答えが出せない（失計算 acalculia）．医学の文献では，これら，左右失認，手指失認，失書，失計算の個々の症状がそろうと，最初の報告者の名前にちなんでGerstmann症候群 Gerstmann syndromeと呼ばれている．これは，左半球の角回の病巣によるものと考えられている．この症候群はまだ論議のあるところで，それぞれの症状はさまざまな組み合わせで出現することがある．

この頭頂葉の障害の場合には，たいていその近くの後頭葉や側頭葉の脱落症状を伴うことが多いものである．例えば，視野欠損，失語症がみられたり，事物の名称がわからなかったりする．

身体に対する知覚が無傷で残っていることと，筋覚性行動パターンが存在していることの2点は複雑な随意運動を精巧にやり遂げるためにぜひ必要な要素である．左頭頂葉の下部（縁上回）の病変のときには，たとえ手足に麻痺がなくても，手足の精巧な運動はもはやみられない．このような病態は失行症 apraxia と名付けられている．この場合には，運動を企図したり，個々の運動の手順をうまく順序立てることができない．患者は，自分の手足を正しい順序で望む方向にうまく支配できなくなっている．例えば，投げキッスをしたり，脅かしのしぐさを示す代わりに，まとまりのない意味のない動作しかできないのである．

　手足の運動というものは，本能的な行動を除き，ほとんどすべて生後に，学習により身に着いていくのである．絶えざる練習により行動パターン（エングラム engram）が蓄積され，これが後には，直ちに活性化される．しかしながら，何か目的のある動作を行う場合には，特定の刺激により呼び起こされるところの，行動の手順をどうやればよいかという観念 idea がまず生じることが前提となってくる．この際には，自発的に起きる観念，それぞれの行動を起こすべきだという要請，あるいは視覚性・聴覚性刺激といったものが関与してくる．このようにして作成された行動の青写真が，長い連合線維（弓状束 Fasciculus arcuatus？　上縦束 Fasciculus longitudinalis superior？）を介して，運動野前域（第6野）に蓄えられていた行動パターンを活性化させている．同側の運動野前域は交連線維によって，脳梁を介して対側と結合している．両側の運動野前域から生じたインパルスは短い連合線維を介して運動神経細胞核（第4野）に伝えられ，その後，下行性運動路を介して，目的とする動作を遂行するのに必要な筋肉を活性化させる．このように，すべての随意運動は，複雑な，体系付けられた機能系が無傷で存在して初めて，その実行は可能となっている．

　末梢からやってきた筋覚性・視覚性・前庭性インパルスは，1次性，2次性，3次性連合野を経て，左側の頭頂・後頭領域で互いに統合される．このようにしてヒトは，空間において躯幹や手足がどんな位置にあるか，また，関節の位置や筋トーヌスがどのようであるかを正確に知りえている．

　このような場合に初めて，それぞれの場面に応じてある特定の行動が計画され，運動系を介して実行に移される．この際，R. Jung によれば，この行為を計画しうまく実行するためには，おそらく，大脳皮質，脳梁，脳幹，小脳の間の協同性といったものが必要となってくると考えられている．

　文献上，さまざまなタイプの失行症 apraxia が報告されている．

　左側（優位側）頭頂葉の病巣による失行症は観念運動性失行 ideomotor apraxia と呼ばれる．このときには，左右の四肢における失行がみられ，また聴覚性連合野，視覚性連合野がこの近くにあるので，知覚性失語症や，視野障害も合併することが多い．

　左側の頭頂葉と，運動野前域の間の連合線維が切断されると，両側の失行症が出現する．こ

の場合，顔面の失行 facial apraxia も出現する．患者は，舌を命令に応じて突出させることができず，燃えているマッチを吹き消すことができない．このような伝導障害による症状は Geschwind（1965年）によって"離断症候群 disconnection syndrome"と名付けられた．

離断症候群 disconnection syndrome

　離断症候群は**異なる皮質をつないでいる神経路に病変が生じ，両者の連絡が途絶えた場合に生じる**．この際，皮質自体は障害されていない．障害される線維としては，投射線維，連合線維，あるいは交連線維である．

　特に交連線維の機能に関する知見はいわゆる離断脳 split-brain における研究から得られたものが多い．この状況は，難治性のてんかんに対して脳梁を外科的に切断した場合とか，先天的に脳梁が形成不全（agenesis of the corpus callosum）になっている患者にみられるものである．

　ここでは説明しやすいように，脳の部位ごとに分けて幾つかの離断症候群につき記載してみることとする．

▶ **嗅覚系にみられる離断症候群**　嗅覚路は左右の知覚が交叉していないという点で，知覚系の中では特異な位置を占めている．すなわち左右の嗅神経はそれぞれ左と右の嗅覚野へとのみインパルスを伝えている（図4.7）．左右の1次性嗅覚野は前交連により連結されている．前交連が障害されると右の鼻腔で嗅いだ匂いが何であるかを言い当てることができない．なぜならば左半球にある言語野へとつながる連絡路が途絶えているからである．患者は匂いのもとが何であるかを言い当てられないし，匂いをさせている物のリストをあげてもその中から1品を選ぶことができない．これに対して左の鼻腔で嗅いだ匂いは直ちに言い当てることができる．

▶ **視覚系にみられる離断症候群**　左右の網膜の鼻側からの線維が交叉しているために，視野の左右半分はそれぞれ右と左の視覚皮質に分かれて入っている（図4.9）．そのために左右の大脳半球の連絡が遮断されると，視野の左半分にある視覚性刺激は左半球での処理を受けることができなくなっている．視野の左半分に存在する物体の名前を告げることができないし，その部にある単語も読むことができない（**選択的失語 selective aphasia** あるいは**選択的失読 selective alexia**）．視野の右側にある単語を読んだり，物体の名前を告げることができる．逆に視野の右半分にある複雑な空間的な構造物は右半球での把握や解釈という過程に入ることができなくなっている．そのために正確に分析することができない．例えば複雑な幾何学的な模様などは複製することができない（**複製不能 acopia**）．

▶ **体性知覚系においてみられる離断症候群**　身体の一側から生じた体性知覚性インパルスは視覚性インパルスと同様に対側の大脳半球にて処理される．視覚系でみられたと同様に，離断

脳の患者では眼を閉じた状態で左手で触れた物の名前を告げることができない．聴覚系と運動系の機能に関しては，交叉性と非交叉性の結合が存在しているために，離断脳においてもほとんど症状は出現しない．

複雑な動作─失行 apraxia

　失行症という言葉は，1870年代に Hughlings Jackson により作り出された言葉である．彼の報告では幾人かの失語症の患者で，動作に関与する個々の筋肉を自動的にあるいは不随意に動かすことはできる（例えば唇をなめるなどの動作）にもかかわらず，「舌を出してごらん」という口頭での指示に応じて舌を出すことができないなどの症状がみられた．後になって，20世紀の初め頃に Liepmann は失行症を幾つかの種類に体系立てて分類した．今現在も使用されている彼の分類に従えば，運動系が主として関与する観念失行 ideational apraxia と観念運動性失行 ideomotor apraxia は，空間視覚系が関与する構成失行 constructive apraxia と区別される．一般的に言って，失行は随意的な動作の遂行が複雑な形で障害されたものであり，単に筋力低下や1次性運動野の障害によるものでもないし，患者のやる気が欠如している状態でもないし，その動作の内容を患者が理解できないことが原因になっているものでもない．個々の，かつ基本的な諸動作を統合して一連の複雑な動作に作り上げることができなくなっている状態，あるいはこれらの動作を一段と高いレベルの動作にもっていくことができない状態のことを意味している．個々の動作自体は遂行可能なのである．

▶ **運動性失行 motor apraxia，四肢運動性失行 limb-kinetic apraxia**　重篤な運動性失行のみられる患者では基本的な一連の動作，例えば腕を伸ばして物をつかむという動作すらもできなくなっている．この場合，腕や手の個々の筋は全く麻痺はしていないのである．

[**観念運動性失行 ideomotor apraxia**]　観念運動性失行は言語優位半球（すなわち左半球）の運動性連合野あるいはこれらの連合野を連結している連合線維あるいは交連線維での病変により生じている．典型的な場合には一連の動作における手抜きあるいは途中での中断という形で症状が現れる．しばしば運動性保続 motor perseveration がみられ，同じような動作が繰り返される．この現象が好ましくないときに起こり，次の操作を正しく開始することが妨げられたり，不可能になったりする．

　頭頂葉に病変がある失行の患者では検者の行う動作をまねることができない（例えば髪をとかす動作など）．これらの患者は顔面の表情をまねることはできることが多い．これに対して左の前頭葉に病変がある患者は腕による複雑な動作はまねることができるが，顔面の表情をまねることはできない．

[**観念失行 ideational apraxia**]　この珍しいタイプの失行では，言語優位半球（左半球）の側頭-頭頂葉が障害されるために，複雑かつ多段階の行動（例えばコーヒーをいれるなど）の立案

と開始ができなくなっている．患者は複雑な一連の動作をまねることはできるのではあるが，その意味や目的を理解しているようには見受けられない．患者は動作を開始することができなかったり，早めにやめてしまったり，時には動作中に突然他の動作をしてしまったりする．

▶ **構成失行 constructive apraxia，概念失行 conceptual apraxia**　構成失行がみられる患者では，幾何学的模様などの空間での構造物を描くことができない．この障害は通常は非言語半球（右大脳半球）の頭頂葉の病変により生じる．

ほとんどの患者はまた失語症を呈している．病変の部位と広がりに応じて，上に述べてきたさまざまなタイプの失行が同時に存在することもありうる．

知覚の統合—失認 agnosia と無視 neglect

頭頂葉の前部分は，すでに記載してきたように，体性知覚性インパルスを受け取っているが，一方これの後ろ部分と視覚系の連合野は体性知覚性，視覚性，運動性の情報を統合するように機能している．複雑な動作，例えば会話しながら飲み物を注ぐといった動作，を遂行するためには多数の知覚系と運動系の働きが同時に統合して行われなければならない．すなわち，手で持つ物体（グラス，ボトル）が何であるかが認識されなければならないが，この際には眼球の注視運動と視覚系の働きが関与する．手を伸ばすこと，つかむこと，注ぐことという諸動作が一連のものとしてスムーズに遂行されなくてはならない．同時に言葉を聞き取り，理解し，これに対して話さなければならない．

これらの動作を行うためには，自分の手足がどのような状態にあるのかを知っておく必要があるし，また外部がどのようになっているのかに関しての情報も必要となる．これらの情報は，次に，視覚性および聴覚性情報と統合されてこれから行おうとする動作の立案の過程に組み込まれなければならない．頭頂葉の後ろ部分と視覚系連合野はこの複雑な統合過程において非常に重要な働きをしている．例えば，視野の中に認識されていない物体をつかもうとする場合などのように，視覚刺激により引き起こされた，物を意図的につかもうとする動作のときに活性化される．

頭頂葉の後ろ部分と視覚系連合野が障害されると幾つかのタイプの失認 agnosia，認識過程の複雑な障害がみられる．失認がみられる患者では，視力や聴力，体性知覚の個々の要素がたとえ正常であっても，物を認識することができないし，聞いたものや見たものを理解し把握することができない．失認は視覚性，聴覚性，体性知覚性，あるいは空間性などに分類することができる．

▶ **視覚性物体失認 visual object agnosia**　視覚性連合野が障害されると，患者はよく知っている物品が何であるかを認識することはまだ可能であるが，それの意味や使い道がわからなくなっている．例えば，ボトルを正しく選んだとしてもそれをどのように使うかがわからなく

なっている．もっと複雑な視覚性失認の場合には，人の顔がわからなくなり（**相貌失認 prosopagnosia**），また読むことができなくなる（**失読 alexia**）．

▶ **体性知覚性失認 somatosensory agnosia**　立体知覚失認，立体失認 astereognosis の場合には，知覚は正常で物の名前も苦もなく告げられるのではあるが，それを触れただけでは認識できなくなっている．**身体失認，身体認識不能 asomatognosia** では自分自身の体を認識する能力が低下あるいは消失している状態である．**Gerstmann 症候群**のときには，自分自身の指の名前が言えない（手指失認 finger agnosia），書くことができない（失書 dysgraphia, agraphia），計算ができない（失計算 dyscalculia, acalculia），左右失認がみられる．Gerstmann がこれらの症状を 1924 年に初めて報告した患者では，中大脳動脈の閉塞により左頭頂葉に梗塞が認められた．

▶ **Balint 症候群 Balint syndrome**　この複雑なタイプの失認は両側の頭頂葉と後頭葉の病変の際に出現する．Balint により最初に報告された患者は，空間に置かれた物体を見続けることができなかった．ある物に患者の関心が向けられると，他のどんな視覚性刺激が加えられてもそれを新たに受け取ることができなかった．患者はまた，動いている物を目で追うことができなかった（視覚性失調 optic ataxia）．

▶ **無視 neglect**　患者は病変のある皮質と反対側の身体や視野に見えるものに対して関心がなくなっているか，全く無視してしまう．この場合，しばしば自分が病的であるという認識もなくなっていることが多い（**病態失認 anosognosia**）．無視は視覚性，聴覚性，体性知覚性，空間認識性，運動性障害などが同時に出現することが多い．病変は非言語優位半球（右半球）の頭頂葉に存在することが多い．運動性無視がみられる患者では，麻痺がないにもかかわらず一側の手足をほとんど動かさないかあるいは全く動かさない．知覚性無視の患者ではいわゆる**消去現象 extinction phenomenon** を確かめることによりこの症状があることを証明できる．すなわち両腕の対称な点を同じ強さで，同時に刺激してみると，すべての知覚障害がないにもかかわらず患者は一側のみが刺激されたと答える．患側の手を単独で刺激してみると患者は刺激されたことを感じることができるのであるが，もう一方の手が刺激されたと答える（**異所知覚 allesthesia**）．同様に，視覚性刺激や聴覚性刺激を両側で与えても一側のみで受け止められる．

症例提示 3　**無視　neglect**

患者は 69 歳の退職した男性で一人暮らしをしていた．長年高血圧症を患っていたが，コントロールが不十分で，最近も左上肢の脱力発作がここ数ヵ月の間に 2 回出現していた．またあるときには，右目で物が全く見えなくなることが数分間続いたこともあった．しかしながら，その他には不自由なことはなかったので，これらの一過性の症状について

は，あまり気に留めていなかった．ある日の晩，ベッドから起き上がろうとして床に倒れ，自力では起き上がれなかった．大声で隣人を呼んだ．その隣人は彼の部屋のスペアキーを預かっていたので，彼の部屋に入り，直ちに医師の往診を頼んだ．医師は直ちに救急病院へ患者を搬送した．

病院にて，詳細な神経学的検査が行われ，中等度の左片麻痺が認められ，左手による動作が不十分なことが確認された．患者の手や足を，左右同時に対称な点で刺激してみると，左側を刺激したことに気付かなかった．家や木を描いてみなさいという指示に対して，患者の描く絵は，これらの右半分のみが描かれたものとなった．いろいろな物の右側にのみ関心をもっているような様子であった．これらの症状の原因は，右内頸動脈の80％の狭窄であり，これにより右の中大脳動脈領域に梗塞病変が生じたためと考えられた（図9.30）．

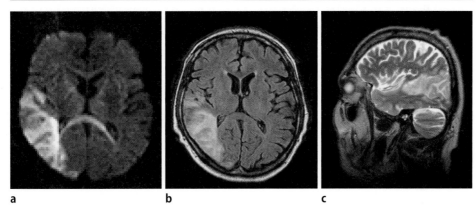

図9.30 右中大脳動脈領域における脳梗塞で，無視 neglect が出現した症例の MRI

a：EPI の水平断像．
b：T2 強調 FLAIR 水平断像．
水平断像では，脳梗塞巣は中大脳動脈領域の後ろ部分に認められ，後頭葉から，内側は側脳室へと広がっていることがわかる．障害領域としては，側頭葉，頭頂葉の角回と縁上回，後頭葉が含まれる．患者にみられた同名性半盲は視放線と後頭葉の障害による．
c：T2 強調矢状断像．
高信号領域は Sylvius 裂の後下領域に位置している．

1921年 Lenz は，両側性中枢性色彩性半盲の2例を報告した．脳に連続して割面を入れることにより，詳しく検索された．第1例ではほぼ対称性に両側の後頭葉底部で紡錘回 Gyrus fusiformis の部分の白質に軟化巣がみられ，舌状回 Gyrus lingualis へと広がっていた．第2例でも，ほぼ同じ領域に多数の小さな病巣が認められた．

Beringer と Stein は1930年に，純粋失読の例を記載した．この症例は，後になって，Hassler により病理解剖学的に検索され，その所見は1954年に報告された．これによると，左後

頭葉の底面の皮質下白質に小さな軟化巣が認められたとのことであった．

　右側の後頭・頭頂葉に病巣があると，まれならず視覚性・空間性失見当識がみられる．

　例えば，真っ暗な部屋の中を間違わずに歩いて行くためには，いろいろな家具の置いてあるその部屋についての視覚性像，空間性像をもっているとともに，触覚の能力が健在であることが必要な条件である．椅子や戸棚に少し触れるだけで，自分がその部屋の中のどの辺に位置しているかを直ちに判断し，必要であれば，進むべき方向を訂正するのである．視覚による空間像（地理に関する記憶 Orts-gedächtnis）が無傷で残っていることと，触覚が健在であることが必須の条件である．

　後頭葉の病変では，視覚性失認 optic agnosia が認められるが，たいていの場合，視放線も同時に障害されるので，視野欠損もみられることが多い．

　聴覚性連合野（第 42, 22 野）が障害されると，日常の雑音とか，声などは聞こえてはいるが，その性状を聞き分けて理解することができなくなる．音についての記憶が失われているので，鍵がガチャガチャする音を聞いても，これが何の音かわからなくなっている．これは，聴覚性失認 auditory agnosia と呼ばれる．側頭葉でさらに吻側に病巣があると，音楽を理解する能力が失われる（失音楽症 amusia）．同様に，嗅覚性連合野（第 34, 28 野）が障害されると，嗅覚性失認 olfactory agnosia となる．

　第 1 側頭回の後半部分が障害されると，患者は聞くことはできるが，その意味を理解できない状態（Wernicke 知覚性失語症 Wernicke sensory aphasia）となってしまう．つまり患者は，言葉を復唱するのであるが，その意味を少しも理解していないのである．

　このような患者では，過去に蓄えられた言葉の響きの記憶が消失してしまっているので，今聞こえている音を，今までに学んだ，意味をもった言葉と比較することができなくなっている．言葉を理解する能力がなくなっているために，患者は自分のしゃべる言葉も支配できなくなっている．そのために患者の話す言葉はいわゆる錯語（literal and verbal paraphasia）のために，理解できないものとなる（知覚性失語症 sensory aphasia）．障害の部位と広がりに応じて，いろいろな知覚性失語症のタイプがあるが，これについては後ほど検討してみる．

　局所麻酔のみで開頭術を行い，優位半球あるいは劣位半球の側頭葉や角回を電気刺激してみると（例えば 1950 年に Penfield が側頭葉てんかんの手術の際に行ったように），患者は何か風景が見えると言ったり，話したり，メロディーを聞いたりする．この際，以前の，数年も前の体験が生き生きと思い出されたりする．側頭葉てんかんのときには，聴覚性幻覚，視覚性幻覚，嗅覚性幻覚（鉤回発作 uncinate fit）がみられることはよく知られている．すでに述べたように，両側の Ammon 角を切除すると，古い記憶は残っているが，新しいことを記憶することが甚だ困難となる．

　以前に述べたように，側頭葉の部分で Meyer 係蹄 Meyer's loop が損傷されると，対側の上

1/4半盲が生じる．

　脳がどのようなメカニズムで，膨大な量のインパルスを貯蔵し，記憶し，なおかつ必要に応じて思い出しているかについてはわかっていない．これに関してはさまざまな仮説が提唱されており，個々の神経細胞が記憶を蓄えうるのだと想定したり，ある種の細胞鎖（反射回路 reverberating circuit）が必要であり，この際，シナプスでは生理的，化学的変化が起こっていると仮定されたりしている．最近では，特にRNAやDNAが関与しているものと考えられている．この点に関しては，これ以上立ち入らないでおく．今のところ，脳内で巨大な範囲を占めている連合野は，記憶の貯蔵部位と考えられている．

　側頭葉の大部分は他の皮質領域と違って視床からの特殊投射路を受けておらず，その代わり，連合線維や交連線維により，いろいろな連合野と密接に結びついている．この部分には，記憶を貯蔵するための神経性機構があるのだろうと想定されている．

　1976年に出版された本書の第1版では，このように考えられると記載しておいたのであったが，嗅内野のところで述べたように，さまざまな新しい研究方法により，この仮説が事実であることが証明されてきている．側頭葉の海馬傍回の前半部分は嗅内野（第28野）からの神経連絡を受けている．この異種皮質部分は，多層構造からなっており，新皮質にあるすべての連合野と双方向性に連絡している．すべての入ってきた情報は，貫通路 Tractus perforans を通って海馬体に伝えられ，ここで統合，加工され再び大脳皮質へと戻っている．このような回路が順調に回ることにより，初めて物事が脳の中に記憶としてとどまることとなる．Braak H. & Braak E. の研究により，Alzheimer病の患者の辺縁系では，貫通路を形成している神経細胞を含めて，まさに嗅内野そのものが早期から破壊されていることが示された．この場合には，記憶機能が進行性に高度に障害されてしまうこととなる．

　2次性皮質領域のことを考える際に忘れてならないことは，失認症 agnosia はほとんど優位半球の障害の場合にのみ，みられるという事実である．これらの例のうち80〜90％は左側が優位脳であり，たいていは右利きである．約10〜20％の例では，右側が優位であるか，あるいは両側が同程度に優位である．この場合は，機能のうち幾分かは右で行われ，残りは左側半球で行われていることになる．

　どちらの脳が優位であるかは，おそらく生まれつき決まっていると考えられている．約65％の例で，左側のWernicke野の側頭平面 Planum temporale が優位であると考えられている（GeschwindとLewitsky，1968年）．しかしながら，大脳半球切除例の経験から知られているように，6歳までならばいずれの側の脳も優位半球になることが可能である．子どもが6歳までに優位半球である左側大脳に重篤な障害を受けても，それほど努力しなくても適当な訓練を積むことにより，右側脳が優位半球になることができる．この場合，右側脳は優位半球のすべての機能を遂行しうる．大人ではこのような代償はもはや不可能である．

一側の大脳半球が優位であるとしても，知覚のインパルスや経験などは両側の半球に同程度に蓄えられる．この場合に，脳梁や前交連が決定的な役目を果たしている．交連線維により左右の半球は，互いに点と点の対応を形成しているが，第 17 野と，1 次性聴覚野である第 41 野および体性知覚性の手と足の領域は例外でこの対応をしていない．視覚性情報の記憶の貯蔵ということに対して，脳梁が重要な役目をもっていることが動物実験により明らかになったのは，最近のことである（Meyers，1956 年，Sperry，1964 年など）．例えばサルで，脳梁，前交連，視交叉を縦に切断する．次にサルの左眼をおおって，右眼でいろいろな物を区別するように眼の前で見せておく．続いて，今度は右眼をおおってみると，サルは左眼で先ほどの物を見ても，これらを区別することができない状態になっていることがわかる．サルで視交叉は切断するが，脳梁や前交連は切断しないでおくと，サルは右眼で見て覚えた物体は，その後に左眼のみで見ても，直ちに区別して認識できる．

　脳梁は，優位半球で同定され貯蔵されている知覚のインパルスを，同時に対側の半球へも伝える働きをしている．両側の半球内に貯蔵された記憶は優位半球によって呼び起こされ，互いに統合されているのであろう．

　一側の半球から他側の半球へと情報を伝える際に，脳梁が重要な働きを行っているという事実は，視覚領域以外でも認められている．例えば，チンパンジーでは触覚の左右半球の伝達の際に役立っている（Meyers と Henson，1960 年）．

　ヒトでは，難治性てんかんの際に，脳梁と前交連の切断術が行われることがある．

　この手術操作を受けた患者を十分に診察してみても，性格，知性，感情の変化は全く認められない．手術の前に学習されていた，両手による動作はそのまま健在であるが，手術の後で，片方の手で学習した能力は，もはや他方へと伝達することはできなくなっている．

　新しい知見はもっぱら言語領域に関して得られている．1967 年，Gazzaniga と Sperry は優位半球である左側脳に到達した知覚性情報をすべて，患者は言葉や文字によって伝えることができることを発見した．これに対して，劣位半球である右側脳に達した情報については，患者は言葉や文字によって表現しえないのである．このことから，話すことや，おそらく計算するという能力は優位半球に存在すると考えられる．言葉の理解はおそらく両側の半球で行われていると考えられる．優位半球は言葉によって表現することができるが，劣位半球は発話障害の状態であり，言葉を用いない反応によって表現しうるのみであると考えられる．

　1973 年に Eccles は，今までに得られた知見を，Levy-Agresti と Sperry（1968 年）が提唱した仮説に基づく "切断脳 split-brain" の状態であると考え，両側の半球は互いに補完的な機能を有していると考えた．

▶ **知覚性失語症（Wernicke 型）**　　文献上は，さまざまな形の知覚性失語症が区別されており，これらを特定の脳構造と結び付けて考えようとする試みがなされてきた．例えば幾つかの例を

あげてみると，皮質性知覚性失語症，皮質下性知覚性失語症や，さらに伝導性失語症 conduction aphasia や，超皮質性失語症 transcortical aphasia, 健忘症性失語症 amnesic aphasia, ジャルゴン失語症 jargon aphasia などである.

　知覚性失語症をよりよく理解するためには，子どもが言葉を覚える過程を振り返ってみることが必要である．子どもが1歳から2歳の間では，母親は子どもに言葉を覚えさせようとして苦労する．"ママ"という単語を繰り返し子どもにきかせて，とうとうある日"ママ"と子どもが発音するようになる．今や，"ママ"という言葉は母親といつも関連付けて理解されるので，子どもはついに，この"ママ"という言葉は母親のシンボルであるということを体得する．また，"ママ"という単語は母親の視覚による映像と関連付けられるので，子どもは多数の人々の中から直ちに母親を見いだして"ママ"と呼ぶ．また母親の声とも結び付けて覚えているので，母親の声が別の部屋から聞こえてきても，この声を聞き分けて"ママ"と呼ぶ．"ママ"という言葉は視覚や聴覚による記憶と結び付き，母親というものは徐々に1つの概念へと育っていく．

　同じような方法により，子どもは多くの言葉を次第次第に学んでいき，絶えざる質問と応答によりある決まった意味を，それぞれの言葉に与えるようになる．つまりそれぞれの言葉に対して概念ができあがるのである．例えば"小さな鈴"の例を考えてみると，音が出ることにより直ちにそれとわかるし，どんな外観をしているかも知れるし，"鈴"という1つの単語も発音される．またこの鈴を手に触れてみると，どんな感じがするかとか，どうすれば音が出るかといったことがわかる．つまり，これにより触覚による記憶が蓄えられる．鈴という言葉（音声）や，鈴の音や，像や手で触れた感じなどのすべての場合に，"鈴"というものは同定されることになり，これらの印象はすべて，"鈴"という単語を聞くたびに，1つの概念となって直ちに呼び起こされている．もちろんこれらがうまく呼び起こされるためには，側頭葉，後頭葉，頭頂葉，前頭葉における1次性，2次性皮質や，これらの間の結合が無傷で存在することが必要である．

　"ママ"という単語（後には，その他の単語や文章）を発音するためには，子どもは呼吸筋，喉頭筋，口腔内筋を上手に支配して，聞き取れるような言葉や文章が発音でき，最終的には，言葉がしゃべれるようになるように訓練を受けなければならない．このようにして，次第次第にそれぞれ適当な運動性エングラム motor engram が貯蔵されることになり，ついには，流暢に話せるようになる．すなわち，言葉を話すためには運動性皮質，ことに Broca 野における1次性運動性皮質，2次性運動性皮質と中心前回 Gyrus praecentralis における顔面領域というものが必須のものである．ヒトとして，他人と理解できる会話を行うためには，広範囲にわたる皮質領域が協同して働くことが必要とされるのである．

　また，言葉は感情とも結び付いている．言葉を話したり聞いたりするときは，皮質下の構造

物，特に視床下部，視床，大脳辺縁系 limbic system が重要な意味をもっている．例えば "鈴" という言葉は一連の記憶を呼び起こす．この際，たぶん子どもの頃のクリスマスのことを思い出して，鈴の音を聞いていたり，クリスマスツリーのある部屋に入って，それがキラキラと輝いているのを眺めたり，贈り物をもらったことなどを思い出すだろう．あることを思い出すと，ある人は悲しくなるだろうし，また別の人は楽しい気分になるかもしれない．学校へ通うような頃になると，子どもは読み書きを学ぶことになる．書かれた文字の像をも頭の中に蓄えねばならなくなる．つまり，意味をもった記号，シンボルというものを貯蔵することになる．子どもが読むことを学ぶ際には，まずたいていの場合，書かれた言葉を口に出して発音してみるものである．つまり，言葉を発音することにより，読み書きを身に着けるのが普通である．Wernicke 皮質領域の病変によって言葉の理解が障害されるが，この場合，読み書きもまた障害される．つまり知覚性失語症 sensory aphasia 以外に，失読 alexia や失書 agraphia も生じる．

　しかしながら，視覚性連合野に限局した病変では失読のみがみられ，頭頂葉の連合野での病巣では失書のみがみられる場合もある．

　会話を行う場合には脳を統合的に働かす必要があり，また他人の話すことを理解したり，自分の考えを表明するためには，脳が無傷であることが必要であるということをわれわれは知っている．優位半球内のある特定の部位が言葉を理解するのにきわめて重要で，他の部位が言葉を話すのに必須であるとしても，単独の言語中枢 speech center というものが存在しているのではなくて，これらの重要な領域は他の皮質領域と協同して働くことにより初めて，その機能を発揮しうるのである．このことはまた，臨床上，2つとして同じ型の知覚性失語症が存在しないということを説明していると思われる．しかしながら，細かい部分では違っているが，これらの失語症は共通する部分も多く含んでいる．

　知覚性失語症 sensory aphasia に共通してみられることは，言葉や，名前や文章を理解する能力が障害されていることである．言葉は聞こえてはいるがその意味が理解されていない．というのは，以前に蓄えられた意味をもった言葉と比較できない状態になってしまっているからである．言葉の理解がどの程度障害されているかは，病巣の広がりや位置によって，いろいろであるが，あまり強く障害されると患者はまるで外国語を聞いているかのように全く理解できない場合もある．また，ある言葉を復唱することはできても，その意味が全然わかっていないこともある．軽い知覚性失語症の場合は，非常に努力すると理解できたり，部分的にわかったりすることもある．程度の重い知覚性失語症の場合には，患者は個々の言葉の意味を全く理解しておらず，また自分の話すことを訂正することもないので，患者の話す内容は全く理解できないものとなる．言葉が間違って使用されたり (verbal paraphasia)，あるいは言葉の音節が替えられたりゆがめられたりする (literal paraphasia)．すなわち，会話というものが全く不可

能な状況になってしまう．2人の人間の間でいろいろな会話が可能なのは，一方が他方の話す言葉を理解している場合である．話す言葉がそれほど強く障害されていない知覚性失語症の場合では，患者はその対象物の名前を言ってみようとする．患者は，目の前にある物をよく知っているのであるが，その名前をうまく言えない．そのため，その物をいろいろな言葉を使って形容してみる．このため，患者の話す文章は，きわめて長ったらしいものになる．失文法 paragrammatism や語漏 logorrhea がしばしばみられる．1つの言葉を繰り返す傾向（保続 perseveration）もよくみられる．物の名前がうまく浮かばないという症状が前景に出た場合は，健忘症性失語症 amnesic aphasia と呼ばれる．多音節の言葉を復唱するのがうまくいかないものは伝導性失語症 conduction aphasia という．患者は自分ではかなり正確に話すことができると思っているが，多音節の単語をすぐに発音することができない（鉤状束 Fasciculus uncinatus あるいは上縦束 Fasciculus longitudinalis superior の障害によるものか？）．

　すでに述べたように，言葉の理解というものが高度に障害されると，読み書きの能力も侵されてしまう．場合によっては，努力して間違った調子でやっと読んだとしても，内容を全然理解していないということもある．また，知覚性失語症の患者は，その言葉の意味を全く理解していないので，全く書くこともできないという事態も起こりうる．名前や住所などのよく使う単語を努力して紙に書かなくてはならない程度の，比較的軽い知覚性失語症の場合が問題となってくる．つまり，知覚性失語症の場合にはたいてい失読 alexia や失書 agraphia も伴うのである．知覚性失語症の個々の要素は障害のそれぞれの部位に応じてさまざまであり，またいろいろな組み合わせで出現するので，2つとして同じ症状を示す例はないと考えられる．

　側頭頭頂部の言語領域は，視床枕 Pulvinar と双方向性の結合をしているので，知覚性言語領域と視床枕の間には密接な機能的関係があると想定されている．優位半球内の視床枕の小出血により，強度の失語症が出現した例が Penfield と Roberts（1959年）により報告されたが，これらの個々の関係についてはまだわかっていない．おそらく視床枕は，重要な頭頂葉・後頭葉・側頭葉内連合野を相互に統合しているものと考えられている．

　今日なお，個々の知覚性失語症の名称や，内容やその病変の局在に関して，いろいろな見解があるが，知覚性失語症の2，3のバリエーションについてはほぼ一致した見解が得られている．

　古典的な Wernicke 型失語症（これはまた全知覚性失語症 total sensory aphasia とも呼ばれ，これについてはすでに記載しておいたが）以外に，次のような失語症のタイプが区別されている．

- 全失語症 total aphasia とは，きわめて重症の運動性，知覚性の混合した失語症であり，運動性，知覚性言語領域が障害されたことにより生じる．たいていは中大脳動脈 A. cerebri media の閉塞が問題となる．患者はごくわずかの声か，途切れ途切れの言葉を発声できるだ

けであり，わずかの声や言葉しか理解できず，それもまた再び忘れてしまう．患者は言葉を復唱したり，読んだり書いたりすることができない．この全失語症のときには，片麻痺，半側知覚障害，半盲などを伴う．
- ジャルゴン失語症 jargon aphasia のときには，言葉の誤った使用や音節の間違い（verbal and literal paraphasia）や，新しい言葉をつくるため（造語症 neologism）や，文法が間違っているために（失文法 paragrammatism），患者の話す言葉は理解し難いものとなっている．

以下に述べる知覚性言語障害は，個々の言語領域を結ぶ連絡が切断されたために生じると考えられているので，離断性失語症 dissociation aphasia と名付けられている．
- 純粋知覚性失語症 pure word deafness, auditory verbal agnosia のときには，言葉の理解というものが障害される．音と雑音を区別することは可能である．患者は，話し言葉だけがわからなくなっている．話された言葉を復唱することができないし，これを筆記することもできない．これに対して言葉を自分で話したり，書いたり，読んだりすることは可能である．剖検によると，両側の上側頭回の中 1/3 に病巣が認められている．この失語症の原因として 1 次性聴覚野（transverse gyri of Heschl）と上側頭回の後部にある 2 次性連合野の間の連合線維が切断されるためと考えられている（第 22 野）．
- いわゆる伝導性失語症 conduction aphasia は多くの点で Wernicke 型失語症とよく似ているが，言語理解がかなりよく保たれている割には，復唱が高度に障害されている点で区別される．例えば患者は複数の音節の単語を復唱することができない．剖検によって，側頭葉の後上部分から，頭頂葉の縁上回 Gyrus supramarginalis へと移行する部分の白質に病巣が認められている．目の前で話された言葉を直ちに復唱できない原因として，知覚性言語領域と運動性言語領域とを結合している弓状束 Fasciculus arcuatus が切断されたためと考えられている．多くの場合，復唱できなかった言葉を文字で書いてもらうと，患者はすぐに発音できるものである．

健忘症性失語症 amnesic aphasia, nominal aphasia, anomic aphasia の患者では，それほど障害の強くない場合には，会話をすることは十分に可能であるが，絶えず患者は物の名前を思い出そうとしており，回りくどい言い方でその物を表現しようとする．その物が何であるかはすぐに理解するのであるが，その名前が出てこないのである．つまり言葉をうまく見つける能力が障害されている．剖検例の検討により，知覚性言語領域と海馬，海馬傍回領域の間の連合線維が障害されることが原因と考えられている．この部分が障害されると記憶力が障害される．これの原因は，たいていは側頭葉の後部，底部領域（第 37 野？）の深部白質内に生じた腫瘍や耳性の膿瘍であるが，また脳萎縮性病変によることもある（Alzheimer 病）．

超皮質性知覚性失語症 transcortical sensory aphasia とは，聴覚性・視覚性言語理解が高度に障害されている状態で，理解しながら物を書いたり，読んだりすることができない状態のことを意味している．患者は，復唱はできるが，その意味を全く理解していない．原因としては，一過性に心停止状態に陥り，長時間にわたって低酸素あるいは無酸素状態になったために，前大脳動脈，中大脳動脈，後大脳動脈の間の境界領域の皮質や白質が障害されて，その結果，知覚性言語領域が，残りの皮質領域から切り離されたためと考えられている．

なお補足して言うならば，すでに記載したように，視覚性および聴覚性連合野もある種の反射弓の中に統合されている．例えば，ある光を突然照らしてみると，第18野，第19野から中脳蓋，脳幹，頸髄への連絡を介して直ちに眼球と頭が反射的に光のある方向へと曲げられる．すでに以前に述べた追跡反射 following reflex，固視反射 fixation reflex が，第18野，第19野からの遠心路を介して生じ，動いている興味ある対象物を絶えず網膜の最もよく見える部分（黄斑部 Fovea）に保とうとしているのである．

突然大きな音，例えば爆発音などがすると，防御反射が起こり，反射的に頭は音から遠ざけられるように曲げられる．一方，興味のある音，ヒトの話し声，メロディーなどが聞こえると，反射的に頭は音のする方向へと向けられる．

社会的な行動を含む種々の行動の正常なコントロールとこれの障害

▶ **前頭葉の前頭前皮質 prefrontal cortex**（図9.18）における多モード性連合野の主要な機能は，認知作用であり，また運動のコントロールを司ることである．前頭前野を実験で電気刺激しても何の動作も誘発されない．前頭葉のこの部分は哺乳動物，ことにヒトでは非常に大きな面積を占めているので，以前から知的機能を発揮するのに重要な領域であろうと考えられてきた．前頭葉の皮質は視床の内側核群と双方向性の結合を有しており（図6.5），視床を介して視床下部からの入力も受けている．また前頭葉は大脳皮質のその他の領域とも広範に連絡している．

前頭前野の役目は，入ってきた情報を素早く蓄積し分析することである．前頭前野の背外側部分は運動の立案と制御に重要な役割を果たしており，前頭前野の眼窩部分は性的行動の立案と制御に重要な任務を果たしている．

▶ **前頭前野の病変**　前頭前野が両側で障害された場合には，患者はほとんど物事に集中することができなくなっており，新しい刺激に容易に心を奪われてしまうようになる．複雑な仕事は，ほんの部分的にしかできないか，あるいは全くできなくなっている．仕事の将来の計画はなくなり，将来生じるかもしれない出来事に対する備えはなく，仕事の遂行中に生じてくる問題にも対処できなくなる．1つの考えに凝り固まるようになり，環境の変化に対応しきれなくなる．極端な場合には，いわゆる**保続 perseveration** がみられる．すなわち，同じ動作を繰り返し繰り返し続けるようになり，常に同じ間違いを繰り返す．この症状は Wisconsin Card

Sorting Testを用いると，はっきりと証明される．このテストでは，患者は，いろいろな記号を書いた，さまざまな色彩のカードをある範疇（例えば「形」）に応じて，検者がやって見せた後で，同じ種類の物を集めるように命じられる．第1回目の検査では，通常はうまく集められる．検者は患者がうまく行えたことを確かめた後に，集める範疇を次に変えてみる（例えば，「形」から「色」へ）が，この際，はっきりと口には出さずに変えてみるようにする．前頭前野に病変がある患者は，正常人と同じぐらいの速さで仕事の内容が変更されたことに気付くのであるが，間違いを何回も直ちに指摘されても，以前の古い範疇に従ったカードを集め続ける．

また，前頭前野が障害された場合には，**動作の開始が著明に障害され，自発性が欠如してくる**ことも，臨床上の特徴である．この症状は，word frequency testを行ってみると，証明される．このテストでは，あるアルファベットで始まる単語を，短い限られた時間内にできるだけたくさん言うことを命じられる．前頭前野に病変がある患者では，言葉に関する記憶はほとんど正常であるにもかかわらず，このテストがほとんどできない．同様に患者は言葉以外のテストでもほとんどうまくできなくなっている．例えば，正常人であれば，5分間の間に35個の絵が描けるが，左前頭前野に病変がある患者ではこれが24個となり，右の前頭前野に病巣がある場合には，15個となる．あらゆる種類のコミュニケーションにおいて自発性が欠如しているために，患者は怠け者で，怠惰で，やる気のない様子を呈する．患者は日常生活でのほとんどの動作をやらなくなり，朝のうちはベッドに横たわっており，体を洗ったり，身繕いすることもしなくなり，助けがなければ着替えもしなくなり，仕事もしなくなる．それにもかかわらず，患者のIQと古い記憶はほとんど正常に保たれている．

▶ **前頭葉-眼窩病変** 　社会的な行動や性的行動は高度に複雑な過程により支配され規制されている．前頭葉に病変があると，これらの行動もまた障害される．特に病変が前頭葉-眼窩部分に存在すると，2つの特徴的な性格障害がみられる．仮性うつ病pseudo-depressionの患者では，無表情となり，物事に関心がなくなり，動作を開始しようとする気力が著明に失われ，性的な欲求も減退し，感情の変化が少なくなる．これに対して，仮性精神病pseudo-psychopathyでは，患者は躁状態となり，動作に落ち着きがなく，他人との適当な距離が保てなくなり，行動に対する抑制を正常にかけることができなくなっている．盛んに何かをしたがり，性的な衝動も亢進してくる．病気が発症する前には普通に行えていた動作や行動が，もはやできなくなったり，やろうとしなくなってくる．

Chapter 10

第 10 章
脳膜および脳脊髄液・脳室系

- **10.1** 概　説 　404
- **10.2** 脳と脊髄をおおう膜 　404
- **10.3** 脳脊髄液と脳室系 　407

第10章
脳膜および脳脊髄液・脳室系

10.1 概説

　脳と脊髄は中胚葉由来の３層の膜におおわれている．最外層の丈夫な膜が**硬膜 Dura mater**である．その内層が**クモ膜 Arachnoidea**であり，最内層が**軟膜 Pia mater**である．軟膜は脳および脊髄の表面を直接おおっている．硬膜とクモ膜の間が硬膜下腔（正常ではほんのわずかのスペースしか存在しない）であり，クモ膜と軟膜の間がクモ膜下腔である．クモ膜下腔には**脳脊髄液 cerebrospinal fluid（CSF）**が含まれている．

　脳脊髄液は４つの脳室（左右の側脳室，第三脳室，第四脳室）内にある脈絡叢において産生される．脳脊髄液は脳室内（internal CSF space）を尾側方向へと流れ，次いで脳と脊髄周囲にあるクモ膜下腔に入る（external CSF space）．脳脊髄液は上矢状洞内にあるクモ膜顆粒と脊髄神経根周囲鞘 perineural sheath において吸収される．脳脊髄液の吸収が阻害されたり，これよりまれなことであるが，産生が増加した場合には**脳脊髄液量が増加**し，脳脊髄液圧が亢進し脳室の拡大がみられる（**水頭症 Hydrocephalus**）．

10.2 脳と脊髄をおおう膜

　脳と脊髄をおおう３枚の膜（硬膜・クモ膜・軟膜）を図 10.1 と図 10.2 に描いてある．硬膜はまたの呼び方を硬髄膜 Pachymeninx といい，クモ膜と軟膜は合わせて軟髄膜 Leptomeninx と呼ばれている．

10.2.1 硬膜

　硬膜は丈夫な，線維結合組織の２層の膜から構成されている．

▶ **外層と内層**　頭蓋内硬膜の外層は頭蓋骨内面の骨膜のことである．内層が本来の髄膜である．この内層は，非常に狭い硬膜下腔の外側壁を構成している．この硬膜の２層は静脈洞のところで互いが分かれている．上矢状静脈洞と下矢状静脈洞の間では内層は二重構造となって大脳鎌 Falx cerebri を構成している．大脳鎌は左右の大脳半球の間にある．大脳鎌は小脳テントとつながっている．これは大脳と小脳の間にある．内層が二重構造となっているその他の構造物としては，左右の小脳半球を分けている小脳鎌 Falx cerebelli，トルコ鞍隔膜 Diaphragma

2　脳と脊髄をおおう膜　405

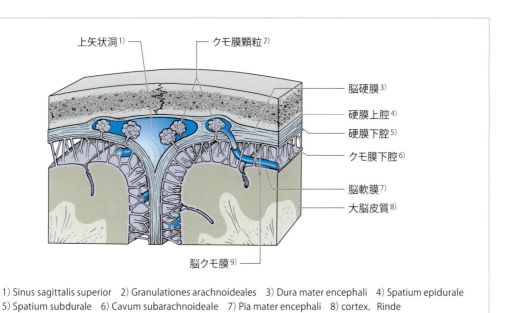

1) Sinus sagittalis superior　2) Granulationes arachnoideales　3) Dura mater encephali　4) Spatium epidurale
5) Spatium subdurale　6) Cavum subarachnoideale　7) Pia mater encephali　8) cortex, Rinde
9) Arachnoidea encephali

図 10.1　脳被膜の前額断の模式図

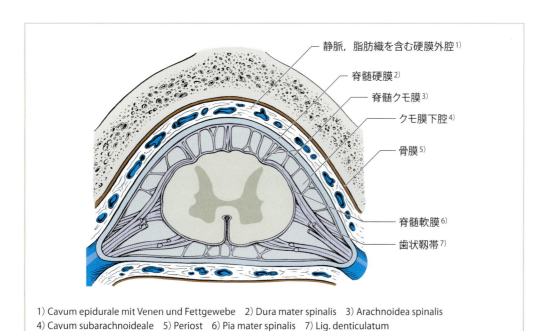

1) Cavum epidurale mit Venen und Fettgewebe　2) Dura mater spinalis　3) Arachnoidea spinalis
4) Cavum subarachnoideale　5) Periost　6) Pia mater spinalis　7) Lig. denticulatum

図 10.2　脊髄被膜の模式図

sellae と三叉神経節を入れている Meckel's cave の壁である．

▶ **硬膜の血管支配**　硬膜動脈の径は，硬膜のみでなく頭蓋骨へも血流を送っているので比較的太くなっている．最も太い枝が**中硬膜動脈 A. meningea media** であり，頭蓋骨の外側面のほとんどの領域を支配している．この動脈は外頸動脈の枝である上顎動脈から由来している．中硬膜動脈は棘孔 Foramen spinosum を通って頭蓋内へ入っている．**前硬膜動脈 A. meningea anterior** は比較的細い枝であり，前頭部の硬膜の半ば部分と大脳鎌の前部分を支配している．この枝は，内頸動脈の枝である眼動脈，さらにこの枝である前篩骨洞動脈から由来している．**後硬膜動脈 A. meningea posterior** は頸静脈孔を通って頭蓋内へ入っており，後頭蓋窩の硬膜を支配している．

　中硬膜動脈は眼窩の中で，眼動脈 A. ophthalmica の枝である涙腺動脈 A. lacrimalis と吻合している．眼動脈は視神経管の先端部分で内頸動脈から分岐している．このような側副路のおかげで，時には眼動脈が近位部で閉塞しても，網膜中心動脈 A. centralis retinae は中硬膜動脈を経由して血流を受けることができる．

▶ **脊髄硬膜**　硬膜の内外の2層は頭蓋内では強固に結合しているが，大後頭孔の外縁にて互いが離れている．ここより下位では外層は脊柱管の骨膜となり，内層は脊髄を包む膜となる．この2層の間の空間は，硬膜外 epidural, extradural と呼ばれているが，厳密には硬膜内に存在する腔である．この空間には疎な結合織，脂肪，内静脈叢が含まれている（図 10.2, 図 11.20）．脊髄硬膜の2層は脊髄神経根が椎間孔を通って脊柱管から出ていく部分で合体している．硬膜管 dural sac の下端は脊髄馬尾を含み S2 レベルで終わっている（図 3.22）．このレベルより以下では硬膜は糸状となっており，線維性坐骨靱帯により仙骨骨膜につながっている．

▶ **眼窩硬膜**　脊髄硬膜と同様な内外2層の分離が眼窩内でもみられる．頭蓋内の硬膜は視神経管を通って眼窩内へと連続している．外層は眼窩の骨膜となる．内層は視神経を包んでいる．この部ではクモ膜と軟膜も含んでいるので，視神経周囲にはクモ膜下腔も存在している．この腔は頭蓋内のクモ膜下腔と連続している．内層は視神経が眼球に入る部分で強膜 sclera に連続している．

[**うっ血乳頭 Papilledema**]　頭蓋内圧の亢進状態が視神経周囲のクモ膜下腔を介して伝わると，視神経周囲の硬膜は伸張することとなる．眼球後部での硬膜の伸張がうっ血乳頭が生じる最も重要な要因である．うっ血乳頭のもう1つの原因が頭蓋内でのクモ膜下出血で（動脈瘤か脳動静脈奇形の破裂による），血液がクモ膜下腔を介して視神経周囲のクモ膜下腔へと達する．

▶ **神経支配**　小脳テントより上の硬膜は三叉神経の支配を受けており，これより下の硬膜は上位の頸髄神経および迷走神経の支配を受けている．硬膜を支配している神経の一部は有髄であるが，他のものは無髄である．これらの神経の末梢は明らかに伸張力に反応している．硬膜を機械的に刺激すると常に痛みが誘発される．硬膜動脈周辺の求心性線維は特に痛み刺激に対

して敏感に反応する．

10.2.2 クモ膜

　脳と脊髄のクモ膜は薄くて繊細で，血管のない膜であり，硬膜内面近くに存在している．クモ膜と軟膜の間の空間がクモ膜下腔であり，脳脊髄液で満たされている．クモ膜と軟膜はごく細い結合織にて結合されている．軟膜は脳の表面をその脳溝の部分に沿って全面をおおうように脳組織と結合している．このために，クモ膜下腔はある部分では狭く，ある部分では広くなっている．クモ膜下腔が拡張している部分は脳槽 cistern と呼ばれている．頭蓋内のクモ膜下腔は脊髄クモ膜下腔と大後頭孔を介して互いが連続している．脳を養う動脈と脳神経の大部分のものはクモ膜下腔を走行している．

▶ **脳槽 cistern**　脳槽はそれぞれ名称が付けられている．例えば小脳延髄槽 cerebellomedullary cistern などである．これらの脳槽については図 10.4 に記載してある．

10.2.3 軟膜

　軟膜は中胚葉由来の細胞からなる薄い層であり内皮に似ている．クモ膜と異なり，軟膜は脳の表から見える表面のみでなく，脳溝の中でも脳組織をおおっている（図 10.1，図 10.2）．軟膜は星状膠細胞から構成される外胚葉由来の膜により脳そのものと結合している（軟膜神経膠膜 pialglial membrane）．クモ膜下腔を通って脳や脊髄へと出入りする血管は，漏斗状になった軟膜の層におおわれている．この軟膜の層と血管壁の間のスペースは Virchow-Robin 腔と呼ばれている．

　軟膜に存在する神経線維は，硬膜の神経線維と異なり，機械的な刺激や熱刺激には反応しないが，血管の伸張や血管壁のトーヌスの変化に反応していると考えられている．

10.3 　脳脊髄液と脳室系

10.3.1 脳室系の構造

　脳室系（図 10.3）は，左右にある側脳室，左右の間脳の間に挟まれている狭い第三脳室と橋から延髄まで延びている第四脳室から成り立つ．左右の側脳室は Monro 孔 Foramina Monroi を介して第三脳室と連絡しており，第三脳室は中脳水道を介して第四脳室と連絡している．第四脳室にはクモ膜下腔と連絡する口が 3 ヵ所ある．すなわち，正中部には Magendie 孔 Foramen Magendii があり，外側には左右 1 対の Luschka 孔 Foramina Luschkae がある．

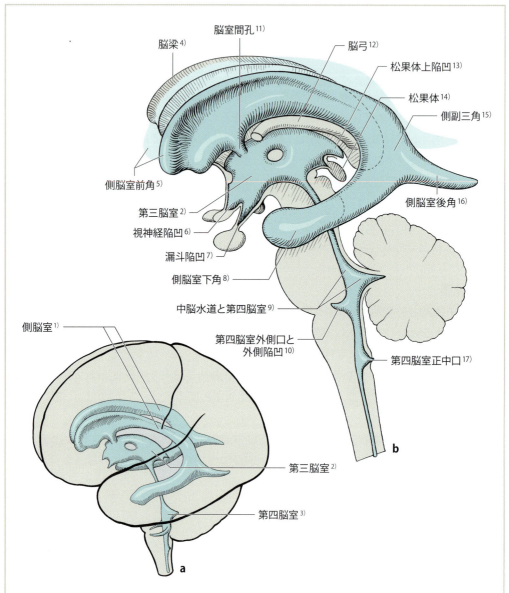

1) Seitenventrikel (Ventriculi laterales)　2) 3. Ventrikel (Ventriculus tertius)　3) 4. Ventrikel (Ventriculus quartus)
4) Corpus callosum　5) Cornu anterius (Ventriculi lateralis)　6) Recessus opticus　7) Recessus infundibuli
8) Cornu inferius (Ventriculi lateralis)　9) Aquaeductus cerebri und Ventriculus quartus
10) Recessus lateralis mit Apertura lateralis ventriculi quarti　11) Foramen interventriculare　12) Fornix
13) Recessus suprapinealis　14) Corpus pineale　15) Trigonum collaterale　16) Cornu posterius (Ventriculi lateralis)
17) Apertura mediana ventriculi quarti

図 10.3　脳室系　a：脳室系の透視図，b：脳室系

10.3.2 脳脊髄液の循環と吸収

▶ **脳脊髄液の特性**　正常の脳脊髄液は無色透明であり，ほんのわずかの細胞（4/μL）と比較的少量のタンパク（脳脊髄液中のアルブミンと血清中のアルブミンの比率は $6.5+/-1.9\times10^{-3}$）を含んでいる．他の含有物に関しても脳脊髄液の組成は血液のそれと異なっている．脳脊髄液は血液の濾過により形成されたものではなくて，主に側脳室内の脈絡叢において個別に産生されたものである．脈絡叢内の毛細血管の血液は脳脊髄液腔からはいわゆる血液脳脊髄液関門 blood-CSF barrier により分けられている．この関門は組織学的には，血管内皮，基底膜，脈絡叢の上皮から構成されている．この関門は水，酸素，二酸化炭素は通すが，電解質はあまり通さず，細胞は全く通さない．脳内に生じるさまざまな病変（例えば低酸素症，神経変性疾患，炎症など）では，正常では認められないか，ごくわずかの量しか認められないタンパクが脳脊髄液中に出現するようになる．

循環している脳脊髄液の量は一般的に130〜150 mL である．1日で400〜500 mL の脳脊髄液が産生されているので，毎日脳脊髄液は3〜4回は入れ替わっていることになる．脳脊髄液圧（脳脊髄液圧は頭蓋内圧と同じではないことに注意）は，仰臥位では通常70〜120 mmH_2O である．

中枢神経系に感染や腫瘍が存在すると脳脊髄液の性状が変化する．これらは**表10.1**にまとめてある．

▶ **循環**　脳脊髄液は側脳室，第三脳室，第四脳室内の脈絡叢により産生される（**図10.4**）．第四脳室の Magendie 孔と Luschka 孔（**図10.4**，**図10.3b**）からクモ膜下腔に入り，脳を巡り脊髄クモ膜下腔へと流れていく．脳脊髄液のある部分は脊髄レベルで吸収される．脳脊髄液のタンパク濃度はあらゆるポイントで同一であり，経路の途中で希釈も濃縮もされない．

▶ **吸収**　脳脊髄液は頭蓋内および脊髄レベルで吸収されている．脳脊髄液のある部分は上矢状静脈洞と頭蓋骨の板間静脈に存在するクモ膜顆粒 arachnoid granulations を介して静脈血内に入る．残りの脳脊髄液は脳神経や脊髄神経の神経周囲鞘や軟髄膜の上皮と毛細血管を介して吸収されている．

このように脳脊髄液は側脳室の脈絡叢において絶えず産生され，再びいろいろな部分でクモ膜下腔から吸収されている．

▶ **脳脊髄液循環路における狭窄部位**　脳脊髄液は脳室内を移動するときに幾つかの狭い箇所を通過しなければならない．すなわち Monro 孔，狭くなっている第三脳室，中脳水道（ここが最も狭い箇所である），第四脳室からの出口（Magendie 孔と Luschka 孔）とテント切痕部である．

10.3.3 脳脊髄液循環の障害—水頭症

▶ **病因に関する概説**　さまざまな病態が脳脊髄液の産生あるいは吸収の障害を引き起こす．

表 10.1　種々の中枢神経系疾患の際にみられる脳脊髄液所見

疾患名	外観	細胞数とその種類	生化学	その他の所見
正常脳脊髄液	水様透明	4/μL まで，主にリンパ球（85％）	乳酸：2.1 mmol/L 未満 アルブミン比： 成人 40 歳超　　8 未満 40 歳未満　7 未満 15 歳未満　5 未満	糖：血中レベルの 50〜60％
化膿性（細菌性）髄膜炎	混濁	数千/μL，主に好中球	乳酸：3.5 mmol/L 超 アルブミン比は 20×10^{-3} 超	細菌を検出
脳膿瘍	水様透明 時に濁	数百/μL 単球と（あるいは）好中球	アルブミン比は正常か軽度上昇	糖は減少，時に細菌を検出 局所 IgA 合成
脳炎（単純ヘルペス）	水様透明	正常あるいは単球増多（リンパ球）	アルブミン比は 10×10^{-3} 超	IgG，IgM，IgA の上昇 特別な抗体の検出 HSV-PCR 陽性
ウイルス性髄膜炎	水様透明	単球が数百まで増加 活性 B リンパ球も含まれる	アルブミン比は 20×10^{-3} まで 乳酸：3.5 mmol/L 未満	
結核性髄膜炎	黄色混濁	1,500/μL まで増加 細胞は混在，主として単球	アルブミン比は 20×10^{-3} 超 糖：血中の 50％未満	IgG と IgA の上昇 培養と PCR により マイコバクテリアの検出
神経梅毒	透明あるいは混濁	単球増多		免疫グロブリン増多 TPHA 陽性
多発性硬化症	水様透明	単球が 40/μL まで	アルブミン比は 20×10^{-3} 未満	等電点電気泳動法によるオリゴクロナールバンドの検出
急性神経ボレリア症（Lyme 病）	水様透明	単球が数百/μL まで	アルブミン比は 50×10^{-3} 未満	免疫グロブリン上昇 抗体の検出
真菌性髄膜炎	水様透明	単球が数百/μL まで		免疫グロブリン上昇 培養と特殊染色で真菌を検出
多発性脊髄根炎（Guillain-Barré 症候群）	水様透明	ごく軽度増多	アルブミン比は 50×10^{-3} まで （アルブミン・細胞解離）	

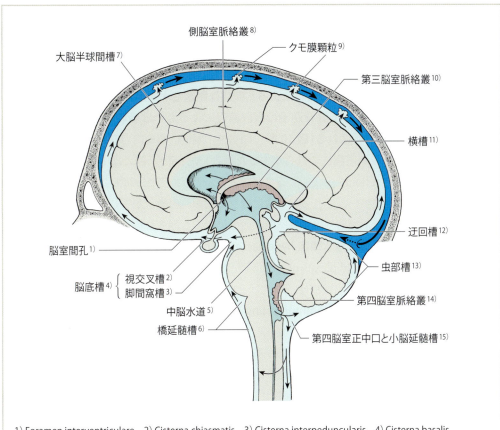

1) Foramen interventriculare   2) Cisterna chiasmatis   3) Cisterna interpeduncularis   4) Cisterna basalis
5) Aquaeductus cerebri   6) Cisterna pontomedullaris   7) Cisterna interhemisphaerica
8) Plexus choroideus ventriculi lateralis   9) Granulationes arachnoideales   10) Plexus choroideus ventriculi tertii
11) Cisterna transversa   12) Cisterna ambiens   13) Cisterna vermis   14) Plexus choroideus ventriculi quarti
15) Cisterna cerebellomedullaris mit Apertura mediana ventriculi quarti

図 10.4　脳脊髄液の循環

　脳脊髄液が過剰に産生されたり，吸収が妨げられると脳室の拡大が生じる（水頭症）．脳室内の脳脊髄液圧が上昇すると脳室近傍の白質を圧迫し，時には萎縮をもたらす．少なくとも初期の段階では灰白質は影響を受けない．動物実験では，水頭症のときには脳脊髄液が脳質上衣を通って脳室近傍の白質内へ染み出ていることが証明されている．白質内の静水圧が亢進すると，組織の灌流が障害され，局所の組織の低酸素を招き，有髄神経線維を傷害し，ついには不可逆的なグリオーシスとなる．水頭症により引き起こされるこれらの組織学的，臨床的な異常は，脳脊髄液圧が時機を失することなく正常に戻された場合にのみ消退する．

水頭症のタイプ

水頭症の分類はいろいろなものがある．従来は，その病因により分ける方法，脳脊髄液の流れがブロックされる部位により分ける方法，病的過程の動態の様子により分ける方法などがある（例えば中脳水道の先天性狭窄による活動性水頭症など）．

▶ **病因による分類** 脳脊髄液路の閉塞による水頭症は**閉塞性水頭症 occlusive hydrocephalus** と呼ばれている．これに対して脳脊髄液の吸収障害によるものは**吸収障害性水頭症 malabsorptive hydrocephalus** と呼ばれる（図 10.6）．閉塞性水頭症は頭蓋内の空間占拠性病変（腫瘍，梗塞，出血など，特に後頭蓋窩にこれらが生じた場合）や，奇形（例えば中脳水道狭窄，第三脳室内のコロイド嚢胞 colloid cyst）によることが多い．吸収障害性水頭症はクモ膜下出血や髄膜炎の後で生じることが多い．これらの場合にはクモ膜顆粒の癒着が生じ脳脊髄液の吸収が阻害される．水頭症はまた，頭部外傷や脳室内出血の場合にもみられる．脳脊髄液の過剰産生により水頭症が生じる**過剰分泌性水頭症 hypersecretory hydrocephalus** ははるかにまれであり，通常は脈絡叢の乳頭腫 choroid plexus papilloma が原因である．

吸収障害性水頭症と閉塞性水頭症は，以前はそれぞれ**交通性水頭症 communicating hydrocephalus，非交通性水頭症 non-communicating hydrocephalus** と呼ばれていた．交通性水頭症では，脳脊髄液は脳室系からクモ膜下腔へと自由に流れている．非交通性水頭症では脳室系内において脳脊髄液の流れを阻害するものがあり，脳室内からクモ膜下腔への流れは全く遮断されているか，異常に圧が高まった場合にのみ流れるようになっている．

▶ **流れの動態による分類** 脳室内の圧が常に高い状態が続いている場合には，水頭症は**活動性 active** であると呼ばれる．活動性水頭症には 2 つのタイプがある．代償性活動性水頭症 compensated active hydrocephalus では脳室の大きさと患者の症状は同じようなものが続いている．これに対してコントロールされない水頭症 uncontrolled hydrocephalus では脳室が拡大するときに患者の症状は悪くなる．活動性水頭症は正常圧水頭症と同じものではない．この場合には脳脊髄液圧は間欠的に上昇している（**以下参照**）．

▶ **正常圧水頭症 normal pressure hydrocephalus（NPH）** NPH は交通性水頭症の一種であり，脳脊髄液の流れは動的であり，間欠的に圧が上昇している．NPH には特徴的な 3 徴候がある．すなわち失行性歩行障害，認知症，失禁である（**症例提示 1 を参照**）．これの原因はまだ解明されていない．多くの異なった病態（例えば中脳水道狭窄，吸収障害性水頭症など）にみられる共通の臨床像であるかもしれない．

▶ **鑑別診断：脳萎縮性水頭症 hydrocephalus ex vacuo** Alzheimer 病や Pick 病などの脳変性疾患においては，脳萎縮がみられ 2 次的に脳室系の拡大やクモ膜下腔の拡大が生じる．この場合には水頭症があるように受け止められてしまう．しかしながら，厳密に言えば，水頭症は脳室系がクモ膜下腔の拡大に比して大きく拡大した場合にいうのであって，脳が萎縮して脳室

系，クモ膜下腔の両者が拡大した場合には水頭症とは呼ばない．この理由により以前に用いられていた脳萎縮性水頭症 hydrocephalus ex vacuo という名称は用いない方がよい．脳室系は拡大しているが，脳溝は比較的正常の幅である NPH と異なり，変性疾患は脳室系とクモ膜下腔の両者が拡大している．

> **症例提示 1　正常圧水頭症**
>
> 患者は 80 歳の退職した男性で，数ヵ月前から失禁症状で困っていた．最初は原因は前立腺肥大によるものと考えられた．しかしながら，経過中に他の症状も出現してきた．すなわち，歩行が不安定となり，大股歩きとなり，しばしば転倒した．時々左足を床から持ち上げることができないこともあった．患者のかかりつけ医は MRI 検査を依頼し（図 10.5），その結果，患者を病院へ紹介した．病院の神経内科医から，患者の妻はいろいろと尋ねられた際に，ここ数ヵ月前から，患者は物忘れが激しくなり，物事に無関心になってきたと話した．神経学的診察により，歩行は不安定であり，失行性であることがわかった．臨床診断と神経放射線学的診断は正常圧水頭症であった．
>
> 脳脊髄液を多量に抜くと，歩行障害が一時的に改善することにより，NPH との診断が確定すると考えられた．患者は 80 歳と高齢であったが，脳脊髄液を 40 mL 抜くことにより，歩行障害と失禁は著明に改善した．しかしながら，認知障害は改善しなかった．患者はシャント手術の目的で脳神経外科病棟へ転科となった．数ヵ月して患者の歩行障害と失禁は完全に回復した．認知障害は改善しなかったが，進行は停止した．

図 10.5 正常圧水頭症 normal pressure hydrocephalus（NPH）

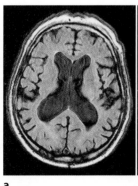
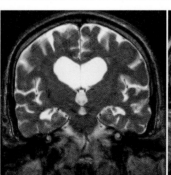
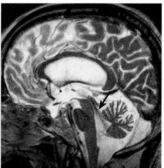

a　b　c

a：MRI の T2 強調 FLAIR 水平断像．
b：MRI の T2 強調 FLAIR 前額断像．
c：MRI の T2 強調 spin-echo 矢状断像．

脳室はクモ膜下腔に比較して著しく拡大している．矢状断（c）では中脳水道とこの近傍の第三脳室，第四脳室部分に，脳脊髄液の速い流れ（flow void）を反映する低信号領域（矢印）がみられる．最近の研究では，NPHの患者では，通常，脳脊髄液の拍動は正常よりも速いことが証明されている．患者の画像は少しぼやけているが，これは患者の体動のためである．NPHの患者や認知症の患者ではMRI検査の際に十分な理解が得られないことがよくある．

水頭症の臨床症状，診断，治療に関する概説

▶ **病因** 多くのタイプの水頭症が幼少時にみられるが，これらは通常はChiari奇形，二分脊椎，脊髄（髄膜）瘤などの他の奇形を伴っている．生まれてから3ヵ月以内に水頭症が生じる確率は0.1〜0.4％である．

▶ **幼児にみられる症状** 頭蓋骨の縫合線は生後1年までは閉鎖しない．この結果，この時期までに頭蓋内圧が上昇した場合には，縫合線の離開が起こりうる．このため，幼児における水頭症の症状として最も目立つ症状は異常な頭囲の拡大である．その他の所見としては，頭蓋縫合部の離開，頭皮の静脈のうっ滞，前額の突出，大泉門 Fontanelle の膨隆などである．頭蓋骨を打診してみるとボコボコという音がする（MacEwen sign）．縫合線が離開して頭蓋が拡大することができている限り，頭蓋内圧亢進はそれほど強いものではないので，患児は最初のうちは元気に見える．しかしながら，後になると頭蓋内圧亢進症状として，嘔吐（突然の嘔吐 projectile vomiting と，何も吐くものがないのに嘔吐の動作を繰り返す）がみられるようになる．時には落陽現象 sunset phenomenon（上方注視麻痺 upward gaze paresis）と成長障害がみられる．

▶ **幼児における診断** 今日では，水頭症は通常は母体の超音波検査により出生前に診断可能である．出産後の水頭症は，ルーチンに頭囲測定と記録を繰り返すことにより診断可能である．もし頭囲が正常の頭囲のチャートよりも早く大きくなる場合には，水頭症を疑うべきであり，画像診断を行い治療を考慮すべきである．水頭症をもって生まれた子どもは超音波だけでなく，CT scanとMRIにより検査されるべきである．この検査法により，水頭症に対する有効な治療法を検討することができるし，水頭症以外に頭蓋拡大をきたしうる他の病態，例えば硬膜下血腫と水腫，家族性頭蓋拡大症などを診断することができる．

▶ **成人における症状** 頭蓋骨の縫合線が閉鎖している子どもや，成人の場合には，水頭症では頭蓋内圧亢進症状がみられ，頭痛，嘔気，嘔吐（特に朝に吐くものがないのに嘔吐の動作をしたり，突発性嘔吐）が出現する．また髄膜刺激症状として，項部硬直や弓なり反張 opisthotonus，羞明 photophobia などがみられる．病期が進むと，さらに他のいろいろな症状が出現してくる．これらの症状には，全身倦怠感，認知障害，不安定歩行，脳神経麻痺（特に外転神経麻痺），Parinaud症候群，うっ血乳頭，意識障害などが含まれる．

▶ **成人における診断** CT scan と MRI により脳室拡大は容易に診断可能であり，たいていの場合，水頭症の原因も判明する．

▶ **治療** もし，水頭症の原因としてはっきりしたものが見つからない場合には，頭蓋内圧の亢進した状況はシャント術により改善させることができる．シャント術としては多くの種類があるので，これに関しての詳しい知識は脳神経外科の教科書を参照してほしい．

症例提示 2　クモ膜下出血後の脳脊髄液吸収障害

患者は 52 歳の男性．ある日，突然の激しい，今まで経験したことのない頭痛を覚え，意識が混濁してきたために入院した．CT scan により急性のクモ膜下出血が確認された．脳血管撮影にて，左中大脳動脈瘤の破裂が原因と診断された．クモ膜下腔に貯留した血腫が脳脊髄液の流れを阻害して水頭症を引き起こしていた（図 10.6）．水頭症の治療のために脳室ドレナージが留置された．脳動脈瘤は外科的にクリッピングがなされた．

図 10.6　クモ膜下出血後の脳脊髄液吸収障害

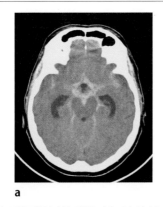
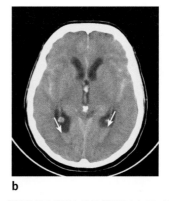

a　　　　　　　　　　b

脳の CT scan．クモ膜下腔は血液で満たされており（**a**），脳脊髄液の循環と吸収が障害されている．脳室系は拡大している．特に側脳室は拡大している（**b**）．脳室は CT scan では黒く見える．これはほんのわずかの血液しか含まれていないからである．脳室内へは，クモ膜下腔から逆流した血液が側脳室の後角部分に貯留している所見が見て取れる（血液と脳脊髄液の境が示されている，矢印）．

Chapter 11

第11章
中枢神経系の血管支配と血管障害

11.1	概　説	418
11.2	脳の動脈系	419
11.3	脳の静脈系	435
11.4	脊髄の血流支配	439
11.5	脳虚血	442
11.6	頭蓋内出血	475
11.7	脊髄の血管障害	486

第11章
中枢神経系の血管支配と血管障害

11.1 概説

　脳は**内頸動脈** A. carotis interna と**椎骨動脈** A. vertebralis により血流を受けている．内頸動脈は主な枝として，前脈絡叢動脈 A. choroidea anterior，中大脳動脈 A. cerebri media，前大脳動脈 A. cerebri anterior に枝分かれしており，前頭蓋窩・中頭蓋窩にある脳組織に血液を送っている（**頸動脈領域，前方循環系 anterior circulation**）．椎骨動脈は左右に1対あり橋尾側部分で合流して脳底動脈 A. basilaris を形成している．脳底動脈は脳幹・小脳へと血液を送っており，さらに後大脳動脈 A. cerebri posterior となって，後頭蓋窩の脳組織を灌流している（**椎骨脳底動脈領域，後方循環系 posterior circulation**）．頸動脈系と椎骨脳底動脈系の血管は脳底に形成されている Willis 脳動脈輪により連結されている．脳を支配している血管の間にはこれ以外にも豊富な側副路が形成されており，また，頭蓋内と頭蓋外の血管の間にも側副路が認められる．このような豊富な側副路のおかげで，たとえ太い主幹動脈が閉塞した場合でも必ずしも脳梗塞に至るとは限らない．

　脳からの**静脈血**は脳深部へ向かうか，脳の表面へと向かい，硬膜内にある静脈洞へと注ぎ，最終的には頸部の両側に存在する内頸静脈 V. jugularis interna へと注いでいる．

　脳組織への血流が長時間途絶えると，脳機能が失われ最終的には脳組織の壊死がもたらされる（**虚血性脳障害 ischemic brain injury，脳梗塞 cerebral infarction**）．脳虚血では通常は血流不足に陥った脳組織の機能が障害されるために，急激な神経脱落症状が出現する（症状が卒爾に出るために，「脳卒中」と呼ばれるゆえんである）．動脈性血流障害の最も頻度の高い原因は**塞栓 embolus** によるものである．この塞栓は通常は心臓由来のものか大動脈や頸動脈分岐部に形成された粥状プラークが原因となることが多い．その他の原因として脳を灌流している小動脈や中程度の太さの動脈に生じる動脈硬化性変化によるものがある（**cerebral microangiopathy**：これは通常は高血圧症が関与している）．時には脳静脈系の還流異常による脳血流障害の症状が出現することがある（脳静脈血栓症あるいは脳静脈洞血栓症）．

　卒中様に脳が障害されるもう1つの原因が**頭蓋内出血**である．この頭蓋内出血は脳組織内に出血するもの（脳内出血）と脳組織周辺の髄膜近傍に出血するタイプ（クモ膜下出血・硬膜下出血・硬膜外出血）に分けられる．

　脊髄への血流は脊髄前面を走行する前脊髄動脈 A. spinalis anterior と背面を走行する1対の

後脊髄動脈 A. spinalis posterolateralis により送られている．前脊髄動脈は多数の分節動脈から血流を受けている．脊髄組織も脳と同様に出血性変化，虚血性変化，静脈還流障害などにより障害される．

11.2 脳の動脈系

11.2.1 脳を灌流する血管の頭蓋外での走行

　脳への血流は4本の太い血管により送られている．すなわち左右両側に存在する内頸動脈と椎骨動脈である．内頸動脈は通常は左右で同じ程度の太さであることが多いが，椎骨動脈は左右で径が異なることが多い．脳を灌流しているこれらの血管は脳底部に存在している Willis 脳動脈輪により互い同士が連結されている．頭蓋外部分では筋肉や結合織内を走行する細い枝を介する側副路が形成されており，血管閉塞の場合に重要な側副路として有効な働きをすることがあるが，通常は細すぎてこの側副路を描出することは困難である．前頭蓋窩と中頭蓋窩にある脳組織は主として内頸動脈からの血流支配を受けており（前方循環系 anterior circulation)，後頭蓋窩の脳組織と大脳の後半部分の組織は椎骨脳底動脈系からの血流支配を受けている（後方循環系 posterior circulation)．

▶ **総頸動脈 A. carotis communis**　内頸動脈は総頸動脈が2本に枝分かれしたうちの1本である．右総頸動脈は大動脈弓から分かれた腕頭動脈幹 Truncus brachiocephalicus から由来しており，鎖骨下動脈もこの動脈幹から由来している（**図 11.1**)．左総頸動脈は通常は大動脈弓から直接出ているが，しばしば異なる解剖学的位置から分岐することがある．約20％のヒトでは左総頸動脈は左腕頭動脈幹から分岐している．

[**内頸動脈 A. carotis interna**]　内頸動脈は甲状軟骨のレベルで総頸動脈より分岐しており，大きな分枝を出すことなく頭蓋底へと向かって走行している．錐体骨内にある頸動脈管 Canalis caroticus を貫通しているが，この部分では中耳からは薄い骨により仕切られている．その後は海綿静脈洞 Sinus cavernosus に入っている（**図 11.1**)．その後の走行については **421 頁**を参照のこと．

[**外頸動脈と脳血管の間の吻合**]　総頸動脈のもう1本の枝である外頸動脈 A. carotis externa は頸部や顔面の軟部組織へ血流を送っている．外頸動脈は他側の外頸動脈と豊富な吻合を有しているのみでなく，椎骨動脈（**図 11.11**）や内頸動脈の頭蓋内分枝とも側副路を介してつながっている（例えば眼動脈 A. ophthalmica を介したり [**図 11.11**]，下外側幹 inferolateral trunk を介してつながっている [**432 頁参照**]）．これらの側副路は内頸動脈が徐々に狭窄したり，閉塞した場合に開き，脳への血流を保障するように役立つことがある．

▶ **椎骨動脈 A. vertebralis**　椎骨動脈は鎖骨下動脈から分岐しており，しばしば左右で径が異

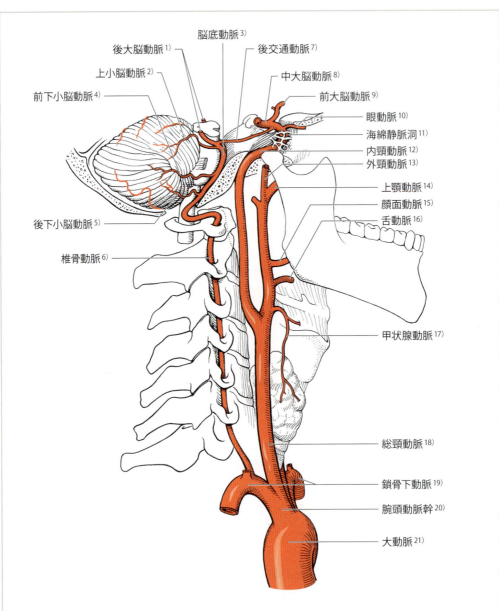

1) A. cerebri posterior   2) A. cerebelli superior   3) A. basilaris   4) A. cerebelli inferior anterior
5) A. cerebelli inferior posterior   6) A. vertebralis   7) A. communicans posterior   8) A. cerebri media
9) A. cerebri anterior   10) A. ophthalmica   11) Sinus cavernosus   12) A. carotis interna   13) A. carotis externa
14) A. maxillaris   15) A. facialis   16) A. lingualis   17) A. thyreoidea   18) A. carotis communis   19) A. subclavia
20) Truncus brachiocephalicus   21) Aorta

図 11.1 総頸動脈，内頸動脈，椎骨動脈の頭蓋外での走行

なっている．左椎骨動脈はまれに大動脈弓から直接分岐することもある．椎骨動脈は頸椎の横突起孔 Foramina transversaria の中を走行している．横突起孔へは第6頸椎レベルで入っている（図11.1）．環椎部分で横突起孔を出て，環椎の外側塊の上を走行し，環椎の後弓の上にある椎骨動脈溝 Sulcus arteriae vertebralis の上を通り背側・内側へと向かう．その後，腹側へと方向を変え後頭骨と環椎の間を走行し，環椎後頭膜を貫通する．通常は大後頭孔のレベルで硬膜を貫通している．

クモ膜下腔では，椎骨動脈は脳幹を取り囲むように腹側頭側へと向かい，橋の下端で対側の椎骨動脈と合流し脳底動脈 A. basilaris となる．椎骨動脈は頸部の軟部組織や筋肉へと多数の枝を分枝している．椎骨動脈の頭蓋内での主な枝は後下小脳動脈 A. cerebelli inferior posterior（PICA という名称で呼ばれることが多い）と前脊髄動脈 A. spinalis anterior（図11.2）である．PICA の分岐部分は椎骨動脈が硬膜を貫いてクモ膜下腔に入ったすぐのところである（**426頁も参照**）．そのために PICA 分岐部分に発生する動脈瘤は頭蓋外に位置することもありうるが，この動脈瘤が破裂した場合においてもクモ膜下出血となることがある．椎骨動脈から脊髄への血流はさまざまなバリエーションがある．上部頸髄へと血液を送っており，椎骨動脈の近位部分から分枝している分節動脈と吻合している．

11.2.2 前・中頭蓋窩での血管

内頸動脈 A. carotis interna

内頸動脈は頸動脈管を出てから，吻側へと斜台のそばで硬膜の下を走行し，海綿静脈洞へと入る．その後この洞の中で上方・後方へと方向を変えて頸動脈サイフォン carotid siphon を形成する（図11.1）．この部分で内頸動脈の細い数本の頭蓋外分枝が分岐する．鼓室 tympanic cavity の底へと向かうもの，斜台の硬膜へ向かうもの，半月神経節 Ganglion semilunare へと向かうもの，下垂体 pituitary gland へ向かうものなどである．

海綿静脈洞の中で内頸動脈が損傷されたり，破裂したりすると，動脈血と静脈血の間に短絡路が出現する（**頸動脈海綿静脈洞瘻 carotid-cavernous fistula：CCF**）．もし内頸動脈動脈瘤が海綿静脈洞部分で破裂すると眼球突出 exophthalmos が生じるが，動脈瘤は硬膜外に存在しているのでクモ膜下出血とはならない．眼静脈の還流障害とうっ血のために，患側の視力は低下する．

▶ **眼動脈 A. ophthalmica**　内頸動脈は前床突起の内側のところでクモ膜下腔に入る．眼動脈はちょうどこの部分で内頸動脈から分岐している．すなわち眼動脈の分岐部はすでに硬膜内に位置している（図11.1）．眼動脈は視神経とともに走行して眼窩内に入り，眼窩内容物のみでなく，蝶形骨洞，篩骨洞，鼻腔粘膜，前頭蓋窩硬膜，前額部皮膚，鼻，眼瞼へと血液を送っている．眼動脈の皮膚枝は外頸動脈の枝と豊富な側副路を形成している．これらの側副路は内頸

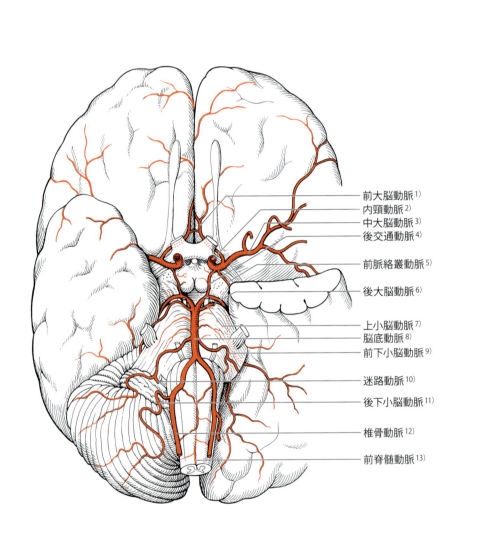

図 11.2 脳底部の血管支配

1) A. cerebri anterior　2) A. carotis interna　3) A. cerebri media　4) A. communicans posterior
5) A. choroidea anterior　6) A. cerebri posterior　7) A. cerebelli superior　8) A. basilaris
9) A. cerebelli inferior anterior　10) A. labyrinthi　11) A. cerebelli inferior posterior　12) A. vertebralis
13) A. spinalis anterior

動脈が狭窄や閉塞した場合に重要な役割を果たしている（眼動脈側副路 ophthalmic collaterals）．内頸動脈が眼動脈分岐部から遠位部で損傷されたり，動脈瘤が破裂したりするとクモ膜下出血となる．

▶ **後交通動脈 A. communicans posterior** 　内頸動脈からの次の分枝は後交通動脈である（図11.1，図11.2）．胎生期の初期の段階では，この動脈は後大脳動脈の近位部分を構成しており，最初は内頸動脈の枝であり，後になって脳底動脈からの血流を受けるようになる．約20％の人々では，後交通動脈が後大脳動脈への主たる血液供給源となっている．これは後大脳動脈が内頸動脈から直接分岐していることと同じ意味であり，以前から後大脳動脈の胎生起源 fetal origin of posterior cerebral artery と呼ばれてきたものと同じである．この胎生パターンは通常は存在するとしても一側のみであり，他側の後大脳動脈は非対称となっている脳底動脈の頂上から分岐している．しかしながら，時には両側の後大脳動脈が通常よりも太くなった後交通動脈を介して直接内頸動脈から分岐することもある．この場合には脳底動脈先端は通常よりも細くなっており，脳底動脈は上小脳動脈を分岐したところで終わっているように見える．

　後交通動脈は脳底動脈先端部よりほぼ10mm外側部分で後大脳動脈の近位部分につながっている．後交通動脈はWillis脳動脈輪の一部を構成しており，内頸動脈系と椎骨脳底動脈系の間の最も重要な連絡路となっている．

　後交通動脈からは細い穿通枝が出ており，灰白隆起 Tuber cinereum，乳頭体 Corpora mamillaria，吻側の視床核，腹側視床 Subthalamus，内包の一部へと血液を供給している．

　内頸動脈から後交通動脈が分岐するところは脳動脈瘤の好発部位である（いわゆるPCom動脈瘤，478頁参照）．この部の動脈瘤は通常は内頸動脈の側壁から生じるが，ごくまれには後交通動脈そのものから発生することもある．

▶ **前脈絡叢動脈 A. choroidea anterior** 　この動脈は，後交通動脈が分岐してすぐのところで内頸動脈から分枝している（図11.2）．視索 Tractus opticus に沿って後方へ向かい，脈絡裂の中に入り側脳室の中の脈絡叢へと血液を供給している．この走行中に，視索，鉤 Uncus，海馬 Hippocampus，扁桃体 Corpus amygdaloideum，基底核の一部，内包の一部へと血液を送っている．前脈絡叢動脈が錐体路の一部に血液を供給していることは臨床上重要である．この動脈は外側後脈絡叢動脈 A. choroidea posterior lateralis と吻合している（図11.10）．

▶ **最終枝** 　内頸動脈は前床突起の上で2つに分かれている．内側に向かうのが前大脳動脈であり，外側に向かうのが中大脳動脈である．

[**中大脳動脈 A. cerebri media**]

　中大脳動脈は内頸動脈から分枝するものの中で最大の径を有している（図11.2）．前床突起の上で内頸動脈から分かれた後は，Sylvius裂の中を外側へと向かう．中大脳動脈の主幹部分からは多数の穿通枝が出ており，基底核，内包前脚や膝部，外包や前障 Claustrum へと血液

を供給している（図 11.3）.

中大脳動脈は島脳槽 insular cistern 内で幾つかの皮質枝に分かれている．これらの枝は前頭葉・頭頂葉・側頭葉の広い範囲に血液を供給している．

▶ **中大脳動脈の主要な皮質枝**（図 11.4）　主なものとしては以下の 8 本がある．

1）眼窩前頭動脈 A. orbitofrontalis，2）Roland 前動脈 A. praerolandica，3）Roland 動脈 A. rolandica，4）前頭頂動脈 A. parietalis anterior，5）後頭頂動脈 A. parietalis posterior，6）角回動脈 A. gyri angularis，7）側頭後頭動脈 A. temporo-occipitalis，後側頭動脈 A. temporalis posterior，8）前側頭動脈 A. temporalis anterior.

中大脳動脈により血流を受けている皮質領域は 1 次性知覚領域・1 次性運動領域（皮質の傍正中部分と内側部分は除く），Broca と Wernicke の言語領域，1 次性聴覚領域，1 次性味覚領域などである．

中大脳動脈は，前大脳動脈，後大脳動脈と皮質部分で吻合している．

[**前大脳動脈 A. cerebri anterior**]

前大脳動脈は内頸動脈が 2 本に枝分かれしたうちの 1 本であり，分かれた後に内側吻側へと向かう．左右の前大脳動脈は終板 Lamina terminalis の前で互いに接近するように走行しており，その後左右の動脈は平行に上方・後方へと向かう．左右の前大脳動脈の間には前交通動脈 A. communicans anterior があり，Willis 脳動脈輪のもう 1 つの重要な構成要素となっている（図 11.12）．前交通動脈とその近傍は脳動脈瘤の好発部位となっている（いわゆる ACom 動脈瘤，478 頁参照）．

▶ **前大脳動脈の分枝**　前大脳動脈の近位部分からは多数の穿通枝が出ており，傍中隔領域 paraseptal region，基底核吻側部分，間脳，内包前脚へと血液を供給している（図 11.3）．Heubner 反回動脈 A. recurrens Heubneri は前大脳動脈の近位から分岐する太い枝で，基底核へと血液を送っている．時にはこの動脈は脳血管撮影でも描出される（図 11.12）．

前大脳動脈はその後は脳梁膝部のところを回りながら後方へと向かい，後大脳動脈からの枝と吻合している．この走行中に，脳梁・大脳半球内側面・傍矢状領域へと血液を供給している．前大脳動脈から血流を受けている領域としては，1 次性運動野・1 次性知覚野のうちの足に関係する領域と帯状回 Gyrus cinguli である．前大脳動脈は中大脳動脈，後大脳動脈の枝と吻合している．

▶ **前大脳動脈の主要な皮質枝**（図 11.5）　主なものとしては以下の 5 本がある．

1）眼窩動脈 A. orbitalis，2）前頭極動脈 A. frontopolaris，3）前頭動脈 A. frontalis，脳梁周囲動脈 A. pericallosa，4）脳梁辺縁動脈 A. callosomarginalis，5）内頭頂動脈 A. parietalis interna.

2 脳の動脈系　425

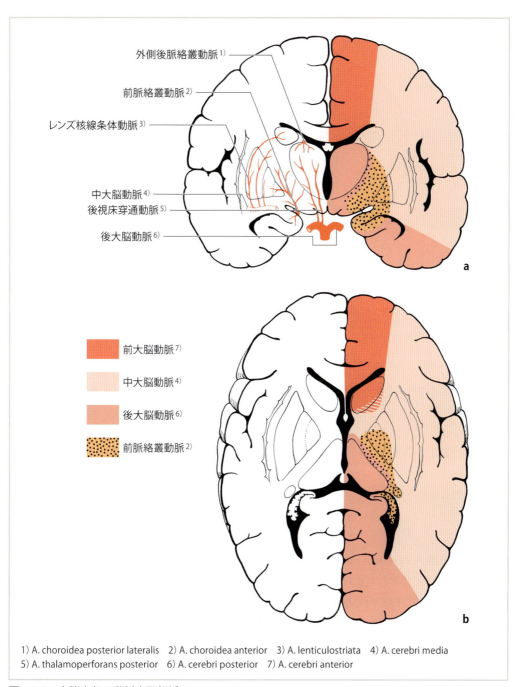

1) A. choroidea posterior lateralis　2) A. choroidea anterior　3) A. lenticulostriata　4) A. cerebri media
5) A. thalamoperforans posterior　6) A. cerebri posterior　7) A. cerebri anterior

図 11.3　大脳内部の動脈支配領域
a：前額断，b：水平断．

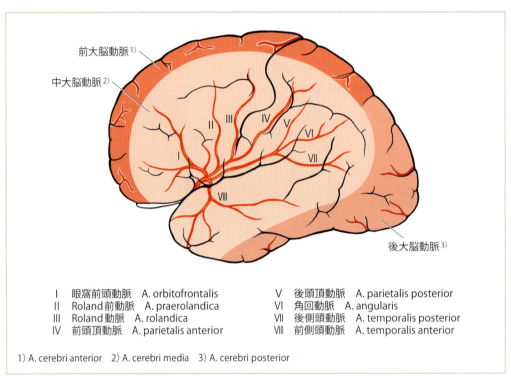

I	眼窩前頭動脈　A. orbitofrontalis		V	後頭頂動脈　A. parietalis posterior
II	Roland前動脈　A. praerolandica		VI	角回動脈　A. angularis
III	Roland動脈　A. rolandica		VII	後側頭動脈　A. temporalis posterior
IV	前頭頂動脈　A. parietalis anterior		VIII	前側頭動脈　A. temporalis anterior

1) A. cerebri anterior　2) A. cerebri media　3) A. cerebri posterior

図 11.4　大脳外側面における中大脳動脈の各分枝の支配領域

11.2.3 後頭蓋窩の動脈

椎骨動脈 A. vertebralis

　椎骨動脈は硬膜を貫通するとすぐに頸髄へと向かう枝を出している．この部の動脈の分岐はかなりバリエーションが多いが，前脊髄動脈はたいていの場合，硬膜内の椎骨動脈から分岐している．

▶ **後下小脳動脈 A. cerebelli inferior posterior（PICA）**　PICAは椎骨動脈から分岐する枝のうちで最大の径を有しており（図11.1，図11.2，図11.6〜図11.8），対側の椎骨動脈と合流して脳底動脈となる前に硬膜内で椎骨動脈から分枝している．PICAは小脳半球の基底部分，小脳虫部の下端部分，小脳核，第四脳室内の脈絡叢，延髄の背外側部分の血流を司っている．PICAの枝は他の小脳の動脈と豊富な吻合を形成している．

　PICAにより支配される範囲は前下小脳動脈 A. cerebelli inferior anterior（AICA）により支配される領域と逆の相関がある．さらに言うと，PICA自体の太さやその支配領域は左右で随分異なることがある．もし一側のPICAが細い場合には，小脳の基底部分は同側のAICAや太く

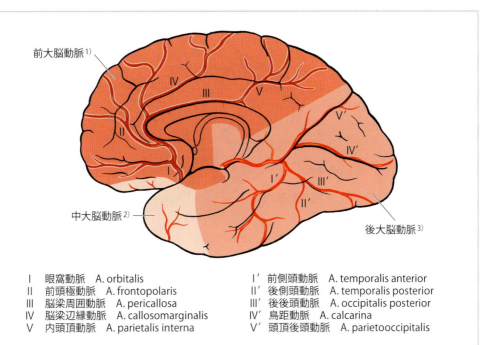

I	眼窩動脈 A. orbitalis	I′	前側頭動脈 A. temporalis anterior
II	前頭極動脈 A. frontopolaris	II′	後側頭動脈 A. temporalis posterior
III	脳梁周囲動脈 A. pericallosa	III′	後後頭動脈 A. occipitalis posterior
IV	脳梁辺縁動脈 A. callosomarginalis	IV′	鳥距動脈 A. calcarina
V	内頭頂動脈 A. parietalis interna	V′	頭頂後頭動脈 A. parietooccipitalis

1) A. cerebri anterior 2) A. cerebri media 3) A. cerebri posterior

図 11.5 大脳半球内側面における前，中，後大脳動脈分枝とその支配領域

なっている対側の PICA より血流を受けることになる．先天的に細い（いわゆる低形成 hypoplastic）椎骨動脈の場合には PICA に終わることもある．この場合には対側の椎骨動脈はかなり太くなっている．このバリエーションはそれほどまれなものではなく，また臨床的に椎骨動脈の病的な変化を示唆するものでもない．

脳底動脈 A. basilaris

脳底動脈は橋の下端のところで左右の椎骨動脈が合流して形成される（図 11.2）．脳底動脈からは 2 対の小脳動脈と後大脳動脈が出ている．脳底動脈からはこれ以外に，脳幹領域に多数の穿通枝が出ており，これらの枝は傍正中枝 paramedian branches，短回旋枝 short circumferential branches と長回旋枝 long circumferential branches に分けられる（図 4.58）．これらの分枝が閉塞した場合には，第 4 章で記載したようなさまざまな脳幹症候群が出現する（206 頁参照）．

▶ **前下小脳動脈 A. cerebelli inferior anterior（AICA）** 脳底動脈から出る最初の太い枝は AICA

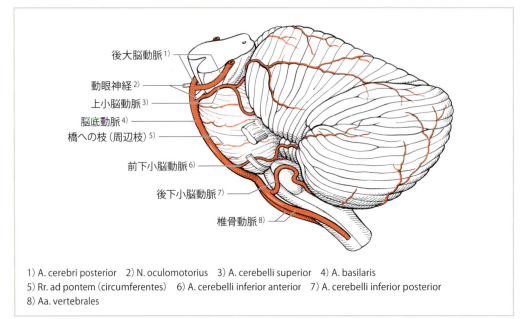

1) A. cerebri posterior 2) N. oculomotorius 3) A. cerebelli superior 4) A. basilaris
5) Rr. ad pontem (circumferentes) 6) A. cerebelli inferior anterior 7) A. cerebelli inferior posterior
8) Aa. vertebrales

図 11.6 小脳の血管支配（側面像）

である（図 11.1，図 11.2，図 11.6～図 11.8）．この動脈は片葉 Flocculus と小脳半球の前半部分を支配している．この支配範囲は同側の PICA の径に応じて狭くなったり，広くなったりしている．時には，通常は PICA により支配される領域が AICA によってほとんど支配されていることもある（これに関してはすでに記載した）．AICA からは内耳へと向かう迷路動脈 A. labyrinthi も出ている．

▶ **上小脳動脈 A. cerebelli superior** 　上小脳動脈は脳底動脈の先端部の手前で分岐している（図 11.1，図 11.2，図 11.6～図 11.8）．小脳半球の上半部分と虫部の上半部分を支配している．この血管は中脳を取り囲むように走行しており，この途中で中脳被蓋 Tegmentum mesencephali へと血液を送っている．

▶ **脳底動脈先端部 basilar tip** は脳底動脈の最終部分であり，ここで脳底動脈は左右の後大脳動脈に分かれている（図 11.2）．

後大脳動脈 A. cerebri posterior

　後大脳動脈は頸動脈系，椎骨脳底動脈系の両者と結合している．後大脳動脈の血流の大部分は脳底動脈先端部から由来しているが，後交通動脈を介して少しの血流が内頸動脈系から入っている（図 11.1）．胎生期の早期においては後大脳動脈は内頸動脈から分岐している（このこ

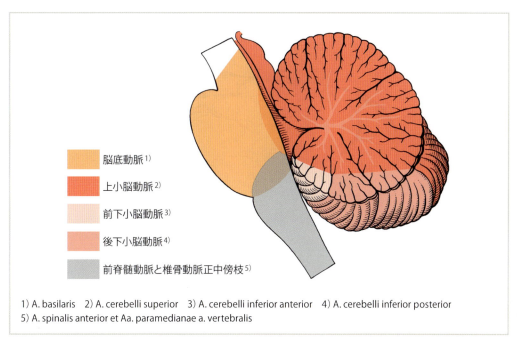

1) A. basilaris　2) A. cerebelli superior　3) A. cerebelli inferior anterior　4) A. cerebelli inferior posterior
5) A. spinalis anterior et Aa. paramedianae a. vertebralis

図 11.7 脳幹と小脳の血管支配領域

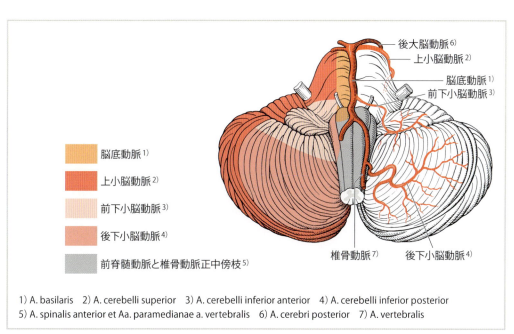

1) A. basilaris　2) A. cerebelli superior　3) A. cerebelli inferior anterior　4) A. cerebelli inferior posterior
5) A. spinalis anterior et Aa. paramedianae a. vertebralis　6) A. cerebri posterior　7) A. vertebralis

図 11.8 小脳の血管支配領域（腹側面）

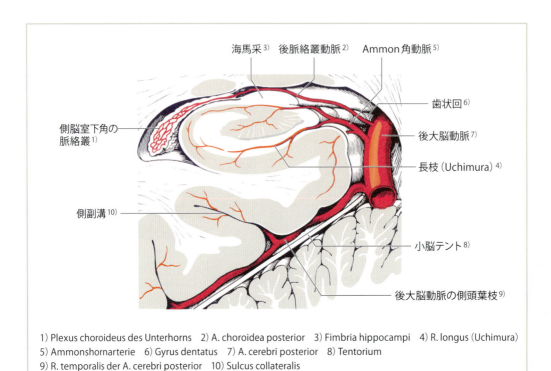

図11.9 Ammon角の血管支配および後大脳動脈と小脳テントとの関係

1) Plexus choroideus des Unterhorns 2) A. choroidea posterior 3) Fimbria hippocampi 4) R. longus (Uchimura)
5) Ammonshornarterie 6) Gyrus dentatus 7) A. cerebri posterior 8) Tentorium
9) R. temporalis der A. cerebri posterior 10) Sulcus collateralis

とに関してはすでに423頁に記載してあるので参照のこと）．後交通動脈は脳底動脈先端部より約10mm外側部分で後大脳動脈につながっている．脳底動脈先端部からこの後交通動脈合流部までを交通前部分 precommunicating segment，あるいはFischerの提唱した分類法ではP1 segmentと呼び，これより末梢部分を交通後部分 postcommunicating segment，あるいはP2 segmentと呼んでいる．後大脳動脈と後交通動脈からは中脳と視床へ向かう多数の穿通枝が出ている（図11.3）．

後大脳動脈は脳底動脈先端部より始まり，中脳を取り囲むように走行し迂回槽 Cisterna ambiens に入る．この部ではテント切痕に近い位置を走行している（図11.9）．迂回槽の中で後大脳動脈は皮質へと向かう幾つかの枝に分かれる．これらの枝の中で主たるものは鳥距動脈 A. calcarina，後頭側頭動脈 A. occipitotemporalis，側頭枝 Rr. temporales などである（図11.5）．

▶ **前・後視床穿通動脈 A. thalamoperforans anterior et posterior**　前視床穿通動脈は後交通動脈から出ている枝であり，主として視床の吻側部分を支配している（図11.10）．後視床穿通動脈は後大脳動脈のP1 segment由来の血管であり，視床の底部・内側部と視床枕 Pulvinar

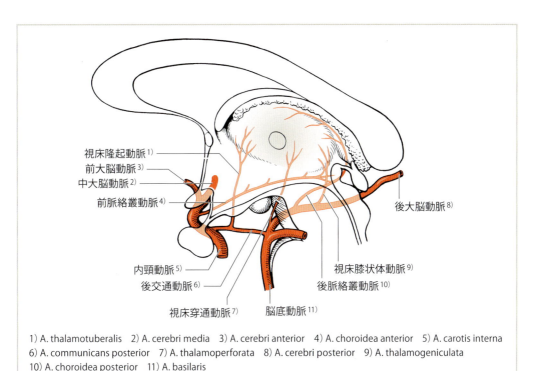

1) A. thalamotuberalis 2) A. cerebri media 3) A. cerebri anterior 4) A. choroidea anterior 5) A. carotis interna
6) A. communicans posterior 7) A. thalamoperforata 8) A. cerebri posterior 9) A. thalamogeniculata
10) A. choroidea posterior 11) A. basilaris

図 11.10 視床の血管支配の模式図

thalami を支配している．左右の後視床穿通動脈は時には共通した 1 本の動脈幹を共有していることがあり，Percheron 動脈と呼ばれている．この血管は後大脳動脈が fetal type のときなどのように，一側の P1 segment が低形成の場合に，しばしば認められる（**423 頁参照**）．前視床穿通動脈を時には視床隆起動脈 A. thalamotuberalis と呼び，後視床穿通動脈を視床穿通動脈 A. thalamoperforata と呼ぶこともある．

▶ **視床膝状体動脈 A. thalamogeniculata**　この動脈は後大脳動脈の P2 segment から出ている（**図 11.10**）．この動脈は視床の外側部分を支配している．

▶ **内側・外側後脈絡叢動脈 Aa. choroideae posterior medialis et lateralis**　これらの動脈も P2 segment から出ている（**図 11.9**，**図 11.10**）．これらの血管は膝状体，視床の内側・後内側核群，および視床枕を支配している．内側後脈絡叢動脈からは中脳へ向かう枝が出ており，第三脳室内の脈絡叢へも血液を供給している．外側後脈絡叢動脈は側脳室内の脈絡叢へと血液を送っており，前脈絡叢動脈と吻合している．

▶ **後大脳動脈の皮質枝**　後大脳動脈と中大脳動脈の支配領域は非常に個人差がある．時には後大脳動脈が Sylvius 裂のところまで支配していることもあれば，中大脳動脈が後頭葉までも

含んで支配していることもある．鳥距溝 Sulcus calcarinus にある視覚領域は常に後大脳動脈により支配されている．しかしながら，視放線はしばしば中大脳動脈により支配されているので，同名半盲が認められたとしても，必ずしも後大脳動脈領域の脳梗塞が生じたことを示唆するものではない．後大脳動脈は後頭葉を支配するのみでなく，側頭枝を介して側頭葉の内側部分も支配している．

11.2.4 脳における側副路

外頸動脈系から内頸動脈系への側副路

内頸動脈に狭窄が生じると，この狭窄部位より末梢部分へ外頸動脈から血液が流れ込み脳への血流が確保される．例えば，顔面動脈 A. facialis や浅側頭動脈 A. temporalis superficialis は，眼角動脈 A. angularis を介して**眼動脈 A. ophthalmica** と吻合している．このおかげで眼動脈を逆行性に流れた血液がサイフォン部の内頸動脈へと入っていく（図 11.11）．眼動脈への側副血行は頰動脈 A. buccalis からも入ることができる．その他の外頸動脈系から内頸動脈系への側副路としては，上行咽頭動脈 A. pharyngea ascendens と内頸動脈の硬膜枝の間にも存在している．これらの側副路は細すぎて血管撮影では通常は描出されないが，**下外側幹 infero-lateral trunk** と総称されている．

外頸動脈系から椎骨動脈系への側副路

頸部や項部の筋肉は外頸動脈と椎骨動脈により血流を受けているが，これらの血管は多数の箇所で吻合している．これに関して最も重要な外頸動脈の分枝が**後頭動脈 A. occipitalis** である．側副血行はどちらの方向にでも流れることができる（図 11.11）．例えば椎骨動脈が近位部で閉塞した場合には，後頭動脈から項へと向かう枝からの血流が椎骨動脈へと流れ込み，椎骨動脈領域の血流が補われることとなる．一方，総頸動脈や内頸動脈の近位部が閉塞した場合には，椎骨動脈の筋肉枝からの血流が後頭動脈を介して外頸動脈に入り，これが内頸動脈系への血流を補うように働いている．その他の例としては，例えば総頸動脈が近位で閉塞した場合に，椎骨動脈からの血流がまず外頸動脈に入り，この血流が逆行性に頸動脈分岐部まで下がり，それから内頸動脈内に入り，血流を補うように働く場合もある．

Willis 脳動脈輪 Circulus arteriosus Willisii

脳動脈は脳底部で，互いが花輪を形成するような形で連結されている．これが Willis 脳動脈輪である（17 世紀のイギリスの解剖学者である Thomas Willis にちなんでこう呼ばれている）．この構造物は解剖学的に非常に重要なものであり，大きな脳血管が閉塞や狭窄した場合にでも脳内への血流を保障するように作用している．Willis 脳動脈輪は脳血管の一部といわゆ

2 脳の動脈系

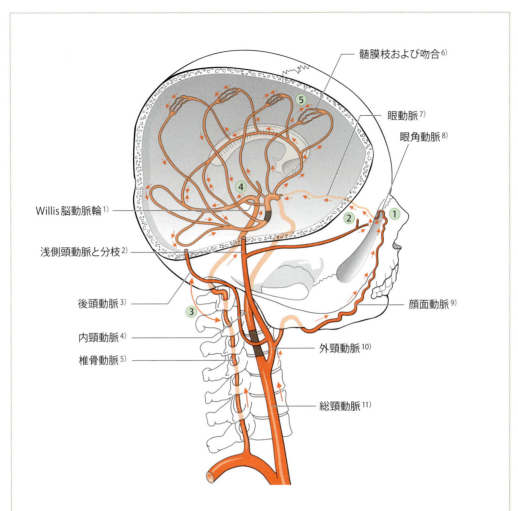

1) Circulus arteriosus Willisii 2) A. temporalis superficialis mit Gefäßast 3) A. occipitalis 4) A. carotis interna
5) A. vertebralis 6) leptomeningeale Äste und Anastomosen 7) A. ophthalmica 8) A. angularis
9) A. facialis 10) A. carotis externa 11) A. carotis communis

図 11.11　脳動脈における吻合路
以下のような側副路が示されている．
外頸動脈系から内頸動脈系への側副路
① 外頸動脈-顔面動脈-眼角動脈-内頸動脈　② 外頸動脈-浅側頭動脈-眼角動脈-内頸動脈
外頸動脈系から椎骨動脈系への側副路
③ 外頸動脈-後頭動脈-椎骨動脈　④ Willis 脳動脈輪
髄膜血管を介する側副路
⑤ 髄膜血管を介して前・中・後脳動脈間にみられる．
(Poeck K, Hacke W：Neurologie 11 th ed, Springer, Berlin/Heidelberg, 2001 より引用)

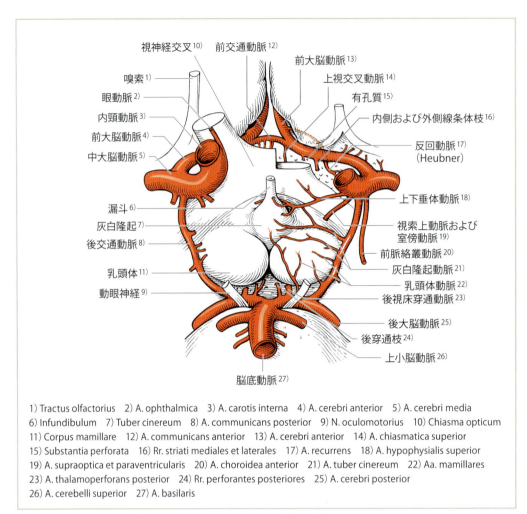

図 11.12 Willis 脳動脈輪 Circulus arteriosus Willissi と線条体枝 Rr. striati

1) Tractus olfactorius　2) A. ophthalmica　3) A. carotis interna　4) A. cerebri anterior　5) A. cerebri media
6) Infundibulum　7) Tuber cinereum　8) A. communicans posterior　9) N. oculomotorius　10) Chiasma opticum
11) Corpus mamillare　12) A. communicans anterior　13) A. cerebri anterior　14) A. chiasmatica superior
15) Substantia perforata　16) Rr. striati mediales et laterales　17) A. recurrens　18) A. hypophysialis superior
19) A. supraoptica et paraventricularis　20) A. choroidea anterior　21) A. tuber cinereum　22) Aa. mamillares
23) A. thalamoperforans posterior　24) Rr. perforantes posteriores　25) A. cerebri posterior
26) A. cerebelli superior　27) A. basilaris

る交通動脈とから形成されている．一側の動脈輪を前から後ろにたどってみると，前交通動脈，前大脳動脈の近位側（A 1 segment），後交通動脈，後大脳動脈の近位側（P 1 segment），脳底動脈先端部となっていることがわかる（図 11.12）．Willis 脳動脈輪より近位側で脳血管が徐々に狭窄していった場合には，通常はこの動脈輪を介して血流が補われるために臨床的に脳虚血の症状は出現しない（以下参照）．しかしながら Willis 脳動脈輪にはしばしば解剖学的バリエーションがみられ，時には動脈輪を構成する血管成分の 1 つや複数のものが低形成であったり無形成であったりする．大血管が狭窄しかつ Willis 脳動脈輪の形成不全が不幸にも

合併した場合には，側副路を介する血流が不十分なものにとどまってしまい，低灌流による脳虚血症状が生じる場合もある（**445 頁**と**図 11.22**）．

▍脳梁動脈での吻合

　前大脳動脈と後大脳動脈は脳梁動脈を介しても解剖学的に吻合している（**図 11.11**）．前大脳動脈が閉塞した場合には，脳梁動脈を介して後大脳動脈領域から血液が送られることもある．

▍髄膜部分での吻合 leptomeningeal anastomosis

　さらに，前・中・後大脳動脈の枝は軟膜やクモ膜に分布しており，これらが髄膜の部分で吻合している（**図 11.11**）．同様の吻合は小脳の太い 3 つの血管群（上小脳動脈・前下小脳動脈・後下小脳動脈）の間にも存在している．

11.3 脳の静脈系

11.3.1 脳表および脳深部の静脈

　脳の静脈は，身体の他部位の静脈と異なり，同名の動脈と伴走していない．すなわち脳動脈が灌流する領域と脳静脈が還流する領域は一致していないこととなる．脳実質からの静脈血は皮質静脈に入りクモ膜下腔および硬膜下腔を通過する．この皮質静脈は解剖学的に比較的バリエーションが少ないものであり，上吻合静脈 Vena anastomotica superior（Trolard），背側上大脳静脈 Venae cerebri superiores dorsales，浅中大脳静脈 Vena cerebri media superficialis，と側頭葉外側面にある下吻合静脈 Vena anastomotica inferior（Labbé）などがある（**図 11.13**）．

　基底核や視床などを含む大脳深部からの血流は 1 対になっている内大脳静脈 Vena cerebri interna と脳底静脈 Vena basalis（Rosenthal）へと注いでいる．内大脳静脈は透明中隔静脈 Vena septi pellucidi と視床線条体静脈 Vena thalamostriata からの血流を受けている．左右の内大脳静脈，脳底静脈からの血流は最後には大大脳静脈 V. cerebri magna（Galen 大静脈 Vena magna Galeni）へと注いでいる．ここから血液は直静脈洞 Sinus rectus へと入り，静脈洞交会 Confluens sinuum（Torcula Herophili）へと達している．ここには直静脈洞のみでなく，上矢状静脈洞 Sinus sagittalis superior からの静脈血も入っており，両側の横静脈洞 Sinus transversus へと分かれている（**図 11.14**，**図 11.15**，**図 11.16**）．

▶ **脳幹からの静脈還流**　脳幹部からの静脈還流は細かい静脈網を介して行われている．静脈血の一部は横静脈洞へと流れ込み（**図 11.14**），あるいは上錐体静脈洞へと注いでいる．また，一部の静脈血は脳底静脈（Rosenthal 静脈）を介して大脳静脈（Galen 静脈）へと注いでいる（**図 11.16**）．

1) Vv. cerebri superiores dorsales　2) V. anastomotica inferior　3) V. cerebri inferior
4) V. cerebri media superficialis　5) Sinus sagittalis superior　6) V. anastomotica superior

図 11.13　脳静脈（外側面）

1) Vv. cerebri superiores mediales　2) V. thalamostriata　3) V. septi pellucidi　4) Sinus sagittalis superior
5) Sinus sagittalis inferior　6) V. cerebri posterior　7) V. cerebri magna　8) Sinus rectus　9) Sinus transversus
10) Sinus occipitalis　11) V. basalis　12) V. cerebri interna　13) V. cerebri anterior

図 11.14　脳静脈（内側面）

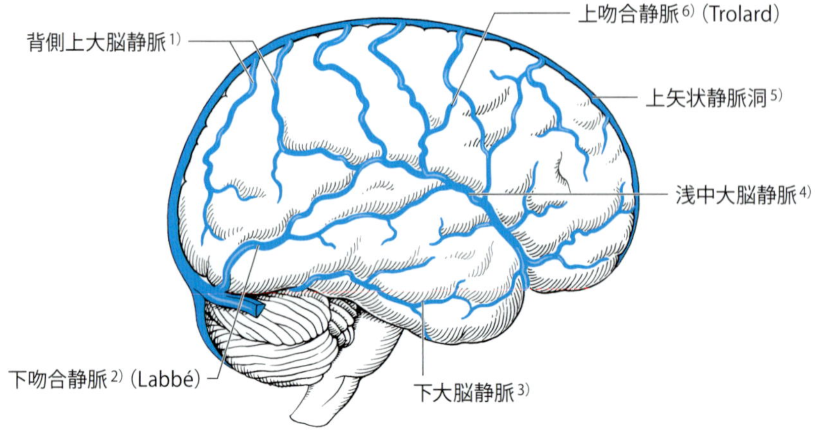

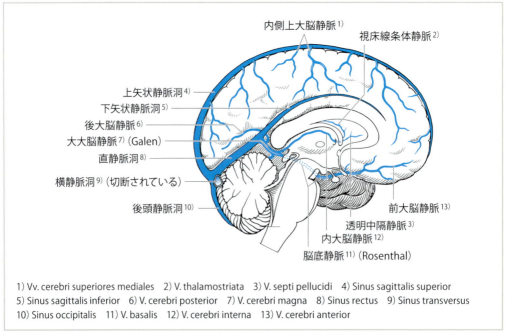

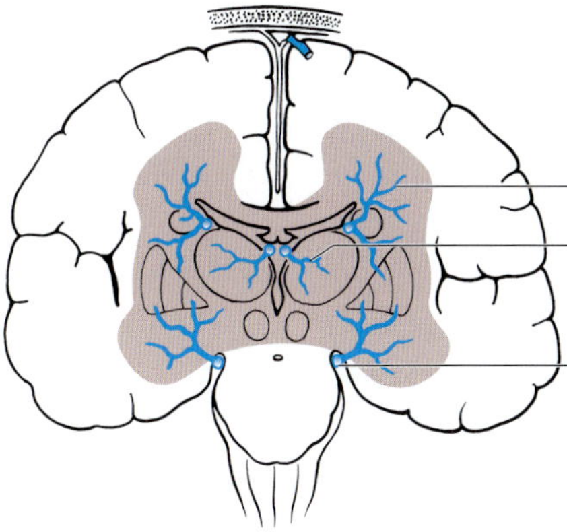

3 脳の静脈系

1) V. thalamostriata　2) V. cerebri interna　3) V. basalis

図 11.15　前額断における大脳深部静脈とその支配領域

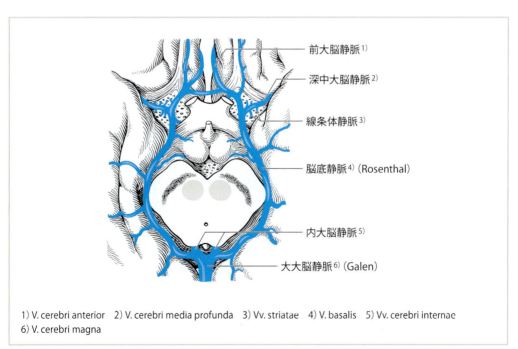

1) V. cerebri anterior　2) V. cerebri media profunda　3) Vv. striatae　4) V. basalis　5) Vv. cerebri internae
6) V. cerebri magna

図 11.16　脳底部静脈

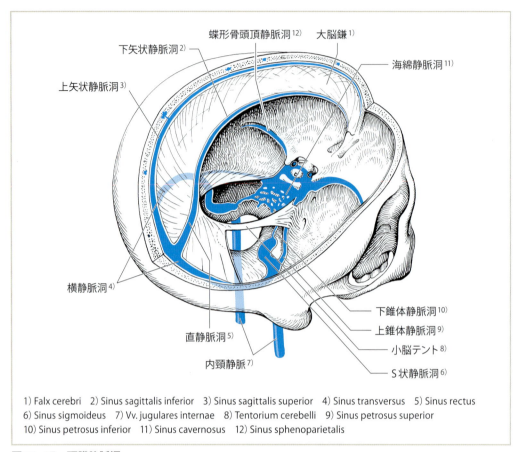

1) Falx cerebri 2) Sinus sagittalis inferior 3) Sinus sagittalis superior 4) Sinus transversus 5) Sinus rectus
6) Sinus sigmoideus 7) Vv. jugulares internae 8) Tentorium cerebelli 9) Sinus petrosus superior
10) Sinus petrosus inferior 11) Sinus cavernosus 12) Sinus sphenoparietalis

図 11.17　硬膜静脈洞

11.3.2 硬膜静脈洞 Sinus durae matris

　脳表および脳深部からの静脈血は，硬膜の内層の中に形成された静脈洞へと注ぐこととなる（図 11.17）．脳表からの血液は脳表を走行する脳静脈を経由して正中部にある**上矢状静脈洞 Sinus sagittalis superior** へと注いでいる．大脳鎌 Falx cerebri が小脳テントと結合する部分でこの上矢状静脈洞は**直静脈洞 Sinus rectus** と合流している．前述のように，この合流部が静脈洞交会と呼ばれる部分であり，これから左右の**横静脈洞 Sinus transversus** へ分かれ，**S 状静脈洞 Sinus sigmoideus** を経て，内頸静脈 Vv. jugulares internae へと続いている．静脈洞にはしばしば左右差が認められる．静脈洞交会の部分にも幾つかのバリエーションがある．

　脳からの静脈血は内頸静脈へと流れ込んでいるのみではなくて，翼突筋静脈叢 Plexus pterygoideus を介して内臓頭蓋静脈系 venous system of the viscerocranium へも流れ込んでいる．

頭蓋底の硬膜から形成される**海綿静脈洞 Sinus cavernosus** にも脳底部からのある分量の血流が流れ込んでいる．海綿静脈洞へは主として側頭葉と眼窩からの血流が上・下眼静脈 V. ophthalmica superior et inferior を介して流入している．海綿静脈洞と他の静脈系には幾つかのチャネルが形成されている．これの1つがS状静脈洞への連絡であり，これは**上・下錐体静脈洞 Sinus petrosus superior et inferior** により結ばれている．海綿静脈洞内の血液の一部は翼突筋静脈叢へも流れ込んでいる．

海綿静脈洞内の静脈圧が上昇した場合，例えば，海綿静脈洞内の動脈瘤が破裂した場合などでは，これらの静脈系における血液の流れが逆方向となり，結膜浮腫 chemosis や眼球突出 exophthalmos などがみられる．

11.4 脊髄の血流支配

11.4.1 動脈系における血管吻合網

脊髄は表面に分布する動脈吻合網により血液を供給されている．3本の縦に走行する動脈があるが，これらは互いに多数の箇所で吻合しているので，3本の独立した血管というよりも，血管網のような形態を呈している．

▶ **前脊髄動脈 A. spinalis anterior**　前脊髄動脈は1本あり，前正中裂の前縁のところで脊髄表面のクモ膜下腔を下行している．下行する途中で多数の分節動脈からの枝が流入しており（**以下参照**），溝交連動脈 Aa. sulcocommissurales と呼ばれる枝を出して脊髄灰白質の腹側部分を支配している．この動脈は分節ごとに前脊髄動脈から分岐して正中裂の中を水平に走行し脊髄実質内へと入っている．溝交連動脈は脊髄の横断面でみるとほぼ半分の領域を支配している．前脊髄動脈により血流を受けている主な構造物は，前角，外側脊髄視床路と錐体路の一部である（図11.18）．

▶ **後外側脊髄動脈 Aa. spinales posterolaterales**　この動脈は脊髄背側面において縦方向に走行する太い動脈であり，後根と外側柱 lateral column の間で左右で1対ある．前脊髄動脈と同じくこの動脈も分節動脈が合流して形成されているが，この吻合は部位によっては不完全なものとなっている．後外側脊髄動脈は，後柱，後根，後角を支配している（図11.18）．縦方向の本幹は放射状の枝により連結されている．この動脈は穿通枝を介して前柱・側柱を支配している．

脊髄の動脈系は多数の吻合枝により結合されている．このために，これらの動脈が近位側で狭窄したり閉塞してもほとんど無症状で経過することが多い．しかしながら，末梢部分では脊髄の動脈は機能的には終末動脈となっているので，溝交連動脈が髄内部分で血栓により閉塞した場合には，脊髄梗塞が生じることとなる．

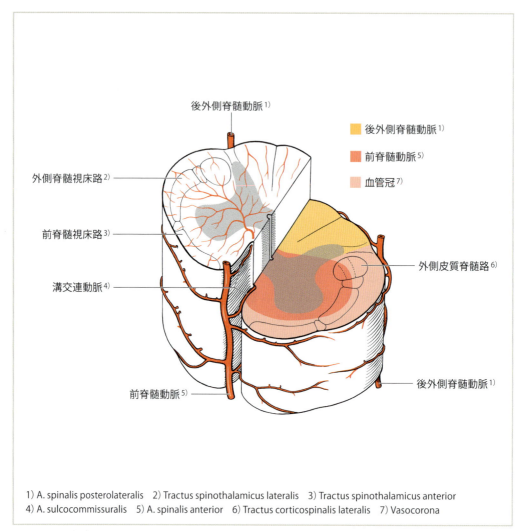

図 11.18　脊髄の動脈網

1) A. spinalis posterolateralis　2) Tractus spinothalamicus lateralis　3) Tractus spinothalamicus anterior
4) A. sulcocommissuralis　5) A. spinalis anterior　6) Tractus corticospinalis lateralis　7) Vasocorona

脊髄における動脈吻合網を構成している血管群

　胎生期における脊髄は，脊椎の胎生期の分節に一致した分節動脈から血流を受けている．その後，発育するにつれて，これらの分節動脈の大部分のものは退縮してしまい，ほんの数本の太い枝のみが残ることとなる．成人した後にどの血管が残っているかを確かめるためには，脊髄血管撮影を行う方法しかない．しかしながら，大概の場合，脊髄は比較的一定した分節から血管支配を受けていることが多いものである（図 11.19）．

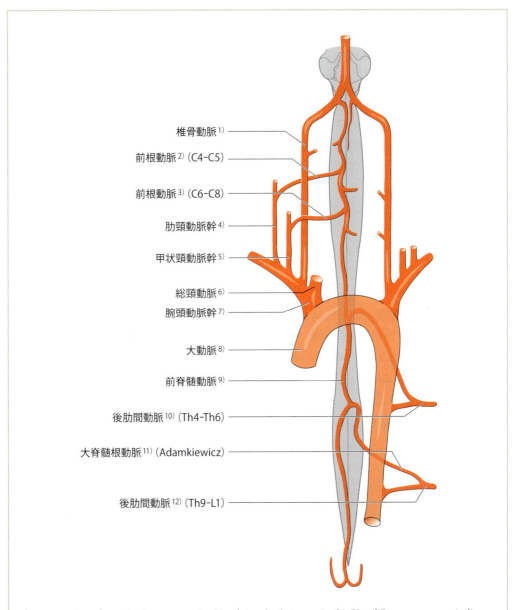

図 11.19 脊髄の動脈性血管網の形成に関与する分節動脈群

1) A. vertebralis   2) A. radicularis anterior C4-C5   3) A. radicularis anterior C6-C8   4) Truncus costocervicalis
5) Truncus thyreocervicalis   6) A. carotis communis   7) Truncus brachiocephalicus   8) Aorta
9) A. spinalis anterior   10) A. intercostalis posterior Th4-Th6   11) A. radicularis magna (Adamkiewicz)
12) A. intercostalis posterior Th9-L1

(Thron A による；Poeck K, Hacke W：Neurologie 11th ed, Springer, Berlin/Heidelberg, 2001 より引用)

上位頸髄では，前脊髄動脈へのほとんどの血流は椎骨動脈から入っている．本来は両側の椎骨動脈から血流は入るものであるが，実際は一側の椎骨動脈が優位に血液を供給していることが多い．これより下位の頸髄では，脊髄への血流は椎骨動脈，鎖骨下動脈から入っている．肋頸動脈幹 costocervical trunk や甲状頸動脈幹 thyrocervical trunk から入ることも多い．Th3 以下の髄節では大動脈弓から血流を受けている．胸椎や腰椎分節動脈は支配する筋肉・軟部組織・骨へと血液を送るのみでなく，この前脊髄動脈や後外側脊髄動脈へも血液を送っている．これらの分節動脈は胎生の発育段階で退縮しなかったものが生き残ったものである．これらの分節動脈は前枝・後枝に分かれそれぞれ前根・後根とともに脊柱管内に入っている．発育段階で，脊髄は脊椎ほどは長く伸びないので，これらの根動脈は脊柱管内に入ったところから，上行して脊髄に入ることとなる．通常，脊髄の下部分を栄養している太い1本の動脈が認められる．この第9胸椎レベルで始まる動脈は大脊髄根動脈 A. radicularis magna, あるいはもっと一般的には Adamkiewicz 動脈という名前で知られている．この動脈は前脊髄動脈に，急峻な角度で流入している（ヘアピン状形態）．

11.4.2 脊髄の静脈還流

脊髄からの静脈血は，クモ膜下腔において静脈網を形成しながら脊髄表面を走行する静脈に流入している．これらの血管は内脊髄静脈叢 Plexus venosus spinalis internus あるいは脊髄上静脈網 epimedullary venous network と呼ばれている．これらの静脈は，根静脈を介して硬膜外静脈叢とつながっている（外静脈叢 external venous plexus［前・後外椎骨静脈叢 Plexus venosus vertebralis externus anterior et posterior］）．ここから静脈血は体の太い静脈系に入る．脊髄の静脈系に関しては図 11.20 に詳しく描いてある．

根静脈を介して流れている血流はごくわずかな量であるので，例えば動静脈奇形が生じた場合，そのシャント量がたとえ少しのものであったとしても，静脈にとっては能力を超えた負担となってしまうこととなる．この結果静脈圧は急激に上昇することとなる．たとえ少しの圧が上昇したとしても，脊髄は障害されることがある（脊髄の血管障害の項参照，**486 頁**）．

11.5 脳虚血

脳実質の虚血性病変は脳への血液供給が遮断された場合に生じる．通常は動脈血の遮断によることが多いが，まれには静脈の還流障害が原因となることがある．いずれにしても2次的に脳における酸素とエネルギーの供給が途絶えることとなる．

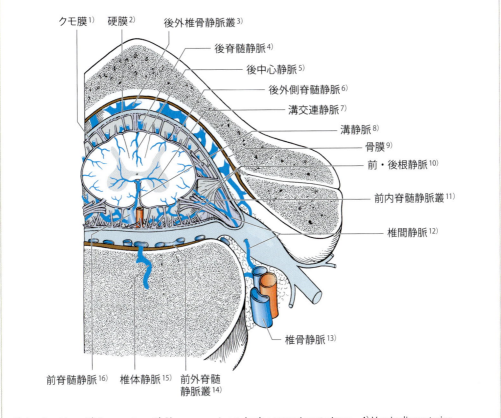

1) Arachnoidea 2) Dura mater 3) Plexus venosi vertebrales externi posteriores 4) V. spinalis posterior
5) V. centralis posterior 6) Vv. spinales posterolaterales 7) V. sulco-commissurales 8) V. sulcalis 9) Periost
10) Vv. radicularis anterior et posterior 11) Plexus venosi spinales interni anteriores 12) V. intervertebralis
13) Vv. vertebrales 14) Plexus venosi spinales externi anteriores 15) V. basivertebralis 16) V. spinalis anterior

図 11.20 脊髄の静脈還流

11.5.1 動脈性低灌流 arterial hypoperfusion

脳虚血の一般的な病態生理学

　脳という組織は**非常にエネルギーを必要とする組織**であり，絶えず代謝基質が供給される必要がある組織である．通常の状態ではこのエネルギーはもっぱら糖質の好気性代謝により得られている．脳組織はエネルギーを貯蔵する能力がないので，少しでも代謝基質の供給が遮断されることに耐えられない．十分量の糖質と酸素が供給されないと神経細胞は数秒内に活動を停止してしまう．

　脳組織ではその**構造を維持する**ためと，その**機能を発揮する**ためとでは非常に異なる量のエ

ネルギーが必要となっている．すなわち，脳組織の構造を維持するために必要な最小のエネルギーは毎分100gあたり5〜8mLの血流が必要であるが，一方，脳としての機能を発揮するためには最低でも20mLの血流が必要となってくる．そのために脳の構造は壊れていないが，機能が停止した状態が生じることとなる．もし遮断された血流が自然にあるいは治療により直ちに再開されれば，脳組織は維持され，脳機能は再び以前のように回復し，神経脱落症状は完全に消失する．これが**一過性脳虚血発作 transient ischemic attack（TIA）**と呼ばれるものであり，この場合には神経脱落症状は24時間以内に消失するものと定義されている．TIAの80％では症状は30分以内に消失している．TIAにおける神経症状は脳のどの部分の血流が低下したかにより決定される．中大脳動脈領域でのTIAが最も頻繁にみられる．患者は脳病変とは反対側の痺れや知覚脱失，筋力低下が一過性に生じたと訴える．この発作は時には局所的なてんかん発作と区別が困難なこともある．一方，椎骨脳底動脈系のTIAでは脳幹機能が一過性に障害され，めまいなどの症状がみられる．

時には脳神経脱落症状が24時間以上持続して後に回復することもある．この場合には，TIAという呼び方ではなくて，**遷延性可逆性虚血性神経脱落 prolonged reversible ischemic neurological deficit（PRIND）**と呼ぶこともある．

もし低灌流状態が脳組織が耐えうるよりも長い時間持続すると，脳組織が破壊される．**虚血卒中 ischemia stroke** は回復しない状態である．脳組織が破壊されて血液脳関門が破綻すると壊れた脳組織の中に水分が流入してくる（**脳浮腫 cerebral edema** を伴うこととなる）．脳虚血後数時間以内に脳浮腫は始まり，数日で最大となり，その後徐々に治まっていく．

脳虚血の範囲が大きく脳浮腫が高度の場合には，**生命を脅かすさまざまな頭蓋内圧亢進症状として，頭痛・嘔吐・意識レベルの低下**などがみられるようになる．これらの症状は早期に気付かれてかつ治療されなければならない（以下参照）．このような状況に至る脳虚血の大きさは患者の年齢と脳組織の量により異なっている．正常量の脳組織を有する若い患者では中大脳動脈領域のみの虚血でこのような頭蓋内圧の亢進がみられる．これに対して脳が萎縮している高齢者では2つあるいはこれ以上の血管領域で脳虚血が生じる場合に初めて頭蓋内圧が亢進する場合もみられる．頭蓋内圧が亢進した場合には，患者の生命を救うために，適切な時期に内科的に頭蓋内圧を下げる方法や，外科的に頭蓋骨の一部を切除するなどの処置を必要とすることが多い．

脳虚血に陥った組織は液化し吸収され脳脊髄液に満たされた嚢胞腔が形成される．その中にはごくわずかの血管と結合織が索状に含まれており，嚢胞の周囲にはグリア組織が取り巻いている．膠原線維の増生を伴う真の意味での瘢痕組織形成は脳ではみられない．

▶ **側副路形成の重要性**　脳浮腫の範囲と持続時間は，本来その血管が支配していた脳組織の範囲のみでなく，他の血管からの側副路を介しての血流を受けていたか否かに左右される．一

般的には脳血管は終末動脈であり，血管が突然閉塞した場合には，側副路からの血流は閉塞した血管よりさらに末梢部分へは十分な量の血液を供給することはできない．しかしながら，血管閉塞が徐々に進行した場合には側副路からの血流は増加する期待がもてる．脳組織の低酸素状態が慢性的にかつ中等度のものであれば，側副路はいわば訓練を受けたような状態で強化されることとなり，本来のメインの血管が比較的長い時間血流が遮断されても脳組織が必要とする血流を供給しうるようになっている．この結果，側副路が形成されなかった場合と比較して，脳梗塞に陥る範囲は随分と狭くなり，壊死に陥る脳細胞の数も減少する．

　側副路は脳底部のWillis脳動脈輪によることもあるし，脳表の脳髄膜に存在する側副路を介することもある．一般的に側副路形成は中心よりも辺縁部での方が良好である．脳虚血の病巣の中で，死にかかってはいるが側副路からの血流によりまだ完全には回復不能とはなっていない組織のことを**ペナンブラ penumbra**と呼ぶ．この部分の脳組織を救うことが血栓溶解療法を含めたすべての急性期脳卒中治療のゴールである（456〜460頁の症例提示4, 5を参照）．

脳虚血の原因：梗塞の種類

[**塞栓性脳梗塞 embolic infarction**]

　脳虚血発作の80%は塞栓が原因となっている．血液中の凝血塊や頭蓋外血管壁に形成された粥状プラークが壊れたものなどが血流に乗って脳に達し，終末動脈に引っかかることが原因となる．もし塞栓により大血管の近位部にて閉塞が生じると，その血管の支配領域に広範な脳梗塞が出現する（**領域性脳梗塞 territorial infarction**）（図11.21a, b，図9.29，図9.30）．

　たいていの塞栓は**頸動脈の分岐部に存在する粥状動脈硬化病変**から生じるか**心臓由来**である．まれには末梢の静脈内で形成された塞栓が血流に乗って脳に達することが原因になることがある（いわゆる奇異性塞栓 paradoxical emboli）．この現象が生じるためには卵円孔が開存し，心室レベルで動脈血と静脈血の間に連絡通路が存在していることが前提となる．通常の場合には卵円孔は閉鎖しており，静脈内に形成された塞栓は肺においてフィルタ作用を受け循環血内から除去されるために脳へは到達することがない．

　塞栓性血栓は時には血管内の線溶系の働きにより自然に溶ける場合がある．この現象が速やかに生じると，患者の神経脱落症状は消失し，何の症状もなく完全に回復する．もし血栓が数時間や数日の間に溶解しなければ，神経細胞は死滅し神経脱落症状は回復不能なものとなる．

[**血行動態性脳梗塞 hemodynamic infarction**]

　血行動態性脳梗塞（図11.21c, d）は動脈の近位部にて狭窄が生じたためにこれより末梢部分で脳の灌流圧が低下するためにもたらされる梗塞である．この梗塞は通常は長い穿通枝動脈の領域に生じることが多く，脳白質内に梗塞巣が出現する．半卵円中心 Centrum semiovale 内の白質に鎖のように連なって出現する．

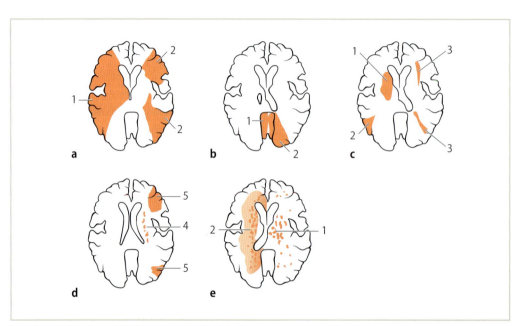

図11.21 CT scan，MRI における脳梗塞のタイプ

a，b，c
　1-2：支配領域梗塞
　a
　　1：中大脳動脈主幹動脈閉塞時の梗塞
　　2：中大脳動脈主幹より分枝した前頭葉あるいは後頭葉部分を灌流する動脈支配領域の梗塞（動脈-動脈性の塞栓あるいは心原性塞栓）
　b
　　1：後頭葉領域と視床における小梗塞（心原性のものが多い）
　　2：後頭葉領域のより大きな梗塞（心原性）
　c
　　1：レンズ核線条体動脈の支配領域に生じた線条体尾状核領域の梗塞（原因としては中大脳動脈の主幹の閉塞に伴うレンズ核線条体動脈の閉塞は存在するが，脳表よりの良好な側副路形成があるもの，あるいは塞栓血栓性の高度の中大脳動脈の狭窄によるもの）
　　2：中大脳動脈分枝の閉塞による皮質領域の小梗塞
c3，d4-5：血行動態異常による梗塞
　c3：末端部分に生じる梗塞（脳表からの灌流と中大脳動脈からの深部からの灌流の境界領域に生じる皮質下梗塞）
　d4：内灌流境界領域に沿って生じる内境界領域梗塞
　d5：前・中・後大脳動脈灌流域の境界部分に生じる皮質性あるいは皮質下梗塞
e：微小血管病変による梗塞
　1：レンズ核線条体領域に生じた多発性ラクナ梗塞
　2：皮質下動脈硬化性脳症（SAE）：中大脳動脈の深部枝と表在枝の境界領域にみられることが多く，脳室周辺に変化が強い．典型的な Binswanger 病のときには **1**，**2** がよくみられる

(Hufschmidt A, Lücking CH, Rauer S：Neurologie Compact 6th ed, Thieme, Stuttgart, 2013 より引用)

この血行動態性脳梗塞は塞栓性脳梗塞よりもはるかにまれなものである．頸動脈の狭窄の程度に応じて脳梗塞の危険は増しているのではないかという考えに一致しないように思えるが，実際は頸動脈がゆっくりと狭窄していく患者ではほんのわずかの患者にしか血行動態性脳梗塞が出現していないのが事実である．これは対側の頸動脈や椎骨動脈からの側副路を介して十分量の血液が供給されるようになること，さらに頭蓋外の血管から内頸動脈の頭蓋内枝に向かっての吻合枝が開くことなども血流増加に役立っている（**432頁参照**）．頸動脈が高度に狭窄している患者において懸念されるものはこの血行動態性脳梗塞の出現ではなくて，頸動脈壁内に形成された粥状プラークに由来する塞栓である．

　血行動態性脳梗塞は通常は**大脳半球白質内**にみられる（**図11.22**）．この梗塞巣は前後に連なる鎖状に配列している．これに対して，皮質内の梗塞はほとんど常に塞栓が原因となっている．Willis脳動脈輪が不完全にしか形成されていない場合には血行動態性脳梗塞が生じやすいといわれている．逆にWillis脳動脈輪が正常に形成されている場合には，頸部のレベルで1本の太い血管が残っていれば，この血管のみで頭蓋内のすべての脳組織に対して血液を供給することも可能となっているほどである．

　血行動態性脳梗塞は臨床的に幾つかの点で塞栓性脳梗塞と異なっており，両者の鑑別に役立つ．血行動態性脳梗塞では，しばしば**神経症状が変動する**ことが特徴的であるが，これは狭窄部位より末梢部分での血流量が変動することに起因している．血行動態性脳梗塞では脳灌流はゆっくりと低下しているので，脳機能を発揮するには十分な血液を供給されていないが，脳組織を維持するには十分の血液を受けている時間があることも考えられる．これに対して，塞栓性脳梗塞では局所の脳血流は脳組織を維持するのに必要なレベル以下に突然低下してしまう，少なくとも梗塞の中心部ではこのような低下になっている．このような理由で，塞栓性脳梗塞の場合と比較して血行動態性脳梗塞の場合にはより長い期間たっても神経脱落症状が回復することが多くなっている．

> **症例提示 1** **血行動態性脳梗塞**
>
> 　72歳の無職男性で長年高血圧と糖尿病を患っていたが，ほぼ元気に過ごしていた．最近受けた健康診断では血中コレステロール値が高いことが指摘されていた．ある日の午後，家族と散歩中に左手が重く，しっかりと歩けなくなったことに気付いた．彼の娘が病院に彼を連れて行った．外来で診察した医師は，足よりも手の方に強い左半身麻痺，左手足の落下徴候を観察した．左下肢が麻痺していたために歩行は不安定であったが，知覚障害は認めなかった．
>
> 　拡散強調MRI画像では右大脳半球白質内に多発性の，鎖状に配列された急性期脳梗塞巣が確認された（**図11.22a，b**）．これらの病変は血行動態性脳梗塞によるものと診断された．MR angiography（**図11.22c，d**）と超

音波ドプラ法（図11.22e）により，右内頸動脈は血行動態学的に有意の狭窄（90〜95％）を呈することが確認された．この診断が確定後，直ちに患者は血栓内膜剝離術を受け合併症なく経過した．半身麻痺は完全に回復し1週間後に退院した．

図11.22　右内頸動脈の高度狭窄による血行動態性脳梗塞

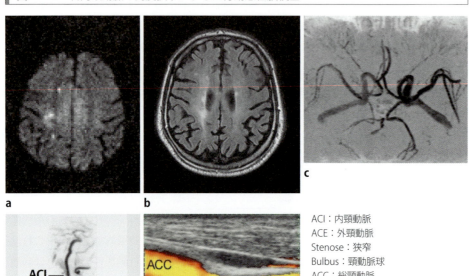

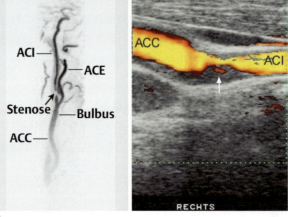

ACI：内頸動脈
ACE：外頸動脈
Stenose：狭窄
Bulbus：頸動脈球
ACC：総頸動脈
RECHTS：右

a：MRI 拡散強調画像．右大脳半球の深部白質に結節状の連なった高信号領域を認める．
b：T2 強調 FLAIR 画像．右の側脳室の外側に高信号領域を認める．拡散強調画像の所見と合わせると急性脳梗塞に合致する所見である．
c：脳底部の血管の MR angiography．右の内頸動脈は左のものに比して不明瞭にしか描出されていない．この所見は，右内頸動脈の近位部にて血行動態学的に有意の狭窄が存在することを示唆している．
d：造影剤を使用した MR angiography．
e：カラードプラ検査により右内頸動脈起始部に高度の狭窄が認められ潰瘍形成を伴っていることが確認された．血流は左から右に向かっており，総頸動脈から内頸動脈へ向かっている．色は血流のスピードを示している．プラークは黒い構造物として示されており，一部血流が入っていることを示している．プラーク内にクレーター状に赤い色の部分が見えるが，これはここに血流が存在することを示唆しており，潰瘍形成を意味している（白矢印部分）．（Tübingen の H.Krapf 医師の提供による）

[ラクナ梗塞]

ラクナ梗塞は**小動脈に生じる微小血管病変**が原因となっている．この場合には微小血管では徐々に狭窄が進行しついには閉塞に至っている．最も重要な危険因子は高血圧症であり，小動脈壁内にはヒアリン変性が生じている．長くて，細い穿通枝であるレンズ核線条体動脈が最も障害されやすい（図11.21e）．そのためラクナ梗塞は通常は内包・基底核・半球白質・橋に生じる．**病巣は典型的な場合，球状か結節状**であり，CT scan や MRI では丸く描出され，通常は直径が10mmを超えることはない．ラクナ梗塞はまた脳幹への穿通枝領域にも出現する．ラクナ梗塞はほとんど常に高血圧症を伴っているので，大脳深部白質内にも微小血管性白質脳症 microangiopathic leukoencephalopathy, leukoaraiosis を伴うことが多い．新鮮なラクナ梗塞は拡散強調 MRI 画像の所見を参考にするか，発作前の CT scan と発作後の CT scan の所見を比較することでしか，古い梗塞巣と区別することはできない．

症例提示 2　ラクナ梗塞

患者は58歳の男性弁護士で長い間高血圧症を患っていた．血圧は初期の頃は十分にコントロールされていたが，ここ数ヵ月は内服を継続していても，血圧がしばしば長期にわたって危険な水域まで上昇することを繰り返していた．ある夜，患者は目が覚めたところ右足に少し力が入りにくいことに気が付いたが，数分で回復した．次の朝，異常を感じなかったので仕事に出かけた．少し後でコーヒーを飲みながら依頼者と面談中に突然コーヒーが右の口角からこぼれ出ていること，さらにうまく言葉が話せないことに気付いた．同時に右上肢に力が入らず，立ち上がって歩くことができなかった．秘書が救急車を呼んで病院へ搬送した．診察した医師は顔面を含む右半身麻痺を認めたが知覚障害はなかった．MRI では左の内包に小さな梗塞巣が認められ，拡散強調画像にて新鮮な梗塞であることが判明した（図11.23a）．MRI の T2 強調画像により，解剖学的により鮮明に病変部位が確定された（図11.23b）．心臓は精密検査の結果異常がないことが証明された．患者は2週間入院を続け，その間降圧薬の調整がなされた．脳梗塞の再発を防止するために血小板凝集抑制薬が投与された．右の半身麻痺はかなりの程度回復したが完全には回復しなかった．入院リハビリテーションを続ける目的で14日後に転院した．

図 11.23 左内包に生じたラクナ梗塞

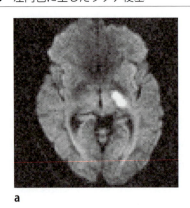
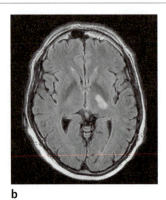

a　b

a：MRI の拡散強調画像．内包後脚と視床後半部分に生じた梗塞病変は著明な高信号を呈しており，新鮮な梗塞巣であることを示唆している．この MRI は発症 24 時間後に撮像された．
b：MRI の T2 強調 FLAIR 画像も同様の病変を内包と視床に示している．T2 強調画像での高信号は発作後も長い間持続してみられる．そのために T2 強調画像のみでは発症時期を推定するには不十分である．

脳虚血の診断

　脳虚血の診断で重要なことは**虚血の広がりと部位を決定すること**であるが，最も重要なことはその**原因**を突き止めることである．虚血の原因を正確に診断することは適切な治療を行ううえで重要であり，うまくいけば梗塞が広がることを防止することや，将来における再発を防止することが可能となる．

　脳梗塞の診断に際しては，詳細な病歴の聴取・神経学的所見の把握・全身の診察などとともに，的を絞った血液学的検査・画像診断などが行われる．CT scan と MRI は梗塞巣を証明することと脳出血と鑑別するために行われる（**以下参照**）．さらに，梗塞巣の部位や形態から，それがどのようなタイプであるのか（塞栓性か領域性か，血行動態性か，ラクナ性か）が推測可能であり，さらに，その原因（例えば中大脳動脈の支配領域に生じるものはたいていは塞栓によるものであり，すなわち，おそらくは頸動脈分岐部か心臓由来のものであること）を推測しうる．病因検索するためには，心臓系統も検査する必要がある．検査法としては**心電図検査と心エコー検査**があり，脳虚血の原因となりうる心疾患（例えば不整脈や心筋障害による心不全のために心ポンプの機能低下がもたらされ，この結果脳塞栓の原因となりうる心臓内血栓が形成される）に関する情報が得られる．脳血管自体の異常は，**頭蓋外および経頭蓋的超音波検査と血管撮影**により得られる．例えば血管の狭窄や動脈壁由来の塞栓源としての粥状動脈硬化性プラークが検出される．超音波検査法と組み合わせると，MR angiography もしばしば血管

病変の診断に役立つことが期待できるが，たいていの場合は digital subtraction angiography (DSA) による血管撮影がまだ必要である．

以下のところでこれらの幾つかの検査法につき手短に紹介しておく．

［脳梗塞における画像診断法］

▶ **CT scan**　CT scan は低灌流となっても 2 時間経過しないと病巣を描出することができない．しかしながら，脳出血の場合には，直後から信頼できる所見が得られる．このため，突然神経脱落症状が出現した患者では，脳出血の有無が正確に診断できるために，まずはできるだけ早く CT scan を実施すべきである．CT scan の利点としては，MRI に比べてより素早く実施できることもあげられる．

脳梗塞の急性期の様子を把握できないことが CT scan の大きな欠点の 1 つである．脳梗塞の原因治療がまだ可能である早期の段階においては，CT scan は通常は異常所見を呈しない．さらに，アーチファクトが生じやすいために，後頭蓋窩や皮質に限局した梗塞は CT scan ではしばしば診断が梗塞の遅い時期になるまで困難であり，時には全く診断できないこともある．初回の CT scan にて梗塞巣が見つからなかった場合には，24 時間後頃に CT scan を行うことが望ましい．あるいは，初回の CT scan で異常所見が認められない場合には，直ちに MRI を行ってもよい．

最近 CT scan の機能が改良されて，急性期において閉塞した血管を把握することが可能になってきた (CT angiography)．また血流の減少した様子も把握できるようになってきている (perfusion CT)．これらの検査法の有用性が近年確認されてきている．

以前は，造影剤を投与することは脳梗塞巣の範囲を拡大すると考えられたことがあったが，この推測を支持する証拠は得られていない．しかしながら，脳梗塞では，造影剤の投与は亜急性期にごくまれに必要とされるのみである．梗塞巣では血液脳関門が破綻するために発症から 4〜6 日目に強く造影剤が取り込まれる．この所見は，もし十分に病歴を聴取しなかった場合には，脳腫瘍やリンパ腫と誤診してしまう場合もありうる．

▶ **MRI**　脳梗塞は発症後数分経過したものであれば MRI にて把握しうる．エネルギー供給が絶たれた神経細胞は膜のポンプ機能が消失してしまうので，水分が入り膨化する（細胞毒性浮腫 cytotoxic edema）．浮腫が生じると梗塞巣の血管内における水分子の流れが遅くなり，この流れの遅さが梗塞発生の直後から認められ，MRI の拡散強調画像により早期から把握される．通常の MRI 撮像所見と組み合わせることにより，拡散強調画像は脳のいずれの部位の梗塞巣でも把握することができる．一過性や軽度の神経脱落症状を呈する患者では CT scan は異常所見を示さないが，このような患者でも MRI は異常を描出することが可能である（例えば前頭葉交連野や右の島回などのいわゆる非優位領域における皮質に限局した梗塞など）．脳幹部梗塞も直ちに把握される．さらに，脳へ行く血管自体も頭蓋内・頭蓋外の両方の部分で MRI

により検索することができる．従来の造影剤を経動脈的に用いる血管撮影がリスクを伴う検査法であるのに比して，MR angiography は危険がない検査法である．しかしながらその能力はまだ digital subtraction angiography (DSA) よりは劣っている．MRI の欠点としては 2 つあげられる．1 つ目は緊急検査として行うことが難しいこと，もう 1 つは検査時間が長くなるために患者の体動によるアーチファクトが生じやすいことである．ペースメーカーを設置されている患者，大きな金属製インプラントや心臓に人工弁を用いている患者でも MRI は施行できない．

▶ **DSA**　あらゆる画像検査法の中で頭蓋内外における血管の形態を最も正確に描出しうるものが，経動脈的に造影剤を投与して行った場合の DSA である．しかしながらこの検査法には脳梗塞を引き起こしたり，その他の合併症も時には生じるリスクがあるために，最近では限られた症例（例えばステント留置前の血管像の評価など）にのみ行われるようになってきている．超音波検査と MR angiography を組み合わせて行う方法が DSA に代わりうる，リスクのない検査法として行われている．血管撮影自体は脳組織を描出しないので，脳梗塞を間接的に示しているにすぎない．

▶ **超音波検査法 ultrasonography** は脳梗塞の診断としてほとんど常に行われている．最近のカラー表示が可能な超音波検査法は，頸部における血管病変を手早くかつリスクなしで描出することが可能である（**図 11.22 e**）．時には経頭蓋的に頭蓋内での血管病変もこの検査法で検索することが可能であるが，その信頼性は限られている．最近の超音波機器の改良により，側頭骨に設けた穿頭孔を介して頭蓋内血管の病変が良好に描出できるようになっている．

▶ **核医学検査法 radionuclide studies**　今まで述べてきた検査法は脳や血管の形態学的異常を把握する方法であったが，現代の核医学では脳の機能の指標となるもの，例えば局所脳血流量 regional cerebral blood flow (rCBF) などを測定することが可能になっている．脳機能検査法として最も重要な 2 つの検査法が **positron emission tomography (PET)** と **single-photon emission computerized tomography (SPECT)** である．MRI や CT scan を用いて rCBF を測定することも可能である．

症例提示 3　神経学的診断を確定する際に役立つ各種画像検査

　この症例は，神経学的診断を行う際に生じた幾つかの問題点が，病歴の聴取・身体理学的所見・補助的画像検査所見を適切に組み合わせることにより，いかに解決できるのかをよく示している．病歴の聴取と神経学的診察のみでは病巣の局在を十分正確に決定できないことが多く，病因を突き止めるためには，これ以外の血液検査所見や画像検査所見を必要とすることがほとんどである．

　症例は生来健康な 59 歳の男性教師である．ある日突然右上下肢に脱力発作が生じ，下肢の方がより麻痺は高度であった．この麻痺は短時間で回復した．この発作中，両側の足の知覚も異常であることに気付いていた．MRI の拡散強調画像（図 11.24 a）と T2 強調画像（この画像は提示されていない）では，左頭頂葉に小さな脳梗塞の急性期病巣が描出された．MR angiography（図 11.24 b，c）と DSA（図 11.24 d，e）では，左内頸動脈内に石灰化を伴った高度の狭窄病変が確認された．脳梗塞はこの狭窄のための血行動態的な因子による一過性低灌流が原因と考えられた．右片麻痺の症状はこの脳梗塞によるものと説明可能であったが，左下肢の領域は右前大脳動脈の低灌流の場合にのみ生じうる症状であったので，左下肢の症状は説明がつかなかった．通常右前大脳動脈は右内頸動脈の血流を受けているので，脳虚血を引き起こす第 2 の原因を検索する必要があった．

　左内頸動脈にみられた病変は右内頸動脈には認めなかった．しかしながら，MR angiography では，両側の前大脳動脈は左内頸動脈から栄養されていることが判明した．これは正常でも存在しうる解剖学的なバリエーションの 1 つであり，右側の A1 segment の低形成によるものであった．このような理由で，左内頸動脈の狭窄が患者のすべての症状の原因であることが判明した．すなわち左下肢に生じた症状も右前大脳動脈領域の低灌流によるものと考えられた．この患者における確定診断は，脳血管に関する画像検査所見がなければ不可能であったと考えられる．

図 11.24　左内頸動脈の高度狭窄により生じた左前大脳動脈領域の脳梗塞と右大脳動脈領域の一過性脳虚血

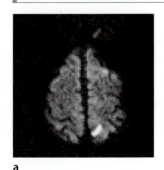
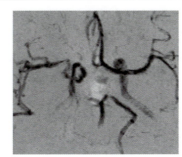

a　　　　　　　　　b

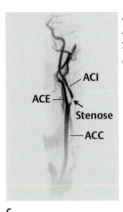
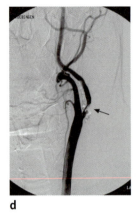
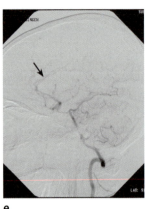

ACI：内頸動脈
ACE：外頸動脈
Stenose：狭窄
ACC：総頸動脈

c　　　　　　　　d　　　　　　　　e

a：MRIの拡散強調画像．左中心後回の傍矢状部分に著明な高信号領域がみられ，左前大脳動脈領域での急性脳虚血が生じたことを示している．
b：脳底部のMR angiography．両側の前大脳動脈は左の内頸動脈から栄養されている．
c：造影剤を投与して行った頸部MR angiography．左内頸動脈起始部には高度の狭窄病変があり，左内頸動脈領域における塞栓の原因となり，主として右下肢を障害したものと考えられる．患者は同時に左足にも一過性に知覚異常を来しているが，一時的に右大脳動脈領域の血流が低下したことが原因と考えられる．この患者では両側の前大脳動脈は左内頸動脈から血流を受けていたので，単一の共通した原因（左内頸動脈狭窄）により両側の半球の症状が生じたものと考えられる．
d：造影剤を経動脈的に投与したDSA．左内頸動脈における狭窄病変を非常に明瞭に描出している（矢印）．
e：DSA所見の続き．椎骨動脈に造影剤を注入して撮影してみると，内頸動脈狭窄の状態に関するさらなる情報が得られる．後交通動脈は脳底動脈から血流を受けており，これが逆行性に脳梁周囲動脈（矢印）へと流れている．後交通動脈内の血流の方向は通常は内頸動脈から椎骨脳底動脈へと向かっている（内頸動脈から後大脳動脈へ）．

脳虚血性障害の治療

［急性期治療］

　脳虚血発作の急性期には不可逆性障害に陥る神経細胞を極力少なくすることが治療の主たる目的となる．脳虚血のために神経機能は消失しているが，未だ神経構造は維持されている脳組織（ペナンブラ penumbra）を救うことが治療の目標となっている．この目標達成のためには**可能な限り早期に虚血部位の血流を正常なものに戻すこと**が必要となる．

　この目標達成のための作戦を考えた場合，理論的には**閉塞した血管の速やかな再開通**が最もわかりきった治療法である．例えば血管が塞栓により閉塞した場合には，生体に備わっている線溶系を賦活することにより塞栓は溶解される（**線溶療法**）．線溶を促進する薬剤としては，recombinant tissue plasminogen activator（rtPA）やウロキナーゼがあるが，これらが経静脈的あるいは経動脈的に投与される．線溶療法は急性の脳梗塞患者のすべてにおいてその適応のあるなしを検討されるべきである．しかしながら，実際は患者のわずか5〜7％の症例で適応が

あると判断されているにすぎない．なぜならば，次に述べるような諸要件を満たした場合に投与されて初めて効果が期待されるからである．この要件としては，神経脱落症状が出現してから早期に投与可能であること，経静脈的投与法であれば発症4.5時間以内，局所の経動脈的投与法であれば発症6時間以内という時間的因子がある．また頭蓋内出血がないことがCT scanかMRIにより確認されている必要がある．

　急性期脳梗塞患者の治療に際しては，線溶療法の実施の有無にかかわらず，最良の治療効果を得るために，幾つかの課題を十分にコントロールする必要がある．一般的に，梗塞にさらされている**脳組織の灌流圧は十分に維持されなければならない**．このためには，動脈圧は持続的にモニターする必要があり，血圧が180 mmHgを超えない限りは血圧降下薬の使用は控えるべきである．心血管系のパラメータは極力安定した値を維持する必要がある（十分な水分補給・血行動態的に重要な不整脈や心不全の治療）．さらに，**病的なエネルギーや酸素の消費状態を改善する**必要がある．例えば，高血糖や発汗は患者の予後を著しく悪化させる．バイタルサインと赤沈はモニターする必要がある．嚥下障害を伴う患者では早期から経鼻的な栄養補給法が行われるべきである．これにより誤嚥による肺炎とこれに伴う低酸素血症のリスクが低くなる．最近の10年間で急性期脳虚血患者を特別な卒中センター（stroke care unit）で管理することがきわめて有効であるということがわかってきた．このセンターでは今までに述べた診断や治療を速やかにかつ有効に遂行することが可能となっている．

　大きな梗塞巣を有する患者では，**頭蓋内圧亢進症状（頭痛・嘔気・嘔吐・最終的には意識障害や瞳孔不同）は十分に観察し，適切に治療されなければならない**．脳梗塞巣がそれほど大きくなく，また随伴する脳浮腫の程度もひどくない場合には，内科的治療のみにより頭蓋内圧を降下させることができる．これら内科的な治療法としては頭を30°挙上させること，過換気（患者がレスピレーターに装着されている場合），高浸透圧利尿薬などがある．患者が若くて大きな脳梗塞巣が生じた場合には，頭蓋内圧亢進状態により脳灌流がさらに悪化してしまうまでに，早期に頭蓋内圧を下げる目的で外減圧術（一側の頭蓋骨切除など）を行う必要がある．

　いわゆる脳保護物質の投与は動物実験の段階では有効であるとされているが，現在までのところ臨床レベルでは期待されるほどの有意な効果は証明されていない．臨床治験において脳保護物質の有効性が証明されない理由の1つは，どのような症例を治療対象に含めるかの要件が厳密に決められていないからであると考えられる．将来的にはMRIにより適応患者を厳密に決めることができれば，この治療法が有効な患者を選択することができると期待される．

　同様に，急性期脳梗塞患者においてヘパリン化療法や血液希釈療法が有効であることは，特別な状況以外では証明されていない．

> **症例提示 4** 中大脳動脈における血栓溶解

この 69 歳の男性患者は網膜治療の目的で教育病院の眼科に入院した．術前の検査を行っている最中に患者は突然左半身麻痺となった．直ちに CT scan が実施されたが異常所見はなかった．15 分後に MRI が行われ，MR angiography と拡散強調画像も撮像された．左片麻痺は右の中大脳動脈の主幹が閉塞していることが原因であることが判明した（図 11.25 a）．拡散強調画像では不可逆性病変は認めなかった（図 11.25 b）．

患者は神経内科病棟へ移された．神経脱落症状が出現して 3 時間以内であり，不可逆的な脳梗塞病変が未だ生じていないと考えられたので線溶療法の適応があると判断された．患者は脳血管治療室へと運ばれた．まず脳血管撮影により，血管閉塞が確認された（図 11.25 c, d）．次に，マイクロカテーテルが中大脳動脈の閉塞部位のすぐ近傍まで進められ，100 万単位のウロキナーゼが経動脈的に投与された（図 11.25 e）．この結果，血栓は完全に溶解された（図 11.25 f, g）．MRI では島回部分の梗塞巣は残存したが（図 11.25 h），患者の片麻痺は完全に回復した．脳梗塞発作後 8 日目に患者は退院し，外来での治療が継続された．

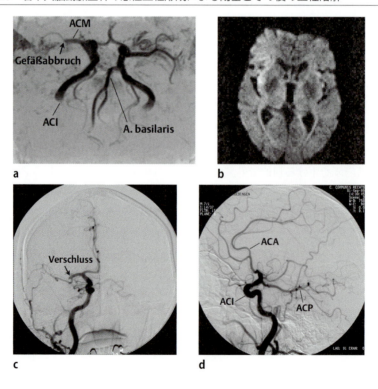

図 11.25　右中大脳動脈主幹の急性血栓形成による閉塞とその後の血栓溶解

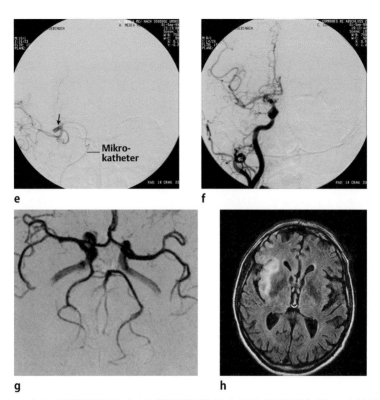

a：MR angiography による脳底部血管．右中大脳動脈が切断されたように見えるが（矢印），これは血管閉塞を示している．
b：MRI の拡散強調画像．この撮像法では中等度の異常として右の島回皮質にやや高信号の領域がみられる．不可逆的な脳虚血性病変（すなわち脳梗塞）が生じた明らかな所見は得られていない．
c，d：造影剤の動脈投与を行った DSA の前後撮影（**c**）と側面撮影（**d**）．右中大脳動脈は側頭動脈を分岐した直後で閉塞している．右の前大脳動脈（ACA）と後大脳動脈（ACP）は，中大脳動脈の枝が写っていないので，通常より見やすくなっている．
e：右内頸動脈を通って，右中大脳動脈の閉塞部までマイクロカテーテルが進められた．カテーテルの先端はちょうど血栓（矢印）の近位端のところにある．ウロキナーゼがカテーテルから投与された．
f：ウロキナーゼ投与後，約 90 分後の血管撮影像．右の中大脳動脈が再開通しているところを示している．
g：follow-up MR angiography．同様に右中大脳動脈が再開通していることを示している．
h：MRI の T2 強調画像 FLAIR．右中大脳動脈の血流は早急に再開したにもかかわらず，右島回皮質に脳梗塞巣が生じている．この脳回の深部の白質には目立った変化は生じていない．この患者では迅速な血栓溶解療法のおかげで，さらに広範に広がったかもしれない脳梗塞が防止できたと考えられる．

ACM：中大脳動脈	Gefäßabbruch：血管切断	ACI：内頸動脈
A. basilaris：脳底動脈	Verschluss：閉塞	ACA：前大脳動脈
ACP：後大脳動脈	Mikrokatheter：マイクロカテーテル	

症例提示 5　脳底動脈血栓症患者における血栓溶解

27歳の女子学生で，自転車に乗っていてふらつくような感覚を覚えた．もはやうまく自転車に乗れないと感じたために，自転車から降りて道端にしゃがみ込んだ．ほんのしばらくすると吐き気を覚え数回嘔吐した．近くを車で通りかかった人が異常に気付き車から降りて彼女のところにやってきた．彼女は質問に正確に答えることができず，意味のない言葉をつぶやいているだけであり，少しすると意識を失ってしまった．その人は救急病院へ運ぶべきだと判断し病院へ連れて行った．

搬入時，患者は意識がなく疼痛刺激に対して右側のみで逃避反応がみられたので，左半身が麻痺していると診断された．瞳孔は左右同大であった．救急医は脳内出血を除外するために CT scan をオーダーした．CT scan の所見は異常がなかったので，直ちに MR angiography（図 11.26a）と拡散強調画像（図 11.26b）含む MRI 検査が行われた．神経脱落症状の原因は脳底動脈の閉塞であることが判明した（図 11.26a）．脳実質内には不可逆的な病変が生じていないことが確認された（図 11.26b）．大腿動脈を穿刺して行う通常の血管撮影により脳底動脈が閉塞していることが確認された（図 11.26c, d）．脳底動脈先端部と両側の後大脳動脈は未だ開存しており後交通動脈を介して内頸動脈から血液を受けていた（図 11.26e, f）．マイクロカテーテルが血栓部位まで誘導され（図 11.26g），100 mg の rtPA が注入され，ほとんどの血栓は溶解された（図 11.26h）．患者の神経脱落症状は2日以内に完全に回復したが，その後に撮像した MRI では橋と小脳に小さな梗塞巣が確認された（図 11.26i, j）．全身をくまなく検索したが，脳底動脈血栓の原因はわからなかった．患者は入院15日目に神経脱落症状なく退院した．

図 11.26　脳底動脈に生じた脳血栓の溶解

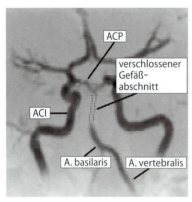

a　　　　　　　　　　　　　　　　　b

ACP：後大脳動脈　　　　ACI：内頸動脈　　　　A. basilaris：脳底動脈
A. vertebralis：椎骨動脈　　verschlossener Gefäßabschnitt：閉塞している動脈領域

5 脳虚血 459

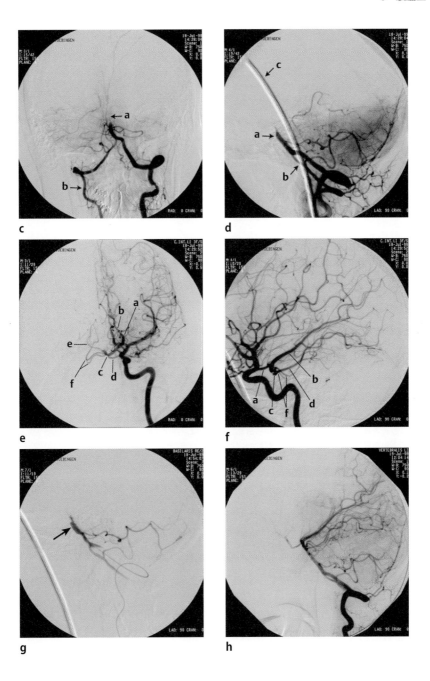

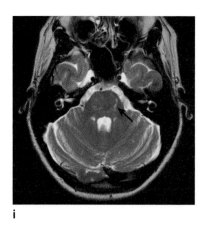
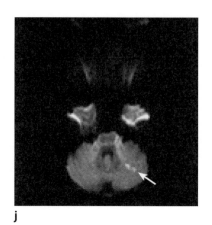

a：初回 MR angiography の所見．初回の MR angiography では，脳底動脈の遠位部が閉塞していることが確認された（閉塞している部分の脳底動脈は点線で示されている）．脳底動脈の先端部は内頸動脈から血液を供給されている．
b：拡散強調 MRI 画像．この撮像法では異常所見は認められない．脳底動脈が閉塞したにもかかわらず，脳梗塞は生じていない．橋にみられる高信号領域は正常所見であり，中小脳脚のためである．側頭葉内の高信号はアーチファクトである．
c と **d**：左椎骨動脈に造影剤を注入して撮影した DSA．**c** が前後像で **d** が側面像．脳底動脈は遠位部で閉塞している（矢印 a）．血管が閉塞したために，左椎骨動脈に注入された造影剤が右椎骨動脈内へ逆流している（矢印 b）．前下小脳動脈と後下小脳動脈の血流は保たれているので，小脳下部に血管網が認められる．上小脳動脈は閉塞部より末梢に存在しているので造影されておらず，その結果小脳上部には血管網が認められない．
d：心電図用ケーブルによるアーチファクト（矢印 c）．
e と **f**：左内頸動脈に造影剤を注入して撮影した DSA の正面像（**e**）と側面像（**f**）．太くなった後交通動脈（a）を介して内頸動脈からの血液が左後大脳動脈（b）へ流れている．脳底動脈の先端部も脳底動脈の P1 segment を介して逆行性に造影されている（c）．脳底動脈から造影される枝は，左上小脳動脈（d），右後大脳動脈（e）と，2 本に分かれた右上小脳動脈（f）である．右後大脳動脈の造影のされ方が薄いのは，右後交通動脈を介して入っている右内頸動脈からの血流が流れ込んで，造影剤を洗い流しているためである．この血管の様子は右の内頸動脈撮影により確認された（図は提示していない）．
g：脳底動脈へのマイクロカテーテル法．マイクロカテーテルの先端は閉塞部の直前まで進められている（矢印）．100 mg の rtPA が投与された．
h：rtPA 投与 90 分後の DSA．脳底動脈は完全に再開通している．
i：2 日後の MRI．患者は完全に正常であった．左橋部に小さな脳梗塞巣（矢印）が認められたが，これ以上の梗塞病変はなかった．
j：MRI の拡散強調画像．左小脳半球にも小さな病変が認められた（矢印）．

▶ **脳梗塞の初回発作および再発の予防策**　急性期脳梗塞の治療以外に，何らかの危険因子を有している患者における初回発作あるいは再発を予防するために幾つかの治療法が提唱されている．

［**初回発作の防止**］　初回発作を未然に防止することの目的は，危険因子に対する治療を行い発作の出現を未然に防ぐことである．これらの危険因子の中で，年齢以外に最も重要なものは高血圧の存在である．**高血圧**は脳梗塞における最も重要な因子である．高血圧はまた脳内出血

やクモ膜下出血の危険性を増している．血圧を正常化すると脳梗塞発生の危険性を40％低下させることができる．これ以外のコントロール可能な因子としては，喫煙・糖尿病・心房細動がある．アスピリンや他の血小板凝集抑制薬の投与は初回発作の防止策には含まれない．

　無症候性の内頸動脈狭窄に対して脳梗塞の発生防止を目的とした外科的療法も行われているが，統計学的に有効であるとの証拠はまだ得られていない．現時点でこの外科的療法が適応となる病態としては，急速に進行し血行動態的に意義のある頸動脈狭窄か，一側の内頸動脈が閉塞し他側の内頸動脈に高度の狭窄が認められる場合である．

［再発の防止］　再発防止の目的は，少なくとも1回以上の脳虚血発作が生じた患者における次の発作を防止することである．再発防止の目的では，内科的および外科的防止策が行われている．**低用量のアスピリン投与**（100 mg/日）は脳梗塞の再発を約25％低下させる．高用量のアスピリンがより有効であるのか否かに関しては証明されていない．その他の血小板凝集抑制薬，例えばチクロピジンやクロピドグレルはアスピリンよりも高い再発防止能力があるが，アスピリンよりも高価であり，幾つかの副作用を起こすことは欠点である．抗凝固作用を有するワルファリンは心房細動や心リズム異常の患者において，明らかに有効である．このような患者では心内血栓形成の危険が高くなっており，この血栓由来の塞栓が脳内血管内に流れ込む．ワルファリンはこれらの患者における脳梗塞を60〜80％減少させる．

　大規模な臨床研究により，**症候性の高度内頸動脈狭窄（少なくとも70〜80％の狭窄）の患者における外科的治療**は脳梗塞発作を50％程度低下させることが判明しているので，手術における合併症や死亡率が低いものであれば，この療法は価値のあるものと考えられる．内頸動脈狭窄に対する新しい治療法が**血管内治療法**であり血管拡張やステント留置をカテーテルを用いて行う．この治療法はすでに他の分野，例えば腎動脈や冠動脈に用いられていたものである．外科的治療法と血管内治療法のいずれが優れているのかに関して幾つかの研究が行われているところである．

　脳梗塞発作の防止に向けて，これらの内科的あるいは外科的治療法が有用であるか否かということは，脳梗塞の発作を統計学的にどれほど有意に減少させているのかという形で表現されているにすぎない．個々の患者にとって，脳梗塞を確実に防止しうる策というものはない．すでに何度も指摘してきたように，脳梗塞は徐々に進行する狭窄や閉塞が原因となり，脳灌流障害を引き起こし脳梗塞に至るという過程をとるよりも，塞栓が原因となることがはるかに多い．このため，脳血流を増加させる目的で行われている手術（頭蓋外-頭蓋内血管の間のバイパス手術など）は，ごく限られた，まれな場合にのみ意味がある治療法であるといえる．

11.5.2　脳梗塞時にみられる固有の症候群

　脳梗塞における症状がダイナミックに変化すること，あるいは臨床像が時間経過とともに変

化していくことは主として，脳梗塞のタイプ（今まで述べたことを参照のこと）によるが，それぞれ固有の臨床症状は，梗塞巣がどこに存在するかにより決まってくる．以下のところでは，個々の動脈が閉塞した場合に生じる重要な症候群につき記載する．

大脳梗塞における症候群

［内頸動脈系にみられる虚血性症候群］

脳梗塞は内頸動脈の支配領域に最も頻繁に生じる．通常は心臓由来の塞栓か総頸動脈分岐部に生じた粥状動脈硬化性プラーク由来の塞栓が原因となっている．その他のまれな原因としては，内頸動脈壁自体の病変（例えば線維筋性異形成 fibromuscular dysplasia など），内頸動脈の解離（本態性あるいは外傷性）の出現とこれに続く内頸動脈の閉塞などがある．内頸動脈の解離は若年者に生じる内頸動脈閉塞の原因として多いものである．

虚血性病変は内頸動脈のいかなる分枝にも生じうるし，幾つかの分枝が複数障害されることもある．それぞれの分枝が障害された場合に出現する神経脱落症状につき手短に記載しておく．

▶ **眼動脈 A. ophthalmica**　小さな塞栓が眼動脈を介して網膜動脈に入りそこで引っかかることはありうる．この場合には網膜の虚血が生じ，一眼の視力が低下する．通常は塞栓は自然に溶解するので視力低下は一過性である（一過性黒内障 Amaurosis fugax）．盲目状態がずっと残存することはまれである．網膜動脈は外頸動脈から側副血行を得ているので眼動脈自体が閉塞しても，盲目状態になることはない．

▶ **後交通動脈 A. communicans posterior**　内頸動脈から出る次の2つの分枝が後交通動脈と前脈絡叢動脈である．後交通動脈内に入った塞栓は，後大脳動脈領域あるいは視床に虚血性病変をもたらす．臨床症状として対側の同名性半盲と（あるいは）視床の症状がある（**466頁参照**）．

▶ **前脈絡叢動脈 A. choroidea anterior**　前脈絡叢動脈の支配している領域は，海馬を含む側頭葉内側部分，内包膝部，視索と視放線の一部である．これらの領域に虚血性変化が生じた場合の臨床症状としては，対側の片麻痺と知覚障害，対側の同名性半盲である．臨床症状のみからは，前脈絡叢動脈の梗塞とレンズ核線条体動脈の梗塞を区別することは困難なことが多い．側頭葉内側の虚血は前脈絡叢動脈による症状であることは確かであるが，CT scan では把握することができず MRI によって描出されるものである．

▶ **内頸動脈分岐部**　内頸動脈分岐部が塞栓により閉塞すると，中大脳動脈・前大脳動脈の両者の血流が絶たれることになるので，生命の危険が生じる事態となる．この形の塞栓が生じると Willis 脳動脈輪があっても中大脳動脈への血流は流れない．その結果，中大脳動脈の領域に広範な梗塞が生じ，それに応じた神経脱落症状が出現する（**以下参照**）．これに対して，前大脳動脈の領域は通常は前交通動脈を介して対側からの血流を受けている．もし前交通動脈が低形成であったり，他の塞栓が前交通動脈が注ぐ部位より遠位部で前大脳動脈に引っかかった

場合には，前大脳動脈の領域にも虚血性病変が生じる(**以下参照**)．この場合には，脳表における髄膜に存在する側副路からの血流が期待できないので，中大脳動脈領域の梗塞巣はより広範なものとなる．

広範かつ重篤な神経脱落症状に加えるに(**以下参照**)，梗塞部位は急激に増大し(細胞毒性浮腫)，頭蓋内圧が急速に上昇する．このため，内頸動脈分岐部が長時間閉塞する場合は通常は致死的である．しかしながら，塞栓による梗塞はダイナミックな出来事であることを思い出す必要がある．血管内では血栓形成が進む一方で，内在性のプラスミンにより塞栓溶解が進んでいる．この両方向への事態は競合し，結果としてどちらかの方向へと過程が進行する．もし線溶系が優勢になれば，動脈は自然に再開通し分解された塞栓片はより末梢の動脈へと流れていく．もし凝固系が優勢になれば，動脈はずっと閉塞した状態となってしまう．

▶ **中大脳動脈**　中大脳動脈領域の塞栓は脳梗塞の原因として最も頻度の高いものである．臨床症状は中大脳動脈のどの分枝が閉塞するかにより決定される．

[**主幹動脈の閉塞**]　中大脳動脈の主幹からは細いレンズ核線条体動脈が直角に分岐しており，基底核と内包を支配している．中大脳動脈はSylvius裂内で枝分かれして前頭葉，頭頂葉，側頭葉の大部分へと血液を供給している(**図 11.4**)．

中大脳動脈の主幹が閉塞(**図 11.21**)すると基底核内の神経細胞が死滅し，すぐに内包も同様に壊死に陥る．基底核部は側副路が乏しいので血流遮断に対する耐性が乏しい．しかしながら虚血に対する耐性の差は，側副路からの血液量にのみ左右されるのではなくて，脳の部位ごとにおける神経細胞自体が有している虚血に対する抵抗力にも依存している．

中大脳動脈は大脳半球のかなりの範囲を支配しているので，この動脈の主な枝が閉塞した場合にはさまざまな神経脱落症状が出現する．すなわち対側の顔面を含む片麻痺，半身の知覚障害，時には対側の同名性半盲 homonymous hemianopsia，さまざまな神経精神症状，例えば運動性失語 motor aphasia，知覚性失語 sensory aphasia，失計算 acalculia，失書 agraphia などがみられ，優位半球の梗塞であれば運動性失行 motor apraxia や構成失行 constructive apraxia が出現し，非優位半球の梗塞であれば病態失認 anosognosia がみられる．また，脳梗塞が出現して初期の時期には頭が対側へ向かう症状や対側へと眼球が向く症状(共同偏視 Déviation conjuguée)がみられることもある．

中大脳動脈領域の大きな梗塞とこれに伴う広範な脳浮腫が生じた場合には，適切に治療されないと，死に至ることもある．このような場合には腫脹した脳による圧迫を減じる目的で緊急の開頭術が行われる．この術操作により広範囲に及ぶ脳梗塞による死亡率を明らかに減少させることができる．

[**中大脳動脈分枝での閉塞**]　中大脳動脈の分枝が閉塞した場合には，それぞれの分枝の支配領域に応じた神経脱落症状が出現する．神経症状はさまざまなものがみられる．中心部分の枝

が閉塞した場合には対側の半身麻痺や半身の知覚障害がみられる．優位側の島回周辺部分の閉塞，特に下前頭回や角回 Gyrus angularis の梗塞では運動性失語 motor aphasia や知覚性失語 sensory aphasia が出現する．右側（非優位側）の梗塞で出現する構成失行や病態失認 anosognosia などの神経精神症状はあまり目立たないことが多く，詳しく検査して初めて存在が確認されることも多い．中大脳動脈と後大脳動脈により支配される領域の境界は人によってさまざまであるので，中大脳動脈が視放線の領域を灌流していることがある．この場合には，中大脳動脈の閉塞にて対側の同名半盲が出現する．前頭前野や側頭葉の吻側の脳梗塞は無症候性である．

▶ **前大脳動脈 A. cerebri anterior** 前大脳動脈領域の脳梗塞は比較的まれであり（全脳梗塞の10〜20％），血管の解剖学的な理由により梗塞は一側であったり両側に生じたりする．両側の前大脳動脈が一側の内頸動脈により支配されている場合にはしばしば両側の前大脳動脈に梗塞が生じる．頸動脈の分岐部に生じた粥状動脈硬化性プラーク由来の塞栓が短時間のうちに両側の前大脳動脈に入ることがある（**症例提示3，453頁**）．よりまれなことではあるが，前大脳動脈が1本しか存在しないこともある（azygous artery）．その他の原因としては前交通動脈部分に生じる脳動脈瘤や脳梁辺縁動脈に好発する炎症性狭窄がある．

　一側の前大脳動脈の梗塞はしばしば無症候性のことがある．前大脳動脈の吻側部分では，左右の前大脳動脈間に豊富な吻合があるので，梗塞巣が生じることはまれである．しかしながら尾側に向かうと大脳鎌により左右の前大脳動脈は分けられているので対側からの側副血行を受けることができない．大脳の中心部分での梗塞の場合に出現する症状は，下肢症状優位の片麻痺，すなわち足単独の麻痺や対麻痺（両側の前大脳動脈梗塞の場合）である．しかしながら，後大脳動脈からの側副血行があるので，これらの神経症状は通常は一過性のものである．前頭葉内側面の梗塞は通常はあまり大した症状は呈しないが，この部が両側性に障害された場合には非常に重篤な障害が出現する．患者はもはや日常生活のどんな動作も十分に行えなくなり，完全に無動状態となり，1日のほとんどを寝て過ごすようになる．この場合しばしば，その他の知能異常や神経精神症状（失行 apraxia）や排尿障害（失禁）がみられ，病的な原始反射 pathological primitive reflex としての吸飲反射，手掌オトガイ反射 palmomental reflex などが出現する．

[椎骨脳底動脈系にみられる虚血性症候群]

　椎骨脳底動脈系における虚血も通常は塞栓により生じている．たいていの塞栓は椎骨動脈に生じた粥状動脈硬化性プラークが原因となっている．頸動脈系では総頸動脈の分岐部にプラークが好発するのに対して，椎骨動脈ではプラークの好発部位というものは特にない．椎骨動脈のどこであってもプラーク形成がみられる．

　このために，塞栓がどこから由来しているかを正確に決定することが困難なことが多い．さらに，右であれ左であれ椎骨動脈に生じたプラーク由来の塞栓は結局は脳底動脈に入るので，

どちらの後大脳動脈を閉塞してもよいことになる．しかしながら，後下小脳動脈は椎骨動脈から分岐しているので，この動脈が閉塞した場合には，左右の椎骨動脈のいずれが罹患側であるかを決定することが可能である．この観点から，血管撮影において一側の椎骨動脈が閉塞した所見を得ることは有用である．椎骨動脈の狭窄は内頸動脈系におけるのと同様に血行動態的に症状出現に関与することもあるが，塞栓の原因としてより重要である．椎骨脳底動脈系の塞栓に心臓由来の塞栓がどれほど関与しているのかに関してははっきりとはわかっていない．

　椎骨脳底動脈系は脳組織の中でも脳幹部を支配している．脳幹部には呼吸や循環の中枢があるので，内頸動脈系の梗塞に比べて重篤な症状が生じやすい．脳底動脈の先端部を含む脳底動脈の閉塞はたいていの場合致死的である．さらに後頭蓋窩は容積的にあまり余裕がない空間であるために，浮腫が生じた場合には，小さな小脳梗塞でも生命の危険を伴うことがある．梗塞病変により中脳水道や第四脳室が圧迫された場合には閉塞性水頭症が生じ頭蓋内圧が上昇することがある．この場合には緊急で脳室ドレナージを行うとともに，時には後頭下減圧術により頭蓋内圧を下げることが生命を救うために必要となる．

▶ **脳底動脈 A. basilaris**　左右の椎骨動脈が橋の下端前面で合流し脳底動脈となる．この動脈からは脳幹へと向かう多数の穿通枝，前下小脳動脈が出ており，さらに中脳レベルで左右の後大脳動脈に分岐する前に上小脳動脈を分岐している．穿通枝が閉塞した場合に生じる症候群については第4章に記載してある（**206頁参照**）．小脳動脈が閉塞した場合の症状については**468**頁に記載してある．

［**後大脳動脈 A. cerebri posterior**］　脳底動脈先端部近傍から出るこの動脈は，ここからの穿通枝が中脳や視床にある重要な構造物を支配しているので臨床的に重要である．脳底動脈先端部閉塞による中脳梗塞はほとんど常に致死的なものとなる．

　脳底動脈や後大脳動脈のP1 segmentに塞栓による閉塞が生じても必ずしも後大脳動脈の末梢領域に脳虚血病変が生じるとは限らない．なぜならば後交通動脈を介して内頸動脈系からの側副路による十分な血液供給が期待しうるからである．この理由で，脳底動脈閉塞は塞栓によるものであれ血栓によるものであれ，CT scanや超音波検査で異常がないからといって，決して除外はできないものである．

　多数の穿通枝があるが，2，3のやや太い分枝について取り上げておく．

［**内側および外側後脈絡叢動脈 A. choroidea posterior medialis et lateralis**］　これらの脈絡叢動脈領域の虚血は通常は後大脳動脈の虚血も伴っていることが多いために，これらの細い動脈が単独で閉塞した場合の臨床症状については比較的わずかのことしか知られていない．外側後脈絡叢動脈が単独で閉塞した場合の神経脱落症状としては，外側膝状体の梗塞が生じるので同名性1/4盲が生じると記載されている．その他に半側の知覚障害，神経精神異常（超皮質性失語 transcortical aphasia，失認 amnesia）も記載されている．内側後脈絡叢動脈単独の閉塞

はさらにまれなものであるが，この場合には中脳の障害のために眼球運動障害が生じると報告されている．

[後大脳動脈の皮質枝]　後大脳動脈の1本あるいは複数本の皮質枝が閉塞した場合の神経脱落症状は多岐にわたっている．この理由は，これらの動脈の走行が個々人によりさまざまな形態をとりうるのみでなく，後大脳動脈の支配領域がさまざまな範囲に及んでいるからである．後大脳動脈と中大脳動脈の境界は個々人によりさまざまであり，それぞれが支配する領域は逆の相関関係にある．限局した皮質梗塞が生じた場合には，その領域がどちらの大脳動脈が関係したものであるかを決定することは，塞栓が何処から由来したかを示唆することになるので重要である．梗塞が中大脳動脈領域に属すると考えられる場合には，塞栓は同側の総頸動脈分岐部から由来したと推測される．一方，後大脳動脈領域に属すると判断される場合には，塞栓は同側あるいは反対側の椎骨動脈由来であろうと考えられる．

[鳥距動脈 A. calcarina]　この枝は視皮質を支配しているので，臨床的には後大脳動脈の分枝の中で最も重要な枝である．この枝が一側で閉塞した場合には対側の同名性半盲が生じ，両側で閉塞した場合には皮質盲 cortical blindness となる．しかしながらこの動脈は中大脳動脈から側副血行を受けていることが多いので，視野障害は部分的な欠損（1/4半盲 quadrantanopsia や暗点 scotoma）にとどまることの方が多い．

視床梗塞における症候群

▶ **前視床穿通動脈 A. thalamoperforans anterior（視床隆起動脈）**　この動脈は後交通動脈から由来しており，主として視床の吻側を支配している．この領域の梗塞では，安静時振戦や企図振戦がみられ，さらに視床手 thalamic hand（手に生じる異常な拘縮）を伴った舞踏アテトーゼ様不随意運動がみられる．知覚障害や痛みは通常は伴わない．

▶ **後視床穿通動脈 A. thalamoperforans posterior（視床穿通動脈）**　時には両側の後視床穿通動脈が共通の枝から分岐していることがある（Percheron 動脈，431頁参照）．この動脈が閉塞した場合には視床の髄内核 intralaminar nuclei が両側で障害されることになるので，著明な意識障害が生じる．

▶ **視床膝状体動脈 A. thalamogeniculata**　この動脈は後大脳動脈の P2 segment（後交通動脈より末梢部分）から由来しており，主として視床の外側部分を支配している．後大脳動脈が閉塞した場合には，通常はこの視床膝状体動脈も閉塞することが多い．この動脈閉塞の場合の神経脱落症状は Déjérine と Roussy により初めて報告された（Déjérine-Roussy 症候群）．その内容は，一過性の対側の片麻痺，長く続く対側の知覚障害（触覚と固有知覚が著明に障害されるが，痛覚・温度覚の障害はより軽度），自発痛，中等度の一側の失調 hemiataxia，立体失認 astereognosis，対側の舞踏アテトーゼ様不随意運動などであった．

対側の片麻痺は通常は急速に回復する．この片麻痺は視床に生じた浮腫のために内包が圧迫されるためと考えられている．内包自体は視床膝状体動脈の支配を受けていないので，ここには梗塞は生じていない．

症例提示 6　視床梗塞

ある晴れた日に，この 45 歳の男性会社員は突然，嘔気を覚え嘔吐し，めまいを覚えた．また物が二重に見えることに気付いた．急性の胃腸炎になったと考えて，患者は帰宅しベッドで休んだ．数時間後に起きて友人に電話をしようとしたが，まだ激しいふらつきと複視は続いていた．電話で話そうとしてもうまく言葉が出ずに非常に困難を覚えた．友人は患者のただならない話し方に驚いた．心配して彼を直ちに近くの救急病院へ連れていった．外来医は，斜偏視 skew deviation と不安定な歩行を認めたが，筋力低下は認めなかった．また，伝導性失語症 conduction aphasia を認めた（**表 9.1**）．脳底動脈領域の病変が疑われて，MRI がオーダーされ，左視床梗塞が確認された（**図 11.27**）．

病巣はさらに頭側へと広がっており，視床下核や視床の腹側・外側核群へと向かう線条体視床路にまで及んでいた．そのために，第 8 章の症例提示 3 においてみられたようなヘミバリスム（たいていは一過性のもの）や舞踏病様の症状が出てもおかしくないものであった．この症例のような場合には，臨床経過を追ってみると，「いわゆる視床手」の症状がしばしばみられるものである．この場合には，罹患手は手関節で屈曲位を示し，手指は伸展位を示す．親指は外転位にあるか，手掌に押し付けられた位置をとる．

図 11.27　視床梗塞

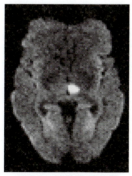
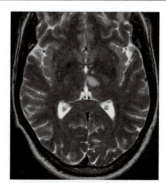

a：MRI の拡散強調画像　　b：MRI の T2 強調画像

左後視床穿通動脈の領域に急性脳梗塞の所見が認められる．急性脳浮腫所見と拡散強調画像での著明な異常が認められる．この部位に両側性に梗塞が生じると重篤な意識障害が生じる（**第 7 章，症例提示 3，314 頁参照**）．

小脳梗塞における症候群

　小脳の動脈は多数の側副路を有しているので，1本の動脈が閉塞してもごくわずかの梗塞しか生じないことが多く，臨床的には無症候性のままであることも多い．まれなことではあるが，もっと広範な梗塞が生じると小脳症状が特に急性期にみられる．脳浮腫を伴った場合には第四脳室が急速に圧迫されて閉塞性水頭症が生じ，脳幹ヘルニアが生じるおそれがある．

▶ **後下小脳動脈 A. cerebelli inferior posterior（PICA）**　PICAの近位部が閉塞すると延髄の背外側部分に梗塞巣が生じ，通常は不完全あるいは完全なWallenberg症候群を呈する（**211頁参照**）．PICAは小脳半球の一部も栄養しているが，その支配領域は非常にバリエーションに富んでいる（**426頁参照**）．そのために出現する小脳症状はさまざまであり，半身の失調，ジスメトリー，側方傾斜，拮抗反復機能障害などがさまざまな程度に組み合わさって出現する．小脳症状は常に梗塞の生じた側にみられる．また，しばしば嘔気と嘔吐を伴っている．そのために嘔吐の症状が神経障害によると考えるよりも，胃腸障害によると判断されてしまった場合には，正しい診断が遅れたり，見逃されてしまう．この場合には生命に危険を及ぼす事態になってしまうことがある（**症例提示7を参照**）．時にはPICAが起始部のすぐ近くで閉塞することがある．この場合には小脳症状は全くみられない．一方，PICAが遠位部で閉塞した場合には脳幹症状はみられないことがある．

　初回のCT scanでは，梗塞が生じて非常に早い時期であるためか，あるいはアーチファクトが多すぎるために小脳梗塞の所見が描出されないこともある．その結果大きな小脳梗塞でも，障害された組織に生じる細胞毒性浮腫 cytotoxic edema が進行して脳幹圧迫症状を引き起こすまで，この小脳梗塞の診断が見逃されてしまうこともありうる．脳幹圧迫症状としては，意識障害，嘔吐，心肺機能障害などがみられ，ついには呼吸停止に至ることもある．このため，小脳あるいは脳幹部梗塞が疑われた場合には，初回CT scanが正常であっても常に数時間後にCT scanを再度実施するか，あるいはむしろMRIの拡散強調撮像を実施すべきである．

> **症例提示 7　小脳梗塞**

男性患者は63歳の大工の親方で，創業30周年記念の祝賀会を従業員のために行った．このような会の常ではあるが多量のアルコールが振る舞われた．この夜遅く，患者は目を覚ましたところ，めまいと頭痛，嘔気，嘔吐を覚えた．立ち上がろうとしたが，床に転倒してしまい，ベッドに戻ることができなかった．30分ほど経過した頃に，患者は何度も何度も嘔吐を繰り返した．

患者は単に飲み過ぎたのだと話していたが，妻は夜間当番の内科医に往診を依頼した．数分後に当番医師が到着して，身体所見の観察と神経学的診察をざっと行った．基本的な神経学的診察ではすべて正常であった．すなわち，筋力は正常で，知覚障害はなく腱反射も正常であった．しかしながら患者は横になった位置から立ち上がったり，歩いたりすることができずに，寄りかかるように座ったままであった．当番の内科医は，急性胃腸炎による嘔吐で，このために脱水症状が生じていると診断した．医師は患者にメトクロピラミドを処方し，水分を多く取ることと，朝一番にかかりつけ医に電話するように指示した．

患者は夜通し吐き続け，夜明けが近づくにつれて意識が混濁してきた．午前4時になると大きな声で妻が呼びかけても目を覚まさなくなってきたので，妻は救急車を依頼した．病院に到着して，まず患者は内科外来へと運ばれた．心電図を含むいろいろな検査が行われたがはっきりとした診断がつかなかった．そこで神経内科医の診察を受けた．患者は指示にほとんど応じることができず，何を聞かれたかを理解できないように思えたが，ペンライトの光を目で追うことはできた．このときに注視方向性眼振 gaze-evoked nystagmus がみられた．医師は直ちに MRI をオーダーした．その検査により右小脳半球に脳梗塞が生じ，すでにかなりの mass effect を呈する浮腫を伴っていることが確認された．脳浮腫を減ずるための内科的療法が精力的に行われたが意識レベルは改善しなかった．そのために後頭蓋窩減圧術と脳室ドレナージの目的で脳神経外科病棟へと転送された．手術により，速やかに患者の状態は安定した．

小脳梗塞では手足の失調症状は軽く躯幹失調がより著明であるために，最初はしばしば誤診されてしまうことが多い．この場合，手足の位置や企図運動をチェックする検査で何の異常も認められないことがある．嘔吐は胃腸障害によるものと診断されてしまい，頭蓋内圧が亢進し患者の意識レベルが混濁するまで，診断に必要な画像検査が行われない場合もありうる．病変の早い時期に実施されたCT scan では異常のみられないこともある．しかしながら MRI の拡散強調画像では症状の原因を描出することが可能である（図11.28）．

図 11.28 小脳梗塞

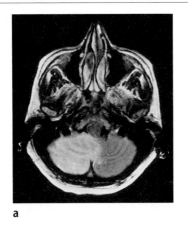
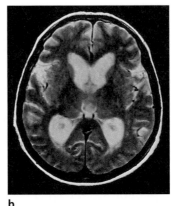

a：MRI の T2 強調画像．右小脳半球に脳梗塞を意味する高信号領域が認められる．小脳虫部下部も障害されている．
b：他のレベルの MRI．著明な脳室拡大が認められる．後頭蓋窩の圧が上昇し，脳脊髄液の流れを阻害するために，水頭症が生じている．現在では小脳梗塞は MRI の拡散強調画像により早期に発見することができる．

▶ **前下小脳動脈 A. cerebelli inferior anterior（AICA）** AICA の閉塞も PICA の閉塞と同様にさまざまな臨床症状を呈する．これは AICA の走行および支配領域がヒトにより多岐にわたっているからである．同側の一側の失調や眼振がみられることもあるし，第Ⅶ脳神経麻痺や第Ⅷ脳神経麻痺が出現することもある．AICA の枝である鼓室動脈が閉塞した場合には突然の聴力消失となることもある．

▶ **上小脳動脈 A. cerebelli superior** 上小脳動脈が閉塞した場合には上小脳脚に梗塞が生じるために，著明な失調症状がみられる．同様に失立 astasia と失歩 abasia も出現する．橋被蓋 Tegmentum pontis が障害されると，顔面の同側の半分における知覚脱失と身体の対側半分における知覚脱失がみられ，全知覚が障害される（橋被蓋吻側症候群，214 頁参照）．

剖検を行ってみると，多数の人々において，蛇行延長した上小脳動脈が三叉神経が脳幹より出たすぐ遠位部のところで，この神経に接触していることが認められる．この所見は偶然発見された臨床的に意味のないものであるが，三叉神経痛 trigeminal neuralgia を患っている多くの患者において認められることから，一側の顔面に発作的に生じる電撃痛が特徴的な症状である三叉神経痛の原因となっているのであろうと考えられている．三叉神経痛は通常は薬物（例えばカルバマゼピン）が奏効する．しかしながらこれでも治らない場合には，三叉神経と圧迫血管の間にスポンジなどを挟んで両者を離す手術（微小血管減圧術 microvascular decompression，いわゆる Jannetta 手術）が脳神経外科医により行われる．この三叉神経痛の症状や治療

に関してのさらに詳しい記載は第4章，**153頁を参照**のこと．

▌脳幹部梗塞における症候群

　脳幹部が障害された場合に出現する多岐にわたる症候群は，その局所解剖に関する十分な知識がある場合に初めて理解できるものである．この理由により，これらの症候群についてはここで記載するよりも，脳幹の章で述べておいた（第4章，**206頁からを参照**）．

11.5.3 脳からの静脈還流障害

　今まで述べてきたように，脳虚血は通常は脳への動脈灌流障害が原因となっていることが多い．しかしながら頻度ははるかにまれであるが，脳からの静脈還流障害が原因になることもある．もし静脈が閉塞するとその静脈が還流している脳組織では血液量と静脈圧が増加する．毛細血管を挟んでの動静脈間の圧差が減少し（血液の流入が阻止される），灌流が減少し神経細胞への酸素とエネルギーの供給が減少する．同時に毛細血管を介する圧差が増加すると毛細血管内から周辺組織への水分の移動が増加する（血管原性浮腫 vasogenic edema）．障害された組織内における神経細胞は正常機能を発揮できなくなり，事態が持続すると死滅してしまう．静脈性梗塞 venous infarction では通常は小血管（たぶん静脈）の破綻を伴うことが多いので，CT scan にてごま塩状の salt-and-pepper 所見を呈する実質内出血（いわゆる静脈性出血 venous hemorrhage）を生じることとなる．

▌急性静脈閉塞

[脳静脈と静脈洞の急性血栓症]

▶ **原因**　脳からの静脈血の還流を急激に阻害する最大の原因は，静脈洞内の血栓形成と静脈洞へと注ぐ脳静脈内に形成された血栓である（静脈洞血栓症 venous sinus thrombosis）．これが生じやすい状態としては凝固能障害を来すような以下のような病態がある．すなわち，Sタンパク欠乏症とCタンパク欠乏症，第V因子欠乏症，カルジオリピン抗体，経口避妊薬内服，喫煙，ステロイド内服，脱水，Behçet病やCrohn病などの自己免疫疾患，産褥 puerperium などである．

▶ **臨床症状**　静脈洞血栓症の症状は非常に多岐にわたっており，閉塞した静脈の部位，その閉塞の広がり，どのような側副路が存在するかによっている．ある患者では，比較的限局した範囲に生じた静脈閉塞であっても，大きな実質内出血を引き起こすかもしれないし，逆に広範囲に静脈が閉塞してもほとんど無症状で経過することがあるかもしれない．個々の患者において，どのような経過をとるかを予測することは通常はできない．

　静脈洞血栓症の患者に最もよくみられる症状は頭痛とてんかん発作である．もし患者にみら

れる局所性の神経脱落症状が突然発症したものではなくて，数時間の経過で徐々に進行したものであれば，静脈洞血栓症の可能性が高くなる．もし，うっ血乳頭などの頭蓋内圧亢進を思わせる所見が得られた場合には，より確定診断に近づく．

　静脈洞血栓症では，急速にたぶん1時間以内のような短時間のうちに，意識レベルが低下することもありうる．このような事態はたいていは内大脳静脈の閉塞か広範な静脈性脳内出血が原因となっている．

▶ **診断**　静脈洞血栓症の診断や除外診断はCT scan，MRI，DSAなどの現代的な検査機器を用いても困難なことがしばしばである．

[CT scan]　古典的な急性発症の症例ではCT scan，特に造影剤を投与して行ったCT静脈撮影により診断可能なことがある．しかしながら静脈は正常でも先天的なバリエーションがあるために，狭い範囲の梗塞，直静脈洞と内大脳静脈の血栓などはCT scanでは診断することは困難である．また古い静脈洞血栓症もCT scanでは診断がつけにくい．

[MRI]　現在のところ，MRIは脳の静脈の血流を調べる最も有用な検査法である．MRIは多数の断面で静脈を描出することが可能である．静脈内での血流を描出するために，流れを鋭敏に把握できるシークエンスで撮像する．この検査法の解像度は優れており，内大脳静脈も十分に描出可能である．

　MRIは脳実質内病変も把握しうる．脳実質に出現する病変の部位と形態から，どこで静脈が閉塞したかを推測しうる場合もある．例えば内大脳静脈の閉塞は視床に特徴的な変化を生じるし，横静脈洞の閉塞は側頭葉に特徴ある変化をもたらしている．しかしながらCT scanにおけるのと同様に，脳静脈にはさまざまな解剖学的バリエーションがあることがMRIの診断能力を低下させている．また，現在のところ，まだその本態がよくわかっていない血流現象のために，MRIの能力は低められている．このような理由で，MRIは静脈洞血栓症のすべての症例で所見を描出しているのではないし，時には偽陽性 false-positive の結果を生んでいることもある．さらに，検査に協力的でない患者や意識障害のある患者では時にはMRI検査は非常に困難となることもある．このような条件下で得られるMRI画像は診断価値の低いものとなる．極端な場合には全身麻酔下にMRIを実施する必要がある．

症例提示 8　上矢状静脈洞血栓症

患者は 37 歳の女性秘書で，職場で全身痙攣発作を来した．発作後に約 20 分間，麻痺が続いたが，その後は完全に意識が戻った．患者は頭全体に広がる激しい頭痛を訴えていた．病院に搬入時，意識は清明であったが動作は非常に緩慢であった．依然として激しい頭痛を訴えていた．直ちに MRI が実施され，T2 強調画像にて左前頭葉に病変が認められた（図 11.29a）．一方，MR 静脈撮影（図 11.29b, c）にて，上矢状静脈洞の吻側が血栓により閉塞していることが確認された．静脈洞血栓症との診断のもとヘパリン化とそれに続く経口ワルファリン投与により治療された．てんかん発作防止の目的で抗てんかん薬が投与された．頭痛は鎮痛薬内服により速やかに改善し，数日後には無症状となった．いろいろな検査が行われたが，凝固系亢進をもたらすような基礎疾患はみられなかった．唯一判明した危険因子は経口避妊薬の使用であった．

図 11.29　静脈洞血栓症

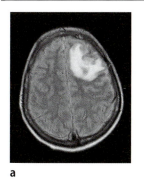
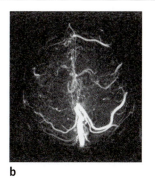
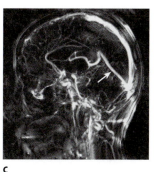

a　b　c

a：MRI の T2 強調 FLAIR 画像．この検査にて左前頭葉に病変が認められた．これは静脈閉塞による梗塞であった．
b：MR 静脈撮影．この撮像は，上矢状静脈洞とこれに注ぐ太い静脈を示している．上矢状静脈洞の吻側は信号がなく，血流がないことを示している．この部の静脈洞に注ぐ皮質静脈の流れも乏しくなっていることがわかる．
c：同撮像法の側面像．同様の所見は側面像にてより明瞭に描出されている．上矢状静脈洞の後半部分と直静脈洞（矢印），内大脳静脈内には血液の流れがあるが，上矢状静脈洞の吻側では血流が認められない．

[digital subtraction angiography (DSA)]　通常の脳血管撮影や DSA は，かつては静脈洞血栓症を確実に診断するための唯一の検査法であった．しかしながら今日では他の検査法にて静脈閉塞の確実な診断が得られない場合にのみ実施されるものとなっている．DSA は MRI よりももっと高頻度に合併症の危険があるために，ごくまれな場合を除いて静脈洞血栓症の診断に用いられることはない．

▶ **臨床経過・治療法・予後**　静脈洞血栓症の自然経過はよくわかっていない．かつてはほとんどの症例は致死的なものであると考えられていた．これは，おそらくは，もっと軽い血栓症は見過ごされてきたためであり，不幸な経過を取った症例のみが最後になって正しい診断に至っていたためであろうと考えられる．直静脈洞と（あるいは）内大脳静脈の閉塞は特に予後が悪い．この部の静脈閉塞は間脳 diencephalon の壊死が生じるために，生命が維持できないものとなり現在でも致死率が高い．また，これらの静脈閉塞の場合には小脳出血が起こり mass effect を伴ってくる．直静脈洞と内大脳静脈の血栓は時には単独で生じることもあるが，他の静脈系に生じた血栓が拡大し，より進んだ段階として病期の終わり頃に現れることの方が多い．

　静脈洞血栓症の予後は**ヘパリンによる抗凝固療法**の導入により著しく良好なものとなった．ヘパリンは血栓症のために実質内出血の危険に直面していても投与される．このような場合，出血は血栓形成のために生じているのだということを正しく理解していることがぜひとも必要なことである．そうでなければ，抗凝固薬の投与は絶対的な禁忌であるからである．静脈洞血栓症の治療に線溶作用を有する薬物を使用する治療法が有用であるとの証明はなされていない．静脈性出血部位を手術により切除する方法もまた適応がない．

　抗凝固療法は静脈洞内での血栓形成過程が進行することを停止させ，側副路を開き，微小脳循環を促進するように作用していると考えられている．急性期にはヘパリンを経静脈的に投与し，さらにその後6ヵ月間は抗凝固薬を服用させる．再発を早期に発見するために，定期的に検査が行われる．特に何らかの危険因子の存在がわかっている患者では十分な経過観察が必要である．何らかの凝固能亢進状態をもたらす基礎疾患により，静脈洞血栓症が生じたことが判明した場合には，抗凝固薬の内服は一生続ける必要がある．

［慢性の静脈還流障害］

　慢性の静脈還流障害は急性の血栓症ときわめて異なる症状を呈してくる．

▶ **原因**　慢性の静脈還流障害の原因となりうるものは，何らかの要因により引き起こされ，かつ両側性の静脈の還流路が障害されてくる幾つかの病態がある．ある報告例によると，一側の横静脈洞が先天的に低形成であった患者に頭蓋底部髄膜腫が生じ，対側の横静脈洞が閉塞してしまった症例が記載されている．

▶ **臨床症状**　慢性の静脈還流障害にみられる特徴的な臨床症状は頭痛とうっ血乳頭であり，視力障害を伴うこともある．局所神経脱落症状やてんかん発作は通常はみられない症状である．

▶ **診断**　急性静脈還流障害とは異なり，慢性の場合には脳実質内には病変は認められない．MRI では頭蓋内圧亢進と圧に関連したトルコ鞍の変形の結果として，時には視神経鞘が拡大している所見が得られる．しかしながら MRI は静脈還流障害の原因を一般的に示しているも

のではない．局所的な静脈閉塞部位を確認し，どのように静脈が還流しているかの全体像を把握するためには，**動脈内に造影剤を投与したDSA**が必須の検査法である．腰椎穿刺により脳脊髄液圧を測定することにより診断は確定する．

▶ **治療法**　真の病因に対する治療ができない場合にでも脳脊髄液圧の上昇自体は，シャント術（腹腔クモ膜下腔シャント術や脳室腹腔シャント術）により治療可能である．

▶ **鑑別診断**　静脈還流障害がなくて，慢性的に頭蓋内圧が亢進することは，若くて肥満している女性では増加している．この病態の原因は不明である．従来，このような病態は偽性脳腫瘍 pseudotumor cerebri という名称で呼ばれてきている．

11.6 頭蓋内出血

非外傷性の脳内出血や髄膜内外の出血（**クモ膜下出血・硬膜外出血・硬膜下出血**）は広義の脳卒中の約15〜20％を占めている．頭痛と意識障害はこれらの頭蓋内出血では，脳梗塞よりもよく見受けられる症状ではあるが，臨床症状のみから出血と梗塞を鑑別することは困難である．検査法としてはCT scanが推奨される．これらの出血のタイプを理解するためには髄膜に関する解剖の知識が必要となるが，これについては**404頁**に記載してある．

11.6.1 脳内出血（非外傷性）

高血圧性脳内出血

▶ **病因**　脳内出血の原因として最も頻度の高いものが高血圧症である．病的に上昇した血圧は小動脈壁を損傷し，微小動脈瘤（Charcot動脈瘤）を形成するが，これが自然に破裂することが原因となる．高血圧性脳内出血の好発部位は，基底核（**図11.30**）・視床・小脳脚と橋である．これに対して大脳深部白質に出血することは稀である．

▶ **症状**　脳内出血の症状は出血部位による．基底核に出血し内包が損傷された場合には対側の著明な片麻痺が出現する．一方，橋出血では脳幹症状がみられる．

脳内出血で危険なことは血腫による脳圧迫症状である．脳梗塞の場合の頭蓋内圧の亢進は細胞毒性浮腫によるものであるために，その進行はゆっくりしたものであったが，脳内出血では急激に頭蓋内圧は亢進する．脳内出血が脳室へ穿破した場合には，血塊により脳脊髄液の流れが妨げられたり，それの吸収が阻害されるために水頭症が生じる．水頭症が存在するとさらに頭蓋内圧は上昇する．後頭蓋窩内にはほとんど余分なスペースがないので，小脳テントより下で生じた実質内出血では後頭蓋窩内の圧を急激に上昇させる．この結果小脳の組織がテント切痕を通って上方へ押し出されたり（upward herniation），大後頭孔を通って下方へ押し出される（downward herniation）．このような理由で同じサイズの血腫であっても，小脳内出血の方

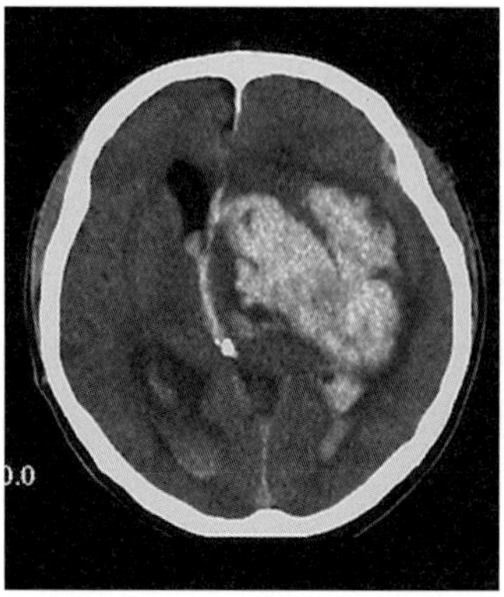

図 11.30 左基底核内の大きな脳内出血で，脳の偏位と脳室内出血を伴っている

が大脳内出血よりもはるかに重篤な経過をとることとなる．

▶ **予後と治療法**　脳梗塞と異なり，脳内出血の場合，出血した部分の脳組織は完全に壊れているわけではない．血管外に出た血液の中に生きた脳組織が残っていることがしばしば観察される．この理由により，出血の患者では血腫が吸収されるにつれて，神経症状が脳梗塞の場合と比較して通常かなり急速に回復に向かうことが多くなっている．

　このような理由から，出血の患者における治療のゴールは出血に陥った脳組織ができるだけ死滅しないように手を尽くすことである．頭蓋内圧亢進状態は速やかに改善されなければならない．この理由は血腫内や近傍における脳組織のみでなく，離れた部位における脳組織における2次的損傷を防止する必要があるからである．頭蓋内圧のコントロールは薬物療法と（あるいは）外科的に血腫を除去することにより可能である．外科的な血腫除去術は厳密な適応基準にのっとって行われるべきである．この際考慮すべき要素は，患者年齢・血腫の大きさと部位である．大規模な臨床試験の知見から，血腫除去術が意味があるのは大きな血腫（20 cm^3 以上）の除去が行われた場合のみであることが判明している．小血腫を外科的に摘出した場合には，壊れやすい脳組織を助けるよりもむしろ壊してしまうおそれがあるので，実際上は害のある行為であると考えられる．大脳深部にある血腫を手術的に切除する場合には，血腫へ到達する経路にある健常な脳組織を壊してしまうことになる．このような理由から，小さな脳内血腫に行われる脳神経外科的手術は水頭症がある場合に実施される脳室ドレナージのみである．この手術では破壊される脳組織はごくわずかのものにとどまっている．脳内血腫が非常に大きい場合（60 cm^3 以上）には，すでにかなりの脳組織が破壊されているので，血腫を外科的に除去してもあまり益はないと考えられる．

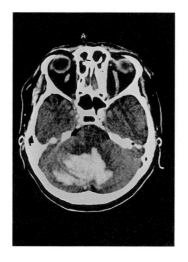

図 11.31　小脳出血
突然激しい頭痛を訴え反応が鈍くなった，高血圧を認めていた患者における CT scan．大きな小脳内出血が小脳深部の小脳核のところに認められる．脳幹は腹側へ，斜台へと圧排されており，橋前脳槽 prepontine cistern は著明に狭小化している．

非高血圧性脳内出血

　脳内出血の原因としては，高血圧症以外に多くの病態が含まれる．動静脈奇形，脳腫瘍，脳動脈瘤，血管炎やアミロイド血管症を含む血管疾患，海綿状血管腫，静脈還流障害などが主たる原因である．脳内血腫の存在部位が，通常の高血圧性脳内出血の好発部位でなかったり，患者が高血圧症の既往がなかった場合には，高血圧性脳内出血よりも他の原因によるものを考えた方がよい．このような症例では，血腫が吸収された後で真の出血の原因を検索するために経過観察中に MRI 検査を行うべきである．時には同様の目的で DSA を実施することも考慮する必要がある．

小脳出血

　小脳核は上小脳動脈の支配領域に含まれている．この動脈の枝のうちで，歯状核を支配している分枝がしばしば破綻しやすくなっている．この枝では梗塞よりも出血の方がより多くみられる（図 11.31）．

　この領域の出血ではしばしば急性の mass effect が後頭蓋窩内で生じ，テント切痕や大後頭孔を介する脳ヘルニアがみられる．臨床症状としては，激しい後頭部痛，嘔気，嘔吐，めま

い，不安定歩行，構音障害，病巣側と反対へと向かう頭位と偏視などがみられる．大きな出血の場合には，急速な意識障害から昏睡 coma に陥る．さらに病期が進むと，後頭蓋窩の外科的減圧術が行われない場合には，患者の姿勢は伸張スパズムをとるようになり，血圧が不安定となり最終的には呼吸が停止する．

出血が小さい場合，特に小脳半球内の出血では，局所的な神経脱落症状がみられる．これらの症状としては，手足の失調，出血側へと倒れる傾向，また出血側へと歩行に際して偏る傾向などがある．これらの症状は小脳核が破壊された場合には不十分にしか回復しない．

小脳出血のその他の原因としては，脳動静脈奇形や動脈瘤の破裂，腫瘍内出血（通常は転移性脳腫瘍）などがある．

11.6.2 クモ膜下出血
脳動脈瘤

非外傷性クモ膜下出血の原因として最も頻度の高いものが脳動脈瘤である．動脈瘤には幾つかのタイプがある．

▶ **囊状動脈瘤 saccular (berry) aneurysm**　このタイプの動脈瘤は頭蓋内動脈の分岐部に発生する．この動脈瘤は血管壁に生じる病変が背景になって生じている．これらの病変には先天的な血管壁の構造上の欠陥か，あるいは高血圧による血管壁の損傷が含まれる．このタイプの動脈瘤が好発する部位としては，前交通動脈（40％），中大脳動脈分岐部（20％），内頸動脈外側壁（眼動脈分岐部か後交通動脈，30％），脳底動脈先端部（10％）などがある（**図 11.32**）．その他の部位にできる動脈瘤（例えば PICA 分岐部，後大脳動脈の P2 segment，前大脳動脈の脳梁辺縁動脈）はまれである．動脈瘤は時には，破裂する前にその近くの脳神経を圧迫して神経脱落症状を呈することがある（麻痺型動脈瘤）．例えば後交通動脈動脈瘤は動眼神経や外転神経を圧迫することがあり，患者は複視を訴える．

▶ **紡錘状動脈瘤 fusiform aneurysm**　血管が拡張蛇行したものは紡錘状動脈瘤と呼ばれる．このタイプの動脈瘤は内頸動脈の頭蓋内部分，中大脳動脈の本幹，脳底動脈に好発する．この動脈瘤の原因は通常は粥状動脈硬化と（あるいは）高血圧症であり，まれにクモ膜下出血を引き起こす．大きな紡錘状動脈瘤は時には脳幹圧迫症状を呈することがある．紡錘状動脈瘤の中で血流が遅くなると血栓が形成されやすくなる．この血栓が塊となって血管内を流れて，末梢の動脈を閉塞したり，血栓が連続性に進展して，動脈瘤近傍から分岐している穿通枝を閉塞することがある．このタイプの動脈瘤は囊状動脈瘤と異なり，病的な構造というよりも正常血管が拡張蛇行したものであるので，通常は外科的な治療の対象にはならない．

▶ **真菌性動脈瘤 mycotic aneurysm**　敗血症時に血管壁が真菌または細菌により傷害されて動脈瘤様に拡張することがある．囊状動脈瘤や紡錘状動脈瘤と異なり，このタイプの動脈瘤は

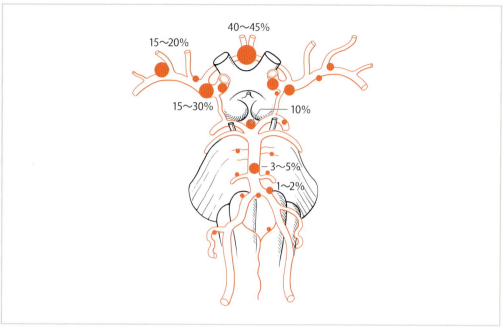

図 11.32　脳動脈瘤の好発部位

もっぱら小動脈に出現する．治療の原則はまず根本にある感染の治療を行うことである．この動脈瘤は自然に消失することもあるが，非常にまれにはクモ膜下出血を引き起こすこともある．

> **症例提示 9**　**多発性未破裂動脈瘤**
>
> 患者は 43 歳の男性機械工で，交通事故の際に短時間意識消失に陥ったために経過を観察する目的で病院へ運ばれた．頭蓋内損傷を検索する目的で CT scan が行われた．plain CT scan では出血や他の異常な病変は認められなかったが，造影剤を投与して行った CT scan では偶然，右中大脳動脈に動脈瘤を思わせる所見が得られた．続いて脳血管撮影が行われ，右中大脳動脈分岐部（MCA），左内頸動脈（ICA），脳底動脈先端部に動脈瘤が確認された（**図 11.33a**）．MCA と ICA の動脈瘤は手術によりクリッピングがなされた．脳底部動脈瘤は手術ではリスクを伴うことが多いと判断されたので開頭術は行われなかった．これに代わって，この部の動脈瘤は血管内手術により，マイクロカテーテルを動脈瘤内へ透視下に誘導し，コイルを動脈瘤内に詰める治療が行われた（**図 11.33b**）．

> **図 11.33** 脳底動脈先端部動脈瘤

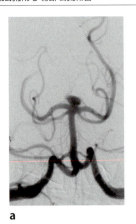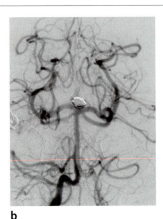

a：術前の造影剤投与による DSA．
b：動脈瘤がコイルにより治療された後の DSA．
脳底動脈先端部動脈瘤は画像 **a** において明瞭に描出されている．動脈瘤頸部は細くなっている．コイルを詰めることにより動脈瘤は脳底動脈からの血流を受けなくなっている（Tübingen の Skalej 医師と Siekmann 医師の厚意により拝借した）．

急性非外傷性クモ膜下出血

　非外傷性クモ膜下出血は通常は囊状動脈瘤が破裂することが原因となっていることが多く，クモ膜下腔に血液が流入している．

▶ **症状**　クモ膜下出血の最も特徴的な症状は，突然発症する激しい頭痛（今まで経験した中で最も激しい頭痛）である．クモ膜下腔に血液が流入すると髄膜刺激症状としての項部硬直 nuchal rigidity がみられる（鑑別診断としては髄膜炎が重要）．直後あるいは数時間以内に意識障害がみられる場合もある．出血の部位と広がりに応じて局所脳神経症状や脳神経麻痺がみられる．臨床的には 1968 年に Hunt と Hess により提唱された重症度分類が今でも使用されており，患者の予後をある程度示している（**表 11.1**）．

▶ **診断法**　CT scan では急性のクモ膜下出血を鋭敏に把握することが可能である（**図 11.34**）．しかしながら出血から，CT scan を行うまでの時間が長くなれば長くなるほど CT scan では異常所見がみられなくなる．CT scan にてクモ膜下出血の所見がなくても臨床的にクモ膜下出血が疑われる場合には，腰椎穿刺にて髄液を検査するべきである．この検査法は脳脊髄液内の血液を直接証明することができる．

　クモ膜下出血であるといったん診断された場合には，その出血の原因を探す必要がある．この原因を決定する際には，動脈内に造影剤を投与する DSA によってのみ信頼のおける検討が

表 11.1 Hunt と Hess によるクモ膜下出血の重症度分類

重症度	臨床症状
1	無症状あるいは軽度の頭痛と軽度の髄膜刺激症状
2	中等度あるいは激しい頭痛（今までに経験したことがないほどのもの），髄膜刺激症状，脳神経麻痺（外転神経麻痺が多い）
3	傾眠，錯乱，軽度の巣症状
4	混迷，重度の神経脱落症状（例えば片麻痺），自律神経障害の症状
5	昏睡，除脳硬直

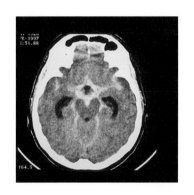

図 11.34 急性クモ膜下出血
脳底の脳槽は血液で満たされている．脳脊髄液の排出が妨げられているので側脳室の側頭角は拡大している（水頭症）．脳室内には血液がないので，脳室内の脳脊髄液腔は黒色であり，一方，脳槽内の脳脊髄液は白色である．

可能である．しかしながら，この検査法は外科的にクリッピングの適応があるか，コイルを用いた血管内治療の適応のある患者にのみ行われるべきである．DSA は動脈瘤の存在を証明し，近傍の血管との立体的な位置関係を明瞭に描出することが可能である．脳動脈瘤の 20 % は複数の動脈瘤を有しているので，脳へ向かう 4 本の大血管はすべて調べる必要がある．

▶ **治療法** 脳動脈瘤は脳神経外科的手術で治療可能であり，動脈瘤の頸部を金属製のクリップで留める，いわゆるクリッピング術が行われる．これによって，動脈瘤は循環系から遮断されることとなるために，二度と出血することはない．このような治療法は決定的なものではあるが，欠点としては開頭術を要することと，脳底部への手術操作を必要とするためにさらなる脳障害を併発する危険が含まれている点である．手術はクモ膜下出血から 72 時間以内に行わ

れるべきである．すなわち血管攣縮 vasospasm（**以下参照**）が生じるおそれが高い期間より早くに実施されるべきである．Hunt と Hess の重症度分類で 1，2 あるいは 3 の患者では，早期の手術により患者の予後が改善されることが証明されている．クリッピング術は再出血を防止するためには最も重要な治療法である．

クリッピングに代わりうる治療法で，より低侵襲の治療法が動脈瘤内に金属性コイルを充填させる方法である（コイリングと呼ばれており，神経放射線領域に属する治療法である）．コイルは大腿動脈を穿刺して動脈瘤の部分まで誘導されたマイクロカテーテルの先端から，動脈瘤内へと充填されていく．コイリングは開頭術を必要としないが，動脈瘤を永久的に閉塞しておくのに確実な治療法ではない場合もある．

▶ **臨床経過・予後・合併症**　クモ膜下出血自体は通常は頭蓋内圧が亢進し，出血部位がタンポナーデのような作用を受けて自然に止血する．出血が止まり生き延びた患者だけが病院へ運ばれる．動脈瘤破裂による患者のうち，病院に着く前に死亡する患者は約 35％ である．

急性出血の後，患者には次の 3 つの致死的な病態が生じる危険がある．

- 水頭症　hydrocephalus
- 血管攣縮　vasospasm
- 再出血　rebleeding

[**水頭症**]（脳脊髄液の循環あるいは吸収障害）　水頭症はクモ膜下出血後，生じる場合には，かなり急速に出現する．頭蓋内圧が亢進し患者の意識は障害され局所の神経症状も出現する．水頭症は脳室ドレナージにより有効に改善する．腰椎ドレナージも時には実施されている．

[**血管攣縮**]　この現象は出血後数日してから始まる．おそらくは血管外に出た血液に由来する物質により引き起こされていると考えられる．血管攣縮は手術時にできるだけクモ膜下血腫を洗浄して除去することと，薬物により高血圧状態を維持することにより，程度を軽くすることができる．これらの治療法により，非常に面倒な合併症である血管攣縮による脳梗塞をたいていの場合軽くすることができる．血管攣縮はクモ膜下出血の診断・治療を考えるうえで重要な課題である．

[**再出血**]　もし再出血が生じた場合には，初回出血に比べて死亡率は高いものとなる（50％）．再出血のリスクはもし手術が行われない場合には，初回出血から 14 日以内では 20％ であり，6 ヵ月以内では 50％ の確率である．初回の出血と異なり，再出血の場合には，初回出血のために動脈瘤の周辺のクモ膜下腔で癒着が生じているために，脳内に大きな血腫を形成することが多い．この場合の臨床症状と経過は，高血圧性脳内血腫の場合にみられるものと同様の経過をとることが多い．

> **症例提示 10　急性クモ膜下出血**

生来健康な 46 歳の男性であったが，ある日突然，今までに経験したことのないような激しい頭痛が出現し，不安感と迫りくるような圧迫感に襲われた．それとともに患者は複視，特に右側を注視した場合に著明となる複視を訴えた．診察した医師は，項部硬直と右の部分的な動眼神経麻痺の所見を認めたが，その他の神経学的異常は認めなかった．急性クモ膜下出血が疑われ，この診断は CT scan と腰椎穿刺所見により確認された．患者の症状は安定しており，手術適応があると判断されたために，直ちに脳血管撮影が実施され，内頸動脈から後交通動脈が分岐した部分に形成された脳動脈瘤が確認された（図 11.35a）．この動脈瘤は血管内治療により対処可能と判断されたために，脳血管撮影に引き続いてマイクロカテーテルが透視下に動脈瘤のところまで誘導され，動脈瘤は白金コイルにより閉塞された（図 11.35b，c）．

コイルによる治療では動脈瘤のサイズは直後には縮小しないので，脳神経の麻痺は治療直後には改善しなかった．しかしながら，経過中に動脈瘤は縮小し，動眼神経麻痺は改善した．本症例では動眼神経の麻痺改善までには 6 週間を要した．

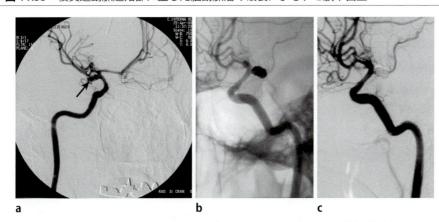

図 11.35　後交通動脈起始部に生じた脳動脈瘤の破裂によるクモ膜下出血

a：通常の血管撮影側面像．内頸動脈から後交通動脈が分岐した部分に形成された脳動脈瘤（矢印）．
b：動脈瘤はコイルにより脳循環から遮断されている．コイルは X 線を強く吸収するので，サブトラクションを行わない撮影では黒く写る．
c：サブトラクションを行うとコイルは辛うじて見える程度となる．しかしながら，動脈瘤自体へはもはや何の血流も入っていない（Tübingen の Skalej 医師と Siekmann 医師の厚意により拝借した）．

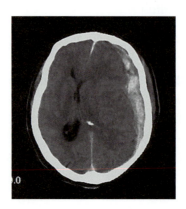

図 11.36　急性硬膜下血腫
血腫は凹レンズ状であり，その下にある脳組織との境界が不明瞭である．著明な正中偏位が認められる．

11.6.3 硬膜下血腫と硬膜外血腫

硬膜下血腫 subdural hematoma

　硬膜下血腫の場合には，血液は通常ではほんのわずかのスペースしかない硬膜とクモ膜の間に貯留することとなる．たいていの場合，外傷が原因となっている．

［急性硬膜下血腫］

　急性硬膜下血腫（図 11.36）は激しい頭部外傷の場合に生じる．このタイプの血腫は，硬膜下の血腫のみでなく，しばしば脳実質の損傷を伴っているので予後不良のことが多い．死亡率は 50 %ほどの高いものとなっている．臨床症状は合併している脳実質損傷の部位と広がりにより決まってくる．

▶ **治療**　治療は血腫そのものと損傷された脳実質の両者に対するものが必要となる．もし手術が行われるのであれば，血腫除去と同時に損傷された組織の切除も行う必要がある．手術では硬膜形成術も行われることが多い．頭蓋骨はもとに戻すよりも，頭蓋内圧亢進状態に備えて外しておくことが多い．これは大きな脳梗塞による脳浮腫の場合に行う外減圧術と同様の目的である．

［慢性硬膜下血腫］

▶ **病因**　慢性硬膜下血腫の病因はまだ完全には解明されていない．1 度や 2 度の軽い頭部外傷の既往を認めることが多い．血腫は硬膜深層とクモ膜の間に貯留し，最初の出血はおそらく

6 頭蓋内出血　485

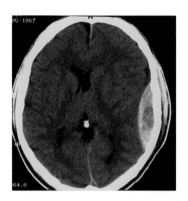

図 11.37　急性硬膜外血腫（左側）

血腫は凸レンズ状である．血腫の中心部が低吸収閾値を示すのはまだ血液が固まっていないことを示している．著明な正中偏位が認められる．

架橋静脈が破綻することが原因であろうと考えられている．慢性期になると，血腫壁内に肉芽組織が形成される．この肉芽組織から繰り返し，2次性の出血が生じ，血腫腔は吸収されるよりも徐々に拡大する方向に進むと考えられている．

▶ **臨床症状**　症状は血腫により圧迫された脳組織の脱落症状として現れ，血腫の存在する部位によっている．脳の真ん中あたりの慢性硬膜下血腫の場合の症状は脳梗塞の症状と区別が困難なこともある．

▶ **治療**　慢性硬膜下血腫の治療は外科的に血腫を除去するか，経皮的に血腫をドレナージするかの方法がある．しばしば血腫は再発する．硬膜下血腫がある場合には抗凝固薬の使用は禁忌である．これの使用により血腫腔への新たな出血が引き起こされ mass effect が増強してしまうことがある．

［硬膜外血腫］

硬膜外血腫では血腫は硬膜と頭蓋骨骨膜の間に貯留する（図 11.37）．典型的な場合には，頭蓋骨骨折の際に硬膜動脈も損傷されることが原因となっている．硬膜は頭蓋骨と固く結合しているので，硬膜外に液が貯留するためには相当の力が必要となる．ほとんどの場合，硬膜動脈の最も太い枝である中硬膜動脈が頭蓋骨骨折の際に損傷されることが原因となっている．この骨折はしばしば脳組織には重大な損傷を与えることなく生じることがある．このため，硬膜外血腫の患者の大部分では外傷直後は意識障害がなく，その後もしばらくの間は意識がはっきり

していることが多い（いわゆる意識清明期 lucid interval）．血腫の存在が診断され手術的に除去されないと，頭蓋内圧が急激に亢進して死に至ることもありうる．迅速に対応すれば予後は良好である．

11.7 脊髄の血管障害

11.7.1 動脈灌流障害

　脊髄梗塞は，脊髄の動脈が互いに豊富な血管網を構築しているという解剖学的特性のために，脳梗塞よりははるかにまれである．大きな塞栓は脊髄の細い血管の中には入りえないし，非常に小さな塞栓はたとえ動脈内に入ったとしても，臨床的に問題となるような梗塞巣は形成しない．大動脈瘤や大動脈閉塞もまれには脊髄梗塞の原因となることがある．

　脊髄梗塞の症状は，どの血管が閉塞したかにより症状が決まってくる．

▶ **前脊髄動脈領域の梗塞**　この場合には，脊髄のどの高位において血管が閉塞したかにより症状が異なってくる．上位頸髄レベルで閉塞した場合には次のような症状がみられる：前角と前根が障害されると手の弛緩性麻痺が生じる．外側脊髄視床路が障害されると，上肢の痛覚脱失と温度覚脱失がみられる．皮質脊髄路が障害されると痙性対麻痺が出現する．直腸膀胱機能障害は通常みられる．後索はこの血管支配ではないので，識別性知覚 epicritic sensation（触覚，識別覚，振動覚，圧覚など）と固有知覚 proprioceptive sensation は障害されない．症状は突然発症し，痛みを伴うことが多い．

▶ **後脊髄動脈領域の梗塞**　この動脈が閉塞すると，後索，後根，後角が障害される．皮質脊髄路も障害されることがある．このため障害高位より以下で識別性知覚と固有知覚が障害される．病変レベルでは後根も障害されるので，分節性の知覚障害がみられる．皮質脊髄路が影響を受けた場合には痙性対麻痺がみられる．

▶ **脊髄梗塞の診断法**　脊髄梗塞の画像診断は困難なことが多い．たとえ MRI を用いても，他の原因による脊髄症状と鑑別することが難しいことがしばしばである．脊髄梗塞の存在を示す重要な証拠としては，典型的な病歴と神経症状以外に，椎体内に虚血性変化がみられることも大切である．なぜならば，脊髄と椎骨は同じ血管支配を受けているからである．血液と中枢神経関門の破綻は梗塞後数日は把握することができない（すなわち，造影剤を投与してもこの時期までは病変部は造影効果を受けない）．診断の最終段階に行うことは腰椎穿刺をして，感染病変を除外することである．

　脳梗塞の診断において信頼しうる所見を呈する MRI の拡散強調画像も，技術的な理由により脊髄レベルで行うことは困難である．

11.7.2 脊髄の静脈還流障害

脊髄の静脈圧が亢進する原因として最も頻度が高いものは硬膜動静脈瘻である．

うっ血性脊髄症 congestive myelopathy

▶ **病因**　うっ血性脊髄症（Foix-Alajouanine病）は，高齢男性によくみられるが1980年代に初めて報告された．その本態は動静脈瘻であり，通常は神経根の部分にシャント部位がある．動脈血が瘻を介して直接硬膜内の静脈に注いでいる．瘻はたとえ存在していても，静脈へと流れ込む血液量が静脈が受け止めることができる量を超えないかぎり，臨床症状は出現しない．しかしながら，この量を超えてしまうと，静脈圧は上昇し，この圧の上昇に敏感に影響を受ける脊髄内に障害が生じることとなる．

▶ **臨床症状**　初発症状は不安定な歩行と痙性対麻痺であり，時には根性疼痛を伴う．病期が進行すると，自律神経系の障害が出現し，直腸膀胱機能障害や性機能障害がみられる．知覚障害はまずは痛覚・温度覚が障害されるが，後になると振動覚と位置覚も障害される．さらに病変が進行し前角が壊死に陥ると，痙性対麻痺は弛緩性対麻痺に変わる．

▶ **診断法**　MRIでは拡張した脊髄表面の血管と脊髄浮腫の所見が得られる．シャント部位そのものは描出することはできない．脊髄血管撮影を行ってもシャント部位を決定することは困難なことがある．うっ血性脊髄症の症状は主として静脈還流障害によるものである．

今日においても，うっ血性脊髄症を引き起こす動静脈瘻は非可逆的な脊髄障害になってしまうまで，診断がつかないことがしばしばである．この疾患による進行性対麻痺は治療可能なものなので，残念なことである．

▶ **治療**　血管撮影により動静脈のシャント部位を確定後，手術によるシャント閉鎖術が行われる．

症例提示 11　脊髄硬膜動静脈瘻

53歳の女性で，ここ数ヵ月前から徐々に両下肢の筋力が低下してきたことに気付いていた．痛みはなかったが，足にムズムズする感じがあり，徐々に排尿・排便が障害されてきた．最初は末梢性神経炎が疑われたが，麻痺が進行するために脊髄のMRIが行われた（図11.38）．このMRIは田舎の小さな病院で行われたが，最初は脊髄腫瘍が疑われた．患者は脳神経外科へ転院となった．患者の病歴とMRI所見は，髄内腫瘍よりも脊髄硬膜動静脈瘻の方が診断としてふさわしいと判断された．診断は脊髄血管撮影で確定され，外科的に治療された．膀胱機能障害は残存したが，患者のその他の症状は完全に消失した．

> **図 11.38　脊髄硬膜動静脈瘻**

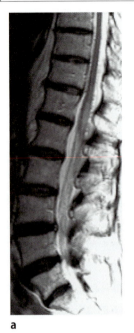
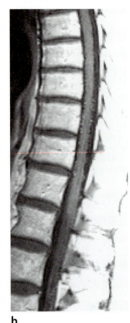
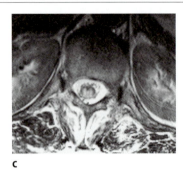

a：T2 強調画像の矢状断像．脊髄下部で，脊髄円錐部を含む部分に浮腫が認められる．脊髄表面に拡張した血管が黒い丸い構造物として認められる．
b：造影剤を投与した後の T1 強調画像．血管はあるものは白く，また，あるものは黒く見える．脊髄実質は増強効果を示さない．
c：T2 強調画像の水平断像．脊髄円錐部の少し上の部分でのスライス．浮腫は脊髄の腹側部分では生じていない．この所見は，動脈閉塞による脊髄梗塞と鑑別するうえで重要な所見であり，臨床症状および他のスライスで認められる脊髄表面の拡張した静脈の所見とともに役立つ所見である．

11.7.3 脊髄出血と血腫

▶ **髄内血腫**　髄内血腫は通常は外傷性であるが，ごくまれには動脈瘤や脊髄動静脈奇形が原因となる．通常，血腫は脊髄灰白質内を縦方向に広がるので，症状は脊髄空洞症のときにみられるものと似ている（**71 頁参照**）．

▶ **脊髄硬膜外血腫**　この血腫は通常は胸髄レベルに生じる．血腫が存在する部分の根性痛がみられ，亜急性の脊髄横断症状が出現する．症状としては，足や下肢に知覚障害と筋力低下が出現し，これらの症状が血腫の存在するレベルまで急速に上昇する．症状を呈してきた硬膜外血腫は緊急手術を必要とする．対麻痺が不可逆なものとなる前に血腫は速やかに除去されねばならない．

和文索引

あ

亜急性連合性変性症　72
アストログリア細胞　13
アテトーゼ　328
アドレナリン作動系　279
アブミ骨　164
―― 反射　158
安静時振戦　329

い

イオンチャネル　12
異種皮質　347
異常嗅覚　123
異所知覚　392
1次性運動皮質領域　361
1次性視覚皮質領域　368
1次性前庭覚皮質領域　372
1次性体性運動皮質　374
1次性体性知覚皮質領域　361
1次性聴覚皮質領域　370
1次性皮質領域　360
1次性味覚皮質領域　371
一過性黒内障　126
一過性全健忘症　312
一過性脳虚血発作　444
一般体性遠心性線維　115
インポテンス　273

う

うっ血性脊髄症　487
うっ血乳頭　126, 406
運動性失行　390
運動単位　65
運動皮質野　55
運動野前域　374

え

栄養摂取の調節　270
遠受容器　16
遠心性インパルス　2
遠心性運動線維　65
延髄　110, 111, 192
―― 視床路　40
円錐上部症候群　81
延髄錐体部　64
延髄内側症候群　211
延髄背外側症候群　211, 212
円錐部症候群　83
縁帯　341

お

横隔神経　78
横静脈洞　435, 438
横断性脊髄炎　76
音局在　170
―― 性配列　370
オリーブ核複合体　199
オリゴデンドログリア　13

か

下位型腕神経叢障害　95
外括約筋の神経支配　285
外顆粒層　349
外眼筋麻痺　136
外顔面神経膝　158
外頸動脈系から椎骨動脈系への
　　　側副路　432
外頸動脈系から内頸動脈系への
　　　側副路　432
外頸動脈と脳血管の間の吻合
　　419

外傷後健忘症　313
外錐体層　350
外性器機能障害　293
外側溝　342
外側膝状体　114, 125
外側脊髄視床路　44, 48, 199
外側・内側嗅条　122
外側皮質脊髄路　57
外側毛帯　202
外側網様体核　199
外転神経　132
―― 核　132
―― 傍核　141
―― 麻痺　137
外套角　342
概念失行　391
海馬　301
―― の神経連絡　302
海綿静脈洞　439
化学的シナプス　9
下丘　114, 203
蝸牛孔　165
蝸牛神経と聴覚器　164
蝸牛神経腹側核　168
蝸牛窓　164
核間性眼筋麻痺　138
核鎖線維　29
覚醒と睡眠のリズム　205
核袋・筋紡錘　19
核袋線維　29
核柱　65
角膜反射　150, 158
下行性痛覚抑制　44
下行性網様体路　205
下縦束　355
下小脳脚　234
過剰分泌性水頭症　412
下垂体後葉によるホルモン分泌
　　271

下垂体腫瘍　127
下垂体腺腫　277
下垂体前葉によるホルモン分泌　271
仮性球麻痺　192
滑車神経　132
———麻痺　136
寡動　328, 329
下板　341
顆粒層　232
顆粒タイプの皮質　351
眼窩硬膜　406
眼窩脳　122
眼球運動　129
———障害　240
眼球陥凹　283
眼筋麻痺　133
眼瞼下垂　283
杆状体細胞　123
眼振　240
頑痛　44
眼動脈　421, 432, 462
観念運動性失行　390
観念失行　390
γ-運動細胞　57
顔面神経　155
———丘　156
環ラセン終末　19, 31

き

疑核　186
偽性脳腫瘍　475
拮抗反復機能障害　243
企図振戦　243
キヌタ骨　164
脚間窩　113
逆行性健忘　311
逆行性輸送　5
球海綿体筋反射　77
嗅覚強調　123
嗅覚系　116
———にみられる離断症候群　389
嗅覚障害　123
嗅覚脱失　123

嗅覚低下　123
嗅覚変調　123
嗅球　116, 120
球形嚢　172
球後視神経炎　126
嗅索　116, 121
嗅三角　122
嗅糸　116, 120
吸収障害性水頭症　412
球状核　233
旧小脳　229
嗅小毛　117
嗅神経溝髄膜腫　123
求心性インパルス　2
求心性知覚線維　65
急性クモ膜下出血　483
急性非外傷性クモ膜下出血　480
吸吞反射　150
嗅粘膜　117
旧皮質　339
橋　64, 110, 113, 200
胸核　37
胸鎖乳突筋　189
橋出血　219
胸腺摘出術　107
橋底中部症候群　215
橋底尾側症候群　211
共同収縮異常　243
共同偏視　59
橋被蓋　202
———吻側症候群　214
胸腰髄系　279
橋腕　113
局在型ジストニア　333
虚血性脳幹症候群　206
虚血卒中　444
起立保持不能　239
筋萎縮性側索硬化症　72, 73
筋緊張　35
筋トーヌス　36
筋の低緊張　243
筋紡錘　19, 29
筋無力症　107

く

躯幹失調　239
クシャミ反射　150
屈曲反射　78
クモ膜　407
———下出血　478
グリア細胞　13
グリオーシス　14
グルタミン酸　12
———作動性　13
群発頭痛　155

け

頸静脈孔　181
———症候群　190
頸神経叢障害　95
頸動脈海綿静脈洞瘻　421
茎乳突孔　158
頸肋　95
血管芽腫　244
血管原性浮腫　471
血管内治療法　461
血管攣縮　482
血行動態性脳梗塞　445
楔状束核　40, 111
———結節　111
楔状束索　37
幻肢痛　366
腱反射減弱　243
健忘症候群　311
———と認知症の鑑別　311
減抑制　12

こ

後および前脊髄小脳路　36
構音障害性失声症　243
後外側脊髄動脈　439
後外側腹側核　254
鉤回発作　123
後角　36, 50, 69
後下小脳動脈　426, 468
交感神経幹　281

索引　491

交感神経系　278, 281
交感神経性支配　285
高血圧性脳内出血　475
後交通動脈　423, 462
後硬膜動脈　406
後根　19, 69
── 神経節　19, 23
後索　50, 69
後視床穿通動脈　466
高次大脳皮質機能　376
鉤状束　355
鉤状突起　90
構成失行　391
後脊髄小脳路　37, 199
後脊髄動脈領域の梗塞　486
後大脳動脈　428, 465
交通性水頭症　412
行動時振戦　243
後内側腹側核　254
興奮性アミノ酸受容器　12
興奮性シナプス後電位　9
硬膜　404
── 外血腫　485
── 外腫瘍　85
── 下血腫　484
── 静脈洞　438
── 内髄外腫瘍　85
膠様質　28, 44
抗利尿ホルモン過剰分泌症候群　270
黒質　204, 321
固視反射　142
固縮　329
古小脳　176, 229
孤束核　200
骨軟骨症　88, 90
古皮質　339
固有束　28
コリン作動系　279
コリン作動性　13

さ

索性脊髄症　69, 71
鎖骨下動脈盗血症候群　209
坐骨神経　83

散形終末　34
三叉神経　147
── 主知覚核　149
── 脊髄核　149
── 脊髄路核　188
── 節　149
── 中脳路核　149
── 痛　153
── 毛帯　48

し

視運動性眼振　143
視蓋脊髄路　200
視蓋前野　144
視覚局在性配列　368
視覚系　123
── にみられる離断症候群　389
視覚性物体失認　391
視覚皮質領域におけるコラム構造　368
耳管　164
弛緩性麻痺　66
四丘体　113, 203
── 症候群　222
軸索　3
── 丘　10
── 樹状突起シナプス　9
── 輸送　3
視交叉　125
視索　125
── 上核下垂体路　266
四肢運動性失行　390
視床　251
── 下核　260
── 下部　261
── ─ の機能　268
── 梗塞　467
── 膝状体動脈　431, 466
── 上部　260
── 髄条　122
── 穿通動脈　466
── 枕　251, 257
── の機能　257
── の網様核　251

── 皮質路　43
── 病変での症候群　258
── 隆起動脈　466
歯状核　233
── 視床皮質路　242
── ─ 赤核 ─ オリーブ ─ 小脳のフィードバック回路　242
耳小骨　164
視神経　125
ジストニア　328, 332
ジスメトリー　243
視性防御反射　147
失外套症候群　224
失行　390
失語症　376, 377
失書　377
膝神経節　158
失調　50
室頂核　233
失読　377, 392
失認　391
失歩　239
失立　239
シナプス　5
── 間隙　8
── 後部分　8
── 小胞　9
── 前部分　8
── 伝達　9
篩板　123
脂肪腫　83
視放線　128
斜角筋症候群　95
尺骨神経障害　103
重症筋無力症　107
自由神経終末　17
終末ボタン　3
縮瞳　283
手根管症候群　102
樹状突起　3
受容器　16
順行性健忘　311
順行性輸送　5
瞬目反射　147, 158
上位型腕神経叢障害　95
上衣腫　83

上・下錐体静脈洞　439
上丘　114, 203
消去現象　392
症候性三叉神経痛　155
上行性網様体賦活系　205
上矢状静脈洞　435, 438
　――血栓症　473
上縦束　355
上小脳脚　236
上小脳動脈　428, 470
上唾液核　161
衝動性追従運動　240
小脳核　233
小脳鎌　404
小脳梗塞　244, 469
　――における症候群　468
小脳出血　477
小脳腫瘍　244
小脳テント　228
小脳皮質　231
小脳裂　228
上方注視麻痺　141, 414
静脈洞血栓症　471
植物求心性線維　114
書字困難　377
女性型乳房　273
除脳硬直　223
自律神経系　278
真菌性動脈瘤　478
神経因性膀胱　288
神経根糸　67
神経根症候群　87
神経根入口部　36
神経細胞　3
神経周膜　19
神経上膜　19
神経性難聴　170
神経叢　19
　――症候群　95
神経伝達物質　3
神経内分泌と内分泌系の調節　271
神経内膜　19
進行性球麻痺　74
新小脳　230
真性ストレス性尿失禁　291

心臓と肺の交感神経支配　282
身体失認　392
身体認識不能　392
心拍と血圧の調節　268
新皮質　339

す

錘外線維　19
髄核　88
髄芽腫　244
髄鞘　5
錐状体細胞　123
水髄症　71
錐体　111
　――外路系　318
　――交叉　57, 111
　――細胞　55
　――路　56, 111
　――　系　318
水頭症　409, 482
　――のタイプ　412
髄内血腫　488
錘内線維　19
髄板内核　251, 257
水分バランスの障害　270
髄膜部分での吻合　435
砂時計形腫瘍　87

せ

正円窓　164
星細胞腫　244
正常圧水頭症　412, 413
成長ホルモン産生腫瘍　273
静的および動的γ運動ニューロン　35
赤核　203, 321
　――下部症候群　218
　――脊髄路　61, 199
脊索切開術　44
脊髄円錐部　67
脊髄横断性障害　76
脊髄オリーブ路　45
脊髄空洞症　69, 71
脊髄係留症候群　290

脊髄後根神経節　68
脊髄梗塞の診断法　486
脊髄硬膜　406
　――外血腫　488
　――動静脈瘻　487
脊髄視蓋路　45, 199
脊髄腫瘍　85
脊髄小脳　229, 241
脊髄ショック　76
脊髄髄内出血　69
脊髄（髄膜）瘤　414
脊髄前角細胞　64
脊髄前庭路　45
脊髄の血管障害　486
脊髄の血流支配　439
脊髄の静脈還流　442
　――障害　487
脊髄馬尾症候群　83
脊髄半側障害　76
脊髄病変　67
脊髄網様体路　45
舌咽神経　181
　――障害　183
　――痛　183
舌下神経　190
　――管　190
　――麻痺　190
　――ワナ　190
切迫性失禁　289
線維輪　88
遷延性可逆性虚血性神経脱落　444
前核　251, 256
前下小脳動脈　427, 470
腺下垂体　267
前・後視床穿通動脈　430
前行性抑制　12
前硬膜動脈　406
前交連　358
仙骨神経叢障害　98
前視床穿通動脈　466
前斜角筋　95
栓状核　233
線条体　321
全身型ジストニア　333
前脊髄視床路　43, 48, 199

前脊髄小脳路　199
前脊髄動脈　439
―― 領域の梗塞　486
前大脳動脈　424, 464
選択的失語　389
選択的失読　389
前庭蝸牛神経　164, 172, 173
前庭系　172
前庭小脳　229, 239
前庭神経　173
―― 核複合体　174, 202
―― 症　179
―― 節　173
前庭窓　164
前頭眼野　141
前頭前野　401
前頭葉　373
前板　341
前皮質脊髄路　57
前脈絡叢動脈　423, 462
前有孔質　117, 122
線溶療法　454

そ

総頸動脈　419
僧帽筋　189
相貌失認　392
側索　57
塞栓性脳梗塞　445
測定異常　243
側頭動脈炎　126
側頭部蒼白　126

た

第Ⅰ脳神経　116
第Ⅱ脳神経　123
第Ⅲ脳神経　130
第Ⅲ, Ⅳ, Ⅵ脳神経　129
第Ⅳ脳神経　132
第Ⅴ脳神経　147
第Ⅵ脳神経　132
第Ⅶ脳神経　155
第Ⅷ脳神経　164, 172
第Ⅸ脳神経　181

第Ⅹ脳神経　184
第Ⅻ脳神経　190
体温調節　268
対光反射　144
帯状溝　344
苔状線維　232
帯状束　358
体性求心性線維　114
体性局在　65
―― 性配列　361
体性知覚性失認　392
大脊髄根動脈　81
対側の弛緩性片麻痺　367
対側の半身知覚鈍麻　367
大大脳静脈　435
大脳鎌　404
大脳基底核　318
―― における神経連絡　324
大脳脚　64, 113, 204
大脳梗塞における症候群　462
大脳縦裂　342
大脳小脳　242
大脳皮質構築の可塑性　352
大脳辺縁系　298
第四脳室外側口　113, 228
第四脳室髄条　111
第四脳室正中口　113, 228
多形細胞層　350
多シナプス性反射　26, 28
多動症　328
多発性硬化症　129
多発性ニューロパチー　103
多モード連合野　372
多モダリティー連合野　372
短期記憶　306
単シナプス性固有反射　26
単シナプス性反射弓　26
男性性器の神経支配　292
淡蒼球　321
断続性構音障害　243
単モード連合野　372
単モダリティー連合野　372

ち

知覚解離　70

知覚性失語症（Wernicke 型）　396
蓄尿　287
中間神経　155, 159
中硬膜動脈　406
肘根管症候群　103
中耳　164
中斜角筋　95
注視誘発性眼振　240
中小脳脚　113, 236
中心溝　344
中心前回　55, 374
中心内側核　251
中枢性頭位めまい　180
中大脳動脈　423, 463
―― 分枝での閉塞　463
中脳　110, 113, 203
―― 蓋　203
―― 底部症候群　218
虫部小節　229
超音波検査法　452
聴覚障害　170
長期記憶　307
鳥距溝　344
鳥距動脈　466
聴神経腫瘍　172
聴神経鞘腫　245
調節　143
聴放線　170
聴力検査　171
直静脈洞　438
直腸の神経支配　291

つ

椎間板変性　88
椎骨動脈　419, 426
椎骨脳底動脈系にみられる虚血性症候群　464
椎骨脳底動脈循環不全症　209
痛覚受容器　28
ツチ骨　164

て

低緊張　50, 66

低用量のアスピリン投与　461
鉄亜鈴形腫瘍　87
デルマトーム　23, 87
伝音性難聴　170
電気的シナプス　9
テント切痕　223
────ヘルニア　223

と

頭位性めまい　179
頭蓋咽頭腫　127, 273
頭蓋仙骨系　279
頭蓋内出血　475
動眼神経　130
────核　130
────麻痺　136
瞳孔不同　146
投射線維　354
同種皮質　347
頭頂後頭溝　344, 345
動脈性低灌流　443
同名性半盲　127
ドーパミン作動性　13
読字困難　377
特殊鰓弓性遠心性線維　115
特殊視床核　254
特殊体性求心性線維　114
特殊投射線維　254
特殊内臓求心性線維　114, 188
特発性Parkinson病　328
特発性顔面神経麻痺　159
登上線維　232
突発性難聴　172
トルコ鞍隔膜　404
トルコ鞍結節髄膜腫　127

な

内顆粒層　350
内眼筋麻痺　136
内顔面神経膝　156
内頸動脈　419, 421
────分岐部　462
内耳　164
内錐体層　350

内臓遠心性線維　115
内臓求心性線維　114
内臓受容器　16
内臓神経　80
内臓痛　293
────と連関痛　293
内側および外側後脈絡叢動脈　431, 465
内側および外側膝状体　251, 254
内側・外側後脈絡叢動脈　431, 465
内側核　251, 256
内側膝状体　114, 168
内側縦束　138
内側前頭束　122, 266
内側毛帯　40, 48, 202
内包　56, 62
軟膜　407

に

2次性無月経　273
二分脊椎　414
乳汁分泌　273
乳頭体視床束　266
乳頭体視床路　301
乳頭体被蓋束　266
ニューロン　3
尿意切迫　289
人形の頭症候群　222

の

脳萎縮性水頭症　412
脳幹病変　206
脳幹部梗塞における症候群　471
脳虚血　442
────の診断　450
脳磁図　360
脳室系の構造　407
脳室帯　341
嚢状動脈瘤　478
脳脊髄液の循環と吸収　409
脳槽　407

脳底動脈　427, 465
────先端部　428
脳動脈瘤　478
脳における側副路　432
脳の静脈系　435
脳の動脈系　419
脳浮腫　444
脳梁　358
────動脈での吻合　435

は

背側縦束　266
排尿　287
排便障害　291
薄束核　40, 111
────結節　111
発汗障害　283
馬尾　67
バリスム　328, 332
反回性抑制　11
汎下垂体機能低下症　272
半規管　172
────内平衡石移動　179
半側知覚脱失　367
反跳眼振　241
反跳現象　243
半盲性対光反射　128

ひ

被蓋　203
被殻　320
光遺伝学　5
非高血圧性脳内出血　477
非交通性水頭症　412
皮質延髄路　57
皮質核路　57, 64
皮質下線維　355
皮質コラム　366
皮質脊髄路　56
皮質柱　366
皮質中脳路　59
皮質内線維　355
皮質板　341
尾状核　320

微小管　5
非特殊視床核　254
非特殊投射線維　254
皮膚節　23
被包終末器官　17
病態失認　392

ふ

副オリーブ　199
副楔状束核　37
副交感神経系　278, 284
副交感神経性支配　285
副神経　186
副腎髄質　283
複製不能　389
輻湊　143
腹側外側核　251
腹側視床　260
腹部内臓と骨盤内臓の交感神経支配　282
舞踏病　328
プロラクチン産生腫瘍（プロラクチノーマ）　273, 277
分子層　231, 347
吻側腹側核と前腹側核　254

へ

平衡機能障害　176
平衡失調　239
閉塞性水頭症　412
ペナンブラ　445
ヘパリンによる抗凝固療法　474
扁桃体　305
片葉　229
──小節葉　176, 229

ほ

傍感染性脊髄炎　78
膀胱からの求心路　287
膀胱機能障害　288
膀胱機能の調整　287
膀胱の神経支配　285

紡錘状動脈瘤　478
傍正中橋網様体　138
縫線核　325
放線冠　56
乏突起膠細胞　5, 13
歩行不能　239
補助運動野　375
保続　401
ホルモン産生下垂体腫瘍　272

ま

マイクログリア細胞　13
末梢神経　19
末梢性前庭神経系障害　179
慢性硬膜下血腫　484

み

ミオトーム　87
ミオパチー　107

む

無顆粒タイプの皮質　351
無緊張　50
無視　372, 391, 392
無反射　50, 66
無反応性排尿筋　289

め

迷走神経　184
──系　181
──背側核　187, 200
迷路　172
めまい　176

も

毛根周囲神経終末　17
網膜　123
網様体　110, 200

や

夜間性異常知覚性腕痛　102

ゆ

有線野　125

よ

腰神経叢障害　97
腰仙部神経叢障害　96
抑制性シナプス後電位　9

ら

ラクナ梗塞　449
落陽現象　414
ラセン神経節　164
卵円窓　164
卵形嚢　172

り

離断症候群　389
立体失認　43, 48, 69, 392
立体知覚失認　392
立体認知　48
領域性脳梗塞　445
菱形窩　111
両耳側性半盲　127
両鼻側性半盲　127

れ

連関痛　294
連合線維　355
連合野　372

ろ，わ

肋間神経　78
腕神経叢障害　95

欧 文 索 引

A

A. basilaris 427, 465
A. calcarina 466
A. carotis communis 419
A. carotis interna 419, 421
A. cerebelli inferior anterior 427, 470
A. cerebelli inferior posterior 426, 468
A. cerebelli superior 428, 470
A. cerebri anterior 424, 464
A. cerebri media 423
A. cerebri posterior 428, 465
A. choroidea anterior 423, 462
A. choroidea posterior medialis et lateralis 465
A. communicans posterior 423, 462
A. meningea anterior 406
A. meningea media 406
A. meningea posterior 406
A. ophthalmica 421, 432, 462
A. radicularis magna 81
A. spinalis anterior 439
A. thalamogeniculata 431, 466
A. thalamoperforans anterior 466
────── et posterior 430
A. thalamoperforans posterior 466
A. vertebralis 419, 426
Aa. choroideae posterior medialis et lateralis 431
Aa. spinales posterolaterales 439
abasia 239
accommodation 143
acopia 389
acoustic neurinoma 172, 245
ACTH 産生下垂体腺腫 273
action tremor 243
Adamkiewicz 動脈 81
Adenohypophysis 267
adrenergic system 279
afferent impulses 2
afferent sensory fibers 65
agnosia 391
agranular cortex 351
agraphia 377
AICA 427, 470
alexia 377, 392
allesthesia 392
Allocortex 347
Amaurosis fugax 126
AMPA 12
amyotrophic lateral sclerosis 72
anhidrosis 283
anisocoria 146
annulospiral endings 19, 31
Annulus fibrosus 88
anosmia 123
anosognosia 392
Ansa hypoglossi 190
antegrade amnesia 311
anterograde transport 5
apallic syndrome 224
Apertura lateralis ventriculi quarti 113, 228
Apertura mediana ventriculi quarti 113, 228
aphasia 376, 377
apraxia 390
ARAS 205
Archicerebellum 176, 229
Archicortex 339
Area praetectalis 144
Area striata 125
areflexia 50, 66
Argyll-Robertson 瞳孔 144
arterial hypoperfusion 443
ascending reticular activating system 205
asomatognosia 392
association areas 372
association fibers 355
astasia 239
astereognosia 43
astereognosis 48, 69, 392
astrocytes 13
astrocytoma 244
astroglial cells 13
ataxia 50
athetosis 328
atonia 50
audiometry 171
autonomic nervous system 278
axodendritic synapses 9
axon hillock 10
axonal transport 3
axons 3

B

Balint syndrome 392
ballism 328, 332
band of Gennari 125
basal ganglia 318
basilar tip 428
Bell 麻痺 159
Benedikt 症候群 218
benign paroxysmal positional vertigo 179
berry aneurysm 478

索　引　**497**

blink reflex　147, 158
Bowman 腺　117
BPPV　179
Brachialgia paresthetica nocturna　102
Brachium conjunctivum　236
Brachium pontis　113
Broca aphasia　377, 381
Brodmann　352
Brown-Séquard syndrome　75
Bulbus olfactorius　116, 120
bundle of Vicq d'Azyr　266, 301

C

Canalis hypoglossi　190
Canalis semicircularis　172
canalolithiasis　179
Capsula interna　56
carotid-cavernous fistula　421
carpal tunnel syndrome　102
Cauda equina　67
―― syndrome　83
cacosmia　123
CCF　421
central positional vertigo　180
cerebral edema　444
Cerebrocerebellum　242
cervical rib　95
Charcot 動脈瘤　475
Charlin 神経痛　155
chemical synapses　9
Chiari 奇形　414
Chiasma opticum　125
cholinergic　13
―― system　279
chorea　328
――-Huntington disease　331
Cingulum　358
Circulus arteriosus Willisii　432
cistern　407
Clarke 柱　37
climbing fibers　232
Colliculi inferiores　114

Colliculi superiores　114
Colliculus facialis　156
column of Clarke　37
Commissura anterior　358
communicating hydrocephalus　412
conceptual apraxia　391
cone cell　123
congestive myelopathy　487
constructive apraxia　391
contralateral flaccid hemiparesis　367
contralateral hemianesthesia　367
contralateral hemihypesthesia　367
Conus medullaris　67
conus syndrome　83
convergence　143
cordotomy　44
corneal reflex　150
Corona radiata　56
Corpus amygdaloideum　305
Corpus callosum　358
Corpus geniculatum laterale　114, 125
Corpus geniculatum mediale　114, 168
―― et laterale　251, 254
Corpus quadrigemina　114
Corpus striatum　321
Corpuscula bulboidea　18
Corpuscula lamellosa　18
Corpuscula tactus　18
cortical columns　366
cortical plate　341
Corti 器官　164
craniopharyngioma　273
craniosacral system　279
Crura cerebri　113, 204
cubital tunnel syndrome　103

D

decerebration　223
declarative memory　307

Decussatio pyramidum　57, 111
Déjérine 症候群　211
dendrites　3
dentato-rubro-olivo-cerebellar neural feedback loop　242
dentatothalamocortical pathway　242
dermatome　23, 87
descending reticular pathways　205
Déviation conjuguée　59
Diaphragma sellae　404
digital subtraction angiography　452, 473
disc degeneration　88
disconnection syndrome　389
disinhibition　12
doll's head syndrome　222
dopaminergic system　13
dorsal horn　50, 69
dorsal root　69
―― ganglion　19, 68
DSA　452, 473
Duchenne-Erb 型麻痺　95
dumbbell tumors　87
dysarthrophonia　243
dysdiadochokinesia　243
dysequilibrium　239
dysgraphia　377
dyslexia　377
dysmetria　243
dyssynergia　243
dystonia　328, 332

E

Edinger-Westphal 核　144
efferent impulses　2
efferent motor fibers　65
electrical synapses　9
embolic infarction　445
encapsulated end organs　17
end bulbs of Krause　18
end organs of Ruffini　18
endoneurium　19

enophthalmos 283
enteroceptor 16
ependymoma 83
epiconus syndrome 81
epineurium 19
episodic memory 307
Epithalamus 260
EPSP 9
Eustachio 管 164
excitatory postsynaptic potential 9
explicit memory 307
external ophthalmoplegia 136
extinction phenomenon 392
extrafusal fibers 19
extrapyramidal system 318

F

Falx cerebelli 404
far-lateral disc herniation 92
Fasciculus cuneatus 37
Fasciculus longitudinalis dorsalis 266
Fasciculus longitudinalis inferior 355
Fasciculus longitudinalis medialis 138
Fasciculus longitudinalis superior 355
Fasciculus mamillotegmentalis 266
Fasciculus mamillothalamicus 266
Fasciculus proprius 28
Fasciculus uncinatus 355
Fenestra cochleae 164
Fenestra ovale 164
Fenestra rotunda 164
Fenestra vestibuli 164
Fila olfactoria 116, 120
Fissura longitudinalis cerebri 342
Fissurae cerebelli 228
fixation reflex 142
flexion reflex 78

Flocculus 229
flower spray endings 34
fMRI 360
focal dystonia 333
Foix-Alajouanine 病 487
Foramen jugulare 181
—— syndrome 190
Foramen Luschkae 228
Foramen Magendii 113, 228, 407
Foramen stylomastoideum 158
Foramina Luschkae 113, 407
Foramina Monroi 407
Formatio reticularis 200
forward inhibition 12
Fossa interpeduncularis 113
Foster-Kennedy 症候群 123
Foville 症候群 211
free nerve endings 17
frontal eye field 141
frontal lobe 373
functional magnetic resonance imaging 360
funicular myelosis 69, 71
Funiculus lateralis 57
Funiculus posterior 50, 69
fusiform aneurysm 478

G

γ-aminobutyric acid 12
GABA 12
—— 作動性 13
GABAergic 13
galactorrhea 273
Galen 大静脈 435
Ganglion Gasseri 149
Ganglion geniculi 158
Ganglion spirale 164
Ganglion trigeminale 149
Ganglion vestibulare (Scarpa) 173
Gardner 154
gaze-evoked nystagmus 240
general somatic efferent fibers

115
generalized dystonia 333
Gennari 線条 125
Genu n. facialis externa 158
Genu n. facialis interna 156
genuine stress incontinence 291
Gerstmann 症候群 392
glial cells 13
gliosis 14
Globus pallidus 321
glossopharyngeal neuralgia 183
glutamate 12
glutamatergic 13
Golgi-Mazzoni 小体 40
Golgi 腱器官 31
Gradenigo 症候群 155
granular cortex 351
granule cell layer 232
Guillain-Mollaret 三角 237
gynecomastia 273
Gyrus praecentralis 55, 374
G タンパク結合性受容器 13

H

Helicotrema 165
hemangioblastoma 244
hematomyelia 69
hemianopic light reflex 128
hemodynamic infarction 445
Heschl 横回 170
heteronymous binasal hemianopsia 127
heteronymous bitemporal hemianopsia 127
Hippocampus 301
homonymous hemianopsia 127
Horner syndrome (症候群) 147, 283
—— の原因 283
hourglass tumors 87
Hunt neuralgia 164
Huntington 舞踏病 331

hydrocephalus 482
—— ex vacuo 412
hydromyelia 71
hyperkinesia 328
hyperosmia 123
hypersecretory hydrocephalus 412
hypokinesia 328, 329
hyporeflexia 243
hyposmia 123
Hypothalamus 261
hypotonia 50, 66, 243

I

ideational apraxia 390
ideomotor apraxia 390
idiopathic facial nerve palsy 159
idiopathic Parkinson disease 328
implicit memory 307
Incisura tentorii 223
Incus 164
inhibitory postsynaptic potential 9
INO 138
intention tremor 243
internal ophthalmoplegia 136
internuclear ophthalmoplegia 138
intracortical fibers 355
intractable pain 44
intrafusal fibers 19
intralaminar nuclei 257
IPSP 9
ischemia stroke 444
ischialgia 92
Isocortex 347

J

Jacksonian seizure（Jackson 発作） 48, 62
Jannetta 154, 184

K

Kernohan syndrome 223
Kernsäulen 65
Klumpke 型麻痺 95
Krause 終末梶 18

L

lamellated corpuscles of Vater-Pacini 18, 40
Lamina cribrosa 123
Lamina granularis externa 349
Lamina granularis interna 350
Lamina multiformis 350
Lamina pyramidalis externa 350
Lamina pyramidalis interna 350
Lamina zonalis 347
Lemniscus lateralis 202
Lemniscus medialis 40, 48, 202
Lemniscus trigeminalis 48
leptomeningeal anastomosis 435
light reflex 144
limb-kinetic apraxia 390
lipoma 83
Lobus flocculonodularis 176, 229
long-term memory 307
LTM 307
lumbago 92
Luschka 孔 113, 228, 407

M

M. bulbocavernosus reflex 77
M. scalenus anterior 95
M. scalenus medius 95
M. sternocleidomastoideus 189

M. trapezius 189
MacEwen sign 414
Magendie 孔 113, 228, 407
magnetoencephalography 360
malabsorptive hydrocephalus 412
Malleus 164
Mantelkante 342
marginal zone 341
Meckel's cave 406
medial forebrain bundle 122, 266
medial longitudinal fasciculus 138
Medulla oblongata 110, 111, 192
medulloblastoma 244
MEG 360
Meissner 触覚小体 18
Ménière disease 171
Mesencephalon 110, 113, 203
Meyer's loop 128
microglia 13
microglial cells 13
microtubules 5
midbrain 113, 203
Millard-Gubler 症候群 211
miosis 283
MLF 138
molecular layer 231, 347
monosynaptic intrinsic reflex 26
monosynaptic reflex arc 26
Monro 孔 407
mossy fibers 232
motor apraxia 390
motor cortical areas 55
motor unit 65
multimodal association area 372
muscle spindles 19, 29
Myasthenia 107
—— gravis 107
mycotic aneurysm 478
myelin sheath 5
myopathy 107

myotome 87

N

N. abducens 132
N. intercostalis 78
N. intermedius 159
N. ischiadicus 83
N. oculomotorius 130
N. phrenicus 78
N. splanchnici 80
N. trigeminus 147
N. trochlearis 132
N. vestibularis 173
neglect 372, 391, 392
Neocerebellum 230
Neocortex 339
nerve root filaments 67
nerve root syndromes 87
Nervus accessorius 186
Nervus facialis 155
Nervus glossopharyngeus 181
Nervus hypoglossus 190
Nervus intermedius 155
Nervus vagus 184
Nervus vestibulocochlearis 173
neurogenic bladder dysfunction 288
neurons 3
neurotransmitters 3
NMDA 12
nociceptor 28
node of Ranvier 5
Nodulus 229
non-communicating hydrocephalus 412
nondeclarative memory 307
nonspecific thalamic nuclei 254
normal pressure hydrocephalus 412
NPH 412
nuclear bag fibers 29
nuclear bag-muscle spindle 19

nuclear chain fibers 29
Nuclei anteriores 251
Nuclei intralaminares 251
Nuclei mediales 251
Nuclei raphae 325
Nuclei ventrolaterales 251
Nucleus ambiguus 186
Nucleus anterior 256
Nucleus caudatus 320
Nucleus centromedianus 251
Nucleus cuneatus 40, 111
── accessorius 37
Nucleus dentatus 233
Nucleus dorsalis n. vagi 200
Nucleus emboliformis 233
Nucleus fastigii 233
Nucleus globosus 233
Nucleus gracilis 40, 111
Nucleus medialis thalami 256
Nucleus paraabducens 141
Nucleus Perlia 144
Nucleus pulposus 88
Nucleus reticularis lateralis 199
Nucleus reticularis thalami 251
Nucleus ruber 203, 321
Nucleus salivatorius superior 161
Nucleus sensorius principalis n. trigemini 149
Nucleus spinalis n. trigemini 149
Nucleus subthalamicus 260
Nucleus thoracicus 37
Nucleus tractus mesencephalicus n. trigemini 149
Nucleus tractus solitarii 200
Nucleus tractus spinalis n. trigemini 188
Nucleus ventralis posterolateralis 40, 254
Nucleus ventralis posteromedialis 254
nystagmus 240

O

occlusive hydrocephalus 412
olfactory cilia 117
olfactory glands of Bowman 117
olfactory system 116
oligodendrocyte 5, 13
oligodendroglia 13
Oliva accessoria 199
olivary nuclear complex 199
optic radiation 128
optogenetics 5
optokinetic nystagmus 143
orbital brain 122
osteochondrosis 88, 90

P

Paleocerebellum 229
Paleocortex 339
Pancoast tumor 283
panhypopituitarism 272
Papez circuit（回路） 299, 300
papilledema 126, 406
parainfectious myelitis 78
paramedian pontine reticular formation 138
parasympathetic nervous system 278
Parinaud syndrome（症候群） 141, 222
Parkinson-plus syndrome 329
Parkinson 病様症状 329
parosmia 123
Pedunculus cerebellaris inferior 234
Pedunculus cerebellaris medius 113, 236
Pedunculus cerebellaris superior 236
penumbra 445
perineurium 19
peritrichial nerve endings 17
Perlia 核 144

perseveration　401
PET　360, 452
phantom pain　366
PICA　426, 468
Plexus syndrome　95
polyneuropathy　103
polysynaptic reflex　26
Pons　110, 113, 200
pontine gaze center　138
positional vertigo　179
positron emission tomography　360, 452
posterior horn　36
postsynaptic part　8
PPRF　138
prefrontal cortex　401
premotor region　374
preplate　341
presynaptic part　8
primary somatomotor cortex　374
PRIND　444
Processus uncinatus　90
progressive bulbar palsy　74
projection fibers　354
prolactinoma　273, 277
prolonged reversible ischemic neurological deficit　444
prosopagnosia　392
pseudobulbar palsy　192
pseudotumor cerebri　475
ptosis　283
Pulvinar thalami　251, 257
Purkinje cell layer　232
Putamen　320
pyramidal cells　55
pyramidal system　318
pyramidal tract　56
Pyramis　111

R

Radiatio acustica　170
radicular syndromes　87
Ranvierの絞輪　5
rebound nystagmus　241

rebound phenomenon　243
receptor organs　16
recurrent inhibition　11
Redlich-Oberst einer 帯　36
referred pain　294
Reissner membrane　165
Renshaw 細胞　65
reticular formation　110
retina　123
retrobulbar neuritis　126
retrograde amnesia　311
retrograde transport　5
rigidity　329
Rinne test　171
rod cell　123
Romberg 徴候陽性　43
root entry zone　36
Ruffini 終末器官　18

S

saccadic pursuit movements　240
saccular aneurysm　478
Sacculus　172
scalene syndrome　95
scanning dysarthria　243
SCD　72
Schütz 束　266
Schwann 細胞　5
Schwartz-Bartter 症候群　270
secondary amenorrhea　273
selective alexia　389
selective aphasia　389
semantic memory　307
sensory dissociation　70
short-term memory　306
SIADH　270
single-photon emission computed (computerized) tomography　360, 452
Sinus cavernosus　439
Sinus durae matris　438
Sinus petrosus superior et inferior　439
Sinus rectus　438

Sinus sagittalis superior　435, 438
Sinus sigmoideus　438
Sinus transversus　435, 438
Sluder neuralgia　164
sneeze reflex　150
somatic afferent fibers　114
somatosensory agnosia　392
somatotopy　65
specific branchiogenic efferent fibers　115
specific somatic afferent fibers　114
specific thalamic nuclei　254
specific visceral afferent fibers　114
SPECT　360, 452
spinal automatism　78
spinal cord tumors　85
spinal shock　77
Spinocerebellum　229, 241
Squireによる分類　308
stapedius reflex　158
Stapes　164
static and dynamic γ neurons　35
stereognosis　48
Stilling's nucleus　37
STM　306
Stratum ganglionare　232
Stratum granulosum　232
Stratum moleculare　231
Stria olfactoria lateralis et medialis　122
Striae medullares thalami　122
subacute combined degeneration　72
subclavian steal syndrome　209
subcortical fibers　355
subdural hematoma　484
subplate　341
Substantia gelatinosa　28, 44
Substantia nigra　204, 321
Substantia perforata anterior　117, 122

Subthalamus　260
suck reflex　150
Sulcus calcarinus　344
Sulcus centralis (Rolandii)　344
Sulcus cinguli　344
Sulcus lateralis (Sylvii)　342
Sulcus parietooccipitalis　344, 345
sunset phenomenon　414
supplementary motor area　375
sympathetic nervous system　278
symptomatic forms of parkinsonism　329
symptomatic trigeminal neuralgia　155
synapses　5
synaptic cleft　9
synaptic vesicle　9
syndrome of inappropriate ADH　270
syringomyelia　69, 71
S状静脈洞　438

T

tactile corpuscles of Meissner　18
Tectum　203
Tegmentum　203
telereceptor　16
temporal arteritis　126
temporal pallor　126
Tentorium cerebelli　228
terminal bouton　3
territorial infarction　445
tethered cord syndrome　290
thoracolumbar system　279
thymectomy　107
TIA　444
tic douloureux　153
Tinel 徴候陽性　103
Tolosa-Hunt 症候群　155
tonotopia　170

Tractus bulbothalamicus　40
Tractus corticobulbaris　57
Tractus corticomesencephalicus　59
Tractus corticonuclearis　57, 64
Tractus corticospinalis　56
—— anterior　57
—— lateralis　57
Tractus mamillothalamicus　301
Tractus olfactorius　116, 121
Tractus pyramidalis　111
Tractus rubrospinalis　61, 199
Tractus spino-olivaris　45
Tractus spinocerebellaris anterior　199
Tractus spinocerebellaris posterior　199
—— et anterior　36
Tractus spinoreticularis　45
Tractus spinotectalis　45, 199
Tractus spinothalamicus anterior　43, 48, 199
Tractus spinothalamicus lateralis　44, 48, 199
Tractus spinovestibularis　45
Tractus supraopticohypophysialis　266
Tractus tectospinalis　200
Tractus thalamocorticalis　43
transient ischemic attack　444
transverse gyri of Heschl　170
transverse myelitis　76
tremor at rest　329
triangle of Guillain-Mollaret　237
Trigeminal neuralgia　153
Trigonum olfactorium　122
truncal ataxia　239
Truncus sympathicus　281
Tuba auditiva　164
Tuba Eustachii　164
Tuberculum nuclei cuneati　111

Tuberculum nuclei gracilis　111

U, V

ultrasonography　452
uncinate fit　123
unimodal association area　372
upward gaze paresis　414
upward herniation　475
Utriculus　172
V. cerebri magna　435
vagal system　181
vasogenic edema　471
vasospasm　482
Vater-Pacini 層板小体　18, 40
vegetative afferent fibers　114
Vena magna Galeni　435
venous sinus thrombosis　471
ventricular zone　341
vertebrobasilar insufficiency　209
vestibular neuropathy　179
vestibular nuclear complex　202
vestibular system　172
Vestibulocerebellum　229, 239
Vicq d'Azyr 束　266, 301
visceral afferent fibers　114
visceral efferent fibers　115
visceroceptor　16
visual object agnosia　391
visual system　123
v.o.p. 核　254
VPL 核　40, 254
VPM 核　254

W, Z

Wallenberg 症候群　211, 212
Weber test　171
Weber 症候群　218
Wernicke aphasia　383
Willis 脳動脈輪　432
Wilson disease　334
zoster sine herpete　68

検印省略

神経局在診断

定価（本体 11,000円＋税）

1982年12月15日　第1版　第1刷発行
1984年11月24日　第2版　第1刷発行
1988年 4 月 8 日　第3版　第1刷発行
1999年12月 8 日　第4版　第1刷発行
2010年 2 月18日　第5版　第1刷発行
2016年 1 月 4 日　第6版　第1刷発行
2017年 3 月19日　　同　　第2刷発行

訳　者　花北　順哉
　　　　　はなきた　じゅんや
発行者　浅井　麻紀
発行所　株式会社 文 光 堂
　　　　〒113-0033　東京都文京区本郷7-2-7
　　　　　TEL（03）3813-5478（営業）
　　　　　　　（03）3813-5411（編集）

ⓒ花北順哉，2016　　　　　　　　　　　印刷・製本：広研印刷

乱丁，落丁の際はお取り替えいたします．

ISBN978-4-8306-1544-3　　　　　　　　　　　Printed in Japan

・本書の複製権，翻訳権・翻案権，上映権，譲渡権，公衆送信権（送信可能化権を含む），二次的著作物の利用に関する原著作者の権利は，株式会社文光堂が保有します．
・本書を無断で複製する行為（コピー，スキャン，デジタルデータ化など）は，私的使用のための複製など著作権法上の限られた例外を除き禁じられています．大学，病院，企業などにおいて，業務上使用する目的で上記の行為を行うことは，使用範囲が内部に限られるものであっても私的使用には該当せず，違法です．また私的使用に該当する場合であっても，代行業者等の第三者に依頼して上記の行為を行うことは違法となります．
・JCOPY〈出版者著作権管理機構　委託出版物〉
本書を複製される場合は，そのつど事前に出版者著作権管理機構（電話 03-3513-6969，FAX 03-3513-6979，e-mail：info@jcopy.or.jp）の許諾を得てください．

Copyright © of the original German language edition 2014 by Georg Thieme Verlag KG, Stuttgart, Germany
Original title: Neurologisch-topische Diagnostik, 10/e
by Mathias Bähr/Michael Frotscher